Docteur Gaston DURVILLE

LA CURE
NATURISTE

**Pour entretenir sa
Vigueur et se Guérir
sans médicaments**

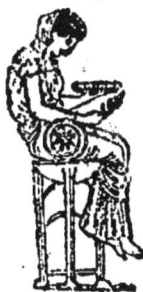

Henri DURVILLE, imprimeur-éditeur
23, Rue Saint Merri, 23
PARIS (IV')

La Cure Naturiste

Docteur Gaston DURVILLE

LA CURE
NATURISTE

**Pour entretenir sa
Vigueur et se guérir
sans médicaments**

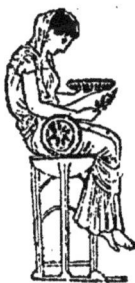

Henri DURVILLE, imprimeur-éditeur
23, Rue Saint Merri, 23
PARIS (IV')

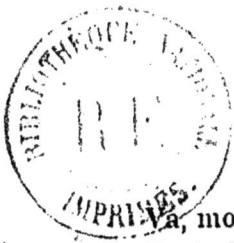

Va, mon livre.....
Porte l'idée naturiste au loin.
Puissent ceux qui souffrent trouver en tes pages
La voie de la Santé et du Bonheur.

Avant-propos

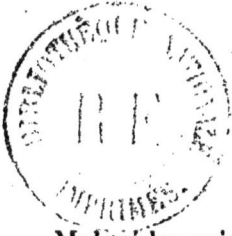

Malgré les prix formidables du papier et de la main-d'œuvre ouvrière, l'éditeur connu, M. Henri Durville, mon frère, a tenu a tirer ma Cure Naturiste à un grand nombre d'exemplaires, pour créer un grand mouvement d'idées en faveur de la vie saine, simple, de la vie laborieuse et morale.

Il s'est associé à mon œuvre avec toute la puissance de sa légendaire volonté, je lui en exprime ici ma reconnaissance en lui dédiant ces pages.

Ce livre s'est efforcé d'être un Précis de Vie Saine. Il a voulu permettre aux bien portants d'entretenir harmonieusement leur santé physique et morale; il a voulu permettre aux déchus du corps et de l'esprit de réparer leurs tares.

Puisse-t-il avoir réussi.

LE NATURISME

Exposé général de la doctrine

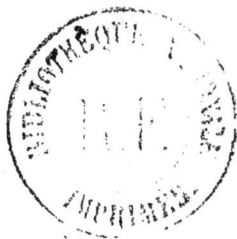

Comment l'être humain, ayant dévié de ses conditions primitives de vie, est devenu malade. Nos fautes alimentaires, nos fautes à la Vie Saine, conscientes ou non.—Les garanties de santé qu'auraient pu offrir les découvertes de la science ont été compromises par un genre de vie mal compris. — La vie antinaturelle a détruit l'équilibre du corps et de l'esprit. — Surchauffages maladifs, paradis artificiels, usure précoce. — La tare morale et nerveuse. — Nous savons mieux élever les bêtes que les hommes. — L'homme est vraiment le seul animal qui ne sache pas vivre.

La Médecine Naturiste démontre que la santé ne s'achète pas à prix d'or, et que les vaccins et drogues rares ne dispenseront jamais l'homme de vivre sainement. Les sages préceptes de Pythagore et d'Hippocrate.

Il y a dans la Nature tout ce qu'il faut pour guérir. — Exposé des moyens d'action du Naturisme. — Quand l'art nous abandonne la Nature nous reste. — Tout homme qui pense doit être son propre médecin.

La Cure Naturiste s'impose à tous pour accroître les forces des sujets sains comme pour guérir les déchéances.

**

La civilisation moderne, avec tous ses luxes, avec tous les besoins factices qu'elle a produits, tous les excès et tous les surmenages qu'elle a imposés, a dévié l'être humain du genre de vie pour lequel il avait été créé; elle lui a compliqué l'existence; elle l'a incité à courir après de vaines chimères; elle l'a rendu malade.

L'homme était fait pour se nourrir d'une alimentation simple, frugale et *fruitarienne*, ainsi que nous le démontrerons plus loin (voir Cure alimentaire)..

Il était né pour vivre à peine vêtu, quoique son corps soit presque glabre, au plein vent et au plein soleil, pour supporter sans pâtir le choc de l'eau à température de saison. (Voir Cure d'Air, Cure de Soleil, Cure d'eau).

Il était taillé pour la course ou pour la marche rapide et pour le rude labeur, ainsi que l'indiquent sa haute taille, unie à sa sveltesse, ses membres longs et grêles, ses attaches musculaires primitivement vigoureuses, et sa cage thoracique développée. (Voir Cure de Mouvement).

Il avait en son cerveau ce qu'il faut pour progresser régulièrement, pour penser sainement, pour avoir l'heureux équilibre moral.

Or, au lieu de continuer à s'alimenter conformément à ses destinées anatomiques et à ses instincts primitifs, l'homme, par crainte d'être faible, et poussé par des besoins factices, est arrivé à se trop nourrir; il s'est imaginé que plus il mettrait d'aliments dans son organisme, mieux celui-ci se porterait. Comme si les machines fonctionnaient mieux quand on les surencombre de combustible. Il a cherché, pour satisfaire sa gourmandise et pour obtenir plus de joie de vivre, des aliments trop riches, anti-naturels, artificiels et concentrés. Il s'est habitué à faire des débauches de viandes; il a fabriqué des alcools, des sucres, des mets compliqués, des drogues alambiquées dites reconstituantes, fortifiantes. Il a surchauffé son admirable machine organique, en a encrassé et taré les rouages.

Depuis que la consommation de la viande, de l'alcool et du sucre ont augmenté, la résistance aux maladies a considérablement baissé.

L'arthritisme, maladie de suralimentation et de paresse organique, ravage toutes les classes de la société, conduit à la tuberculose, et sans doute au cancer.

L'alimentation mal comprise a détraqué le ventre. Les voyez-vous tous ces gros rouges à crâne chauve, et abdomen rebondi, incapables d'effort violent, suant et soufflant pour rien, astreints à perdre dans les villes d'eau pour soigner leur foie encombré et leur gravelle urinaire un temps précieux; les voyez-vous tous ces neurasthéniques à estomac dilaté et gargouillant, mangeurs de nouilles et de purées, qui font des tours de force pour gagner quelques heures d'un sommeil qui les fuit; tous ces anémiques à face blême, incapables de faire une partie de foot-ball, incapables de servir le pays contre l'envahisseur, incapables de savourer le plaisir qu'il y a à humer l'oxygène dans une poitrine large-ouverte; tous ces détraqués du bas-ventre, femmes à ovaires empâtés dans une gangue congestive malsaine, à utérus pléthorique, bourgeonnant et fibromateux, qui passent le meilleur de leur vie sur une chaise longue: ces variqueux, ces porteurs d'hémorroïdes et de varicocèle, ces impuissants, ces excités; leur ventre est la cause de leurs misères.

Par son alimentation déplorable, l'homme a dilaté et enflammé son estomac, lassé son foie et son rein, irrité son intestin; il a faussé, ralenti sa nutrition, encombré sa circulation, intoxiqué son système nerveux; il a usé ses réserves de vie, faussé ses résistances à la maladie. Ses tares, il les a transmises à sa descendance sous forme de faiblesse congénitale, physique ou morale, d'anémie, ou de ce terrain mou qu'on appelle le tempérament.

On a voulu économiser les forces humaines; on s'y est mal pris. On a cru pouvoir entretenir et réparer la santé par un travail moindre, par un effort physique et moral moindre. Jamais une époque n'a été aussi riche en gens assis et couchés que la nôtre.

Notre sédentarisme, notre paresse ont atrophié nos muscles, altéré la forme humaine. Pourquoi sommes-nous si laids? se demande Ruffier. « A Paris, centre renommé de l'élégance et de la beauté, ce ne sont que gros ventres ridicules, bajoues congestionnées, dos ronds, faces blêmes, épaules tombantes et poitrines recroquevillées; le spectacle de l'humanité contemporaine est lamentable pour qui sait regarder et voir.

Le muscle a une mauvaise réputation. Dans l'opinion des meilleures familles, il souffre de ce que les bateleurs en vivent et de ce que les brutes s'en servent. Le muscle se venge cruellement du mépris où on le tient. Toute atteinte à la forme de l'être humain est une atteinte à sa vitalité. Toute déchéance de la santé s'accompagne d'une dégradation de la forme.

Les entendez-vous? Ils toussent, suffoquent et crachent, ils meurent un peu tous les jours de leur bronchite ou de leur emphysème angoissant. D'autres subissent une perpétuelle torture gastro-intestinale. Beaucoup ont laissé sombrer dans la lamentable neurasthénie toute leur valeur, toute leur volonté. Leur système nerveux s'affole de la moindre émotion, se rebute à toute résistance !

Tousseurs, dyspeptiques, neurasthéniques forment trois régiments compacts où s'enrôlent tous les jours de nouvelles recrues. »

Au lieu d'aller légèrement vêtu, sous le vent, la pluie et le soleil, on se calfeutre sous des corsets rigides, sous des vêtements épais et clos, sous des fourrures « à la mode », on prend la terreur du courant d'air, des microbes, on se cache du rayonnement solaire sous des chapeaux et des ombrelles, et, au hâle de santé du paysan, du marin et du montagnard, on préfère la face pâle et enfarinée de la parisienne, ou les joues pléthoriques et violacées de l'arthritique à crâne chauve, dont on envie la « belle santé », ignorant que la pâleur de nos jeunes femmes et la rougeur anormale des gros ventrus sont les indices révélateurs d'une maladie déclarée ou latente.

On a tort de croire que le calfeutrement des individus débiles leur épargnera les maladies de poitrine.

Au lieu de respirer à pleins poumons l'air vitalisé des matins sains et purs, à l'heure où l'oiseau, conformément aux lois de Nature, salue le lever du soleil de son refrain joyeux, à l'heure où le bourgeon s'entrouvre sous la rosée divine, poussé par les rayons bienfaisants de l'aube, l'homme reste alangui en un lit mou et chaud, derrière ses volets clos, dans sa chambre exiguë, cuvant les toxines qui raidissent ses muscles, qui nourrissent sa neurasthénie et son égoïsme, dans ces immeubles dont les étages bas de plafond et rationnés en soleil ressemblent aux rayons d'une bibliothèque. Et puis on s'en va à l'usine, au magasin, au bureau continuer à manquer du plus indispensable agent de vie, l'oxygène.

Au lieu de courir avec souplesse à travers les grands espaces, au lieu de développer et d'entretenir sa vigueur par le travail musculaire, qui durcit les muscles et trempe l'âme, l'homme s'est amolli à tel point qu'il ne court plus guère que lorsqu'il est très jeune, alors que les animaux coureurs courent jusqu'à l'heure de leur mort; il s'effare du moindre effort à fournir; le soldat lui-même, malgré ses vingt ans, redoute la simple marche d'entraînement. Le maladif promeneur de nos grandes villes regarde d'un œil navré son chien faire dix fois autant de chemin que lui et se félicite d'être plus calme. Il est ravi si passe à sa portée le siège hospitalier d'une voiture où il installera son ventre rond, ses rhumatismes ou son anémie. La nécessité, d'ailleurs, des affaires nombreuses et rapides, de la lutte pour la vie, a multiplié les véhicules de toute sorte, si bien que même ceux qui voudraient prendre du mouvement sont obligés de s'en tenir à la pâle et insuffisante promenade du dimanche, vers un poussiéreux Bois de Vincennes.

Aux temps anciens où les humains vivaient de la saine et rude vie rustique, peinant et suant, au rude labeur du plein vent, levés avec le soleil, dont ils saluaient respectueusement le disque à l'Orient, et couchés au déclin du jour, les affections de poitrine n'existaient pas. Le rhume était inconnu de ces gaillards au teint de bronze, et l'air frais des grands espaces, claquant leur épiderme endurci, était pour eux un ami qu'ils n'accusaient pas de créer l'emphysème ou la tuberculose. Ils ignoraient les pastilles qui calment la toux; ils ne redoutaient ni le froid aux pieds, ni les courants d'air. Les femmes, vêtues de laine, de peau, allaient manier la charrue, la pioche, la serpe, dans le champ voisin, les pieds nus dans la rosée du ciel.

Aussi nos ancêtres avaient-ils l'équilibre physique et moral, et ils avaient une progéniture nombreuse et vigoureuse comme eux-mêmes. Pourtant, ils n'existaient pas, ces accoucheurs savants, qui, aujourd'hui, arrachent à la mort combien de nos nourrissons tarés, débiles! Quantité de nouveaux-nés mouraient, mais qu'importe, il en naissait tant d'autres; les familles de 6 ou 10 enfants, étaient fréquentes. — Maintenant, malgré l'art chirurgical, les familles comptent un, deux, trois enfants au plus. On ne veut plus de descendants, non seulement parce qu'ils coûtent cher à élever, mais surtout parce que la mise au monde de l'enfant devient un péril: la femme, tarée dans ses résistances organiques ne sait plus accoucher simplement; elle s'infecte; elle saigne; et si, grâce au forceps, elle obtient son poupard, c'est un être fragile qu'il faudra protéger des intempéries, mettre à l'abri des microbes.

Maintenant, on se laisse s'arthritiser; le rhumatisme est le parasite de toutes les familles; il apporte avec lui mille autres misères; il est responsable de la majorité des maladies de cœur.

Si l'on avait su vivre sainement, on eût évité l'intoxication, l'infection rhumatismale; le cœur vigoureux ne se fût pas ulcéré. Ensuite, même atteint de la lésion du cœur, si l'on avait su vivre sainement, on eût permis à l'organisme de tolérer, de compenser sa lésion; on eût évité l'asystolie qui tue. A plus forte raison, est-il facile d'éviter les innombrables troubles circulatoires non accompagnés de lésion, tous ces troubles congestifs de la tête, avec migraines ou sans, toutes ces palpitations maladives, facteurs d'insomnie et de neurasthénie, toutes ces pléthores du foie, du rein et du ventre, dont notre génération souffre tant: crises hépathiques, crises de gravelle, poussées de varices, d'hémorroïdes, de varicocèle, congestions génitales, etc.

Quand on pense que les mères empêchent leurs enfants de courir, pour leur épargner la fatigue! Et l'article 1384 du code civil paralyse le maître d'école, ami des jeux de plein vent, parce qu'il le rend responsable, à l'égard des familles, des accidents survenus, pendant le jeu, aux élèves sous sa surveillance. La jeune fille demeure auprès de sa maman sous prétexte qu'elle doit rester grasse et ronde, sous prétexte qu'elle a dans le ventre de délicats organes que l'exercice détériorerait ou déplacerait; et elle-même a pris peur de maigrir!

La vie antinaturelle a détruit l'équilibre dans la sphère de l'activité mentale aussi. A l'optimiste primitif et naturel ont succédé un arrivisme, un égoïsme, tout pleins de trépidation, de neurasthénie. Les surchauffages maladifs, les paradis artificiels, les sensations violentes, facteurs d'usure, remplacent les calmes et vrais bonheurs.

Fatigué par les jouissances, suggestionné par l'exemple des voisins, rationné en sommeil, le cerveau humain a chaviré. Les arts, les sciences, la philosophie portent le sceau de notre vie antiphysiologique. Les yeux faussés dans leur fonctionnement voient carré ce qui est rond, c'est le cubisme; des poétesses aux nerfs en prurit finissent par désirer:

« Fumer de l'opium dans le crâne d'un enfant,
   Les pieds nonchalamment allongés sur un tigre. »

Des cerveaux, pensant à travers un rideau de toxines, enfantent des doctrines amorales de pessimisme.

Jamais la société n'a compté tant de misères nerveuses; jamais les asiles n'ont compté tant de fous. La guerre est encore venue, apportant sa formidable recrudescence de chocs moraux !

Et que fait-on contre ces misères?

On veut faire agir quand même les systèmes nerveux épuisés; on veut faire penser quand même les cerveaux vides; l'arsenic, la strychnine, et les autres meurtrissants du même genre, se succèdent ou se mélangent dans le sang. Ainsi on gaspille davantage le lot déjà insuffisant de puissance vitale.

Ou bien, au contraire, on veut calmer les exubérances maladives; on veut apaiser les torrents de pensées violentes, angoissantes, phobiques; on obnubile le cerveau sous la valériane et le bromure; on isole, on enferme, on condamne au lit, au besoin dans l'obscurité complète, les pauvres énervés; « ils doivent, disait récemment le Dʳ M., garder le repos au lit pendant deux semaines, fenêtres fermées et rideaux clos, dans l'obscurité. Les fenêtres ne seront ouvertes que pendant deux heures pour aérer. Et pendant tout ce temps, défense absolue de lire, de causer, de travailler même à un ouvrage d'agrément; inaction, repos et solitude absolue dans toute leur rigueur. »

Comme si la privation d'air et de lumière pouvait être un bienfait pour une créature qui ne peut s'épanouir qu'à l'air et au soleil.

Les garanties de santé qu'auraient pu offrir à nos contemporains les découvertes de la science moderne ont été compromises par une vie trop intensive ou mal comprise, entraînant les riches comme les pauvres et les campagnards presque autant que les gens des villes, vers trop d'occasions d'usure inutile.

L'homme, comme dit Taine, « a voulu d'un trait, âprement et avidement, savourer toute la vie; il ne l'a point cueillie, il ne l'a point goûtée; il l'a arrachée comme une grappe et pressée, et froissée, et tordue, et il est resté les mains salies, aussi altéré que devant. »

On veut un bonheur plus sensationnel. On rogne sur le repos de ses nuits; on rogne sur le temps des repas; on rogne sur le temps de ses promenades.

L'homme est vraiment le seul animal qui ne sache pas vivre.

C'est ainsi qu'aux générations musclées et saines du passé ont succédé des générations à peau flasque et pâle, ou laides sous leur graisse inutile, générations émotives, nées fatiguées, fuyant l'effort, l'exercice vitalisant et la lutte ardente, cuvant leur neurasthénie auprès du feu, soignant leurs rhumatismes dans les villes d'eau, tout juste capables de jouer aux cartes dans des salles surchauffées, et dont la grande préoccupation consiste à découvrir la nouvelle spécialité médicale qui guérira, comme d'un coup de baguette magique, la tare qu'ils ont nourrie et entretenue depuis des années.

Car l'être humain est ainsi fait, « qu'il s'imagine volontiers qu'il peut commettre toutes les violations possibles de la Loi Naturelle, veiller la nuit quand tout repose, dormir dans le jour quand tout travaille, pourvu qu'il absorbe le produit à effet puissant qu'on débite chez le pharmacien.» (Carton).

Et pourtant l'homme se défie des médecines du miracle, et il crie volontiers charlatanisme quand on lui offre une médication qui ne sort pas du creuset de l'apothicaire. Combien de gens, et non des moindres ont ainsi crié que la médecine de l'esprit, le magnétisme et la psychothérapie, qui ne droguent pas, étaient des traitements d'illuminés! A-t-on assez jeté la pierre à Mesmer quand il s'élevait contre les cures médicamenteuses, quand il s'écriait qu'il n'y a qu'une maladie, et par conséquent qu'un remède! A-t-on aussi assez crié contre la médecine naturelle, lui reprochant de faire cabrioler les gens tout nus sous prétexte de les rendre plus forts, et de faire d'eux des lubiques, qui mangent de l'herbe et rampent dans la neige.

S'il y a anomalie quelque part, et croyance au miracle, c'est assurément du côté de la médecine médicamenteuse, car la médecine médicamenteuse cherche des effets brutaux et sensationnels. Calmer de suite, donner des énergies de suite, tels sont ses principes, comme si toute machine vivante n'avait ses Lois qu'on puisse enfreindre.

La Médecine Naturiste, elle, a étudié la philosophie de la Vie; elle sait que les réactions vitales sont commandées par des Lois, et que, hors la Loi, il ne peut y avoir de santé durable, de guérison solide; elle sait que la maladie évolue comme la santé, qu'elle suit un cycle précis, que ce cycle demande du temps pour s'accomplir, que toute faute se paye, que tout effort bien dirigé vers la santé est fatalement récompensé par un mieux-être. Elle sait que la maladie ne tombe pas au hasard, d'on ne sait où, sur n'importe qui; que la santé est une prérogative qui ne s'achète pas à coups de billets de banque, et que les vaccins les plus alambiqués et les drogues rares ne dispenseront jamais l'homme de se conformer aux Lois de Nature.

C'est en violant, consciemment ou non, les Lois de Nature que l'homme a attiré à lui *La Maladie*.

Par ignorance ou par vice nous avons abaissé nos résistances organiques, et nous avons transmis à notre descendance la tare que nous avons acquise; nous avons créé en nous l'intoxication des humeurs, l'encrassement organique; nous avons gaspillé à tort et à travers notre capital d'énergies internes, nous avons perturbé l'admirable cadence de la santé. La conséquence logique et fatale de toutes ces fautes a été l'apparition de *la maladie*.

Physique ou morale, *la maladie* s'est jetée sur tous nos rouages, ou sur l'un d'eux seulement; elle a produit ces milliers de misères qu'on étiquette chacune d'un nom spécial et savant, et qu'on traite chacune à coup de formules chimiques savamment variées.

En France, et malgré les belles et « scientifiques » discussions des académies, malgré les affiches qui défendent de cracher par terre, on est obligé d'admettre, à Saint-Cyr, des élèves officiers d'une taille de 1 m. 54, pesant 44 kilogs et à poitrine étroite.

« Il suffit de considérer les résultats de cinquante ans de vie compliquée, antinaturelle, immorale et malsaine, pour reconnaître la grandeur du péril. La dépopulation sévit à tel point qu'au cours de certaines années, le nombre des morts l'a emporté, en France, sur celui des naissances. L'alcoolisme a ravagé la société. Les maladies de dégénérescence: tuberculose, folies, cancer se sont accrues formidablement. La race s'est encombrée de sujets malingres et débiles. Et les éléments les plus vigoureux viennent d'être décimés sur les champs de bataille.

Si notre race avait été plus saine, plus prolifique et plus forte, si elle avait cultivé ses immunités naturelles par une vie plus simple, une nourriture plus paysanne, une obéissance plus stricte aux lois de la Nature, les tares de dégénérescence et les attaques ennemies lui auraient été épargnées.» (Carton).

Sait-on que, en Suède, sous l'influence du retour à la vie normale et grâce à un enseignement rationnel des méthodes de Ling, la durée moyenne de la vie a augmenté. Elle est passée de 41 ans en 1840 à 50 ans en 1890. La taille a augmenté de 3 centimètres en 50 ans. Le nombre des conscrits impropres au service militaire a diminué. La tuberculose a été enrayée et la santé publique s'est améliorée.

Tissié dit que dans les basses-cours la mortalité des poulets et des agneaux est de 3 pour 100; celle des jeunes cochons et des petits veaux 4 pour 100; celles des jeunes poulains 8 pour 100; par contre, celle des enfants dans les familles est de 16 à 17 pour cent. En somme, nous savons mieux élever les bêtes que les hommes!

Cinq cents ans avant Jésus-Christ, un des génies de l'humanité, Pythagore, médecin, prêtre, philosophe, a jeté les admirables bases de la Science Naturiste. Il avait puisé dans les centres initiatiques de la Grèce, dans les temples de l'Egypte, de Babylone, de la Perse et peut-être de l'Inde, la haute science de la vie, dont surent s'inspirer après lui Socrate et Platon, et dont Lysis nous a donné le schéma dans ses Vers d'Or. Chez Pythagore, pas d'idées étriquées et mesquines, mais de grandes conceptions où la médecine, la morale et la religion ne font qu'un. Pour lui la santé ne s'achète pas en une boîte de pilules ou de pastilles; elle est une récompense accordée à la vie normalement vécue, et la maladie n'est que la juste, logique et fatale punition de nos fautes, conscientes ou non, envers les Lois qui nous commandent. « Tout d'abord, dit Pythagore, rends aux dieux immortels le culte prescrit par la loi. Garde la foi jurée... aie le culte de la famille... Sache que tu dois apprendre à dominer tes passions, à être sobre, actif, chaste... Prends avec mesure les aliments, les boissons, les exercices... Ta juste limite sera celle qui t'empêchera de t'amollir... Tu t'habitueras à un régime pur et sévère... Profite de l'harmonie que procure le sommeil pour t'élever l'esprit aussitôt réveillé... Les dieux préservent les sages des maux les plus grands...»

Belle science, noble philosophie, savante médecine que cela. Malgré deux mille ans passés, les préceptes pythagoriciens restent éternellement jeunes et vrais, surnageants par-dessus le flot toujours changeant de nos modernes théories médicales, et aveuglant de leur éclatante lumière les conceptions étroites des savantins de notre temps, qui prônent dans leur chapelle la supériorité de leur drogue sur les autres...

Quelques années après Pythagore, Hippocrate apparaît, qui mérita le nom de père de la médecine. Pourquoi ses fils et petits fils, nos médecins modernes, ont-ils oublié leur ancêtre? Hippocrate, né dans l'archipel vers 458 avant Jésus-Christ, ne chercha pas la clé de la santé dans des produits rarissimes, compliqués et coûteux. Il pensait que rien ne peut dispenser l'homme, ni de vivre sainement, ni de se conformer aux lois divines et naturelles auxquelles il est soumis. Les sages préceptes hippocratiques tiennent en six articles simples dont le thème est le rigoureux dosage de : L'Air — de la Nourriture — de l'Exercice et du Repos — de la Veille et du Sommeil — de l'Evacuation des excréments — des Passions et des affections de l'âme. Tout le Naturisme est compris là-dedans.

La Nature n'a pas condamné l'homme à rester faible et malade; elle le pousse, au contraire, à se développer, à se rendre plus fort. C'est par une aberration des instincts naturels que l'homme a pris le goût de l'inaction, la peur de l'effort, et la manie de se droguer.

Au lieu de laisser croire au patient qu'il peut sans danger violer les lois de vie saine, pourvu qu'il vienne périodiquement chercher l'ordonnance réparatrice — et coûteuse — ayons le courage de lui dire: Tu es libre de rester malade ou de te guérir, mais sache bien que si tu veux guérir, guérir vraiment, il faut de toute nécessité retrouver ton capital d'énergies naturelles, source de l'harmonie de la vie, de la santé et du bonheur. C'est la *Nature* qui t'a donné tes forces, c'est la Nature seule qui peut te les rendre. Elle est plus clairvoyante, plus savante que le médecin, qui pâlit sur le microscope; elle te tend son grand soleil, ses sources limpides, son air embaumé d'effluves de vie. Viens te tremper à son haleine, et tu retrouveras ta vigueur. Tu dois être toi-même ton médecin. Tacite n'avait pas tort quand il disait: « Quand un homme a atteint la trentaine, s'il n'est pas idiot, il est son propre médecin. »

La santé sera la récompense de tes efforts, car la Méthode Naturiste veut l'effort: l'action est une condition essentielle de vie; elle veut le développement rationnel de l'être, car, comme dit Muller: « Les gens qui professent que les choses du corps, cette guenille, ne doivent pas accaparer nos pensées, sont précisément ceux qu'on entend sans cesse parler de leurs nerfs, de leur mauvaise digestion, de leur fatigue et de tous les désagréments physiques imaginables. »

Ne rends pas la société, ou l'état, responsable de tes tares: leur cause est en toi; leur guérison ne dépend que de toi.

Muller signale un cas que publiait un journal danois, il s'agissait d'un sujet danois accusant le ministère d'avoir assassiné son enfant parce que celui-ci n'avait pas pu avoir de place dans un sanatorium pour tuberculeux indigents! Muller pense qu'il peut y avoir quelque chose de fondé dans la conception du pauvre père, mais qu'il faudrait, pour que ladite conception fût équitable, qu'on accordât à l'Etat les pouvoirs nécessaires pour empêcher les gens de boire des alcools, d'utiliser comme salon leur chambre la mieux éclairée, de dormir les fenêtres closes et de mener une vie malsaine. — Empêcher les gens de boire des alcools, oui; mais le reste... Le rôle de l'état ne peut être que limité; il y a toujours des éléments qui échapperont à son contrôle. C'est à l'individu lui-même à comprendre, et à faire ce que l'état ne peut pas faire. — D'ailleurs, mes tendances personnelles me pousseraient plutôt à admettre, non pas que l'état est responsable des maladies de ses sujets, mais que ce sont les sujets malades qui sont coupables vis-à-vis de l'état et de la collectivité.

Celui qui occupe un lit d'hôpital vole ses concitoyens.

L'état français, d'ailleurs, pourrait se rendre utile en favorisant les entreprises naturistes. Ne vaut-il pas mieux chercher à rendre les gens plus forts que de chercher à les protéger contre les microbes?

Quand on pense qu'en Allemagne et en Suisse, le Naturisme tient en médecine une place considérable; qu'il y existe des Sanatoria immenses où l'on soigne uniquement par les agents naturels; qu'il y a de véritables villes d'où les pharmaciens sont absolument exclus; que les villes donnent de grands parcs pour prendre des bains de soleil, d'air, d'eau; on s'étonne que la France ne fasse pas de même. « En Allemagne, dit Montemnis, toute ville de quelque importance a une société dite de naturisme... il existe dans le pays plus de trois cents sociétés de ce genre, elles sont fédérées et ont leur siège à Berlin. »

A Dresde, le dimanche, plus de trois mille personnes vont dans des grands parcs se mettre nus au soleil, moyennant cinquante pfennigs!

Zurich a suivi l'exemple de Dresde.

Que fait la France?

L'état, les villes ne font rien; l'armée a amélioré Joinville, c'est tout.

Nos gens des villes s'estiment volontiers sportifs quand ils vont, le dimanche, voir une course de chevaux.

Nos gens des campagnes se croient naturistes parce qu'ils

vont aux champs. Aller aux champs, c'est bien, mais ce n'est pas tout; nous le verrons dans cet ouvrage.

Il y a dans la nature tout ce qu'il faut pour produire, pour entretenir et pour conserver la douce et physiologique excitation des échanges vitaux qui rétablira et assurera le rythme normal de la santé.

Le Naturisme, c'est la science des excitations douces créées conformément aux Lois vitales.

Quelle que soit la tare qui te mine, tu as droit à plus de santé, à plus d'harmonie. Tu te régénéreras.

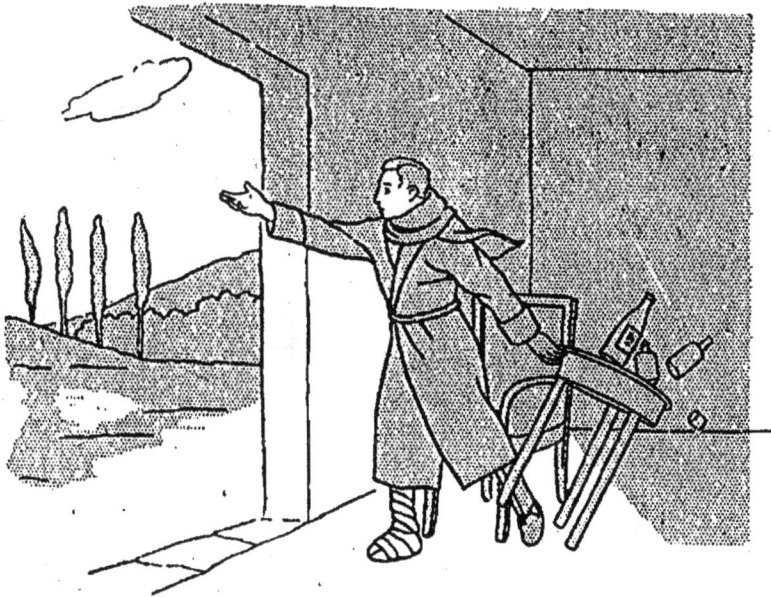

Fig. 1. — Le malade laisse ses médicaments et vient à la Nature

Par une alimentation vraiment conforme aux besoins de ton organisme, tu donneras à tes cellules des matériaux plus sains; tu te désintoxiqueras.

Par les excitations superficielles bien dosées (air, lumière, soleil, friction, magnétisation, etc.), tu enrichiras ton système nerveux d'énergies puissamment réparatrices, tu feras tiennes des forces qui, jusqu'à ce jour t'échappaient.

Par le mouvement, tu rendras à ton organisme sa forme normale, primitivement belle, et qui est une garantie de vigueur.

Par l'action morale, enfin, soit qu'elle vienne de toi-même

sous forme d'auto-suggestion, soit qu'elle vienne du médecin compétent, sous forme de suggestion ou de rééducation psychique, tu deviendras maître des formidables forces qui sommeillent en toi, ou qui, mal réparties et mal employées, créent ta désharmonie physique et mentale.

Tu deviendras l'être physiquement et moralement sain, synthèse où s'uniront la beauté et la force du corps au parfait équilibre de l'âme.

Des hommes d'un pouvoir mental formidable s'effondrent prématurément dans la maladie pour avoir méconnu la Loi d'harmonie.

Carton voit juste quand il dit que « la nature se fait douce, quand on sait la comprendre, lui obéir et l'utiliser avec clairvoyance. Elle est capable de redonner la santé aux malades, la vigueur aux faibles et de grandir les forces des sujets sains. »

« Quand l'art nous abandonne, disait Mesmer, la Nature nous reste. »

Pour être convaincu de ses pouvoirs, il faut voir, comme je le vois moi-même, dans mon cabinet, défiler toutes ces centaines de malades dits incurables, ces centaines de gens abandonnés de la médecine qui drogue, ressusciter peu à peu à la santé et au bonheur, parce qu'on a su draîner leur organisme de ses poisons, activer leur nutrition doucement et sans heurt, et faire jaillir de leur système nerveux l'étincelle dynamisante qui a rallumé le foyer languissant des énergies vitales.

Ah! comme on comprend alors tout ce que d'énergies insoupçonnées cache la grande Nature; comme on comprend quelle puissance ont un mot, une phrase prononcés comme il faut, quand il faut, devant le patient qui vous écoute, avide de santé! comme on comprend quelle puissance ont une pensée bienfaisante, un geste de main fait à propos sur l'affaibli qui défaille.

La Cure Naturiste s'impose à tous.

Le temps que tu perdais chaque jour à fumer ta pipe, à jouer aux cartes, ou à te raidir sur une chaise, emploie-le à faire du Naturisme; tu en recueilleras santé, beauté, bonheur.

Bien portant, ou malade, citadin ou campagnard, riche ou pauvre, timide ou volontaire, jeune ou vieux, puissant ou modeste, en retrouvant l'équilibre de ton corps et de ton esprit tu feras une œuvre morale dont bénéficieront ta descendance, ta famille, ton pays.

LES DROGUES

« La Médecine fera fausse route tant qu'elle
cherchera dans la chimie et le laboratoire la
clé du problème de la Santé. »

Dr G. D.

*Les drogues ne donneront jamais la clé du problème de la santé.
Les médecins, souvent, le savent; mais ils sont obligés de satisfaire
leur malade qui veut une ordonnance. — Les médicaments plaisent
à la paresse humaine: on n'a qu'à les avaler et à attendre.*

*Quelques hardis praticiens se sont élevés contre l'abus de la
médication chimique, et ont protesté contre l'afflux toujours croissant des produits soi-disant toniques, fortifiants, antiseptiques, etc.
— On ne mélange pas en vain des poisons sur nos muqueuses délicates; on ne transforme pas impunément notre organisme en une
cornue de laboratoire.*

*Les médicaments chimiques, produits morts, sont incapables de
revitaliser l'organisme affaibli. — Les calmants annihilent la défense du foie et ferment le rein. — Les stimulants, toniques, fortifiants, irritent, enflamment; ils usent les réserves de vie. Les beaux
rendements médicamenteux dont on se félicite ne laissent derrière
eux que dépression et usure. — Plus on se purge, plus on devient
constipé. — Les antiseptiques tuent nos microbes et nos cellules
aussi.*

*Si la médecine médicamenteuse n'existait pas, la mortalité hu-
maine serait moindre.*

*Jamais les médicaments achetés à prix d'or ne priveront l'hom-
me de vivre sainement.*

*Ce qu'il faut faire pour obtenir et conserver la santé; il faut,
par la Vie Saine, cultiver ses immunités naturelles, et se créer un
terrain organique solide, réfractaire au mal.*

⁂

Nos savants d'aujourd'hui ont, grâce au laboratoire, au microscope, aux inoculations animales, découvert la guérison des
maladies contagieuses comme le charbon, la rage, le choléra, la

variole, c'est vrai. Mais, quand je vois les résultats obtenus par tous ceux qui passent leur vie à chercher la drogue alambiquée et sensationnelle qui guérira tous les maux, quand j'étudie les travaux de ceux qui prétendent doser l'activité humaine, la santé et la résistance à la mort en une équation algébrique où l'on compte en calories, quand je vois des gens qui prétendent résoudre le problème de la santé par des vaccins et qui prétendent arriver à remplacer nos aliments par une boulette chimique, je ne puis m'empêcher de les comparer aux alchimistes du moyen-âge qui cherchaient la pierre philosophale, l'eau de Jouvence et les élixirs de longue vie en triturant des pierres précieuses, de l'or ou d'extraordinaires et rarissimes ingrédients.

Serions-nous encore à l'époque fétichiste de l'humanité? On attend toujours d'un cachet, d'une pilule, d'une potion à effet extraordinaire la guérison des maux.

C'est que le cachet, la pilule, la potion qu'on absorbe plaisent à notre paresse: pas d'effort à faire; il n'y a qu'à avaler, et on attend l'effet magique! Combien de nos concitoyens pensent que le médecin ne connaît pas son métier, s'il se borne à donner des prescriptions simples! Un long papier, bien chamarré de mots savants, de chiffres qui s'étagent, et qui se traduit par deux ou trois flacons ou paquets, quand on quitte le pharmacien, voilà qui indique que le médecin a bien compris la maladie! Elle est malheureusement bien fréquente, cette opinion qui mesure la science du médecin à la longueur et à la complication de l'ordonnance.

Avec quelle ardeur on se mettra à absorber à l'heure dite les gouttes, les comprimés..., alors qu'on hésiterait à accepter l'idée d'un régime alimentaire plus sain, d'un bain d'air, d'un bain d'eau, d'une friction, qui pour prix d'un minime effort personnel donnerait un meilleur état général, garant de la santé future.

Le médecin voudrait souvent ne pas droguer; — (J'en trouve une preuve dans le grand nombre de mes confrères qui s'intéressent à ma méthode naturelle; ou qui se soignent eux-mêmes sans médicaments) — mais il n'a pas le courage de résister aux manies de sa clientèle: « On veut des médicaments; j'en donne! » dit le médecin. — Heureux quand il se contente de donner des médications anodines; mais alors il lui faut tromper sur la marchandise, la décorer d'un nom pompeux. Il appelle *mica panis* l'inoffensive mie de pain, *chlorure de na* le sel de cuisine, et l'eau du robinet devient *aqua distil-lata.*

Quelques hardis praticiens modernes ont compris l'enlise-ment où se perd la médecine qui drogue, et se sont élevés con-tre la multiplication toujours plus grande des médicaments chimiques, des spécialités à réclames voyantes et à étiquettes alléchantes, dont on n'a qu'à avaler la pilule ou la goutte bé-néfiques pour retrouver la santé, sans faire d'autre effort que celui qui consiste à délier sa bourse. Un maître regretté, Hu-chard, ne craignit pas de dire aux médecins ce qu'il pensait de l'inutilité des médications savantes et complexes, et n'hésita pas à réduire tout l'arsenal dont s'encombrent nos pharmacies à vingt médicaments seulement! Vingt, parmi les milliers de produits dont les bocaux bariolés ornent les rayons de nos la-boratoires! Et encore, ajoute-t-il, « nombre de médicaments ne guérissent que par la confiance qu'ils inspirent », Huchard avait raison. Combien des produits qu'il faut avaler, suivant le rite que prescrit l'ordonnance, n'ont, en réalité, d'autre but que d'agir sur l'esprit du malade!

Mon maître Carton, cet autre apôtre de la médecine natu-relle, constatant l'afflux toujours croissant des médications chimiques s'écrie: « Jamais la pharmacopée ne fut plus en-combrée de produits soi-disant toniques et fortifiants, de corps antiseptiques, de poisons violemment stimulants. Et une légen-de s'est peu à peu établie à laquelle chacun acquiesce tacite-ment, c'est qu'on peut impunément commettre les pires viola-tions de vie saine, c'est-à-dire manger sans faim, boire sans soif, s'intoxiquer à loisir, rester enfermé et assis toute la jour-née, vivre dans l'air empesté des grandes villes, se nourrir de produits industriels, se permettre toutes les immoralités, pourvu qu'on absorbe par l'estomac ou sous la peau certains médica-ments spéciaux qu'on débite chez le pharmacien. A quoi bon la vie hygiénique de grand air, la nourriture naturelle, l'exis-tence vertueuse, pour celui qui s'imagine qu'une formule phar-maceutique ou une inoculation l'empêche de payer ses erreurs ou lui permettra une guérison facile, s'il est tombé malade. »

La vérité est tout autre. Les produits chimiques sont en gé-néral inutiles, et fort souvent ils sont dangereux. Ils ont pour-tant des guérisons à leur actif; et on leur en attribue beau-coup. Certes, bien des malades ont guéri en se droguant, et beaucoup guériront encore de la même manière; ceci prouve qu'une chose même mauvaise peut parfois être utile, et surtout que la bonne Nature sait, à l'occasion, avoir raison, non seulement de la maladie qui l'envahit, mais aussi de la drogue qu'on lui impose.

Presque tous les médicaments sont des toxiques, des poisons.

Nos cellules ont été créées pour élaborer, pour transformer en substance humaine des substances alimentaires diluées et naturelles, et non pour tolérer le choc de produits industriels, artificiels, concentrés et morts. Le médicament chimique irrite l'estomac, il crée la dyspepsie et l'entérite; il lèse les organes éliminateurs.

On ne mélange pas en vain des poisons sur nos muqueuses délicates; on ne transforme pas impunément notre organisme en cornue de laboratoire.

Si les produits chimiques donnent, dans un creuset, des réactions dont nous sommes sûrs, et si les antiseptiques tuent les microbes dans un tube à essais, avons-nous le droit de conclure que tout se passera de même dans notre corps? Non. S'il se passe en nous des réactions chimiques que la physiologie commence à bien connaître, il s'y passe aussi des réactions *vitales* et celles-là nous ne les connaissons pas.

On commence à comprendre que Berthelot rêvait quand il croyait remplacer par une boulette chimique et morte l'alimentation vivante dont nos organes ont besoin, et on commence timidement à parler des maladies par carence (du latin *carere*, manquer), qui sont dues au manque d'éléments vivants.

Quand le médecin fait prendre à un anémique, sous prétexte de le reminéraliser, des phosphates minéraux, lesquels sont préparés par calcination de vieux os, on peut facilement retrouver intégralement tous ces phosphates, si on analyse les matières fécales; l'organisme ne les absorbe pas du tout; il ne peut les absorber, parce qu'ils ont été privés par la calcination de cet élément qui faisait leur assimilabilité, la Vie. Les rations alimentaires les plus parfaites au point de vue chimique et contenant exactement les quantités qui nous sont nécessaires en eau, sel, hydrates de carbone, graisses, albumines, mais privées par chauffage ou stérilisation de leurs éléments vivants provoquent plus ou moins rapidement une véritable misère physiologique. Le lait stérilisé provoque, chez le nourrisson une maladie sérieuse, dite scorbut infantile ou maladie de Barlow. Si l'on nourrit des lapins avec des betteraves, de l'herbe, des choux stérilisés, on voit chez eux apparaître du scorbut.

Quand les médicaments calment, ils arrêtent, en même temps que la douleur, la réaction utile de l'organisme; ils annihilent la défense du foie et ferment le rein. Le cachet calmant, à l'aspirine ou à l'un quelconque de ses similaires, la potion chloratée, opiacée qui apportent le calme un moment, qui enlèvent miraculeusement la migraine, le rhumatisme, la douleur, ajoutent à la maladie le fardeau de leur toxicité. La morphine calme la crise hépathique, néphrétique, mais elle trouble le fonctionnement de la cellule cérébrale et hépatique, elle crée une soif artificielle et nocive de toxique; elle crée l'émotivité maladive; elle fausse le jugement et le raisonnement, rend l'être faible, lâche et esclave.

Quand les médicaments, au lieu de calmer, excitent, ils irritent, ou ils vident les réserves de vie, au lieu d'y ajouter. Quand on croit aider la digestion des patients en prescrivant l'acide chlorhydrique ou la pepsine, on oublie que l'acide chlorhydrique corrode même le marbre le plus dur et qu'une pepsine, qui n'est pas la nôtre, digère aussi bien une poche gastrique que les aliments qu'on met dedans.

Les soi-disant topiques, réconfortants, fortifiants et reconstituants chimiques comme la Kola, les phosphates d'os, les cacodylates et toutes les médications arsénicales: (les chocolats, les extraits de sang, de viandes, les sucres industriels, le thé, le café, etc.) loin d'être des aliments d'épargne, sont des engins d'usure; en réalité ils ne sont que des stimulants qui lancent dans le torrent circulatoire nos réserves organiques, et ils laissent l'organisme, après une illusion de mieux être, qui peut en imposer pendant un temps, appauvri en ressources de vie. Les beaux rendements que l'on admire et dont on se félicite ne durent que le temps d'un rayon de soleil et ne laissent derrière eux, quand l'illusion s'est enfuie, que dépression et marasme.

Que dire de l'huile de foie de morue, dont on a si longtemps bourré les enfants, sous prétexte de les rendre plus forts? L'estomac le plus vigoureux ne tolère pas cette graisse toxique; elle conduit les enfants à la pléthore, à l'arthritisme, à l'entérite; elle congestionne leur foie.

Les purgatifs sont désastreux pour l'intestin. Ils le rendent paresseux, entériteux et fermentant. Plus vous vous purgez, moins votre intestin fonctionne; plus il vous faut multiplier les spécialités qui prétendent le rééduquer. « Mais, direz-vous sans purgatifs, mon intestin ne fonctionnerait jamais. » —

Erreur dont je vous donnerai plus loin la preuve. Plus on se purge, plus on aggrave la constipation.

Les antiseptiques que le médecin fait absorber à son patient pour tuer les microbes rencontrent non pas eux seulement, mais aussi les délicates cellules organiques. Croit-on qu'ils sauront distinguer ce qu'ils doivent respecter de ce qu'ils doivent tuer? Le sublimé que l'on met dans un utérus, pour guérir la métrite, tue le microbe et la femme aussi; le benzo-naphtol introduit dans un intestin supprime quelques colibacilles et détériore l'épithélium de la muqueuse, ouvrant vers la voie sanguine la route aux toxines, qui s'en iront créer la neurasthénie et les migraines. La créosote, qu'on donne au tuberculeux, tue autant le tuberculeux que la tuberculose. Et les produits violents qu'on place sur les plaies suppurantes font autant de mal à nos globules blancs, ces bons gendarmes, qu'aux envahisseurs microbiens.

La science médicale a fait un grand pas en connaissant les microbes; mais elle a fait fausse route en luttant contre eux comme elle l'a fait. C'est une chimère que de vouloir tuer les microbes pour rendre la santé. On en diminuera le nombre, mais ils sont trop! Mille reviennent là où l'un deux disparaît. Les causes de réinfection sont constantes. Un jour ou l'autre, l'être qu'on veut protéger par des antiseptiques se congestionnera de nouveau, si son terrain organique est un milieu prédisposé. Voilà pourquoi notre génération tousse et crache; voilà pourquoi tout le monde est pour son voisin un péril social; voilà pourquoi pour protéger ceux qui sont sains encore, on défend de cracher à terre; voilà pourquoi on inonde les tousseurs de médicaments qui se croient efficaces; voilà pourquoi on multiplie les vaccins. — Point de départ faux! résultat négatif et même périlleux pour l'être et pour sa race, car jamais les médications chimiques les plus savantes ne sauront réparer les déchéances humaines.

On commence à se rendre compte que la lutte contre les microbes n'a pas donné la clé du problème de la santé; et l'on cherche dans une autre voie: « Puisqu'il est démontré, dit un travail récent, que nous ne pouvons détruire complètement les parasites qui attaquent l'homme, offrons-leur des victimes qui leur sont agréables. Faisons à ces propagateurs de maladies, le sacrifice qui détournera leurs coups..... C'est la soif qui pousse la mouche, dans l'Afrique torride, à s'attaquer à la peau de l'homme ou à ses paupières, où elle crée de redoutables contagions, des ophtalmies, des cécités; mettons de l'eau à sa portée; les humains ne seront plus contaminés..... Ce sont les puces qui transmettent la peste; elles ne piquent l'homme que lorsque sont morts les rats sur lesquels elles vivaient, donnons-leur des rats... »

Là encore l'idée est étriquée, le conseil ne peut être que d'application locale, le problème est mal posé; ce n'est pas en donnant de l'eau à des mouches ou des rats aux puces qu'on empêchera l'homme de devenir malade.

Quand le Dr Titus dit que « les trois quarts de l'humanité meurent victimes du pharmacien », il exagère, assurément; mais il n'en est pas moins vrai que l'habitude de se droguer constitue un véritable péril.

Si la médecine médicamenteuse n'existait pas, la mortalité serait certainement moindre.

Cela veut-il dire qu'il faille systématiquement condamner toute médication chimique dans tous les cas? Je ne dis pas cela.

Qu'importe d'intoxiquer davantage un pauvre malade condamné à une mort prochaine, et qui se tord dans d'atroces souffrances, un cancéreux avancé, par exemple. Ce qu'il faut, c'est lui donner la détente, la paix, l'illusion. La morphine réalise cette merveille; mais quiconque donne de la morphine ou un autre stupéfiant à un être curable, porte atteinte à ses jours; il ajoute à la première maladie une seconde, la maladie médicamenteuse, qui peut être plus grave que la première. Puisqu'on peut calmer par des moyens anodins, pourquoi calmer par des moyens destructifs? On lira à La Cure d'Eau comment réaliser les plus grands calmes rien que par des applications d'eau. Les anciens n'ont pas connu tous nos narcotiques; leur médecine n'en fut pas plus mauvaise; au contraire; ils n'avaient pas de pharmaciens, et pourtant on vivait plus vieux que maintenant.

Je suis encore partisan de la médication chimique dans quelques cas d'urgence; quand il faut, par exemple, à tout prix donner du calme; quand il faut, à tout prix, obliger l'organisme à réagir immédiatement. De deux maux, il faut savoir, sans hésiter, sans philosopher, choisir le moindre. — L'alcool, poison type de la cellule vivante, peut être d'un effet splendide au cours d'une congestion pulmonaire, d'une grippe, d'une pneumonie. Et il sera d'un effet d'autant plus splendide qu'on sera moins accoutumé à en prendre.

Quiconque ne se drogue jamais peut avoir un bénéfice formidable d'une médication appliquée une fois. C'est une des raisons pour lesquelles il faut ne pas se droguer habituellement. Le choc vital, produit chez un être accoutumé à vivre sainement, par un usage d'huile camphrée, de la digitaline ou de caféine peut provoquer une réaction heureuse. Mais dès que l'usage se répète, dès que l'habitude s'installe, il y a péril.

Or, il n'y a pas de traitement médicamenteux, sans habitude médicamenteuse.

Un malade ne prend pas *un* cachet; il prend une boîte de cachets. On ne prend pas une piqûre; on prend une série de piqûres. On passe de la boîte de cachets à la série de piqûres. Et quand on n'est pas satisfait de la première boîte de cachets, de la première série de piqûres; on recommence, ou bien on veut autre chose du même genre. Je ne vois guère de malades qui n'aient chez eux un placard, un coin d'armoire bourrés de flacons pharmaceutiques plus ou moins vides! On se rend compte un jour de son erreur; au lieu d'une maladie, on en a deux: la première, la vraie, et une autre surajoutée; l'intoxication médicamenteuse.

Un pharmacien parisien, qui avait usé de toutes les richesses (!) médicamenteuses de son officine, et qui n'en était pour cela que davantage torturé par le mal, était venu me consulter: « J'ai lu de vous, me dit-il, un travail contre la médication chimique; je connais des gens que vous avez guéris; je suis obligé de reconnaître que vous avez raison. Je viens à vous pour me soumettre au Naturisme et à une cure psychique. » Cet homme était le type accompli de l'être intoxiqué par la médication chimique; il était morphinomane. Pauvre homme! dans quel état lamentable il était! L'aiguille à poison avait transformé en affreux écumoire suintant, suppurant, la peau de ses cuisses, son foie était énorme, submergé de toxique, son cerveau était une pauvre chose, navrée, navrante, hallucinée! — Pauvres toxicomanes!

Quelle joie pour le médecin, de ramener la vie dans semblables cervelles, de leur faire à nouveau goûter le plaisir d'une existence saine, optimiste, douce.

Le retour, d'ailleurs à la normale, ne se fait pas sans peine, sans heurts. Aux doses moins fortes succèdent des doses encore moins fortes, jusqu'au jour où l'organisme, solidement soutenu par une bonne action morale, retrouve sa liberté première et jure qu'il ne se droguera plus!

N'êtes-vous pas peiné de voir qu'après ces cinquante années, où la médecine classique abusa des droguages, malgré la diminution de la mortalité infantile, malgré la suppression des maladies épidémiques, l'espèce humaine chancelle encore sous le poids des pires maladies. Les maladies de langueur comme l'arthritisme, les anémies, la tuberculose, le rachitisme, le cancer, les tares de nutrition et du système nerveux sont la plaie de notre société actuelle. La génération présente est surencombrée de jeunes gens pâles et malingres qui redoutent le soleil, le froid aux pieds et les courants d'air. Leurs parents eux-mêmes inconscients complices, flattent leur faiblesse native, les engagent à ne pas travailler, les promènent de médecin en médecin, à l'affût de la consultation doctrissime qui incriminera le corps thyroïde, les capsules surrénales ou le thymus. Ils feront compter leurs globules sanguins, analyser leurs matières fécales; rechercher si leurs urines contiennent de l'indican ou du scatol; et la conclusion de ces visites sera la chaise longue, la viande crue meurtrière, l'huile de foie de morue et le cacodylate de soude. Heureux encore quand le praticien n'ajoute pas que le soleil et le grand air feraient du mal!

Qu'on le sache bien, jamais les médicaments achetés à prix d'or, ne priveront l'homme de vivre sainement.

Les procédés à employer pour devenir ou redevenir forts ne reposent pas sur les découvertes de la science; ils découlent tout simplement de l'observation des Lois de Nature.

Pour protéger l'homme des attaques du mal, il faut l'apprendre à cultiver ses immunités naturelles par une Vie Saine; il faut l'apprendre à se rendre réfractaire aux maladies, par une existence plus conforme à ses destinées naturelles.

Autrement dit, c'est le terrain organique qu'il faut rendre plus vigoureux.

De même qu'un blé ne pousse pas en terrain aride, de même la maladie ne peut germer dans un terrain sain; une bonne défense leucocytaire protège bien mieux des attaques microbiennes que les meilleurs vaccins.

Nous portons tous sur la peau l'agent producteur de l'érysipèle, et pourtant les affaiblis sont les seuls qui contractent la maladie.

Un terrain solide est la meilleure protection contre tous les maux.

LA MALADIE

« Il n'y a qu'une maladie; donc, il n'y a
qu'un remède. »

MESMER.

*Malgré la multiplicité des apparences maladives, il n'y a qu'une
maladie, affaiblissement du terrain organique. — Notre vraie maladie: l'intoxication des humeurs. C'est en se défendant contre elle
que l'organisme crée ce que nous appelons nos maladies; les maladies dont nous nous plaignons sont presque toujours des efforts que
fait l'organisme pour retrouver son équilibre perturbé. — Les maladies microbiennnes ne diffèrent pas des autres: elles traduisent
l'affaiblissement du terrain. — Les maladies localisées n'ont de
local que l'apparence; elles traduisent un état général défectueux.
— La maladie est toujours la conséquence plus ou moins lointaine
d'infractions, conscientes ou non, aux Lois Vitales.*

Le Naturisme est la clé de l'harmonie vitale.

*
* *

Si le terrain organique sain est la vraie garantie de la
santé, si les maladies ne peuvent s'implanter que si le terrain
faiblit, ceci revient à dire qu'à bien voir, il existe, en réalité,
non pas *des* maladies, mais *une* seule maladie, basale, fonda-
mentale, *la maladie du terrain*, tout le reste n'étant que secondaire, surajouté ou symptômatique.

Hippocrate, déjà, pensait ainsi; en un trait de génie, il
avait dit: « tout le corps participe aux mêmes affections; c'est
une sympathie universelle. »

Et Mesmer, l'opôtre de la médecine magnétique déclarait:
« Il n'y a qu'*une* maladie. »

La maladie, affaiblissement du terrain, se manifeste à
nous par des symptômes variés; *ce sont ces symptômes variés*

3

*que nous commettons la faute de prendre pour autant de ma-
ladies différentes.*

L'organisme intoxiqué met-il ses poisons à la porte par
des furoncles, des boutons, un eczéma, de l'urticaire, etc., par
une crise de gastrite, de dyspepsie, d'entérite, d'entérocolite,
de diarrhée, etc., par des rhumes, des bronchites, par une
crise hépatique, néphrétique, ou par d'autres manifestations
arthritiques; réagit-il contre sa pléthore par des hémorragies
nasales, rectales, utérines, par une poussée hémorroïdaire,
ou de pertes blanches, par des varices, par une crise cardiaque; ou bien, devenu trop faible pour se défendre, se laisse-t-
il envahir par des microbes qui créent la typhoïde ou d'autres
infectieuses, la tuberculose, etc., nous ne cherchons pas la
cause première, nous nous en tenons à ce que nous voyons:
nous voyons qu'une hémorragie nasale ne ressemble pas à une
crise d'entérite, ou à un rhumatisme ou à des pertes blanches,
et nous concluons qu'il y a là autant de maladies diverses; de
la variété de sièges et de formes cliniques nous concluons à
une différence de nature. Bientôt, on ne s'est plus contenté de
regarder le détail avec les yeux: on a détaillé davantage encore avec le microscope. On a fait quatre, cinq, six maladies
nouvelles là où l'on n'en voyait qu'une autrefois. Rien que
dans les maladies de peau on a fabriqué des maladies à écail-
les, à squames, à macules, à papules, à pustules, etc.; chacune
s'est ornée d'un nom savant. Rien que pour faire l'énuméra-
tion, il faut un long chapitre.

C'est la spécialisation outrancière de nos médecins modernes, qui a produit ce résultat néfaste. Si la spécialisation est
un bien en ce qu'elle perfectionne chacun dans sa petite branche, elle est mauvaise au point de vue de la science en général, car elle oblige chaque chercheur à se cantonner dans un
cadre très restreint; chacun regarde dans son microscope à
lui, scrute, approfondit les détails les plus subtils de son
étroite lame de verre, découvre des choses curieuses, et les
étiquette de noms nouveaux. Mais, en s'enfonçant toujours
davantage dans sa spécialisation excessive, il perd de vue le
champ d'expérience des voisins; il en ignore tout. Le domaine
de la médecine devient ainsi un damier dont chaque case
ignore qu'elle a un voisin, et qu'elle fait partie, avec les autres, d'un ensemble. La chirurgie ignore la médecine, l'ophtal-
mologie ignore la thérapeutique gastro-intestinale, la médecine de l'esprit ignore celle des organes, etc. De la sorte, on

individualise, on fait indépendantes des maladies qui se tiennent; on multiplie les noms uniquement parce que les sièges
diffèrent. On ne voit pas que telle maladie, qu'on trouve dans
telle case du damier, est, en réalité, la même que telle autre
qu'on trouve dans la case voisine. De cette conception de mio-
pe est résultée une complication formidable et artificielle de
la médecine: complication du nombre des maladies, complication du nombre des remèdes. Chaque école de spécialité est
une chapelle qui a ses adeptes, ses dogmes et ses drogues. Le
malade qui erre de l'une à l'autre, à la recherche de la santé,
et à qui on impose des thérapeutiques contraires, suivant le
médecin qui passe, souffre des divergences, et perd confiance
en l'art médical.

Reculons l'œil du champ de notre microscope, éloignons-
nous un peu de notre damier, pour considérer, non plus une
seule case, la nôtre, mais l'ensemble des cases. Alors, nous
verrons, non sans surprise, que les cases que nous avions
construites ne correspondent à rien de réel, qu'il n'y a pas un
clan de maladies chirurgicales, un clan de maladies des yeux,
un clan de maladies de l'esprit, un clan de maladies d'estomac, etc., mais que toute la pathologie est *une*, que les maladies situées dans des cases différentes, n'ont en réalité de différent que leur localisation, que leurs dissemblances sont dues,
non pas à une différence de matière, mais seulement à la dissemblance des organes sur lesquels elles évoluent; nous verrons que ce que nous prenions pour autant de maladies locales, n'est, en réalité, qu'une série de symptômes traduisant à
l'extérieur l'existence d'une seule véritable affection, qui est
cachée; nous verrons qu'une maladie de peau, du ressort du
spécialiste peaussier, qu'une inflammation d'œil, du ressort de
l'occuliste, qu'une otite, laryngite, pharyngite, du ressort du
laryngologiste, qu'une entérite du ressort du médecin des
voies digestives, qu'une poussée congestive du ventre intéressant le jynécologue, etc., etc., ont la même valeur: celle
d'un effort que fait la nature pour se débarrasser de son mal,
et sont, en réalité, la même chose.

Le fond de *la* maladie, c'est l'intoxication des humeurs;
l'organisme qui se défend cherche à jeter les poisons dehors;
il essaie de les jeter dehors là ou il peut. Chez l'un ce sera par
la peau ou les muqueuses, chez d'autres par le foie ou le rein;
une hémorragie aura ainsi la même valeur qu'une crise d'entérite, d'eczéma, de rhumatisme ou de varices, etc. Souvent,

ce que l'organisme a évacué par un organe et sous une certaine forme, lors d'une première crise, pourra être évacué par un autre organe et sous une autre forme lors d'une autre crise. Ainsi tel malade qui fait, une année, une grosse congestion hémorroïdaire, fait, l'année suivante, une attaque rhumatismale. Les deux affections sont une, malgré leur différence d'aspect et de siège.

La « médecine de damier » qui ne sait pas cela, croit à des maladies différentes, et, ce qui est pis, ne voyant pas la cause première, elle applique une médication symptomatique: elle ferme la veine qui saigne, elle calme l'articulation qui fait mal. Elle enferme le loup dans la bergerie.

Les maladies microbiennes elles-mêmes ne diffèrent pas des autres.

A moins d'avoir acquis, par passage sur des terrains tarés, une virulence extrême, les microbes ne contagionnent pas n'importe qui, n'importe où. Les terrains affaiblis sont les seuls à se laisser envahir. Malgré la diversité des aspects évolutifs des collections microbiennes, une bacillose a la même valeur qu'une streptococcie, qu'une staphylococcie; un érysipèle équivaut à une tuberculose; l'être qui a eu l'une aurait pu aussi bien avoir l'autre, ou avoir les deux; typhoïde, grippe, variole, etc., sont sœurs sans que vous vous en doutiez; leur mère commune, c'est le terrain débile.

Les maladies localisées n'ont de local que l'apparence. Quelle importance, au fond, ont toutes ces localisations du mal, et toutes les dénominations aux noms latins ou grecs par lesquels on les désigne! Que la maladie soit à la peau ou aux muqueuses, aux appareils des sens, au tube digestif, aux appareils respiratoire, circulatoire, nerveux, mental etc., qu'elle soit microbienne même, elle est d'ordre général.

A part quelques maladies strictement parasitaires, on peut dire *qu'il n'y a pas de maladies locales.*

La maladie locale est la manifestation locale d'un état général défectueux. « Un coup de pied, disait Kneipp, ou un coup de hache appliqué à un petit chêne fait trembler le tronc, les branches et toutes les feuilles. Quelle erreur, si je me disais: la feuille tremble, donc elle a été touchée par quelque chose! Non, c'est le tronc qui a tremblé et qui fait trembler ainsi chaque branche et chaque feuille. Un tel souffre des nerfs, qu'est-ce que cela signifie? L'organisme tout entier a reçu un coup, a été lésé; c'est pourquoi les nerfs se mettent à trembler. » — Le coup, c'est la faute à la Loi!

La faute à la loi a troublé l'harmonie d'ensemble; elle a faussé l'admirable rythme, l'admirable harmonie qu'est la santé.

La santé n'est pas le résultat d'un hasard; elle est une prérogative qui s'acquiert par l'effort et qui se mérite. Elle est simplement la conséquence de l'obéissance aux lois qui conduisent la vie et l'évolution humaines. La maladie est toujours l'échéance plus ou moins lointaine d'infractions — conscientes ou non — aux lois vitales. La maladie ne surgit pas à l'improviste. Elle n'est pas un coup de foudre en un ciel serein; elle se prépare de longue date. Hippocrate disait que la plupart des maladies ne font pas d'un coup sentir leurs violentes attaques; mais peu à peu et par degrés. — Les infections n'échappent pas à cette règle.

S'il est vrai que la question de terrain domine ainsi toute la médecine, la thérapeutique se simplifie singulièrement.

Oui, la bonne thérapeutique est très simple. Mais la simplicité n'est-elle pas le privilège des grandes vérités? Plus les découvertes humaines progressent, plus elles se simplifient. Une industrie naissante met dix rouages là où un seul suffira plus tard; on a fait une mécanique à trois roues avant de découvrir la bicyclette. Et les idées géniales et éternellement vraies d'un Pythagore se résument en quelques phrases.

C'est en nous conformant aux immuables Lois de Nature que nous parviendrons à créer en nous un terrain réfractaire aux pires maladies, qu'elles quelles soient, où qu'elles siègent.

Mesmer disait vrai, quand il disait que pour guérir *la maladie*, il n'y a qu'*un* remède, et que ce remède consiste à accorder « l'harmonie de ses habitudes avec l'harmonie universelle » (Aphorisme 224).

Le Naturisme bien compris est notre clé d'harmonie.

COMMENT GUÉRIT LA MALADIE

La grande loi naturelle du rythme. — Au grand rythme de l'univers correspond le rythme des cycles vitaux. — Le rythme dans la maladie: la maladie veille et dort. — La médecine médicamenteuse fausse le rythme de la maladie. — Comment procède la maladie qui guérit: par crises de nettoyage, de moins en moins fortes. — Le malade doit savoir que la crise est un effort de la nature pour se débarrasser du mal. — La médecine naturiste aide l'organisme à faire ses crises: les crises salutaires de retour. Ce qu'en pensent Mesmer, Carton, Hector Durville. — La maladie finit par les symptômes par lesquels elle a commencé.

**

Nous ne pouvons jeter un coup d'œil dans la Nature sans être frappés de suite par l'ordre, par l'harmonie qui y existent. Cet ordre a été constaté et étudié par les savants de tous les temps; ils l'ont appelé *loi*. Tout l'univers est soumis à des lois.

Et il est aisé de remarquer que cet ordre qui existe partout dans le monde, n'est pas immobile; c'est un mouvement régulier, se reproduisant toujours dans les mêmes conditions, autrement dit *l'ordre est rythmique*. La grande loi cosmique de l'attraction universelle est le plus grand rythme qui soit, elle préside à la succession automatiquement réitérée des jours, des nuits, des saisons, des années, elle préside à cet extraordinaire et ininterrompu mouvement des sphères célestes. N'avez-vous jamais senti la puissance de ce grand rythme universel, quand, par une belle nuit étoilée d'été, vous avez contemplé le firmament plein de ces nuées de globes d'or qui tournoient en une éternelle cadence?

Et ce grand rythme universel il a son parallèle dans le monde terrestre vivant. La course rythmée de la terre sur elle-même, donnant l'alternative des jours et des nuits crée, chez les êtres vivants, le rythme de la veille et du sommeil; la course rythmée de la terre autour du soleil, créant la succession des saisons, produit l'éclosion des sèves printanières, les floraisons d'été, les fruits d'automne, les ralentissements et les sommeils hivernaux. Au grand rythme de l'univers correspond le petit rythme des cycles vitaux.

Mais restons-en avec l'étude du rythme humain.

Ce qui caractérise la cellule vivante, c'est le mouvement rythmé qui se produit en son protoplasme: ce mouvement rythmé est créé et entretenu par l'activité vitale de ce petit corps intracellulaire qu'est le noyau. C'est parce qu'elle a un noyau que la cellule a une nutrition, c'est-à-dire qu'elle aspire de l'extérieur vers son intérieur les produits qu'elle veut assimiler, et qu'elle rejette à l'extérieur les produits de déchets dont elle n'a pas besoin. Aspiration d'une part, rejet d'autre part, créent à l'intérieur du protoplasme de la cellule des courants réguliers, rythmiques. Que la santé du noyau vienne à se perturber, le rythme des courants s'altère; l'aspiration et l'élimination ne se font plus, ou se troublent; l'équilibre vital se rompt et la mort survient.

Si, au lieu de considérer une cellule nous considérons un être vivant entier par exemple, un humain si vous voulez, nous retrouverons la même cadence intracellulaire, et la vie d'ensemble de l'être sera constituée par l'harmonie entre toutes les cadences des cellules qui le composent. C'est parce qu'il y a une étroite harmonie entre les courants entrants et les courants sortants dans chaque cellule, et une étroite harmonie entre les fonctionnements des millions de cellules qui nous composent, que la santé reste en bon état. Que le rythme interne se perturbe et la maladie apparaît: que les courants « sortants » se dérèglent et « sortent mal » la colonie cellulaire s'incruste de produits de déchets, elle s'auto-intoxique dans ses poisons, elle court à la désagrégation, et à la mort. Que les courants « entrants » se ralentissent, la colonie insuffisamment nourrie languit et périt. Que faut-il à l'être vivant pour qu'il vive? La perfection dans ses « échanges » c'est-à-dire dans son rythme interne. Dès que le mouvement interne se trouble, dès que les humeurs cellulaires tendent à l'immobilité, la vie de l'être est menacée. L'équilibre intracellulaire c'est le repos stérile, c'est la mort.

Stanislas de Guaita, dans ses intéressantes rêveries occultistes publiées dans son livre « Au Seuil du Mystère » dit très
justement: « Prépondérance alternée de deux forces, en apparence hostiles, et qui, tendant à l'équilibre, ne cessent d'osciller en deçà comme au delà. Telle est la cause efficiente de
la vie. Action et réaction. La lutte des contraires à la fécon-
dité d'une sexuelle étreinte. (1) »

Et cet admirable rythme qui domine et entretient toute la
vie de l'être, nous le retrouvons dans chaque organe, dans
chaque groupe d'organes, dans chaque système qui nous compose; en citerai-je au hasard, quelques-uns: rythme cardiaque
avec ses contractions alternant avec ses repos, rythme gastrique qui se manifeste par la sécrétion de l'organe dès qu'un
aliment apparaît à la bouche, rythme hépathique qui est tel
que le foie endormi entre deux digestions, se réveille et secrè-
te la bile quand le bol alimentaire glisse dans l'intestin, rythme respiratoire, rythme de l'activité et du repos, rythme du
sommeil et de la veille, rythme génital, celui-ci surtout visible
chez les animaux au moment du rut.

*S'il y a un rythme dans les phénomènes biologiques ordi-
naires, il y a un rythme également dans la maladie.* Tous les
médecins savent que toute maladie aiguë a un cycle précis,
comprenant: période d'incubation, période d'état, puis défer-
vescence; celle-ci est précédée de ce qu'on appelle la crise.

D'une façon générale on peut dire que chaque fois qu'une
même maladie se reproduit, elle apparaît avec le même cycle.

Ce que la médecine ignore, c'est qu'il n'y a pas que les maladies aiguës qui aient leur cycle précis: les maladies chroniques l'ont aussi. Pourquoi ignore-t-on cette donnée, à mon
sens capitale? Parce que la médecine ordinaire drogue: elle
drogue dès que le malade souffre, pour calmer sa douleur; elle
drogue dès que la température s'élève, et en ce faisant, elle
arrête les réactions de l'organisme; quand un symptôme paraît, elle le combat, sans se demander si ce symptôme lui-même n'est pas un effort que fait la nature pour se débarrasser
de la maladie: elle ferme un eczéma, calme une diarrhée, arrête une hémorragie utérine ou hémorroïdale sans s'inquiéter si cet eczéma, cette diarrhée, ces hémorragies étaient une
soupape par où l'organisme éliminait un trop-plein et rejetait

(1) St. de Guaita: *Au Seuil du Mystère.* — Prix franco: 10 fr. 50. — Henri
Durville, imprimeur-éditeur.

des poisons; ainsi elle aggrave l'empoisonnement de l'organisme et perturbe sans s'en douter, le rythme réactionnel par
lequel l'organisme essayait de se défendre contre le mal. Le
malade ravi de voir disparaître ce qui, pour lui, constituait
tout le mal, se réjouit de sa disparition, ignorant qu'il court
à de nouveaux malheurs. Mais heureusement pour l'être, la
bonne Nature est généralement plus forte que l'art du médecin: L'accès salutaire de fièvre qu'on croyait enrayé se reproduit quelques heures après; la maladie de peau ou de muqueuse qu'on avait fermée se rouvre ailleurs; l'organisme,
privé de sa soupape hémorroïdaire par le couteau du chirurgien, se crée un débouché nasal, la femme amputée de son

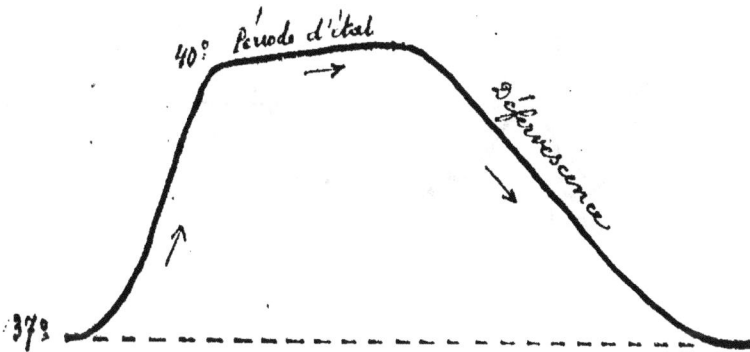

Fig. 2. — Un cycle de maladie aiguë (pneumonie)

utérus qui saignait, voit apparaître en échange des hémorragies anales « supplémentaires ». Ainsi l'organisme, non seulement a à lutter contre la maladie qui l'assaille, mais encore
contre la thérapeutique moderne qui vient troubler l'effort par
lequel il essayait de se défendre. Heureusement, disait Papus,
« la maladie est d'ordinaire plus intelligente que le médecin»,
et le malade guérit tout de même; tant est puissante la tendance par laquelle la force de vie résiste aux agents de mort!
   Il n'en est pas moins vrai tout de même qu'à force de perturber le rythme réactionnel de la machine vivante, à force de
l'inonder de drogues toxiques, à force de la gaver de mets
trop nourrissants sous prétexte de la rendre plus forte, on
finit par encrasser ses rouages, à user les trésors d'énergie
réactionnelle qui sont en elle, par rendre durs, scléreux, im-

perméables, les organes éliminateurs et l'organisme est obligé de mourir.

Si, au lieu de faire comme fait la médecine ordinaire, c'est-à-dire si au lieu de soigner le symptôme, on s'attaque au contraire à la cause elle-même du mal, dédaignant ses manifestants externes, qui sont secondaires, si au lieu de calmer et de fermer « quand même » à coup de produits chimiques, de calmants et de caustiques, on cherche à aider la nature par des moyens naturels, tels que régime, cure solaire, cure d'eau, d'air, massage, cure morale, etc., en aidant les éliminations des produits toxiques, d'une part, et d'autre part en activant la nutrition par des moyens purement physiques, alors on est surpris de constater que la maladie même de longue date, la maladie chronique, suit un véritable cycle, toujours le même,

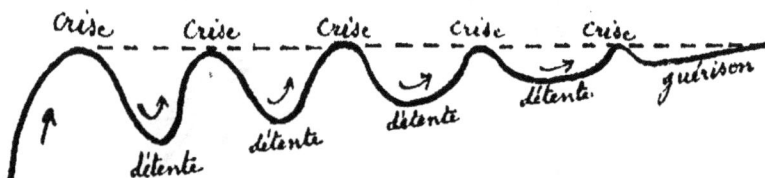

Fig. 3. — Une maladie chronique évoluant vers la guérison

comprenant des périodes d'activité du mal et des périodes de répit: la maladie chronique veille et dort comme l'être lui-même; elle a ses poussées, ses paroxysmes, ses crises; elle a ses répits, ses détentes, ses repos.

Les malades qui ne se droguent pas constatent parfois avec netteté le rythme de leur affection: tel migraineux qui fait de la rétention toxique s'aperçoit que c'est mensuellement que sa migraine reparaît; tel rhumatisant s'attend à avoir, en telle saison, sa crise de goutte, sa crise de lumbago ou de douleurs articulaires, et l'a en effet; tel autre attend ses furoncles pour chaque printemps, tel autre encore sait que tous les six mois il a son angine. Mais souvent, le rythme est difficile à voir, car fréquemment une crise est différente de la suivante, ou de la précédente, et on croit à une autre maladie: un intoxiqué qui fait une année une poussée d'eczéma, alors que l'année précédente il avait eu une crise rhumatismale, une attaque d'entérite ou une poussée de furonculose, ignore qu'il s'agit là de symptômes équivalents d'une même et unique maladie qui n'est ni l'eczéma, ni le rhumatisme, ni l'entérite, ni le furoncle, mais l'intoxication de l'organisme. Pendant une première crise, l'organisme a réagi à l'intoxication en jetant ses toxines à la peau, il a fait un eczéma; pendant une autre crise il a réagi en les jetant dans les articulations ou dans l'intestin. Ces diverses crises avaient la même valeur; elles sont des « crises de nettoyage »; la porte par laquelle s'est fait le nettoyage n'a qu'une importance secondaire.

Le nettoyage terminé, c'est-à-dire le paroxysme, la crise passés, la maladie rentre dans une période de repos, elle sommeille. Alors deux cas peuvent se produire: le patient est dans une bonne voie; il va vers la guérison; ou bien, se soignant

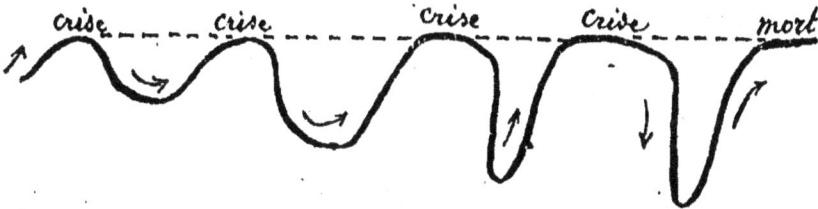

Fig. 1. — Une maladie chronique évoluant vers la mort

mal, il aggrave son état et va vers la mort. S'il est dans le premier cas, c'est-à-dire *s'il se soigne de façon à améliorer son état organique, la maladie va suivre une évolution décroissante; mais il ne faut pas qu'il s'imagine que, puisque la maladie décroît, il n'aura plus de crise. Ce serait une grave erreur. De la même façon que le réveil succède au sommeil, de même le mal aura son retour, fatalement. Chacun des retours est une réaction salutaire, nécessaire, indispensable; chaque retour sera simplement moins violent que le précédent, voilà tout, si bien qu'après une série de ces retours, le mal aura disparu. Quand je dis chaque retour sera moins violent je ne veux pas dire que le symptôme éprouvé par le malade sera forcément moins douloureux. La douleur n'a rien à voir dans l'affaire, elle est un phénomène accessoire secondaire: elle dépend non pas de la gravité du cas, mais de son siège: l'élimination des poisons se produit-elle, par exemple au voisinage de terminaisons nerveuses sensitives, dans la peau si vous voulez,*

alors la douleur sera vive, le malade sera accablé d'une né-
vralgie rebelle, persistante; se produit-elle, au contraire dans
un endroit peu riche en papilles sensitives, alors le patient
souffrira à peine. De cette façon, le malade est souvent très
mal placé pour apprécier lui-même si sa maladie va mieux: il
croit aller mieux s'il souffre moins, empirer s'il souffre plus.
Je ne tiens donc jamais compte du facteur douleur dans l'ap-
préciation des crises. D'ailleurs, à siège égal, la douleur peut
être si différente suivant la conception que s'en fait son porteur, suivant l'attention qu'il y porte et la préoccupation avec
laquelle il y pense!

Si la douleur n'a pas de valeur dans l'interprétation des
crises, la durée de celle-ci en a une plus grande: *chez un malade qui s'améliore la durée des crises diminue: telle crise
qui avait duré un mois primitivement, va ne plus durer que
trois semaines, puis quinze jours, puis moins encore et disparaître enfin.* Et comme pendant de la décroissance des crises
on trouve l'allongement des périodes de sommeil du mal, autrement dit, à mesure que les mauvaises phases décroissent
et s'espacent, les bonnes deviennent plus longues; le patient,
qui au moment de son pire état n'avait guère, par exemple,
qu'une semaine ou deux de répit, voit à mesure qu'il s'améliore, les bonnes époques doubler, tripler, quadrupler de durée. Il arrive ainsi un moment où le rappel des mauvais jours
est rarissime; il peut très bien ne plus se produire qu'un jour
ou deux dans l'année.

L'idée de la crise salutaire n'est pas toute neuve. Écoutons
ce que Mesmer disait d'elle: (Aphorisme 333) « La crise est
un effort de la nature contre la maladie, tendant à dissiper les
obstacles qui se rencontrent dans la circulation, à dissoudre
et à évacuer les molécules qui les formaient, et à rétablir
l'harmonie et l'équilibre dans toutes les parties du corps. »

Mesmer reconnaissait deux espèces de crises, les crises
naturelles et les crises provoquées.

« Les crises naturelles, dit-il, ne peuvent être imputées
qu'à la nature qui agit efficacement et se débarrasse par différentes excrétions, comme dans les fièvres, où la nature triomphe seule de ce qui lui nuisait et l'expulse par le vomissement,
les sueurs, les urines, le flux hémorroïdal. »

« Aucune maladie, ajoutait Mesmer (Aphor. 219), ne guérit sans une crise », et il reconnaissait à la crise trois phases:
la perturbation, la coction et l'évacuation.

Mesmer enseignait encore que « quand la nature est insuffisante à l'établissement des crises, on l'aide par le magnétisme; et il aidait avec « le baquet, le fer, la corde, la chaîne ». Il soutenait cette idée absolument exacte que *la maladie fait, pour guérir, machine à l'envers, c'est-à-dire qu'elle repasse par les symptômes par où elle est passée pour s'installer:* « Il faut, dit-il, se représenter la maladie qui se guérit comme un peloton qui se dévide exactement comme il a commencé et comme il s'est accru. » (Aph. 218); « Le développement des symptômes se fait dans l'ordre inverse dans lequel la maladie s'est formée ». (Aph. 217).

Carton a repris la même idée et l'exprime ainsi: « la maladie met pour guérir le même temps qu'elle a mis pour s'installer. »

Il ne faudrait cependant pas prendre à la lettre cette affirmation: *un énergique traitement naturiste raccourcit considérablement le chemin du retour.*

Mon père, Hector Durville, attache aux crises provoquées une grosse importance; il les appelle: *crises de retour.*

« Les crises de retour, dit Hector Durville, sont caractérisées par des retours successifs très bien marqués de la maladie, vers sa période de début. » Ces retours sont souvent violents; le patient, non prévenu, pourrait croire que la cure ne lui réussit pas, alors que c'est le contraire. Le médecin lui-même s'y tromperait s'il n'avait l'expérience: « Tant que je n'eus pas dit Hector Durville, découvert la loi qui préside au retour des différentes crises, j'eus bien des déceptions, et bon nombre de malades que je devais guérir, abandonnèrent le traitement dans un moment critique, parce que je ne savais pas les convaincre de la nécessité de ces retours offensifs de la maladie vers le passé. »

Le patient loin de s'affoler des crises de retour, devra donc les vivre avec résignation et même s'en réjouir; mais quand je dis « s'en réjouir », je dis une inexactitude, car l'organisme, noyé sous les toxines pendant la crise, ne peut pas se réjouir: il voit noir, il voit faux; il ne peut guère que désespérer pendant la durée du nettoyage. C'est à l'entourage à savoir aider le médecin en soutenant les réactions psychiques du malade pendant le moment où ses poisons l'empêchent de penser raisonnablement. — Patienter en agissant, voilà la devise: l'évolution se fait méthodique et sûre: Après la présente crise une bonne période viendra qui apportera du calme, du bien-être et des forces davantage, puis un autre fléchissement surviendra, moins fort que le précédent, auquel succédera une autre bonne période: les bonnes périodes deviendront chaque fois plus longues et chaque fois meilleures, les mauvaises périodes deviendront chaque fois plus courtes, jusqu'à disparaître. La balance organique a été secouée par la maladie; ses plateaux doivent osciller bien des fois avant de retrouver l'équilibre de la santé. *La réapparition des signes par lesquels la maladie a commencé, indique que l'affection va être guérie.*

La connaissance des crises permet au médecin qui en a l'habitude, non seulement de prévoir les mauvaises périodes, mais d'en prédire à son malade la durée approximative, l'intensité et souvent la date d'apparition. Il m'est même arrivé souvent de prédire à tel intoxiqué que sa prochaine crise serait une maladie de peau, à tel autre une crise de migraines, à un troisième une crise de congestion abdominale.

Le tempérament étant la série des prédispositions par laquelle le corps réagit à la maladie, si on sait reconnaître le tempérament de quelqu'un on pourra logiquement déduire les accidents auxquels il est particulièrement exposé.

Le cycle de la maladie chronique qui guérit pourra être représenté par une série d'oscillations décroissantes.

Je viens de décrire le rythme suivi par la maladie évoluant vers la guérison. Supposons maintenant que le patient se soit mal soigné ou que la maladie évolue sur un organisme débile et sans ressort, alors le rythme va affecter la forme inverse du précédent; les mauvaises crises vont devenir de plus en plus fréquentes, les bonnes de plus en plus courtes et la terminaison sera la mort, au paroxysme d'une d'elles.

La Cure Naturiste comprend :

La Cure Alimentaire ;

La Cure d'Air ;

La Cure de Soleil ;

La Cure de Mouvement ;

La Cure d'Eau ;

La Cure Morale.

LA CURE ALIMENTAIRE

« C'est en se livrant à des voies de fait sur
son estomac et son intestin par une alimentation vicieuse et surabondante qu'on devient
arthritique, et par suite tuberculisable. »

P. CARTON.

L'ALIMENTATION, PREMIER FACTEUR DE VIE

---

*Importance primordiale qu'a le système digestif dans l'orga-
nisme. Nos maladies, non seulement celles du tube digestif, mais
celles de partout, ont leur raison proche ou lointaine, personnelle
ou héréditaire, dans des erreurs ou des fautes alimentaires, jointes
à des fautes d'hygiène. — Dans sa recherche d'une meilleure santé,
l'homme fait fausse route: il ne sait pas s'alimenter. Il se fait
une fausse idée de la faiblesse et de la bonne mine. — Une alimentation conforme aux vrais besoins de l'organisme donne la clé
de la santé.*

**

Le système digestif joue un rôle primordial parmi les systèmes qui sont chargés d'entretenir le bon équilibre et la normale évolution de la mécanique humaine. Mieux: on peut, sans
exagérer, dire qu'il est le système fondamental, basal de toute
constitution animale. N'est-ce pas, en effet, par lui que les
substances alimentaires deviennent, après migration, dans
son long tuyau, après triage et transformation, de la substance
vivante? N'est-ce pas par lui que nos cellules sont dotées des
matériaux nutritifs grâce auxquels nos protoplasmes peuvent
réparer leur substance usée? — C'est par le foie, enfin, qui lui
est annexé, que se fait l'admirable régulation en vertu de laquelle le torrent circulatoire reçoit juste la quantité de substance nécessaire à l'entretien de nos combustions profondes;
l'excédent de ce que nous absorbons étant rangé, mis en réserve, dans l'intérieur de la cellule hépatique, sous forme de
glycogène, ou bien dans nos tissus, sous forme de graisse. Le
foie, étonnant magasin des réserves de l'économie animale, et
à la fois intelligent balancier de la vie nutritive, rythme en une
admirable cadence les apports d'après les dépenses et entretient ainsi l'harmonie des actions et des réactions vitales. Que

sa fonction se ralentisse ou se perturbe, alors c'est le désordre intra-organique qui apparaît, avec tous ses méfaits: les combustions intracellulaires s'amoindrissent, et, de même que s'encrasse un poêle où le tirage diminue, de même s'encrassera la cellule vivante; elle s'incrustera de ses produits de déchets, au lieu de les brûler et de les éliminer; les apports nutritifs vers son protoplasme diminueront; ce sera l'arthritisme, la vieillesse cellulaire, puis la vieillesse de l'être, et sa mort prématurée.

Nous avons beau avoir un système nerveux doué de ressources incroyables, de fonctions délicates et complexes; nous avons beau avoir des systèmes circulatoire, respiratoire, musculaire, etc., tous étonnants de perfection, et d'importance capitale; il y a en nous un système qui a nettement la priorité sur tous les autres; c'est le système digestif. — Nous vivons par notre système digestif; tout le reste, en nous, n'est que subordonné.

De cette donnée élémentaire découle une conclusion logique: s'il y a en nous quelque chose que nous devons connaître avant tout et faire parfaitement fonctionner, *c'est notre système digestif.*

Mais de quoi dépend le fonctionnement digestif? *A n'en pas douter, de l'alimentation.*

De la même façon que le rendement utile d'une machine industrielle dépend essentiellement de la qualité et de la quantité du combustible qu'on y introduit, de la même façon le rendement de la machine humaine, son usure, sa santé dépendent essentiellement de la qualité et de la quantité des aliments dont on la nourrit.

L'alimentation est, sans aucun doute possible, le facteur primordial dans l'entretien et la réparation de la machine humaine: à bonne alimentation correspond bon fonctionnement, bonne santé; et l'alimentation mal comprise est un des plus importants facteurs de misères, de maladies et de mort.

J'ai la conviction qu'en soumettant les malades les plus divers, même très gravement touchés, à un régime alimentaire sain, on modifie toujours leurs lésions. Ma pratique médicale n'a fait qu'ancrer davantage en moi cette conviction: *j'ai obtenu de véritables résurrections sur des malades délaissés de la médecine en modifiant d'abord leur façon de s'alimenter.*

J'ose affirmer que toutes les maladies du tube digestif (es-

tomac, intestin, etc.), *toutes les déchéances nutritives, quantité d'affections circulatoires, cutanées, respiratoires, nerveuses etc... dont on cherche les causes bien loin ont leur raison proche ou lointaine, personnelle ou héréditaire, dans des erreurs ou des fautes alimentaires jointes à des fautes d'hygiène, les fautes d'hygiène jouant d'ailleurs un rôle de second plan.*

Mais, enseigne-t-on à l'enfant, à l'homme, cette importance essentielle qu'a l'aliment qu'il absorbe; lui apprend-on dans sa famille, à l'école, ou dans son atelier les plus élémentaires principes d'une physiologie digestive dont la connaissance et l'application amélioreraient sa santé, celle de ses enfants, de toute sa lignée, et dont résulterait un regain de vigueur pour la race, et une régénérescence pour le pays? Non.

A la Faculté de Médecine, même, on signale à peine aux futurs médecins l'importance que joue l'alimentation sur la santé: quand on leur parle de régime alimentaire, ce n'est qu'à propos de certaines maladies très spéciales comme l'entérite ou la tuberculose, et, la plupart du temps on tranche la question d'une façon déplorable.

Dans la très grosse majorité des maladies qu'il soigne, le médecin ne pense nullement au problème alimentaire; dosage et choix du combustible humain sont pour lui choses accessoires.

Quant au régime alimentaire que doit suivre l'homme débile pour retrouver son harmonie organique et morale, et l'homme bien portant pour la conserver, personne n'y songe, personne n'en dit mot.

L'homme mange n'importe quoi, et n'importe comment, et malgré cela, il s'imagine qu'il peut conserver ou récupérer une santé équilibrée. — Il se trompe.

Le grand nombre des médecins qui sont malades prouve assez qu'il y a dans la conception médicale moderne des erreurs formidables; l'erreur alimentaire est la plus grosse de toutes.

Une des plus grandes erreurs alimentaires a pour origine un absurde préjugé: *le préjugé de la faiblesse.*

La médecine est en partie responsable de la conception qu'ont nos contemporains, suivant laquelle le remède contre la faiblesse est l'alimentation plus abondante, plus concentrée, plus fortifiante.

Dès sa naissance, l'enfant a l'instinct de s'alimenter; ce

même instinct l'invite à ne plus rien déglutir quand il sent qu'il a pris assez.

En grandissant, à mesure qu'il réfléchit et s'instruit au contact de la Société, il modifie et fausse son premier instinct: il copie sur ses proches *la peur d'être faible*, car l'être humain redoute la faiblesse, qui est pour lui un pas vers la mort; il apprend de ses aînés, au cerveau garni d'idées fausses que pour ne pas être faible, il faut « bien » manger; ce qui signifie *beaucoup* manger.

Beaucoup manger, c'est-à-dire *trop* manger, devient ainsi pour l'homme, dès qu'il commence à penser par lui-même, un principe général, un principe basal d'hygiène. Emplir copieusement sa poche gastrique, l'emplir souvent pour satisfaire son palais, pour avoir la sensation qu'il est repu, pour acquérir ce qu'il appelle de la force, pour prendre « belle » mine et ventre gras, voilà au fond toute la philosophie et la science digestives du commun. Je dis « du commun », et en cela j'ai tort, car ce n'est pas seulement le commun qui pense ainsi: dans toutes les classes sociales on tend à trop manger, chez les pauvres comme chez les riches. Le Dᵉ Toulouse a raison quand il écrit que l'homme cultivé du xxᵉ siècle vit encore dans un état d'ignorance profonde à l'égard de son alimentation.

Personne, même dans les milieux les plus cultivés ne se préoccupe de ce que doit être une ration alimentaire normale. On mange à sa faim, et sans autre préoccupation que celle d'emplir copieusement son estomac et de satisfaire son palais.

Si l'individu travaille manuellement il croit volontiers qu'il n'aura de la force que s'il mange immodérément de la viande, ignorant que les plus vigoureux parmi les athlètes sont fruitariens.

S'il s'agit d'un intellectuel pur, il s'imagine avoir besoin de la stimulation, en réalité factice et tuante, que crée le repas aux mets nombreux, « délicats », concentrés, et cuisinés.

Et le paysan d'aujourd'hui est lui-même gagné au préjugé de la faiblesse: il mange trop de viande, sous prétexte de se mieux soutenir, car il croit, comme tout le monde, que c'est la viande qui fait la force. Il croit améliorer son bien-être en recherchant, comme le citadin, les mets chers; il renonce de plus en plus à sa potée, à son bol de lait, à ses légumes. Le sucre, l'alcool, qui n'étaient pour lui, il y a 30 ans, que des médicaments à n'employer qu'en cas de maladie, sont devenus d'usage courant, quotidien. Le produit sursucré, le petit verre sont devenus les compléments nécessaires de ses repas.

Par ses fautes alimentaires, le paysan est devenu, presque autant que l'habitant des villes, vulnérable à la maladie; il s'intoxique, il s'arthritise!

L'intoxication acide des humeurs, créatrice de la décalcification de l'être, existe maintenant, même dans les campagnes; elle fait le lit à l'arthritisme et à la tuberculose.

Quand Mesmer s'écriait que toutes les maladies proviennent du ventre, il prouvait qu'il avait une saine compréhension de la médecine.

Notre société ne sait pas s'alimenter; de son ignorance en matière d'alimentation provient la majorité des maux sous lesquels chancèle l'espèce humaine. Autrement dit, nous sommes des déséquilibrés d'origine digestive.

« L'homme veut être fort et il choisit mal, disait Michelet, il exagère les fortifiants. Il boit, mange immensément trop. Tous ses maux dérivent des organes digestifs. »

Le grand penseur que fut Tolstoï a dit avec à propos que « nous mangeons trois fois plus que ne le réclame l'organisme, d'où des maladies incalculables qui raccourcissent avant terme la vie des humains. » Et Sénèque, combien de temps avant lui, en songeant aux ripailles romaines, s'exclamait: « La vie n'est pas courte, c'est nous qui l'abrégeons »; et il ajoutait: « Vous vous plaignez de la multitude de vos maux, chassez vos cuisiniers. »

Un médecin qui eut son heure de vogue, Hecquet, se plaisait à dire aux cuisiniers de ses malades riches: « Mes amis, je vous dois toute ma reconnaissance pour tous les bons services que vous nous rendez, à nous autres médecins; sans votre art empoisonneur, la Faculté irait bientôt à l'hôpital. »

L'alimentation moderne, dit Monteuuis, ruine la santé de l'individu, comme la vigueur de la race. Ce n'est plus une nourriture qui entretient et répare les forces à mesure qu'elles s'épuisent, mais un chauffage à blanc de la machine humaine.

L'alimentation rationnellement comprise, c'est-à-dire *conforme aux vrais besoins de l'organisme* donne la clé du bon entretien de la santé; elle donne aussi la clé de la réparation de nos maux.

Mais comment connaître les vrais besoins de l'organisme?

Par l'étude de l'anatomie et de la physiologie comparées, c'est-à-dire en étudiant comparativement l'homme et les animaux qui lui ressemblent le plus.

La science peut dire quel doit être le régime de santé de l'homme.

L'animal a, pour le guider dans la vie, son instinct, faculté surprenante, grâce à laquelle il sait, sans avoir appris, ce qui lui est bon ou mauvais. Le lion et tous les carnassiers aiment la chair et justement ils ont un tube intestinal court, spécialement court pour digérer la viande; les herbivores aiment l'herbe, et justement il ont un intestin très long, le seul qui puisse digérer l'herbe; le singe aime les fruits et précisément son intestin a la longueur moyenne qui convient à leur digestion.

L'homme, lui, qui a des organes digestifs très comparables à celui du singe (voir plus loin mon chapitre: La place de l'homme dans la Nature), et qui, par conséquent devrait rapprocher son alimentation de celle du singe, mange n'importe quoi.

Chez l'animal, ce qui est agréable au goût est bon pour la santé; l'animal ne s'empoisonne pas. Il n'en est plus de même chez l'homme; je dis, il n'en est *plus* de même, car il fut vraisemblablement un temps où l'homme avait d'instinct la connaissance de ce qui lui convenait ou non. La civilisation a faussé tout cela.

Développant l'intelligence, artificialisant les besoins, elle a créé la cuisine! La cuisine a perverti nos goûts naturels; par les épices, les toniques, les stimulants elle a détruit ce guide remarquable qu'était l'appétit. L'homme en est venu à ne plus savoir s'il était rassasié, à manger quand même, à manger toujours.

Il a cru pouvoir remplacer les leçons de la Nature par celles que donne le creuset du chimiste!

On a voulu chercher dans la chimie la solution du problème alimentaire. Parlez de régime à certains hommes de science, ils vous répondront par des formules mathématiques où l'on compte en calories!

Berthelot, oubliant que nous avons un intestin, un estomac, un foie, des dents qui sont faits pour servir, n'a-t-il pas cherché la boulette chimique qui aurait dispensé l'homme de se mettre à table, de mastiquer... Et Metchnikoff, trouvant que le gros intestin est une désharmonie de la Nature, n'a-t-il pas proposé de le supprimer chirurgicalement !

Voilà à quelles étranges conclusions conduit la non compréhension des lois de la Nature.

Comme toute mécanique, la mécanique humaine a besoin d'un combustible qui lui convienne.

— Mais nos cellules, direz-vous, sont *vivantes*, et c'est précisément le remarquable privilège qu'a la vie de savoir faire le tri de ce qui est bon et de ce qui est mauvais. La première fonction d'un être vivant c'est l'assimilation; pour assimiler, c'est-à-dire pour rendre semblable à soi-même, *ad similare*, la cellule choisit; elle garde ce qui lui est bon; elle rejette ce qui lui est mauvais. Alors, pourquoi se donner la peine de choisir dans nos aliments, puisque nos cellules passent au crible ce que nous leur donnons?

— Elles passent au crible, c'est vrai; elles font là un admirable travail que la science n'explique encore pas; les phénomènes d'endosmose, d'exosmose, c'est-à-dire d'entrée et de sortie cellulaire, d'apport de ce qui est bon et de rejet de ce qui est mauvais, sont une des merveilles du monde, mais tant merveilleux soient-ils, n'avons-nous pas le devoir de chercher à les entretenir le plus longtemps possible dans leur intégrité, au lieu de les laisser se faire au gré des hasards ou de les fausser plus ou moins sciemment?

Comme elles perdraient vite leur clientèle si copieuse, les stations hydrominérales réputées, comme Vichy ou Vittel, refuge de tant de gourmands, de tant de gourmets en période de défense ou de débordement organiques, si notre génération voulait s'atteler à résoudre comme il convient le problème alimentaire, et en particulier à comprendre que « c'est l'élixir de la sagesse qui est celui de la santé et de la longévité. » Virey.

SURALIMENTATION & SOBRIÉTÉ

> « Sans suralimentation, l'arthritisme n'exis-
> terait pas. »
>
> MAUREL.

*On mange trop dans toutes les classes sociales, très souvent
sans s'en douter. — La suralimentation est presque constante
dans les milieux bourgeois et riches; on l'y considère comme une
condition de santé. Les ouvriers des campagnes et des villes mangent trop; à Paris, huit dixièmes des femmes indigentes ont des
maladies par suralimentation. — Les méfaits d'une alimentation
trop copieuse: le gaspillage de nos réserves de vie.*

*La sobriété. Quelques avis célèbres. — Dans la saine antiquité
grecque, on vivait nu au soleil, on s'exerçait au plein vent, on
était sobre; les corps et les âmes étaient d'acier. — En France, en
Allemagne, depuis qu'on ne sait plus s'alimenter les tares de toutes
sortes pullulent.*

*⁂

On peut dire que l'espèce humaine se tue par excès de nourriture. Dans mon livre *l'Art de vivre longtemps*, je commence
un chapitre, intitulé: de l'alimentation surabondante, par cette
phrase, que bien des auteurs ont répétée: *nous sommes tous
des gavés.*

On se suralimente en famille, souvent sans s'en douter,
par l'exemple, par la répétition régulière des repas. « Dans la
vie familiale, dit Maurel, on ne mange pas selon son appétit,
mais toujours plus que son appétit. Or, c'est ce léger surcroît
de tous les jours qui constitue la suralimentation, conduisant
à la pléthore et à l'arthritisme. »

Souvent la suralimentation familiale est faite systématiquement; on suit le conseil de parents, d'amis qui vous jugent

trop maigre, trop faible. Il y a de véritables passionnés de la faim, des « oreximanes », comme Labbé les appelle, qui prêchent l'exemple, qui exhortent leurs amis, leurs proches, à se gaver.

Dans les dîners de réception, dans les lunchs, les goûters on mange beaucoup plus qu'il ne faut, tenté qu'on est par les fumets alléchants.

L'abus des épices contribue à augmenter et à fausser l'appétit.

En province, plus peut-être qu'à Paris, toute réjouissance, toute fête, est une occasion de manger et de boire qu'on ne laisse pas échapper. Il n'y a pas de réjouissance sans banquet.

L'arthritisme, *maladie d'origine essentiellement suralimentaire*, ravage autant les classes pauvres que les classes aisées.

Les ouvriers, fascinés par leur ennemi, la fatigue, croient qu'une alimentation riche peut seule leur permettre le travail avec un minimum d'usure. Surtout dans les grandes villes, dans les centres industriels, ils abusent de tout ce qui se mange et se boit.

Labbé a calculé qu'une foule de femmes indigentes se plaignant de ne plus pouvoir travailler et réclamant l'assistance obligatoire, doivent leur incapacité à la suralimentation.

A Paris, les huit dixièmes des femmes les plus pauvres et qu'on soigne gratuitement dans les hôpitaux, sont atteintes de maladies par suralimentation, telles que obésité simple ou compliquée, faiblesse du cœur, asthme et emphysème pulmonaire, bronchite chronique, goutte et rhumatisme, entérite et dilatation gastrique.

J'ai constaté chez les malades des Hôpitaux (St-Antoine, Hôtel-Dieu, St-Louis, Tenon) la fréquence extraordinaire de la congestion hépatique et des autres signes d'arthritisme, preuves de suralimentation.

D'après des statistiques, qui me semblent bien faites, il paraît établi que, dans la classe ouvrière, l'individu absorbe, par jour, de 130 à 180 grammes de matières albuminoïdes, tant en viande qu'en légumes, c'est-à-dire deux fois et demie ou trois fois ce qu'il faut pour assurer un bon fonctionnement et un bon entretien de la vie.

Chez les riches, chez les commerçants, chez les bourgeois, les repas sont toujours trop copieux; et, ce qui les rend plus dangereux, c'est le sédentarisme qui s'ajoute à l'aisance, car,

« qui dit aisance, dit le plus souvent luxe alimentaire et sédentarité. » (Carton).

Le médecin, bourgeois aisé et sédentaire lui-même, a les
préjugés de sa classe; il ordonne l'alimentation riche et le
repos!

La surnutrition provoque chez tous des activités physiques
et morales exubérantes, déréglées, qui font vivre d'une vie intense, et qui donnent le plus souvent l'illusion d'une santé
luxuriante.

« L'illusion bat son plein, dit justement Carton, et le gaspillage s'accomplit, jusqu'au jour où l'individu surexcité cesse
de pouvoir s'alimenter à grand feu, parce qu'il brûle ses organes de transformation et dilapide son bagage personnel de
forces vitales. Les forces mises à la disposition de l'organisme
par ces procédés incendiaires ne proviennent pas, en effet, des
aliments, des boissons, des excitants, des poisons que l'on in-
gère, comme on le croit d'une façon trop simpliste, mais elles
sont, en réalité, prélevées sur les réserves vitales natives, par
le jeu des réactions opposées aux excitations reçues.

« Aussi conçoit-on que la libération outrée des forces vitales
individuelles ne puisse qu'aboutir à leur dégradation précipi-
tée; et que le plus sûr moyen d'abattre ses forces, c'est en
somme de les surexciter.

« En définitive, plus on mange, et plus on boit, plus on épuise ses forces, et moins on en possède. De plus, comme après
chaque bondissement vital, il faut recommencer à employer les
mêmes procédés forcenés, pour garder la même allure générale,
on prépare ainsi l'usure viscérale, les pertes de résistances organiques, et finalement l'éclosion des maladies diathésiques et
infectieuses. »

Lapicque et Lambling ont évalué les besoins de l'être humain en albumine à un gramme par kilog. Par conséquent, un
homme de 65 kilogs devrait absorber par jour, seulement 65
grammes d'albumines.

Or, le moindre mangeur, surtout s'il s'agit de viande, absorbe 4, 5, 6 fois cette ration!

A ce régime, et comme le dit fort bien Henri Durville en son
Cours de Magnétisme personnel:

« Nous encrassons nos machines à force de les alimenter. —
Vous croyez qu'en mangeant beaucoup vous acquérez plus

de forces, plus de bien-être, plus de santé. Quelle erreur! Beaucoup se « gavent » comme des bêtes à l'engrais. Ils ne font que s'intoxiquer. Nombre d'aliments sont des poisons redoutables qui donnent une activité factice et préparent les pires désastres organiques. Pis encore! Vous vous donnez des coups de fouet, et même des coups d'aiguillon. Vous paierez ces imprudences. D'abord vous aurez d'autant plus besoin de ces stimulants dangereux que vous y aurez recouru plus souvent. Ensuite, à mesure que ces coups de fouet se succèderont, votre volonté, qui paraîtra plus puissante, parce que vous serez coléreux, emportés, diminuera, et votre inconscient s'étendra toujours plus à l'aise sur un domaine de plus en plus vaste. L'être humain qui se suralimente ne peut plus maîtriser les forces obscures qui commandent à ses organes; il s'affole en face du danger, il ne sait plus résister à ses désirs, même quand il les sait funestes. Il devient impulsif, il prend ses emportements pour des actes volontaires. »

Tout individu qui, après avoir mangé se sent lourd, inapte à l'action, a trop mangé. — Elles ont aussi trop mangé ces femmes qui, à peine le repas fini, sentent le besoin de desserrer le corset, la robe. — « L'homme qui, après ses repas, se plaint d'engourdissements, de pesanteur, de lassitude, de malaise, de distension du ventre, d'une propension au sommeil, a dépassé, dit Salgues, la juste mesure du besoin. »

Combien vois-je de ces malades, qui viennent à moi, non seulement pour des troubles digestifs, mais parce qu'ils sont las, congestionnés, « faibles », ou trépidants, agités et nerveux, et qui sont simplement des suralimentés!

« Une des premières règles de la sagesse, dit Salgues, dans son Hygiène des Vieillards, est la sobriété, vertu sublime qui conserve à l'homme toute la plénitude de ses facultés, et qui lui assure, avec la force et la santé, une longue vieillesse. Mille avantages découlent de cette soumission aux règles de sobriété. Par elle, le corps est plus léger, plus agile, plus libre de ses mouvements; elle occasionne un sommeil plus doux et plus paisible; elle réprime l'activité des inclinations vicieuses; elle donne aux mets les moins recherchés les saveurs les plus agréables, aux sens plus de vigueur, à la mémoire plus de pénétration, à l'esprit plus d'étendue et plus de netteté; elle calme les passions, bannit la colère et fait naître une douce gaîté. »

Plutarque (Banquet des sept Sages), nous dit que les Egyptiens, pour rappeler aux convives qu'il fallait éviter l'intempérance, laquelle conduit à la mort, avaient parfois l'habitude de faire mettre sur la table le cadavre momifié d'un homme.

Xenophon, qui écrivit les « Faits et dits de Socrate », dont il fut le disciple le plus fervent, nous apprend que la manière de vie de Socrate était si simple que, par rapport à la dépense, il n'y avait personne qui ne pût aisément vivre de la même manière: il n'en coûtait presque rien.

Athénée, écrivain grec du iii° siècle, auteur du Banquet des Sophistes, nous apprend (Théophraste, liv. 2) qu'un certain Phabin n'avait vécu toute sa vie que de lait, et que quantité d'autres vivaient d'une nourriture aussi simple.

Pline (liv. II, chap. II,II) raconte que Zervastre séjourna pendant 20 ans dans le désert, n'y vécut que de fromage, et que « tout était en lui, néanmoins, si tempéré, qu'il ne ressentait point le poids des années. »

Dans la saine antiquité grecque, malgré tous les sports de plein vent et de plein soleil auxquels on se livrait, on vivait de la façon la plus sobre; les corps étaient superbes; les âmes étaient de fer.

En France, depuis un siècle, c'est-à-dire depuis l'augmentation invraisemblable de la consommation de la viande, de l'alcool, du sucre, la résistance aux maladies a prodigieusement baissé, l'arthritisme tare toutes les familles, la tuberculose et le cancer font d'horribles ravages, et les maladies de l'esprit fournissent aux asiles un contingent qui n'a jamais été atteint.

En Allemagne, chaque individu consomme, dit-on, par jour, 130 à 140 grammes d'albumine; aussi le déchet social y est-il très gros; les tares de toutes sortes y pullulent.

Les Abyssins, qui, d'après Toulouse, consomment seulement trente grammes de matières albuminoïdes par jour, sont de splendides hommes, et vivent vieux.

Pythagore, déjà, ce grand sage, recommandait à ceux qui voulaient vivre sainement et qui voulaient acquérir les hauts pouvoirs de la pensée, d'être très strictes pour la quantité d'aliments absorbés et sévères pour leur pureté.

« La sobriété, dit Carton, est un devoir parce qu'elle découle des lois générales de maîtrise de soi et de perfection dans l'activité... Etre trop ambitieux ou trop manger sont également nuisibles. »

Saint Paul, Saint Antoine, Saint Siméon Stylite, Saint François de Salles, Saint Martin, Saint Augustin, Saint Rémy, célèbres par leur robuste vieillesse vécurent dans la plus rigoureuse sobriété.

Saint Jean l'Evangéliste, le seul apôtre qui ne soit pas mort de mort violente, a vécu cent ans; Saint Siméon en avait cent vingt quand il souffrit le martyr. Saint Denis l'aréopagite en avait plus de cent; Saint Jacques vécut quatre vingt seize ans; il jeûna toute sa vie.

Daniel, Sabas, Démocrite, Hippocrate, Platon, Apollonius de Thyane, Caton, Sénèque furent des sobres. Joseph dit que les Esséniens vivaient tous fort vieux, que beaucoup dépassaient cent ans, par la simplicité de leurs mœurs et leur sobriété.

Platon, un des génies de la pensée, ne vivait que de céréales et de fruits; il mourut à quatre-vingt-un ans.

Hippocrate dit que pour se bien porter, il faut toujours demeurer sur l'appétit et faire quelque exercice.

Et Gallien disait: « L'intempérance tue plus que l'épée »; il raconte que s'étant soumis à l'âge de 28 ans, à un régime léger, il a pu, grâce à celui-ci, supporter facilement une vie de labeur constant.

« Beaucoup de gens, dit l'Ecriture sainte, abrègent leurs jours par l'intempérance; au lieu que par l'abstinence, ils les prolongeraient. N'ayez d'avidité en aucun repas, ni ne vous abandonnez à aucune sorte d'aliments. »

Diodore de Sicile dit que Démocrite, le grand savant et philosophe qui établit la théorie des atomes, ne vivait que de fruits, de lait et surtout d'olives; malgré une vie de travail, de privations, puisqu'il alla aux Indes, et s'y enfermait dans un tombeau pour méditer, il mourut après 90 ans.

L'alimentation saine et sobre permet même de vivre en un air médiocre!

Cornaro, qui était d'une des premières maisons de Venise, fut, à l'âge de 35 ans, condamné par les médecins, à cause de son mauvais tempérament et d'un état de maladie créé par des habitudes d'intempérance. Par un effort suprême de volonté, il changea complètement son genre de vie. Sa sobriété est devenue proverbiale. Il mourut centenaire.

Dans ses règles pour personnes saines et robustes », Celse dit: « Un homme robuste n'a pas besoin de médecin; il doit mener un genre de vie fort diversifié... que l'estomac puisse faire la digestion sans être surchargé, car il faut toujours sortir de table avec quelque appétit. »

L'habitude de la frugalité, disait Epicure, donne une santé vigoureuse et de l'agilité pour toutes les fonctions de la vie.

« Que de personnes, s'écrie Cornaro, n'ai-je pas vues périr à la fleur de leur âge, par la malheureuse habitude qu'elles avaient contractée de trop manger! Combien ne m'a-t-elle pas enlevé d'amis illustres qui pouvaient encore embellir la société et faire honneur à leur patrie!

« Que d'hommes débiles n'ont dû la conservation de leur existence et la prolongation de leur vieillesse, qu'à l'habitude qu'ils contractèrent de ne jamais dépasser la mesure convenable! »

Le Docteur Michaud écrit dans son ouvrage: *Pour vivre vieux:* « Voulez-vous vivre vieux et rester sain, soyez sobre: telle est la loi primordiale de toute hygiène de la vieillesse. »

« Seule, dit le Docteur Monin, une sobriété de tous les instants jointe à une activité physique jamais démentie, préservera de catastrophes prématurées ces Damoclès si communs dans notre bourgeoisie contemporaine. Qu'ils cessent de penser surtout par le ventre, et ils ne creuseront pas, comme l'a dit James Eyre, leurs tombes avec leurs dents! »

Mais les partisans de la bonne chère sont là, qui nous signalent les forces surhumaines de Théagène (de Thasos), d'Astydamas (de Milet), de Milon (de Crotone), qui furent de prodigieux voraces. Et Salomon, et Anacréon qui usèrent largement de la bonne table, vécurent pourtant vieux. Oui.

Dans mon *Art de vivre longtemps* je signale d'autres exemples du même ordre; ces exemples démontrent, non pas que l'excès alimentaire est une condition de vigueur et de vie longue, mais que la machine humaine est une admirable organisation qui sait s'accommoder des pires offenses quand ses hérédités le permettent, qui sait vivre de ses poisons, et qui, pendant un temps, peut ne s'en épanouir que davantage. Mais attention! Pour qui sait voir, ces colosses sont de vrais malades qui usent leurs organes; ils gaspillent leurs réserves de vie. « Les lutteurs monstrueux, dit Carton, masses de muscles hypertrophiés et de graisse croulante... ne soulèvent pas mon admiration, parce que ce sont des cas d'hyperfonctionnement morbide. L'hypertrophie de leurs tissus comme de leurs performances est pathologique, parce que provoquée par des moyens antiphysiologiques... L'apogée de ces athlètes est d'ailleurs passager, leur vigueur excessive est un feu de paille. Ce sont des anormaux, des plantes forcées, appelées à être brûlées un jour ou l'autre par l'engrais violent qui est la cause de leur exubérance morbide. »

Quantité d'athlètes, mangeurs féroces, buveurs d'alcool meurent de tuberculose à la fleur de l'âge. S'ils réussissent à atteindre, malgré tout, une certaine vieillesse ils tuent nécessairement leur descendance.

LES ALIMENTS DANGEREUX :

Aliments artificiels,
Aliments concentrés,
Aliments morts.

———

L'alimentation trop copieuse n'est pas le seul facteur de misère. Les aliments chimiqués, fabriqués, conservés sont dangereux. Pourquoi?

Les aliments concentrés: alcool, viande, sucre, sont des aliments incendiaires. — L'alcool, poison des poisons. — La viande, si elle est de digestibilité facile, si elle est alléchante par ses fumets, si elle donne vite la joie de vivre, donne à l'organisme des toxines, et un excès d'albumines, d'où urée et acide urique. Attention à certaines légumineuses sèches! — Le sucre industriel, produit surconcentré et mort, est un aliment de trépidation et d'usure. Le bon sucre: celui des végétaux, des fruits; il est dilué et vivant.

Danger des fortifiants ordinaires, des excitants; ils agissent en « coup de fusil », et laissent derrière eux, près ou loin, de la dépression.

Les assaisonnements; leur danger.

Le secret de la vie saine est dans l'apaisement alimentaire.

La stérilisation des aliments; elle est mauvaise quand elle tue les éléments vivants dont l'organisme a besoin. Comment guérir les maladies de langueur? — Par les aliments vivants.

✳✳

L'alimentation abondante n'est pas le seul facteur des maladies qui tarent l'espèce humaine; l'alimentation artificielle, concentrée et morte en est une autre.

Les aliments artificiels, chimiqués, frelatés comptent parmi ceux qui sont très nocifs.

« Pour la production de la viande, dit Bonnard, on connaissait autrefois l'engraissement au pâturage; à côté de ce mode d'exploitation zootechnique s'est placé l'engraissement à l'étable, dit intensif, utilisant les résidus industriels: pulpes, drêches, tourteaux et déchets divers. Le résultat? Évidemment, c'est toujours de la viande grasse; mais les dépôts adipeux, constitués par une graisse jaune, fluide, molle ne rappellent que de fort loin la graisse blanche, ferme, des bœufs d'herbe.

« Tous les agriculteurs connaissent du reste les maladies (caillette, flacherie), que provoquent chez les moutons, porcs, vaches, l'usage des tourteaux, des drêches et des résidus innommables de l'industrie.

« La production des œufs a suivi la même orientation. L'alimentation des poules avec des graines est devenue ruineuse; on a donc cherché encore des résidus industriels, susceptibles de permettre l'exploitation rémunératrice des poules pondeuses: tourrillons de brasseries, farine de viandes avariées, larves de vers à soie, vieux déchets de sardines.

« En vain observe-t-on le goût spécial des œufs ainsi produits et leur difficile digestibilité; en vain les techniciens remarquent-ils l'altération du gésier et des intestins des poules nourries aux farines de viandes. »

Et les œufs qui nous viennent de loin sont généralement, non pas seulement conservés par des moyens chimiques qui les laissent entiers, mais brisés et trafiqués. Les restaurants recevaient, avant la guerre (j'ignore s'il en est encore ainsi maintenant) de Turquie, de Russie, des flacons contenant des œufs liquides pour omelettes! « Dans un flacon, dit Paul Diffloth, sont réunis les jaunes, dans un autre les blancs. Le contenu de chaque flacon est soigneusement préservé des fermentations par des antiseptiques ou des conservateurs. Au moment de servir l'omelette savoureuse, on mélange à nouveau jaunes et blancs. »

Et que dirai-je de cette autre invention récente, les œufs en poudre. Étrange et toxique produit qui, naturellement, ne contient pas d'œuf de poule.

Le pain lui-même, « le pain, cet aliment fondamental et sacré, comme Carton l'appelle, celui sur lequel on traçait une croix avant de l'entamer, celui que, dans certaines campagnes, on faisait baiser aux enfants pour leur en inspirer le respect; le pain, cet aliment splendide qui ne possède que des qualités... » est devenu lui-même testable et malsain. Pendant la guerre n'y a-t-on pas introduit des farines toxiques de légumineuses (fève); c'était, dira-t-on nécessité. Soit! Mais maintenant encore le levain de nos pères est remplacé par un mélange de bicarbonate de soude et d'acide chlorhydrique (Liébig).

Parlerai-je aussi « des vins frelatés, des beurres plâtrés, congelés, laqués, des confitures sans sucre, ni fruits, des laits industriels, des laits chimiques, ou seulement des laits fournis par des vaches nourries à l'intérieur des étables avec tous les déchets du ménage. » (Bonnard).

Et les légumes en conserves, plus verts que nature, et les extraits de viande, glaces de viande, laits en poudres, extraits savants et parfumés, crèmes instantanées.....

Tous ces poisons, qui se mélangent, irritent l'estomac, tuent la malheureuse cellule humaine, qui pour se défendre, pour se laver, réclame de l'eau. On a soif! On boit; mais, comme on a très soif, on trouve que l'eau ne désaltère pas assez; on s'habitue à l'alcool.

⁂

L'Alcool :

On a tant de fois signalé les méfaits de l'alcool que je crois utile de n'en parler que peu.

L'alcool, produit incendiaire, poison des poisons, brûle les êtres, les races les plus vigoureuses. Il est responsable des plus lourdes tares humaines.

Paysans, hommes du grand air, solides gars, n'oubliez pas que vous avez en l'alcool votre plus terrible ennemi. La race normande comptait parmi les plus belles. Depuis qu'elle s'adonne au « Calvados », la Normandie est le pays de France qui fournit à l'armée le moins de conscrits.

L'alcool fait perdre au paysan tous les avantages de la vie campagnarde. Quant à ceux qui vivent à la ville, à l'usine, à l'atelier, au bureau, l'alcool les tue bien plus vite encore.

Celui qui boit des petits verres, où qu'il soit, et quoi qu'il fasse, se suicide; il tue ses enfants et trahit sa patrie.

En quelques années, dit Henri Durville en son *Cours de Magnétisme personnel:* « Les maladies qui proviennent de l'alcool ont doublé, triplé, décuplé d'intensité. En 1830, il y avait 10.000 fous dans les asiles, il y en avait 71.547 en 1910 et, sur ce nombre, une forte proportion d'alcooliques, 25 0/0 en ce qui concerne les hommes, 10 0/0 en ce qui regarde les femmes. En ajoutant les alcools aggravés par des essences comme l'absinthe, le Docteur Legrain arrive à 28 0/0 d'alcooliques sur le nombre total et considérable des fous.

« Abramovski et Kuhne ont démontré que, même ingéré à petite dose, il diminue la mémoire. Il rend l'organisme sans défense contre les lésions pulmonaires: en 1870, il y avait à peine 23 0/0 de pneumonies mortelles, maintenant — ou plutôt en 1898 — en nous rapportant aux statistiques des Docteurs Fernet et Massart, ce pourcentage s'est élevé à 47. Les enfants d'alcooliques meurent très souvent en bas âge.

« Si la France réagissait contre l'envahissement toujours croissant de ce dangereux produit, nous aurions un excédent moyen de 275.000 existences par an.

« Enfin, la folie de l'alcool est bien loin d'être une folie douce, et on a le plus grand tort de rire de l'ivrognerie. Le pochard inoffensif et grotesque peut, sous une dose plus forte de poison ou sous la même dose d'un poison plus violent, devenir un criminel. En tout cas, il est un impulsif, incapable de résister à aucune suggestion, un malade, un dégénéré de l'esprit, qui se laissa entraîner au crime, au vol par celui qui saura le dominer dans ses moments de faiblesse intellectuelle et morale. Lannelongue estime que, si la vente de l'alcool rapporte 300 millions à l'Etat, il doit, par le fait même, dépenser ou perdre 2 milliards par diminution de salaires, frais de répression, d'incarcération et de maladies. »

En supprimant l'absinthe, la France a fait plus pour ses habitants que par ses plus belles campagnes antimicrobiennes. En limitant le nombre des débits de boissons, elle a réalisé un progrès nouveau.

Et l'Amérique, en prohibant tout breuvage fermenté, s'est assuré la première place dans le monde.

La Viande :

La viande est une nourriture pour laquelle les organes digestifs de l'homme n'étaient pas, primitivement faits. Nous verrons plus loin (au chapitre: La place de l'homme dans la Nature) que nos dents canines ne sont pas faites pour déchirer la chair et que notre intestin n'est pas l'intestin court des carnassiers. L'homme n'est devenu carnivore que par nécessité, quand il a manqué de ses aliments naturels, ou par gourmandise, quand il a constaté que la viande lui donnait très vite des forces et un bien-être intenses. Par sa digestibilité facile, par l'appât de ses fumets quand elle est rôtie, par la stimulation presque immédiate qu'elle apporte à l'estomac, elle avait bien des atouts pour plaire. Elle plut! Aussi la consommation de la viande s'est-elle formidablement accrue depuis quelques années. Non seulement on ne se contente plus de manger de la viande à midi, mais on en veut deux fois par jour.

Maurel a fait un relevé soigné de la consommation de la viande, dans le département de la Haute-Garonne; il a précisé que l'habitant de la ville de Toulouse, qui en 1816 consommait 49 kilogrammes de viande par an, en absorbait 76 kilogrammes en 1875; quant à la population campagnarde, elle consommait 22 kilogrammes en 1854, et 62 kilogrammes en 1896.

Il tire la conclusion que la consommation de la viande dans les campagnes a presque triplé en moins de cinquante ans. Elle était de 11 kilogrammes en 1816, de 21 kilogrammes en 1856, et nous la trouvons à 30 kilogs en 1861.

Le corps humain nourri à la viande s'est donc vu dans l'obligation d'essayer de s'adapter à elle. Mais les êtres vivants souffrent cruellement quand ils sont obligés de s'adapter à des conditions nouvelles d'existence; souvent ils en meurent. L'être humain, utilisant seulement quelques grammes par jour de matériaux albuminoïdes, et fait pour trouver ces quelques grammes dans les produits végétaux, s'est brusquement trouvé en face d'une ration de viande lui apportant beaucoup plus qu'il n'en fallait à ses besoins! Que faire de tout cela? Les animaux carnassiers, nous le verrons plus loin, ont la faculté remarquable de transformer l'excès de leur ration carnée en une substance qu'ils éliminent par l'urine: l'ammoniaque. Mais l'homme n'a pas ce pouvoir, parce qu'il n'est pas né carnivore, et parce qu'il n'est pas adapté au carnivorisme; il ne sait pas se débarrasser de l'excès d'albumines que lui apporte la ration de viande? Tout au plus arrive-t-il, en brûlant comme il peut cet excès, à le transformer en urée et acide urique.

Tant que le foie sera valide, tant qu'il pourra suffire à la transformation en urée et acide urique, tant que le rein, la peau, etc., pourront éliminer ces produits nocifs, la santé générale se maintiendra; mais, que l'apport carné continue à être intensif, que le foie se fatigue, que l'être se sédentarise, que le rein s'enflamme, devienne insuffisant, alors l'urée, l'acide urique ne peuvent plus s'éliminer. L'organisme, pour s'en débarrasser les range là où ils peuvent lui faire moins de mal, dans les articulations, dans les muscles, dans certains organes; c'est le rhumatisme, l'arthritisme; le sang les charrie dans son sérum; il dépose sur la paroi de ses artères la cholestérine, qui engendre l'artério-sclérose, la vieillesse précoce, que le rein se ferme davantage, c'est l'urémie, avec son terrible cortège de maladies et de mort.

La viande, ou certaines d'entre elles, contient de redoutables poisons: ptomaïnes, purines, leucomaïnes. Les viandes sauvages, gélatineuses, celles des bêtes forcées à la course, certaines viandes blanches ou trop jeunes, sont ainsi particulièrement dangereuses.

« L'alimentation carnée intensive, dit Huchard, est une des causes les plus fréquentes de l'artério-sclérose. Riche en toxines vaso-constrictives, le régime alimentaire de nos jours est plutôt un empoisonnement continu ou répété: cela je ne cesse de le dire, de le redire encore, de le prouver depuis nombre d'années. »

L'excès des matières albuminoïdes apporté par la viande est d'autant plus dangereux qu'il crée un bien-être, illusoire d'ailleurs, dû au choc sur nos cellules d'un aliment trop riche, trop concentré. Mais qui dit choc, dit usure.

L'albumine provenant d'une alimentation végétale est, au contraire plus diluée, moins riche en éléments violents, donc d'action plus douce. Elle est un aliment de réparation méthodique, tandis que l'autre est aliment de dévastation.

Il me faut signaler un point capital, généralement ignoré de ceux mêmes qui essayent de vivre conformément aux Lois de Vie Saine: certains végétaux contiennent autant de substance albuminoïde que la viande; ils sont, par conséquent, presque aussi nocifs que celle-ci: je veux parler des *légumineuses*, et spécialement *certaines légumineuses sèches* (fève sèche, haricot rouge, pois cassé, sec, décortiqué).

J'ai vu souvent des malades qui, s'étant mis au régime végétarien pour se désintoxiquer, n'en avaient tiré qu'un piètre bienfait. En les questionnant, j'apprenais que, pour suppléer à la viande, et sous le prétexte que le régime végétarien nourrit moins, ils absorbaient, souvent en quantité, les légumineuses précitées. Tout compte fait, ils absorbaient autant d'albumines que lorsqu'ils étaient carnivores. Il m'a suffi de leur supprimer ou de leur diminuer l'usage des légumineuses sèches, pour voir leurs malaises se dissiper.

**
*

Le Sucre :

Un autre aliment dont il importe de signaler la nocivité c'est le sucre industriel.

Le sucre est certainement, pour l'organisme, le plus parfait des combustibles; il brûle aisément en dégageant un maximum d'énergie calorifique, et en ne laissant qu'un minimum de déchets (eau, que l'organisme élimine ou réutilise, et acide carbonique, qui se dissout dans le plasma sanguin et s'évacue par le poumon). Le sucre, aliment combustible, apparaît donc étant comme l'aliment type de travail musculaire. Faut-il, de cela, conclure qu'il nous faut, pour être fort, consommer beaucoup de sucre dont nos sucriers sont pleins?

— Nullement.

Réfléchissons: que demande la Nature à tous les êtres qu'elle a créés? du travail intense; et elle les a mis dans les meilleures conditions pour exécuter ce travail intense, c'est-à-dire qu'elle les a mis à même de trouver à leur portée les meilleurs aliments combustibles. Ces aliments sont-ils sous la forme de ce sucre industriel, concentré, cristallisé qu'on nous livre? — Non. Le sucre, sous sa concentration industrielle, n'existe nulle part dans la nature. Ce qui existe partout, c'est le sucre *dilué* et *vivant:* le glucose, le fructose, le lévulose: il existe dans les fruits mûrs, dans certains végétaux, où les animaux viennent l'y prendre; ou bien ce qui existe encore partout, c'est l'amidon, la fécule, corps avec lesquels les animaux fabriquent eux-mêmes les glucoses dilués dont ils ont besoin.

Non seulement l'animal trouve dans les glucoses dilués tout ce dont il a besoin pour ses combustions internes, mais il ne veut même pas accepter de manger du sucre industriel, concentré, si on lui en offre. Le toutou, dévié par la civilisation de ses instincts naturels, est un des très rares animaux qui acceptent le morceau de sucre qu'on leur tend.

L'homme, lui, toujours pour être plus fort, a trouvé dans le sucre un stimulant à son goût. Alors que, autrefois le sucre industriel était considéré par tous comme un médicament qu'on n'utilisait guère que dans les tisanes en cas de maladie, il abonde maintenant sur toutes les tables.

L'office du travail signale que depuis soixante ans, alors que la consommation du blé a augmenté de 60 pour cent, que celle des pommes de terre a doublé, que celle de l'alcool a augmenté de 260 pour cent, celle du sucre s'est accrue de 500 pour cent!

Absorber chaque jour, comme le font tant de nos concitoyens, la valeur de quatre, cinq, six morceaux de sucre et souvent davantage, c'est aller contre la loi naturelle; c'est donner aux cellules un produit violent, « incendiaire » (Carton), qui fait trépider les rouages vitaux et les use avant l'âge.

Bourrer l'enfant de bonbons, de chocolats, sous prétexte de le mieux nourrir; le récompenser avec des sucreries, c'est lui faire le plus grand mal.

Combien d'insomnies, d'agitations nerveuses ai-je guéries, uniquement en supprimant du biberon de bébé tous les morceaux de sucre qu'on y mettait en trop! Combien de bambins, anormalement actifs et violents se calment et deviennent posés et charmants, quand on proportionne leur ration de combustible à leurs vrais besoins organiques.

A prendre trop de sucre, on acquiert une fausse santé, qui n'est qu'exubérance maladive, on congestionne le foie, on s'use.

Si le sucre convient, à dose modérée, aux travailleurs manuels de plein air, aux excursionnistes, aux montagnards, aux sportsmen, aux soldats en campagne, au manœuvre, il est une drogue nocive pour le sédentaire, le bureaucrate, le bourgeois paisible, l'ouvrier d'usine, l'employé, l'enfant de nos villes.

Le sucre industriel devrait redevenir l'aliment de l'effort physique, et le médicament dont on corse les tisanes, lorsqu'il faut obtenir une réaction dynamique.

Pour ceux qui veulent se désintoxiquer, ramener leurs échanges à la normale, pour tous ceux qui veulent l'apaisement alimentaire si utile à notre génération fatiguée, c'est dans les fruits mûrs qu'il faut chercher la quotidienne ration de sucre: ce sucre là contient tout ce qui convient en calories, en douceur d'action, en réconfort vital.

Parallèlement à l'accroissement de la consommation de la viande, de l'alcool, du sucre industriel, et des autres toxiques, la tuberculose fauche maintenant chaque année « cent mille individus, et le cancer trente mille personnes ». (Carton.)

Le dégât ne s'est pas fait sentir que dans le domaine physique; le domaine de la pensée a été aussi cruellement éprouvé. Qu'il me suffise de dire que le nombre des fous qui peuplent les asiles est passé de 14.000 en 1805, à 71.547 en 1910; et que les suicides sont maintenant huit fois plus nombreux qu'il y a quelques années.

**

Les stimulants, les fortifiants, les assaisonnements :

Aux aliments chimiques, aux aliments d'usure, alcool, viande et sucre, dont je viens de relater les méfaits, il me faut ajouter encore les fortifiants, les stimulants, les assaisonnements.

A-t-on assez conseillé les jus et extraits de viande, les poudres de viande, les peptones et huiles de foie de morue, les vins préparés, phosphatés, sursucrés, les farinés lactées, phosphatées, chocolatées, surazotées, et tant d'autres produits du même genre, qui, sous prétexte de mieux nourrir et de réparer les forces, ne font qu'amoindrir davantage les résistances. Les anémiques, les tuberculeux, les faibles à quelque degré que ce soit, ont-ils assez entendu cette suggestion de l'entourage: « prends cela; cela donne de la force! »

Et le thé, le maté, le café, la kola, le tabac sont des excitants qui ne donnent qu'illusion de mieux être. « Le tabac éteint la conscience et éteint le remords », disait Tolstoï; « il détruit le corps, hébète l'intelligence », disait Balzac; « il est peut-être moins vénéneux que le datura, disait Alphonse Karr, mais il l'est plus que la jusquiame, qui est un poison violent ». — « Il change en rêveries les projets virils », écrit de l'Isle-Adam.

Un peu de physiologie fera comprendre l'effet produit sur nos cellules par les stimulants dont s'encombrent nos cuisines. — Les aliments, outre leur rôle nutritif, ont le rôle d'*excitants cellulaires*. C'est de cette excitation que résultent les échanges qui caractérisent la vie. Si donc l'aliment que nous mangeons est comme il doit être, c'est-à-dire *naturel, dilué*, l'excitation sera douce, lente, progressive, car la substance excitante arrive à nos cellules sous un faible volume. Si au contraire, nous absorbons un aliment *concentré*, l'excitation va être brusque, brutale, un « coup de fusil ».

Supposons, par exemple, qu'un de nos repas soit composé de pain, de pommes de terre en quantité convenable, de légumes verts, de fromage, de fruits et d'eau, nos cellules vont, quelques heures après l'ingestion, recevoir l'albumine en quantité minime et de qualité saine, pour le remplacement de leurs protoplasmes usés, et le combustible *dilué* (glucose) qui apporte juste la quantité d'énergie utile au travail interne. Les cellules vont recevoir une excitation douce, c'est-à-dire physiologique. Qu'au contraire le repas ait été composé comme tant de ceux qu'absorbent chaque jour nos contemporains, de viandes, souvent multiples, de légumes en quantité excessive, d'entremets sucrés, de chocolat... (je n'ajoute même pas d'alcool), alors, malgré le rôle de défense qu'exerce le foie, les substances absorbées vont arriver *en masse* à nos cellules, leur donner la secousse antiphysiologique que nous prendrons pour un mieux être, mais qui ne sera, en vérité, qu'un pas de plus vers la maladie et la déchéance finale.

Certes, tous ces excitants apportent aux pauvres déprimés, le bien-être et la joie de vivre, sensations factices et provisoires, bientôt changées en lassitude et en dépression. Ces pseudo-réconfortants ne sont que le coup de fouet qui fait courir encore le cheval épuisé; quand l'effet aura disparu, il sera plus épuisé qu'avant.

L'accélération du débit des forces vitales, alimente et développe la sensation de plaisir; mais vide les accumulateurs d'énergie. Nos dépenses vitales ont besoin d'être surveillées. Comme dit Carton, « Les organismes débiles ne peuvent être soignés qu'à feux doux, ils sont sensibles aux trop vives excitations et aux trop grandes concentrations alimentaires, tout comme ils pâtissent des trop fortes excitations morales, intellectuelles, ou tout comme ils cèdent aux trop gros efforts physiques. Ils craignent toutes les variétés de surmenage. *Le secret de la réalisation d'une vie sans incidents majeurs consiste pour eux autant dans la recherche du calme moral que de l'apaisement alimentaire.* »

Par le déséquilibre nerveux que crée l'accélération du débit de nos forces, la sensibilité s'exalte, au détriment de la volonté; le champ des phénomènes réflexes l'emporte sur celui des actes réfléchis; l'être perd son équilibre, sa maîtrise.

Les condiments, les épices, les assaisonnements aiguillonnent, mais faussent l'appétit, irritent la muqueuse digestive;

de cette irritation, il résulte que nous ne pouvons plus savoir si nous avons mal, ou si nous avons faim. Fringale, et tiraillement inflammatoire sont frères. Et comme il nous plaît davantage de croire que nous avons faim, nous mangeons... Le pis, c'est qu'en mangeant, la gêne disparaît.

Les animaux mangent-ils du poivre, de la moutarde, du piment, du vinaigre? Leur instinct leur défend ces choses nocives. Nous savons pourtant que le poivre, la moutarde, le piment corrodent, enflamment les lèvres; feraient-ils autrement sur notre estomac et notre intestin? Et quand un de mes malades s'étonne lorsque je lui défends le vinaigre et tous les acides, et me répond: « Oh, j'aime tant cela! cela fait manger; quel goût aura ma salade si je n'y mets plus que de l'huile et du sel! » Je réponds: « Voulez-vous vous convaincre que le vinaigre est mauvais? Versez-en quelques gouttes sur le marbre de votre cheminée, vous verrez comme il attaque le calcaire... Votre estomac, qui n'est pas de pierre, ne peut que pâtir plus que le marbre.» Les acides sont directement mauvais parce qu'ils brûlent les muqueuses; ils sont indirectement mauvais parce qu'ils acidifient davantage encore les humeurs déjà trop acides des arthritiques. L'arthritique est déjà un intoxiqué par les acides, et c'est pour cela qu'il se déminéralise; lui laisser absorber d'autres acides, c'est compliquer ses misères. Le jus de citron, qui prétend souvent remplacer le vinaigre ne vaut guère mieux que lui; au lieu d'être de l'acide acétique, c'est de l'acide citrique; l'un et l'autre sont cousins.

Si les mangeurs d'épices, qui sont des gourmands, savaient que les assaisonnements, non seulement leur font mal, mais aussi empêchent leur papilles du goût de percevoir les fumets délicats, ils s'en déshabitueraient peut-être. Celui qui n'assaisonne que rationnellement, c'est-à-dire qui se contente de rajouter un peu de sel aux mets, avive la finesse de ses perceptions gustatives; il trouve des saveurs exquises là où d'autres ne les soupçonnent pas; il perd le goût des choses fortes, concentrées et malsaines. Le mangeur d'épices, outre qu'il est un vorace, prend le goût des toxiques. Rien n'est plus trop fort pour lui.

Aussi Salgues a-t-il raison, quand il dit que « la santé et l'appétit sont les meilleurs assaisonnements de nos mets. »

« Le stimulant auquel vous aurez recours, c'est une Volonté soutenue, réfléchie, dit Henri Durville. Elle sera éclairée par un jugement sain, par une meilleure compréhension des lois de la Nature. Par elle, vous vous sentirez chaque jour plus calme, plus maître de vous, plus heureux. »

**

Les mets stérilisés :

La stérilisation, bonne pratique si l'on ne l'exagérait pas, devient aujourd'hui un procédé détestable. On perd de vue le rôle capital que jouent dans un organisme les aliments vivants.

On stérilise tout par peur des microbes. On stérilise l'eau, pour en supprimer un problématique microbe de la typhoïde; en ce faisant on la prive de l'air qu'elle contient, on la prive de ses propriétés digestives; on la prive de sa vie. On stérilise le lait du nourrisson pour tuer les bacilles de Kock qu'il peut contenir; on tue les bacilles; on compromet aussi la santé du tout petit. Ne faut-il donc pas stériliser le lait des bébés? Je ne dis pas cela. Si l'on ignore d'où vient le lait (dans les villes par exemple) il faut peut-être mieux stériliser, tout en se rendant compte que le lait vivant vaut mieux. Quand on connaît les vaches, qu'on les sait bien portantes, bien alimentées, bien aérées, ne stérilisons pas.

L'organisme a besoin d'aliments vivants; or, la stérilisation les tue.

De tout temps on a reconnu que des maladies singulières comme le scorbut, le béribéri, la pellagre, maladies de langueur se présentaient chez des individus nourris de conserves, en l'absence d'aliments frais.

On savait aussi que ces maladies, même lorsqu'elles semblaient être très graves, guérissaient assez vite si l'on faisait absorber des aliments frais, vivants. Et l'on appelait ces maladies, maladies par carence (du latin *carere*, manquer), pour indiquer qu'elles sont dues à un déficit de quelque chose. Que manque-t-il? — *De la vie.*

En 1807, Eyckman, en nourrissant des pigeons avec du riz décortiqué, c'est-à-dire débarrassé de la pellicule qui entoure le grain, constata qu'ils présentaient des symptômes analogues à ceux du béribéri de l'homme, et qu'il suffisait d'ajouter à leur ration journalière une très faible quantité de pellicules de riz pour voir la santé normale reparaître. Du coup, le remède du béribéri était trouvé, et l'on put enrayer les épidémies de cette grave maladie qui sévit si souvent en Orient, en donnant du riz non décortiqué, ou de l'orge.

Il existe donc dans la cuticule des céréales — et aussi dans quantité d'autres produits, un quelque chose dont l'absence provoque la maladie.

On a donné à ce quelque chose dont on ne connaît pas la nature, le nom de *vitamine*.

De nombreuses expériences furent faites sur les animaux et furent toujours concluantes; toutes les fois qu'on les nourrit avec des aliments dépourvus de « vitamines », la mort survient, plus ou moins vite, mais toujours, à moins qu'on ne leur fasse ingurgiter, fusse à la dernière minute, une faible quantité de ces substances. De même aussi, s'il s'agit de jeunes animaux en voie de croissance, celle-ci s'arrête et ils cessent de grandir si l'apport en vitamines est insuffisant.

Depuis les travaux de Mac Collum et de Davis, on dit qu'il y a deux sortes de vitamines, l'une soluble dans les graisses, l'autre soluble dans l'eau et dans l'alcool. La première se trouve dans les parties vertes des plantes, mais pas dans les graines, la seconde au contraire existe dans les graines, le lait, le petit lait, le jaune d'œuf, etc.

Tout ce qu'on sait de ces deux vitamines, c'est ce que je viens de dire, et qu'elles sont essentiellement vivantes.

Ni l'homme, ni aucun animal ne peut vivre s'il n'incorpore une certaine quantité de vitamines, et tout régime alimentaire qui en est dépourvu les conduit à la mort. On voit donc de suite l'importance d'une telle notion au point de vue de la pathologie; les nourrissons que l'on met au régime du lait stérilisé et des farines bien blutées arrivent à présenter des troubles de santé des plus graves; les nourrices dont l'alimentation est trop dépourvue de vitamines donnent un lait qui n'en contient pas, et par conséquent ont des poupons qui ne se développent pas.

C'est de là que provient le scorbut infantile, si fréquent dans les pays où l'on fait grand usage du lait concentré et de farines lactées. De là aussi proviennent le dépérissement et l'anémie qu'on observe chez les adultes nourris presque exclusivement de pâtes sous prétexte d'entérite et de névrose (régime de Lausanne, par exemple).

On admettait, sous l'influence des théories de Pasteur, que tous les aliments devraient être cuits pour être complètement débarrassés des microbes nuisibles; les idées récentes obligent à abandonner ces conceptions: des aliments crus, vivants, sont nécessaires.

Le bon praticien, en face d'une maladie du nourrisson, chez les convalescents, les anémiques, les dyspeptiques etc, doit penser à l'insuffisance d'éléments vivants dans le régime.

L'ARTHRITISME

—

« Comme on est fier d'être arthritique. »

RUFFIER.

Le résultat de nos fautes et erreurs alimentaires est l'arthritisme, véritable vieillesse précoce, dont l'aboutissant, si l'on n'y prend garde, est la misère physique et morale, la tuberculose, et peut-être le cancer.

Êtes-vous atteint d'arthritisme? Symptômes qui permettent de reconnaître l'affection.

Le foie est touché d'abord, il se congestionne; le plus souvent, le patient l'ignore. On prend les poussées congestives pour des indigestions. Palpez votre « creux d'estomac » pour savoir comment va votre lobe hépatique d'alarme. Calculs biliaires.

L'estomac est dilaté; clapotant, fermentant, acide, dyspeptique, paresseux; l'appétit est grandi ou diminué, l'haleine fade ou fétide, la langue sale.

L'intestin est constipé, par lassitude de sa fibre musculaire, entériteux si l'organisme jette par lui ses poisons dehors. Appendicite.

Le rein est irrité; ceux qui, croyant « merveilleusement » uriner, urinent trop. Maux de reins qu'on croit dus au froid. Urines troubles. Gravelle. Urémie.

Insomnie, nervosisme, irritabilité; idées noires, suggestibilité, impressionnabilité, asthénie, neurasthénie, courbatures du réveil, signes d'intoxication des cellules nerveuses.

Sueurs acides, chute de cheveux, boutons, pharyngites et rhumes qu'on attribue aux courants d'air.

Phénomènes congestifs de la tête, du ventre, du poumon, troubles au cœur, varices, hémorroïdes, varicocèle, artério-sclérose.

❋❋

Le résultat de toutes nos fautes ou erreurs alimentaires, c'est l'arthritisme, véritable vieillesse précoce d'origine digestive, responsable de la majorité de nos misères physiques et morales, agent de dégénérescence de l'espèce humaine, et facteur de nos maladies les plus graves, la tuberculose sûrement, le cancer, peut-être.

On va comprendre:

Les aliments plus ou moins digérés dans la bouche, sous l'action de la salive, dans l'estomac, sous l'action du suc gastrique, arrivent dans l'intestin où ils reçoivent de la part de la bile (?) et des sucs intestinal et pancréatique l'action finale qui va faire d'eux de la substance assimilable. Ils vont alors, traversant la muqueuse intestinale, être « absorbés » et s'engager ou bien dans les vaisseaux lymphatiques, ou bien dans la veine porte. De là, ils vont gagner le torrent circulatoire, c'est-à-dire être « assimilés » à nous mêmes; ils vont devenir de la substance humaine.

Délaissons pour l'instant, si vous le voulez bien, la voie lymphatique, pour ne nous occuper que de la voie « porte », qui est de beaucoup la plus importante.

Les aliments digérés sont arrivés dans l'intestin grêle: là, dans les replis de la muqueuse, ils se trouvent en contact avec de petits prolongements qu'on appelle les villosités intestinales. C'est à travers ces villosités que les aliments vont filtrer. Ils vont gagner la veine centrale de la villosité, et y pénétrer. Ils sont dans la circulation sanguine. De là, ils vont, remontant de veinule en veinule plus grosse, arriver à un gros tronc qui est la veine-porte. La veine-porte pénètre dans le foie; elle déverse dans cet organe la masse nouvellement digérée.

Mais rappelons-nous ce que nous avons dit tout à l'heure du rôle du foie: organe de régulation des matériaux nutritifs, il est chargé de déverser vers le cœur, par l'intermédiaire des veines sus-hépathiques et de la veine cave inférieure, juste la quantité de substances utiles à la réparation de nos tissus usés. Et ce que le système-porte lui a amené en trop, il le transforme en une substance spéciale, le glycogène, qu'il met en réserve dans l'intérieur de ses propres cellules pour les jours où l'organisme pourrait manquer de vivres. Alors, dans ce cas, retransformant son glycogène en substance assimilable, il le rejettera dans le torrent circulatoire et comblera ainsi le déficit alimentaire.

Qu'arrive-t-il si l'être absorbe quotidiennement une alimentation normale, c'est-à-dire qui correspond à son usure organique de chaque jour? Il arrive qu'après chaque digestion, le foie reçoit une charge de matériaux alimentaires juste suffisante pour assurer le remplacement de la substance vivante usée, ou une charge très légèrement supérieure. L'être, normalement réglé, vit normalement, c'est-à-dire qu'il jouit, si son passé ou son ascendance ne lui ont pas apporté de grosses tares, de ce merveilleux état qu'on appelle la santé, état rare, assurément, qui se traduit physiquement par la normale circulation des courants intra-cellulaires, par la perfection de tous les échanges, et moralement par une délicieuse sensation constante d'équilibre, d'optimisme, de maîtrise de soi et de bonheur.

Mais qu'arrive-t-il, au contraire, dans les conditions humaines courantes?

Comme nous absorbons toujours trop, ou ce qui revient au même, comme nous absorbons des aliments trop concentrés, trop nourrissants et trop excitants, il arrive que le foie reçoit, après chaque digestion, une trop grande quantité de matériaux, ou des matériaux trop puissants. Quelquefois ne sont pas coutume; l'organe hâte son fonctionnement, fabrique du glycogène avec excès, en fabrique davantage et de plus en plus, il entasse celui-ci dans ses cellules; le foie gonfle, mais résiste; à peine si l'être ressent de temps en temps des malaises qu'on attribue au froid, à la fatigue ou à l'anémie... La fonction régulatrice du foie se fait quand même. Mais comme le mal, c'est-à-dire la surcharge alimentaire, se renouvelle à chaque digestion; il arrive nécessairement un moment où l'énergie réactionnelle du foie se lasse: soufflant à la tâche, il gonfle plus souvent et davantage; sa cellule se bourre davantage de glycogène, puis, n'en pouvant plus, elle dégénère, elle s'engraisse.

La graisse, produit de réserve de second choix ne s'accumule pas seulement dans le foie; elle se glisse sous la peau, dans les muscles, partout. L'individu s'épaissit, il « prend du ventre ». Il peut devenir simplement « gros », il peut devenir énorme. Lucien Nass, en feuilletant les vieux recueils médicaux, a trouvé d'assez nombreuses observations d'obésité extrême; ce sont les Anglais qui en fournissent la majorité, conséquence d'une hyperalimentation qui a toujours été la règle chez les Anglo-Saxons, jusqu'en ces derniers temps. Vers le milieu du dix-neuvième siècle, un individu du comté de Lincoln pesait 262 kilos; il avait 3 mètres de circonférence, et réclamait pour son entretien quotidien 9 kilos de viande et 10 litres de bière.

Le nommé Sponer, qui vivait à Warwich vers 1840, était regardé comme l'homme le plus énorme de l'Angleterre: à cinquante-sept ans, il pesait 335 kilos.

Edouard Bright, fils d'un épicier de Molden, pesait à deux ans, 72 kilos, à dix-huit ans, 168 kilos; il mesurait alors 1 m.88; il mourut à trente ans, porteur de 308 kilos; sa poitrine avait 2 mètres de circonférence.

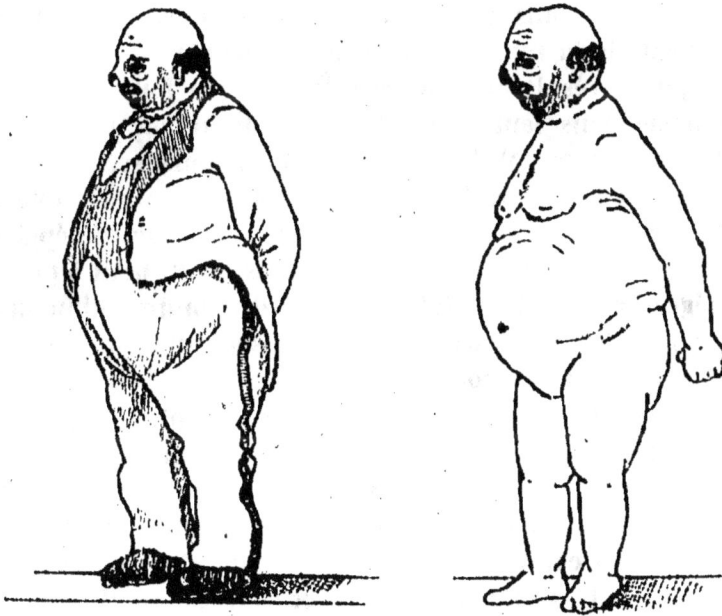

Fig. 5 et 6. — Type de gras au foie proéminent
(extrait du Cours de Magnétisme personnel de M. Henri Durville, 5e édition).

D'autres fois l'organisme a peu de tendance à faire de la graisse; il reste maigre, mais alors apparaissent chez lui des phénomènes toxiques: vertiges, palpitations, essoufflement, dyspepsie, entérite, constipation. Et, comme le mal s'est insinué sournoisement, pas à pas, on n'y prend pas garde. Le médecin appelé, ne manque pas de parler de faiblesse, d'anémie...

Et ces maigres sont de gros, parfois de formidables mangeurs; ils dévorent par fringale; ils dévorent pour engraisser.

Un type extrême de ce genre fut celui, raconté par Racine Orby, d'une jeune landaise qui ne pesait que deux livres à sa naissance. Elle crût rapidement; mais, chez elle, la maigreur et la voracité marchaient de pair: malgré l'énorme quantité d'aliments qu'elle engloutissait, sa cachexie ne faisait qu'empirer; elle mourut à seize ans.

Dans la forme grasse, comme dans la forme maigre, le mal est toujours l'intoxication; l'organisme débordé de produits de déchets, cherche à évacuer ceux-ci par où il peut. Les tentatives d'évacuation — réussies ou non — créent la séquelle des accidents fréquents qu'on appelle d'un seul mot: l'*Arthritisme*.

Bouchard, dans une étude sur les maladies dues au ralentissement de la nutrition, et sur les troubles d'auto-intoxication qui en résultent, a montré le rôle que joue la dilatation d'estomac dans leur production. La dilatation reconnaît un facteur fondamental: l'alimentation trop copieuse.

Glénard a montré la fréquence des accidents du foie chez les arthritiques: avec lui, l'arthritisme est devenu l'hépatisme. Maurel montra ensuite l'individu s'intoxiquant petit à petit par de légers excès alimentaires et par des fautes alimentaires. Lagrange, Fernet, Pascault, Grandmaison, mon maître Carton et moi-même, nous nous engageâmes dans la même voie.

Carton, insistant, après Peyrand, sur le rôle que jouent les acides dans l'apparition de l'arthritisme, proposa d'appeler l'arthritisme: « diathèse hyperacide par viciation alimentaire.» — « Parmi les causes productrices de l'arthritisme, dit Carton, les unes sont capitales, ce sont les erreurs et les excès alimentaires; les autres sont secondaires, ce sont les intoxications passagères, professionnelles (tabac, plomb, mercure, etc.), les infections aiguës ou chroniques, les empoisonnements médicamenteux, le surmenage. Mais l'excès de travail, le surmenage intellectuel ou physique si souvent invoqué, n'est jamais qu'un facteur de vieillissement prématuré, portant sur l'organisme entier, en un mot, de sénilité précoce totale, et nullement d'arthritisme, où les lésions d'usure se constatent, presque exclusivement, sur le tube digestif et les glandes qui y sont annexées (foie, pancréas). »

L'arthritique, ai-je dit, est un intoxiqué par les acides. — Ces acides, proviennent tout d'abord des fermentations nées dans l'estomac et l'intestin par suite de l'alimentation vicieuse;

ce sont de l'acide lactique, de l'acide butyrique (acide du beurre rance), oxalique, acétique.

Ils proviennent ensuite et surtout du mauvais fonctionnement des cellules, et en particulier des combustions incomplètes qui se font dans les profondeurs. L'arthritique brûle mal,
encombré qu'il est; les matériaux albuminoïdes qu'il absorbe
en excès, mal brûlés, créent *l'urée*, puis *l'acide urique*, *l'acide
oxalique*, et *l'acide lactique*.

Tous ces acides s'accumulent là où l'organisme peut les
ranger pour s'en défaire, ou en moins souffrir: dans les articu-

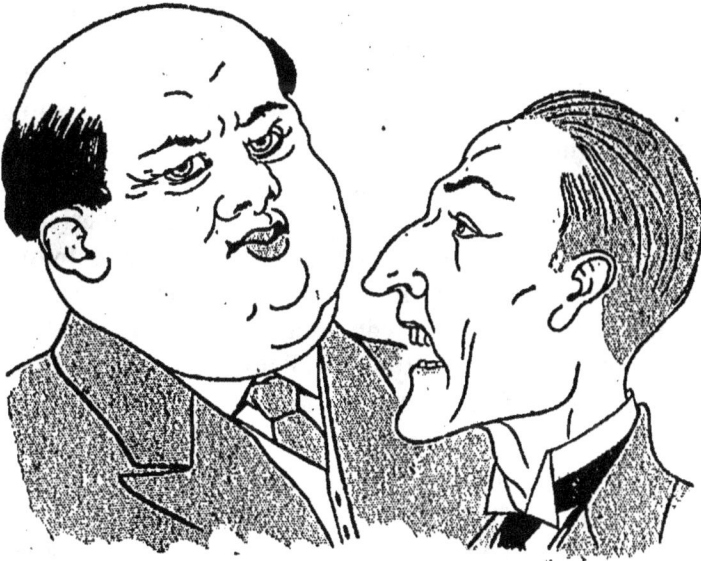

Fig. 7. — Arthritique gras et arthritique maigre,
deux types opposés de la même maladie.

lations, les muscles, les organes, y créant des dépôts goutteux,
rhumatismaux, déformant le corps, troublant les fonctionnements cellulaires; et ils cherchent à s'évacuer. C'est ainsi qu'on
les retrouve dans les urines, dans les sueurs, dans la salive,
dans le suc gastrique, dans les mucus intestinal et nasal. En
s'éliminant ils blessent les muqueuses qu'ils traversent, créant
des inflammations, des gonflements des reins, des maladies de
peau, des salivations acides qu'on croit d'origine nerveuse,
des brûlures d'estomac, des entérites, des rhumes de cerveau.

Une des raisons qui ont fait croire que l'arthritisme était frère du surmenage, ou provoqué par lui, c'est qu'on constate que les urines des arthritiques sont assez semblables à celles des individus qui sont fortement courbaturés. Gautrelet a montré que l'une et l'autre de ces deux urines peuvent contenir jusqu'à 5 ou 6 grammes d'acide urique et lactique. La différence cependant est grande entre les deux: chez l'être sain, courbaturé, il y a trop de déchets en même temps dans l'organisme normal; chez l'arthritique il n'y a trop de déchets que parce que l'organisme brûle mal.

Et si l'on veut bien réfléchir, on comprendra qu'il n'est guère plus malaisé de guérir les accidents arthritiques que les accidents de courbature; la seule différence est qu'il faudra seulement *plus de temps*.

Il ne faudrait pas croire que le travail physique ou intellectuel soit une cause si fréquente de déchéances, de maladies. La mécanique humaine est faite pour l'activité intense; d'ailleurs, l'organisme, fatigué par le travail, réclame toujours ses droits: le sommeil survient, fatal, qui répare les pertes. J'ai vu, à la guerre, à la Bataille d'Etain, nos fantassins exténués tomber dans les fossés, rien ne les aurait réveillés: ils étaient n'importe où, n'importe comment, sac au dos, nez dans la terre, à deux pas des sentinelles allemandes et au milieu d'une fusillade sans répit. La crainte de la mort elle-même ne surmonte que peu de temps le surmenage physique.

Tandis qu'on ne se repose pas du surmenage alimentaire, parce qu'on le recommence à chaque repas. La fatigue digestive qu'il crée est insidieuse; on la surmonte d'abord sans peine; et puis une nouvelle dose d'aliments, tout en augmentant la maladie, fait disparaître la sensation de fatigue.

Le coup de trique donné par la nouvelle ration encombre, encrasse, intoxique davantage; on brûle quand même, mais c'est au prix d'une usure dangereuse.

« Qu'on ne s'y trompe pas, s'écrie Pascault; l'existence fébrile que mènent depuis moins d'un siècle les peuples civilisés n'est pas tant le fait des nécessités sociales, que d'une alimentation qui vise à faire rendre à la machine humaine plus qu'elle ne peut donner... grâce à elle nous doublons les étapes de la vie, mais au détriment de nos santés...»

Les gros accidents de l'arthritisme sont connus; je parlerai de ceux qu'on connaît moins.

Que chacun veuille bien prendre la peine de s'étudier lui-même. En constatant sur lui quelques-uns des troubles dont je donne ici l'exposé, il concevra l'étendue du péril auquel conduit notre désastreuse façon de nous nourrir.

Le foie est touché beaucoup plus précocement que les autres organes, ceci parce qu'il est l'organe digestif le plus important. Comme c'est lui qui transforme les matières féculentes en glycogène, qui règle le débit du sucre, qui transforme les substances azotées en urée, et qui aide, par sa bile, à la digestion des graisses, toute atteinte à sa vitalité perturbe le fonctionnement digestif.

L'individu touché du foie ne peut digérer bien, et ses mauvaises digestions retentissent à leur tour sur le foie; cercle vicieux d'où il semble impossible de sortir. — C'est pour cela qu'il est presque classique, en médecine, de dire qu'un foie malade reste éternellement malade......

De pauvres malades du foie, convaincus de la vérité de cette affirmation se contentent de résister au mal par une cure annuelle à Vichy, et ils continuent les mêmes fautes alimentaires! Le foie, pour résister, accélèrera son fonctionnement, s'hypertrophiera, débordera sous les côtes; puis, finalement, épuisé, il deviendra lui-même une fabrique d'acides; alors «corrodées par ce milieu antivital, ses cellules ne peuvent que s'atrophier, et le tissu conjonctif le remplacera » (Carton); ce sera l'insuffisance hépatique, la cirrhose hépatique.

Le surmenage du foie se traduit, au début, par des poussées fébriles douloureuses de cet organe, « que l'on méconnaît le plus souvent » dit justement Carton; on parle d'empoisonnement alimentaire, d'indigestion, d'embarras gastrique. Le signe caractéristique de cette pléthore hépathique réside dans la *sensibilité du creux épigastrique*, à la pression.

Le creux épigastrique (juste en-dessous de la pointe du sternum) correspond au lobe gauche du foie, et non à l'estomac comme on le croit généralement. *Appuyez vous-même avec votre pouce sur cette région, que vous appelez le creux de l'estomac; si elle est douloureuse, si le contact vous produit une gêne désagréable, c'est que le lobe gauche de votre foie est congestionné, pléthorisé.*

Glénard et Pascault ont déjà signalé la fréquence de cette hépatite congestive arthritique.

Toutes les femmes que le devant du corset gêne doivent à

leur foie gros la nécessité dans laquelle elles sont de se desserrer après le repas.

Le surmenage et l'auto-intoxication gastro-intestinaux se
montrent par de l'incapacité d'agir et de la somnolence après
les repas, qu'on considère, à tort, comme physiologique (comme le fait justement remarquer Carton). Combien de gens sont
incapables de travailler en sortant de table, et doivent attendre
que le laborieux travail digestif soit amorcé !

Après s'être longtemps défendu, l'estomac, las de lutter
contre l'excès de travail qu'on lui impose, abandonne la lutte,
il se dilate, fermente, gargouille; il devient ou trop ou pas assez
acide. On parle alors de dyspepsie nerveuse, de gastralgie
nerveuse, de neurasthénie !

Il y a, certes, maux de tête et idées noires, mais ils sont la
conséquence du mauvais état digestif, et non la cause de celui-
ci. Souvent, il existe des migraines, des picotements au larynx
avec toux. Il y a des douleurs d'estomac parfois; parfois aussi
des vomissements. — L'appétit est *grandi* ou *diminué*.

Il est à noter que certains surmenés alimentaires ne souffrent pas, n'ont jamais souffert de l'estomac et ont un appétit
féroce. Cet état de chose contribue à les illusionner, et leur
donne confiance en ce qu'ils appellent leur « bonne santé ».

Mais, qu'on ne s'y trompe pas; les pléthoriques à mine ré-
jouie sont de véritables pré-malades. Carton a raison quand il
les appelle « intoxiqués florides », et quand il ajoute que « leur
vigueur excessive est un feu de paille. Ce sont des anormaux,
des plantes forcées, appelées à être brûlées un jour ou l'autre
par l'engrais violent qui est la cause de leur exubérance déraisonnable. Rien n'est plus factice que ces apparences trompeu-
ses, rien n'est plus dangereux que ces beaux rendements sur
lesquels on s'extasie, parce que le surmenage, la maladie et la
mort prématurée en sont la conséquence fatale. »

Le type de ces florides est réalisé dans certains athlètes, qui
sont si bien des malades qu'ils ne sont pas toujours pris au
service militaire, et par les gros et « beaux » bébés rouges et
joufflus.

Jeunes mères fières de vos splendides poupons, méfiez-vous.
Chaque croûte de pain, chaque bouillie, chaque tétée que vous
donnez à l'enfant, en plus de la ration stricte à laquelle il a
droit de par son âge, et sous prétexte de le rendre plus fort, est
un poison qui use ses réserves de vie.

J'en ai tant vu de ces bambins, que les concours d'enfants avaient primés pour leurs joues en pommes d'api et leur poids formidable, et qu'on m'apportait lamentablement en proie à une maladie grave, noble effort de la nature pour se débarrasser de sa pléthore!

Les intoxiqués florides tombent aussi vite — souvent plus — que les intoxiqués maigres. Ils font longtemps envie, alors, que ces derniers font toujours pitié.

A ceux-ci, au moins, on ne donne pas la viande crue meurtrière, ni l'huile de foie de morue nauséeuse et indigeste; c'est déjà un avantage pour leur avenir!

L'estomac de l'arthritique, ai-je dit, est *dilaté*, énorme, clapotant. Et souvent le patient est bien loin de s'en douter. Quand on lui demande si son estomac va bien, il répond souvent qu'il n'en souffre pas, et il prend le plus souvent pour de l'appétit les tiraillements qui traduisent l'irritation, l'inflammation de sa muqueuse stomacale.

Quand on l'examine, on constate que son estomac est une outre énorme et fermentante, pleine de déchets et de poisons.

Le sommeil du surmené alimentaire est généralement tardif; avant sa venue, le patient ressent souvent de pénibles inquiétudes dans les jambes, des soubresauts musculaires, un besoin irrésistible de remuer; il attribue tout cela à la chaleur ou à la fatigue.

Les cauchemars sont fréquents, pendant lesquels on tombe dans des trous, ou court après des voleurs. Le médecin appelé parle de nervosisme et bromure son malade. Il parle d'anémie.

Ah! ces pauvres faux anémiques aux pâles couleurs auxquels on fait absorber des œufs en abondance, des beafteeks qui les dégoûtent, les cacodylates et des produits phosphatés!.. Le pire est qu'en tyrannisant ainsi le pauvre organisme déjà surmené, on obtient souvent, pour un temps, un résultat qui trompe. Sous l'empire du nouveau surchauffage, la fatigue, la faiblesse peuvent s'atténuer et disparaître un moment. On crie miracle, jusqu'au jour où l'organisme, las des attentats auxquels on se livre sur lui, réagit d'un suprême effort, et provoque une bonne maladie fébrile qui va brûler tous les déchets ou les jeter dehors et obliger le malade à une diète prolongée.

Heureux le « bon » mangeur qui a une soupape de sûreté, par où ses poisons s'éliminent quand son organisme en déborde, et ces violentes diarrhées, ces angines, ces bronchites qui affolent médecin et malade, sont de merveilleux efforts que fait la nature pour échapper à la mort, et qu'il faut non pas entraver, mais canaliser et surveiller.

Au lieu de faire comme combien de nos confrères modernes qui n'ont qu'un désir: arrêter de suite le symptôme alarmant; il faut savoir découvrir la cause et la soigner suivant les lois de la Nature.

Certains intoxiqués alimentaires dorment bien; c'est qu'ils n'ont pas dépassé encore la limite de réaction compensatrice du foie. Ils n'ont alors encore pas de dépressions morales; ils ont, au contraire, le plus souvent, une activité féroce que tout le monde remarque et envie.

Au réveil, la tête de l'intoxiqué est lourde; son haleine est fétide; sa langue est sale, ses articulations raides, son corps est las, comme si on l'avait battu.

Le surmenage intestinal se révèle par des diarrhées qui sont des évacuations de poisons; par de la constipation, qui traduit la lassitude de la musculature intestinale; par de la sensibilité de la fosse iliaque droite à la pression profonde, laquelle traduit des lésions du colon, qui peuvent aller jusqu'à l'appendicite.

L'appendicite est souvent l'aboutissant, sur l'intestin, de nos fautes alimentaires.

Du côté du système nerveux, une irritabilité excessive, des idées noires, de l'esprit de contradiction, et avec cela une grande suggestibilité.

Combien des neurasthéniques, des déprimés, des abouliques que je soigne, et qui venaient me voir uniquement pour être traités moralement, sont simplement des surmenés du tube digestif, des victimes de notre conception moderne de la faiblesse. Déjà frêles de leurs nerfs depuis leur enfance, on les a intoxiqués chaque jour davantage à coups de mets nourrissants, de bromure, de valérianates; en ce faisant, on a jeté sur leurs pauvres cellules cérébrales l'éteignoir qui a achevé d'éteindre la pâle lumière de leur pensée; on les a fait voir noir, voir faux davantage.

Le rein passe, comme le foie, par deux périodes maladives: congestion, douloureuse ou non, hypertrophie d'abord, se caractérisant par une augmentation de la quantité urinaire; le malade urine plus qu'il ne convient; il se lève la nuit, une fois, souvent plus. Le patient traduit cela de la façon suivante: « J'urine merveilleusement bien! » — La merveille continuant le rein continue de se fatiguer; il cesse ses réactions inflammatoires de défense, il s'atrophie; la quantité d'urine diminue, devient insuffisante, l'albumine apparaît. — Là, le malade commence à être moins fier de ses reins; il consulte le médecin. Il est temps!

Aux deux périodes de l'usure rénale il y a des troubles de la qualité de l'urine.

Quand le rein se défend bien, quand il élimine comme il faut les produits de désassimilation, l'urine est rouge; il fait cela quand l'exercice, quand une meilleure hygiène, l'aident, par exemple, après une bonne marche ou un exercice violent. Alors l'urine est trouble, ou rouge; en se reposant elle encrasse le vase. Heureux quand, ayant remarqué que le mouvement a produit ce résultat, on n'en va pas conclure que le mouvement est néfaste!

Si le rein élimine moins bien, les dépôts se réunissent dans son épaisseur, sous forme de calculs; si ceux-ci s'éliminent, ils créent la douloureuse colique néphrétique.

Si le rein est devenu dur, scléreux, peu perméable, l'urine ne peut qu'être claire. Tant qu'elle est abondante tout va bien; si le rein se ferme, c'est-à-dire si la quantité urinaire baisse, c'est l'urémie qui guette le patient.

La peau de l'arthritique est grasse, séborrhéique, la sueur est abondante; les cheveux tombent; les affections de la peau (eczéma, boutons, furoncles, herpès, acnés, etc...) sont fréquentes. Si les éliminations se font par ailleurs que par la peau, comme par exemple chez les bilieux, la peau est sèche, le teint est jaune, la chevelure est abondante.

Du côté des muqueuses on constate la tendance aux aphtes, aux gengivites, à la carie dentaire, des pharyngites, conjonctivites, des rhumes, qu'on attribue toujours au froid.

Du côté du système circulatoire, les saignements de nez, les congestions du bas ventre, les palpitations de cœur sont fréquentes. Bon nombre des « cardiaques » que j'ai à soigner sont de faux cardiaques. Ils n'ont aucune lésion. Leurs battements de cœur, leurs intermittences traduisent simplement la fatigue cardiaque par encombrement. Ces troubles disparaissent très vite dès que je mets les patients au régime.

Les varices des jambes, les hémorroïdes, le varicocèle n'ont pas d'autre cause que l'encombrement du foie: l'organe, grossi, appuie sur la veine cave, qui passe derrière lui, et produit la stase sanguine dans les membres inférieurs. Ce n'est pas le bas à varices qui peut guérir des jambes enflées et variqueuses, c'est le régime sain qui modifiera la tare hépatique.

Les artères de l'intoxiqué alimentaire deviennent dures, scléreuses, cassantes; celles qui sont superficielles (au front par exemple), se dessinent tortueuse sous la peau. Cette sclérose artérielle est une dégénérescence énile précoce due aux meurtrissures qu'imposent à la tuniqu du vaisseau les poisons que le sang charrie, en particulier holestérine dont la viande, le jaune d'œuf, les cervelles sont écialement riches. L'artério-sclérose conduit à l'hémorragie cérébrale.

Je citerai enfin l'essoufflement facile, qu'on croit dû à une faiblesse de poitrine, et le signe des ongles ou *Signe de Carton:* le signe de Carton consiste dans une teinte carminée foncée des ongles des mains, dû à la toxicité arthritique, et qui tranche sur la pâleur des téguments voisins. Ce signe a une grosse valeur. Examinez vos ongles, mesdames et messieurs, et, s'ils sont plus rouges que la peau qui les voisine, concluez que vous êtes arthritiques, c'est-à-dire suralimentés.

Il est à noter qu'un même individu ne présente qu'exceptionnellement tous ces signes à la fois: un tel fait surtout ses troubles du côté digestif; il sera entériteux, dyspeptique, gastralgique, hépatique; il aura la langue sale, le creux épigastrique douloureux; tel autre localisera ses troubles surtout du côté de sa peau ou de ses muqueuses; il aura des boutons, des furoncles, des acnés et des maladies de peau, des hémorragies, des pertes blanches, des congestions ovariennes, salpingiennes, utérines, etc. Tel autre enfin fera surtout des troubles de durcissement organique, de vieillesse précoce; ses organes encrassés, devenus imperméables, le conduiront à l'urémie. Autrement dit, l'être se défend comme il peut contre sa pléthore.

Retenons bien ceci: La plupart de nos maladies ne sont que des efforts de la Nature pour se débarrasser des produits de déchets créés par la diathèse arthritique.

L'arthritisme conduit à la mort de l'être et à la dégénérescence de la race; il y conduit d'ailleurs doucement; chaque repas très légèrement trop fort est un pas sournois vers la tombe. Souvent, l'arthritique de la première génération vit vieux, surtout s'il a de bonnes soupapes de sûreté. A la seconde génération, les signes de la fatigue digestive héréditaire apparaissent de bonne heure. Quant à la troisième génération, elle porte la tare profonde. Elle est la proie de toutes les dégénérescences; elle est la proie de la tuberculose et du cancer.

La série des étapes que parcourt les organismes en dégénérant, et en se défendant eux-mêmes contre leurs poisons, crée les divers types de tempéraments.

LES QUATRE TEMPÉRAMENTS

« Il faut, disait Hippocrate, qu'un médecin
observe quelle est la nature ou la constitution
des personnes, par rapport aux aliments dont
on les nourrit. »

*Si nos ascendants avaient su vivre très sainement, il n'existe-
rait pas de types extrêmes de tempéraments. — Le tempérament
m'apparaît comme étant la conséquence de la vie antinaturelle
chez les ancêtres; il contient leurs prédispositions maladives; il
est aussi un mode de défense, d'adaptation contre les faiblesses
ancestrales.*

*Quel est votre tempérament? La connaissance du tempérament
permet de prévoir longtemps d'avance quels sont les organes qui
seront malades, et d'agir pour éviter la maladie.*

⁂

Si les ascendants avaient su vivre toujours selon la saine
loi de Nature, assurant l'intégrité de leurs échanges, ils auraient transmis à leurs enfants la santé idéale; tout le monde
serait né bien portant, et il n'existerait pas des types de tempérament, ou si l'on préfère, chacun serait doté de ce qu'Hippocrate appelait le « tempéramentum ad pondus », qui signi-
fiait parfait équilibre dans le corps et l'esprit.

Mais l'homme n'a pas suivi les lois de Nature. Par ignorance ou par vice, il a faussé la marche de ses rouages organiques;
il a cru « que la santé dépendait de la nourriture riche, fortifiante, surabondante, du repos largement dosé, de précautions

minutieuses contre les moindres intempéries, du calfeutrement des individus délicats, de la préservation maniaque des contacts microbiens, de l'usage de remèdes rares et coûteux et enfin de la création d'immunités artificielles réalisées par des vaccinations de plus en plus nombreuses et obligatoires... Les humains ont pris la terreur du courant d'air, de la sobriété, de l'eau pure, du microbe anodin et la phobie de l'affaiblissement, de l'exercice un peu fatiguant, de l'effort vital ardent. C'est ainsi que se sont créées des générations maladives et timorées qui, au lieu de procréer, n'ont plus songé qu'à jouir et à se soigner. » (Carton).

La tare organique est apparue, et elle s'est transmise à la descendance *sous forme de ce terrain morbide qu'on appelle le tempérament.*

Chacun des tempéraments m'apparaît nettement comme étant la conséquence de la vie antinaturelle chez les ascendants; il contient leurs tares sous forme de prédispositions maladives; il contient un mode spécial de défense, un mode d'adaptation, contre ces tares.

Si nos ancêtres avaient vécu idéalement bien, nous ne porterions pas en nous de prédispositions morbides, notre organisme n'aurait pas eu à réagir contre la maladie; il n'y aurait pas de gros sanguins, gens se défendant contre la pléthore en faisant de la graisse; il n'y aurait pas de lymphatiques, gens se défendant des intoxications par leurs ganglions; il n'y aurait pas de bilieux, types d'usure héréditaire précoce, etc.

Le tempérament, du fait qu'il est un mode de résistance à la maladie et un terrain prédisposé à une certaine variété de misères, est, par lui-même une vraie maladie. Car la maladie doit être considérée, ne l'ai-je pas dit déjà, comme un effort que tente la nature pour rétablir son équilibre perturbé.

Le tempérament est le *terrain organique* sur lequel évoluent toutes nos maladies; c'est de lui que dépend notre résistance aux microbes, c'est lui qui trace à l'avance quels sont les organes ou groupes d'organes qui doivent être malades plutôt que d'autres, c'est lui qui bâtit les traits généraux de notre mentalité et marque la durée approximative de notre vie.

La question du tempérament, c'est-à-dire du terrain organique, a été bien trop délaissée par nos médecins modernes: ils se sont n plus préoccupés de compliquer encore la pharmacopée déjà surencombrée de drogues, que d'étudier les vues synthétiques, simples et sages qui avaient fait la base de la médecine ancienne.

La connaissance des tempéraments donne cependant au médecin non seulement la clé du diagnostic dans certains cas difficiles, mais aussi la clé du traitement à instituer.

Le malade lui-même bénéficie de cette connaissance. Quiconque veut ne pas se contenter du calme toujours illusoire que donne le classique « cachet », ou du factice bien-être que donne la drogue stimulante; tout être, autrement dit, qui veut guérir, doit, de toute nécessité étudier son tempérament, le connaître, et apprendre à le modifier; il connaîtra ainsi les véritables moyens grâce auxquels il peut, au lieu de se contenter d'améliorations factices et provisoires, modifier, nettoyer, désintoxiquer son organisme, et tendre vers plus de santé, vers plus d'harmonie, vers plus de bonheur.

C'est qu'en effet, « la maladie » ne tombe pas sur l'individu comme survient un accident: la maladie (même infectieuse) se prépare de longue date dans les profondeurs de l'organisme, souvent depuis plusieurs générations; elle y germe comme germe une graine, elle y pousse, puis s'épanouit. Si le patient en avait été prévenu, si le médecin avait su, le mal eût été peut-être évité, car le tempérament, cet ensemble de signes avertisseurs, ne se manifeste pas seulement dans les profondeurs de l'organisme; tout ce qui a un intérieur a aussi un extérieur, et l'extérieur traduit tout l'intérieur à qui sait y lire. De même qu'en regardant la couleur, la forme de tel fruit, on peut dire s'il est acide ou sucré, à noyau ou à pépins, de même l'extérieur de l'être reflète sa constitution interne et porte la trace de ses possibilités organiques, nerveuses et morales.

J'ai basé sur la connaissance des tempéraments une méthode d'examen physique et psychologique de mes malades; j'applique cette méthode dans ma clientèle; elle me permet, *presque sans avoir à questionner le patient*, de lui indiquer, *par le simple examen de son extérieur le siège et parfois la nature précise de ses troubles, de l'informer des organes ou groupes d'organes qu'il devra plus spécialement surveiller, et de lui détailler souvent avec un luxe suffisant de détail les traits dominants de son caractère: travers ou qualités.*

Semblable examen, d'ailleurs, n'empêche pas l'examen médical approfondi: il le précède et l'oriente.

Les anciens hermétistes reconnaissaient quatre tempéraments. On était *lymphatique, sanguin, bilieux* ou *atrabilaire.* Chacun des tempéraments était dû à la prédominance dans l'organisme d'une des humeurs essentielles du corps: la pituite, le sang, la bile ou l'atrabile.

Certes, les quatre humeurs des hermétistes ont vécu. Il n'en est pas pour cela moins certain que la notion ancienne des quatre tempéraments reste vraie.

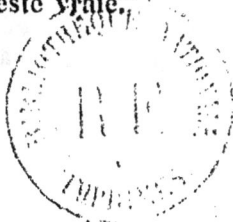

7

Le Sanguin

Le sanguin est le type de dégénérescence qui se défend le mieux, il est valide encore, sa tare est récente; il a l'exubérance physique et morale débordantes, signe de pléthore. Son foie est gros. — Pourquoi le sanguin est prédisposé à toutes les congestions: céphaliques, abdominales, hémorroïdaires, génitales, variqueuses, pulmonaires, cutanées, rénales, nasales, etc.

**

La plus légère tare de dégénérescence, c'est le tempérament sanguin.

Le *sanguin* a le teint coloré, la chair ferme. Son visage exprime le bien-être et le bonheur. Il respire la santé et il est presque toujours convaincu qu'il l'a. Son entourage envie sa belle mine. Son geste est vif, hardi, énergique, entreprenant. Il a gros appétit, et presque toujours il mange trop. Psychologiquement, le sanguin est un « bon vivant ». D'une façon générale, il est actif, entreprenant, confiant en lui-même; le type extrême va jusqu'à la violence. Il a de l'énergie, mais cette énergie a des fléchissements; il est capable d'efforts psychiques, mais souvent il ne veut pas vouloir, et il est souvent dominé par ses dispositions physiques et génitales. Il est expansif, optimiste et souvent présomptueux. La description que donne du sanguin le vieux quatrain latin a du vrai: « Sa veine est gonflée, son teint coloré, son rire sonore; il est lascif et audacieux. Son ivresse amoureuse et sa folle passion plaisent aux femmes. »

Le sanguin est un cas pathologique; j'en trouve ici la preuve: qu'il le sache ou qu'il l'ignore, son foie est gros. Cette congestion hépathique peut être légère et passer inaperçue. Elle peut se manifester seulement par des poussées fébriles fugaces et rares avec malaise digestif, qu'on ne manque pas de prendre pour de l'embarras gastrique, pour une « fausse » digestion, pour une intoxication alimentaire, pour un « refroidissement » (car le froid est la panacée par laquelle on explique les maladies humaines!) En réalité il s'agit d'un fléchissement chez un foie surmené par l'excès alimentaire.

On peut s'en convaincre en explorant *méticuleusement* le foie: on constate que le lobe gauche de l'organe, celui qui se trouve juste au « creux de l'estomac », est douloureux à la pression. Les femmes que le corset gêne après le repas ont le lobe gauche du foie gros.

Quand les poussées de pléthore hépatique sont plus violentes, elles prennent alors l'aspect nettement hépatique. On les catalogue congestions hépatiques, débordements biliaires, coliques hépatiques: le diagnostic en est toujours fait.

Aux poussées congestives hépatiques du sanguin s'ajoutent ses congestions de la tête, du ventre, etc... Cette joie de vivre qu'il ressent par poussées violentes correspond à la poussée d'afflux sanguin au cerveau. L'accélération de son mouvement nutritif alimente et développe ses sensations de plaisir. — Mais, comme à toute excitation succède une dépression, à ses poussées d'exubérance euphorique succèdent d'égales dépressions, d'égales tristesses, quand la congestion a disparu.

Du côté abdominal, les congestions du sanguin reconnaissent les causes suivantes: du fait de la congestion du foie, la veine cave inférieure, qui passe derrière l'organe, se trouve comprimée; il en résulte une gêne circulatoire dans toutes les veines qui aboutissent à la veine cave inférieure: gêne circulatoire dans les membres inférieurs, se traduisant par de la tendance aux varices; gêne circulatoire dans le bassin, créant les congestions génitales: ces congestions génitales expliquent les tendances érotiques du sanguin, homme ou femme, les excitations anormales chez les enfants, les malaises du bas ventre, pertes blanches, fibromes, congestions utérines, ovariennes et salpingiennes de la femme; elles expliquent le varicocèle, les diarrhées fréquentes et les hémorroïdes.

Combien de nos contemporains, victimes de toutes ces misères, sont loin de supposer que la cause de tout cela est au foie! Comme ils guériraient vite s'ils savaient le remède...

Mais la médecine moderne ne cherche pas les causes; elle ne s'en soucie pas. Au lieu de modifier la tare hépatique elle s'attaque à la crise de congestion qu'elle calme avec la glace, ou la morphine, elle opère les varices, opère le varicocèle, castre la femme qui souffre du ventre, ferme la soupape hémorroïdaire qui saigne; en ce faisant elle enferme le loup dans la bergerie, c'est-à-dire le poison dans l'organisme; elle s'oppose, sans s'en douter, à l'admirable effort que faisait l'organisme pour se débarrasser du mal.

Car le sanguin est un type organique qui se défend bien. Il se défend en logeant ses toxines, ses déchets dans ses arti-

culations, dans ses muscles; en ce faisant, il crée le rhumatisme avec sa séquelle de douleurs. Il se défend en les jetant
au dehors par sa peau, par ses reins, par ses muqueuses. C'est
pour cela que la peau du sanguin est grasse, luisante, sébor-
réique; ses sueurs acides sont autant de poisons qui s'éliminent; en sortant, elles tuent les poils, d'où la calvitie précoce
des sanguins. Les acnés, eczémas, furoncles, anthrax et toutes
maladies de la peau dont les noms importent très peu, ont la
même valeur que les sueurs acides; elles sont des soupapes
d'élimination. Or, la médecine qui drogue n'a qu'une idée:
fermer quand même la soupape, pour la satisfaction immédiate du malade..., et la conséquence en est l'aggravation de
ses maux. Il est vrai que la bonne Nature veille: elle n'a pas
seulement à lutter contre la maladie, mais aussi contre le
médecin; elle ouvre ailleurs la soupape si le médecin l'a im-
prudemment fermée.

Par le rein le sanguin élimine ses urates, son urée, ses
phosphates en excès; aussi son urine est-elle souvent chargée, rouge et tache-t-elle le vase. Quand ces produits restent
dans le rein, ils y créent les calculs rénaux.

Le sanguin élimine aussi, ai-je dit, par ses muqueuses,
d'où ses pharyngites, ses angines, ses conjonctivites, ses aphtes,
ses bronchites, ses congestions pulmonaires, ses hémorragies
nasales et ses rhumes à répétition.

Déjà Saint-Augustin connaissait cette origine congestive
des rhumes: « Les personnes robustes, dit-il, ne croient pas
que les catarrhes, les rhumes et autres maladies, dont elles
sont tourmentées, viennent d'excès dans le boire ou le manger, et elles les attribuent aux saisons, aux vents ou à des
causes étrangères. » (Livre contre Julien).

Le mauvais état des artères du sanguin, leur sclérose, le
prédispose à l'hémorragie cérébrale; la sclérose de ses reins
le prédispose à l'urémie. Comme ces deux dernières affections
surviennent brusquement, on dit de lui qu'il meurt en pleine
santé (!), ignorant que ces cataclysmes ne sont que l'aboutissant logique et fatal d'un état pathologique de longue date,
et qu'on eût pu *éviter*.

Le Lymphatique

Le lymphatique est plus profondément taré que le sanguin; il a des organes plus las. Dilatation d'estomac, fermentations, haleine fétide, constipation, anémie, glandes, scrofule, tuberculose.

**

Le *lymphatique* a le teint blanc, blafard et la chair molle. Ses traits sont émoussés. Ses cheveux sont blonds ou cendrés. Sa démarche et ses gestes sont lents; sa diction est, de même, traînante. Ses formes sont rondes. Toutes ses lignes sont courbes; il a plus de graisse que de muscle.

Psychologiquement, les lymphatiques sont des timides, des mous, des indécis, des rêveurs. Leur nature les porte à la paresse; engagés dans une voie qui n'est pas la leur ils n'osent rien faire pour en sortir; ils craignent. Ils sont influençables, suggestibles, croyants: Ils ont la foi. Leurs ambitions sont modestes. Ils sont méthodiques, consciencieux et font très bien les travaux de routine: leur force c'est l'habitude. Ils ont la douceur et souvent la patience. Ils ne connaissent pas les passions violentes. Ils ne résistent guère à la fatigue et dorment beaucoup.

Le tempérament lymphatique est, comme le précédent, un des modes par lesquels l'organisme se défend contre la maladie héréditaire; mais, tandis que le sanguin avait trouvé en lui le ressort qui convient pour lutter contre l'intoxication, tandis que le sanguin avait trouvé le moyen d'ouvrir des soupapes de sûreté, le lymphatique, plus profondément taré, n'a pas cette énergie réactionnelle: il est organiquement plus las. Son tube digestif a fléchi davantage. Chez le sanguin, l'estomac avait subi les assauts de l'alimentation vicieuse, sans trop céder; chez le lymphatique il n'en est plus de même; la fibre musculaire de cet organe a lâché; il s'est dilaté: la preuve en est qu'il clapote, comme fait une bouteille à demi-pleine, quand l'être se retourne dans son lit, phénomène anormal dont n'est jamais atteint un estomac sain. L'examen médical du lymphatique décèle que l'estomac, au lieu d'avoir son fond à deux travers de doigt au-dessus du nombril, est abaissé de un, deux ou trois centimètres. Combien de fois ai-je vu des estomacs que l'on croyait normaux descendre jusque vers la crète illiaque! Dans ces outres anormales la nourriture fermente et se gâte, au lieu de s'y digérer; il s'y crée tout un mélange de produits toxiques, d'acides nocifs, qui, passant dans le sang, s'en vont au loin léser la frêle cellule nerveuse, et produire les idées noires, les migraines et l'émotivité maladive.

Les gaz nés des putréfactions gonflent l'estomac et l'intestin, créant ces ballonnements pénibles que combien de nos concitoyennes éprouvent chaque jour! La dyspepsie apparaît, avec ses inappétences alternant avec ses fringales; l'haleine est fade ou franchement fétide; l'intestin est paresseux. Souvent la constipation est opiniâtre, irréductible; puis brutalement, voilà que l'organisme, dans un regain de vigueur, expulse ses poisons en une violente crise d'entérite, avec glaires et membranes. L'opium, heureusement, n'en a pas raison. En palpant ce ventre malade on trouve une fosse illiaque droite gargouillante et souvent un point douloureux à l'appendice, car l'aboutissant fréquent de cette forme de tare, c'est l'appendicite. L'opération chirurgicale d'ailleurs ne guérit pas l'intestin, car c'est dans son ensemble qu'il est malade... C'est l'organisme entier qu'il faut soigner.

Mais comment! Oh, ce n'est pas certes, à coup de viandes crues, de fortifiants, d'huile de foie de morue, d'arsenic et de phosphates qu'on guérit ce genre de troubles. L'étiquette d'anémie sous laquelle on les désigne est absurde. Pauvres faux anémiques, pauvres faux faibles qu'on gave de reconstituants, combien j'en vois chaque jour chez moi, sur qui la série des excitants a été épuisée pour leur malheur, et chez qui la médecine qui drogue a usé toutes les réserves de vie! — Alors ce sont les maladies des glandes qui apparaissent: suppurations froides, scrofule, jusqu'au jour où la tuberculose s'installe au poumon, terrible.

Le Bilieux

Aspect physique et moral du bilieux. — *Le bilieux est un mélancolique, en raison de son insuffisance hépatique. C'est un intoxiqué héréditaire.*

*
* *

Sur le même plan que le lymphatique, dans l'échelle de la
dégénérescence, se trouve le bilieux.

Le *bilieux* a le teint mat, jaunâtre; ses cheveux, sa barbe
sont noirs et très fournis. Cabanès dit de lui qu'il dégage toujours une impression de mal-être et d'inquiétude. Son pouls

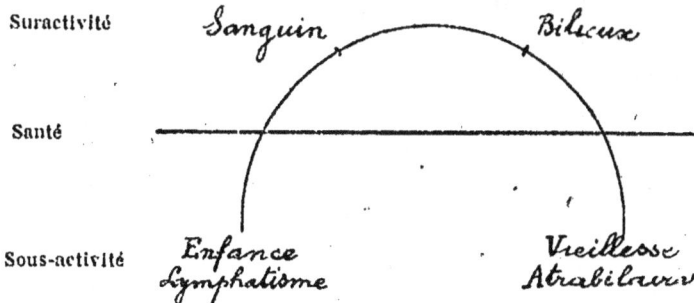

Fig. 8. — Si l'on schématise la santé par une ligne droite horizontale, et un
cycle de vie par une courbe coupée par cette horizontale, on peut représenter les
quatre tempéraments par quatre points situés sur la courbe: deux en dessus dans
la case suractivité (le sanguin et le bilieux), deux en dessous, dans la case sous-
activité (le lymphatique et l'atrabilaire). Sanguin et bilieux sont des types en
excitation, lymphatique et atrabilaire des types en usure.

est dur, fréquent; les veines sous-cutanées sont saillantes. Sa
circulation est active; sa digestion est généralement rapide,
son appétit violent et capricieux. Ses formes sont rudement
indiquées.

Psychologiquement, le bilieux a une activité fébrile, pas-
sionnée. C'est un volontaire, un ambitieux: « Chez les sanguins, dit Allendy, l'amour est le plus puissant ressort; chez
les bilieux, c'est l'ambition. » Le bilieux est autoritaire, parfois coléreux et violent. Il est porté à déduire. Il a des pen-
chants très marqués à la mélancolie. Il est peu influençable,
peu suggestible; il sait ce qu'il veut, mais sa santé ne lui per-

met pas toujours de réaliser toutes ses espérances, et il en souffre.

Chez le bilieux, les « soupapes de sûreté » ne fonctionnent guère mieux que chez le lymphatique. Par la peau il n'élimine qu'insuffisamment ses poisons; aussi celle-ci est-elle sèche et rarement boutonneuse. Son rein est dur, peu perméable; il en résulte une intoxication plus grande; et, si j'ajoute que le foie lui-même est insuffisant, c'est-à-dire qu'il exécute mal le rôle de filtre alimentaire qui lui est dévolu, qu'il existe en sa cellule un trouble tel que la bile se fabrique mal, et s'écoule mal dans l'intestin, on comprendra pourquoi, ayant passé dans le sang elle va s'incruster un peu partout, dans la peau, par exemple, donnant à celle-ci sa teinte jaunâtre, dans les muscles, créant la fatigue du réveil et dans le système nerveux où elle fausse le fonctionnement de la cellule psychique. Oh! cette fatigue du matin au réveil, si spéciale à l'intoxiqué, comme on la redoute, et comme elle est pénible: le patient la compare à celle que produit une série de coups de baton; elle fait souvent suite à de l'insomnie, à des cauchemars pénibles, dans lesquels on tombe dans des trous, ou court après des voleurs, insomnie et cauchemars toxiques qui traduisent l'emprisonnement des humeurs. Parlerai-je aussi de ce réveil brumeux, lamentable de ces intoxiqués? Combien il diffère du réveil joyeux qu'ont les organismes dont les fonctions sont en har.wonie! L'intoxiqué voit faux, voit noir, parce qu'il voit à travers le voile de ses poisons.

Que le rein du bilieux, que sa peau et tous ses organes éliminateurs se ferment davantage, que son foie devienne plus insuffisant encore, alors toutes les maladies peuvent pousser dans ce terrain fertile et provoquer les plus gros désordres, quand ils n'amènent pas la mort.

L'Atrabilaire

L'atrabilaire est un vieux avant l'âge.

*

De ce tempérament je dirai peu de chose, le considérant surtout comme une aggravation du tempérament bilieux. C'est le plus bas dans l'échelle de la dégénérescence. — L'a-trabilaire a un teint terreux, plombé. Il est maigre. « On le reconnaît, dit Stahl à une teinte rembrunie et à une maigreur extrême. Sa peau est sèche. Ses gestes sont étroits, tremblants. Toutes ses fonctions sont ralenties; il n'aime pas le mouvement et il ne peut guère en faire; son appétit est faible, capricieux.

C'est un imaginatif, un hypersensible, souvent un égoïste, au besoin un bizarre. Il est concentré, solitaire, triste, torturé du désir de savoir.

Ce qui caractérise surtout ce tempérament déchu, c'est la vieillesse organique quel que soit son âge. Un jeune atrabilaire est un vieillard. Il en a tous les aspects extérieurs, il en a toutes les caractéristiques anatomiques profondes: comme le vieillard, il a ses organes imperméables, scléreux; et on pourrait dire, avec Bacon, que son corps subit l'incrustation terreuse qui le ramène vers la terre. Il est prédisposé à toutes les décrépitudes; il est inapte à procréer. Sa vie est lamentable, inutile et courte.

LE TEMPÉRAMENT N'EST PAS
UN TOUT IMMUABLE

Quel que soit ton tempérament, et si grande que soit ta tare, tu peux te régénérer physiquement et moralement. — Tu fais partie d'une élite, par le seul fait que tu vis. — Rien n'est immuable dans l'organisme, pas même les os. — A l'œuvre, ami, pour ta régénérescence!

***

Ami lecteur, les pages précédentes t'ont fait rapidement parcourir le cycle des tempéraments et de leur conséquence dans le moral: les caractères. De ta lecture, tu n'as tiré peut-être qu'un mélancolique découragement, en constatant combien tu es marqué au fer rouge jusqu'au fond de toi-même par tous ceux qui t'ont devancé et qui ont fait de toi l'être anormal et maladif que tu ne voudrais pas être.

Détrompe-toi. Quoique chargé de maux et de prédispositions maladives tu peux secouer le joug dans une large mesure. Tu peux retrouver le bel équilibre physique et moral dont la civilisation t'a privé.

Sache-le bien, que tu sois taré ou non, *tu fais partie d'une élite*. Le savant Darwin, en découvrant la *Loi de sélection naturelle*, qui domine toute l'évolution des êtres, a bien prouvé ce que j'avance: Tout être, quel qu'il soit, a pour grand ennemi le milieu même dans lequel il vit. Vivre, c'est résister au milieu qui vous tue; vivre, c'est donc avoir en ses organes une puissance réactionnelle supérieure à l'action destructive de l'ambiance. Or, combien de pauvres êtres voient le jour, qui n'ont pas en eux le potentiel énergétique nécessaire à la lutte? Ils ne tardent pas à mourir.

Malthus n'a-t-il pas démontré qu'il naît, à chaque instant, beaucoup plus d'êtres qu'il n'en peut vivre? Et parmi ceux qui survivent, combien peu peuvent parvenir à un âge moyen et se multiplier!

Prenons l'exemple de deux petits papillons d'une même espèce, mais de force un peu différente, de ces petits papillons dont l'existence se passe à voleter sur l'eau. Le plus faible pourra s'y noyer; sa race sera éteinte. Le plus fort aura plus de chances de survivre et de se multiplier; ses descendants, fils d'êtres vigoureux seront vigoureux eux-mêmes. Ils auront de moins en moins de chances de se noyer. — La sélection détruit donc les plus faibles.

Or, l'espèce humaine n'est pas régie par des lois autres que celles qui régissent les papillons. Tu es, par le seul fait que tu as, jusqu'à ce jour, résisté au milieu qui t'entoure, un être d'élite, comme était lui-même un être d'élite le petit papillon de tout à l'heure, fils de papillon vigoureux. — Espère donc et je te ferai voir que, si une race peut ainsi, à travers les siècles perfectionner sa lignée, l'être, lui aussi, peut modifier ses organes et améliorer sa personnalité physique et psychique.

Le champ de ce que j'ai appelé *les acquisitions organiques personnelles* t'est largement ouvert. C'est là un champ fertile; tu n'as qu'à y semer et la récolte sera belle.

Sache bien que s'il est vrai que tu possèdes en toi, au moins en puissance, les tares de ton ascendance, tu as aussi en toi toutes les perfections qu'a accumulées pour toi dans le monde d'où tu sors une patiente évolution à travers les temps. Tu as sous la main tout ce qu'il faut pour t'acquérir une santé normale, et un parfait équilibre moral. — Est-tu désolé, apathique, sans volonté, Victor Morgan te le crie bien fort, et moi je le répète, si tu sais te conformer aux Lois de Nature, « Ne t'inquiète pas des influences héréditaires. Ne crois pas qu'elles puissent t'arrêter. Non, mille fois non... En toi sont les mêmes possibilités qu'en un Napoléon, un Victor Hugo, un Alexandre-le-Grand. Les forces, les aptitudes, les énergies latentes de toute la race, depuis des milliers et des milliers d'années, dorment en toi. La baguette magique d'un maître peut les éveiller, ces puissances endormies (1).....»

Comment faire pour modifier le tempérament, supprimer les prédispositions maladives, pour guérir les maladies?

---

(1) Victor Morgan: *La Voie du Chevalier*. — Henri Durville, imprimeur-éditeur.

Le tempérament, si l'on veut se donner de la peine, est modifiable. Rien n'est immuable dans l'organisme. Chaque organe pris en particulier subit un cycle évolutif allant du stade embryonnaire à l'usure; l'être entier subit, lui aussi, le même cycle; la santé comme les maladies ont leur évolution. L'idée de changement est tellement inséparable de l'idée de vie qu'on pourrait définir l'être vivant: *un milieu qui se renouvelle*. L'être est mort quand ont cessé ses échanges avec l'extérieur.

On sait que toutes les cellules de notre corps sont facilement renouvelables: celles de la peau, des organes, des muqueuses. Le célèbre Flourens a démontré que, même les parties les plus dures du corps, les os, se renouvellent au cours de l'existence.

Or, quel tissu, dans l'organisme, est aussi stable, aussi dur que l'os?

Il est donc évident que si, même les os se renouvellent spontanément au cours de l'existence, des organes plus frêles comme le poumon, le foie, l'estomac, l'intestin, etc., subissent et peuvent subir des transformations profondes.

Les lésions souvent les plus terribles, même de vieilles tuberculoses, de rebelles rhumatismes, de pénibles affections d'usure, les maladies de nutrition, des nerfs, etc., peuvent disparaître, si l'on sait communiquer à l'organisme l'orientation qui convient. D'ailleurs, il n'y aura pas de miracles; ce n'est que pas à pas que la nature procède; le temps est le facteur indispensable aux grandes guérisons.

Bien sûr, il y a des limites à la perfectibilité de l'organisme, dans le laps de temps si court d'une seule existence. Celui qui naît cancéreux de parents cancéreux est un être déchu condamné à périr; et l'idiot né, fils d'alcoolique, restera idiot toute sa vie.

Mais, console-toi; le fait d'avoir atteint un âge moyen avec une santé physique et morale moyennes, voire même chancelantes, est déjà un signe de supériorité sur combien d'autres qui ne sont plus; en t'attelant vigoureusement à la tâche, tu triompheras de pires maux.

En quoi faisant? — Du Naturisme.

LA PLACE DE L'HOMME DANS LA NATURE

L'étude de l'anatomie et de la physiologie comparées permet d'établir scientifiquement quel est le vrai régime alimentaire de l'homme. — L'homme a eu tort quand il a décidé qu'il était né omnivore. — Par son estomac, par ses dents, par son intestin, l'homme est primitivement frugivore comme le singe. Nos dents canines ne sont pas longues comme les canines du chien; elles sont courtes comme celles du singe; notre intestin a la longueur de celui des animaux frugivores.

**

Pour arriver à connaître le régime qui convient vraiment à l'homme, celui qui assurera un bon fonctionnement de ses cellules, et qui réparera ses tares, je juge indispensable d'établir quelle est la véritable place de l'espèce humaine dans la Nature — Toute espèce végétale, animale, est faite pour une certaine alimentation et non pour une autre: le roseau est fait pour le bourbier, le chêne pour la terre ferme, le sapin pour les rochers, le palmier pour le désert, ou, si l'on préfère parler le langage cher aux évolutionnistes, ils se sont adaptés, l'un au marais, l'autre à la terre végétale, l'autre au roc, l'autre au sable. Le loup est fait pour manger de la viande, le bœuf de l'herbe, le lapin des racines... Transporter la plante dans un milieu terrestre différent, ou offrir à l'animal d'autres victuailles que celles pour quoi il est fait, c'est amener la maladie et la mort, parce que c'est commettre une violation de la loi naturelle et des adaptations réalisées depuis des siècles.

L'homme a-t-il lui aussi, des nécessités vitales qui s'imposent à lui. Est-il fait pour avoir son cadre alimentaire d'où il ne doit sortir? Certainement. L'homme tout comme les autres êtres a sa Loi: celle-ci fixe des limites; les franchir, vouloir échapper à l'ordre, c'est aller au désastre.

Mais l'homme répugne à se laisser enfermer et contraindre; il a une volonté; il la veut libre. Il a décidé qu'il pouvait faire n'importe quoi, même des fautes vitales. Pour pouvoir manger à sa guise, il a décrété qu'il était omnivore, et il a trouvé des arguments à l'appui de sa thèse.

A mon sens, les arguments sur lesquels il s'appuie sont mal étudiés, et sans valeur. L'étude méthodique de l'anatomie et de la physiologie humaines et la comparaison avec l'anatomie et la physiologie des animaux auxquels nous ressemblons le plus, est le seul vrai moyen de savoir quelle est la place de l'homme dans la Nature, c'est-à-dire quel est le genre de vie (alimentation, aération, mouvement, etc.) pour lequel l'homme a été fait et qui, par conséquent, lui convient le mieux.

La première question à résoudre est la suivante: de par sa constitution anatomique et ses fonctionnements cellulaires, quel est le mode alimentaire normal de l'homme?

J'ai déjà dit dans mon *Art de vivre longtemps:*

L'homme est, incontestablement, de par sa structure organique, le proche parent des grands singes (nous n'avons pas à nous demander s'il descend d'eux ou pas). Or les grands singes sont frugivores, *uniquement frugivores.*

« Par son estomac, par ses dents, par ses intestins, a fort bien dit le célèbre Flourens, l'homme est naturellement et primitivement frugivore comme les singes. »

L'illustre Cuvier a écrit dans le même sens: « L'homme paraît fait pour se nourrir principalement de fruits, de racines et d'autres parties succulentes des végétaux; ses mâchoires courtes et de force médiocre, d'un côté; ses canines égales aux autres dents, et ses molaires tuberculeuses de l'autre, ne lui permettent guère, ni de paître l'herbe, ni de dévorer de la chair... Ses organes de la digestion sont conformes à ceux de la mastication: son estomac est simple, son canal intestinal est de longueur médiocre. »

Retenons que l'intestin des carnivores est *très court*, beaucoup plus court que le nôtre, et que celui des herbivores est souvent double du nôtre.

L'argument qu'invoquent les partisans du carnivorisme, à savoir que l'homme a des « canines », c'est-à-dire des dents de chien, est sans valeur: les canines du chien — et celles des carnivores — sont des canines *longues*, faites pour déchirer la viande; celles de l'homme, au contraire, sont *courtes:* ce sont des canines de singe.

Ce n'est pas tout: les carnassiers ont une faculté que nous n'avons pas: celle de pouvoir transformer en ammoniaque les matières animales azotées qu'ils absorbent en très grande quantité, et de s'en débarrasser ainsi. *L'homme, lui, n'a nullement le pouvoir de faire de l'ammoniaque avec l'excès de sa nourriture carnée;* cet azote en excès doit donc être brûlé à l'intérieur de notre corps; mais les matières azotées étant de très mauvais combustibles pour l'organisme, il en résulte que, brûlant mal, elle donnent naissance à des produits très toxi-

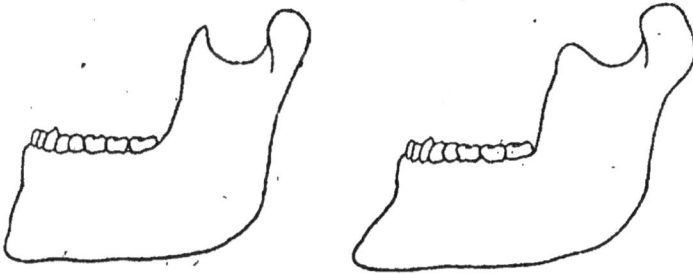

Fig. 9 et 10. — La mâchoire de l'homme (à gauche) comparée à celle des grands singes (à droite): mêmes incisives, mêmes canines, mêmes molaires.

L'homme est donc primitivement frugivore, comme le singe.

ques (urée, acide urique, etc.) qui sont parmi les grandes causes de nos maladies.

Ajouterai-je l'argument de nos premiers appétits d'enfance? Le jeune enfant, encore tout près de la nature ne veut pas de viande. Son instinct le pousse à marauder des fruits dans un verger. Le voit-on jamais dérober un beafteak à la devanture du boucher?

« Tu me demandes, disait Plutarque, pourquoi Pythagore s'abstenait de manger de la chair des bêtes; mais moi, je te demande, au contraire, quel courage d'homme eut le premier qui approcha de la bouche une chair meurtrie. »

« Notre premier aliment, dit J. J. Rousseau, dans *Émile*, est le lait; nous ne nous accoutumons que par degrés aux saveurs fortes; d'abord, elles nous répugnent. Des fruits, des légumes, des herbes, et enfin quelques viandes grillées, sans assaisonnement, firent les festins des premiers hommes... Une des preuves que le goût de la viande n'est pas naturel à l'homme est l'indifférence que les enfants ont pour ces mets-là et la préférence qu'ils donnent tous à des nourritures végétales, telles que le laitage, la pâtisserie, les fruits, etc. »

NOS ALIMENTS FONDAMENTAUX

———

La santé puissante des populations fruito-végétariennes. Quelques exemples. — L'alimentation uniquement végétale (légumes, céréales, fruits), pourrait suffire au bon entretien de l'économie humaine tandis qu'il est impossible de se bien porter en ne mangeant que de la viande.

L'alimentation végétale donne à l'homme des albumines diluées et non toxiques; les verdures contiennent des déchets cellulosiques abondants qui empêchent les putréfactions intestinales, des sels minéraux vitalisés, véritables fortifiants non dangereux qui reminéralisent les arthritiques, les anémiques, les faibles. — La chlorophylle est une réserve de soleil. — Les fruits. — Pour nous reminéraliser avec la viande, il faudrait manger aussi les os, et pouvoir en assimiler les phosphates. — Le lait et les fromages. — Céréales, légumes farineux, graisses végétales.

**

S'abstenir entièrement de la chair des animaux fut souvent une pratique religieuse. Les Hindous, sectateurs de Brahma ou de Boudha, croyaient et croient encore que le *souffle* ou l'*âme* peut transmigrer de l'homme aux animaux qui seraient nos frères inférieurs, et il a toujours répugné à ceux qui ont cette opinion de se livrer, en mangeant la chair des bêtes, à une sorte d'anthropophagie sacrilège. Pour une raison semblable, la religion des anciens Egyptiens défendait l'usage de la viande. C'est la doctrine que Pythagore, initié dans les temples d'Egypte, importa de ce pays en Grèce, d'où elle s'est transmise jusqu'à nous en se modifiant à travers les âges.

Les Hindous pattamars, porteurs de dépêches, qui ne mangent que du riz, parcourent, chaque jour, d'une ville à l'autre l'espace de vingt lieues, au moins, et continuent ainsi durant des semaines. Les cultivateurs russes qui vivent de légumes, de pain noir, de lait et d'ail, travaillaient 16 à 18 heures par jour, avant l'apparition du bolchevisme.

8

Les paysans norwégiens connaissent à peine l'alimentation animale; ils franchissent cependant, en accompagnant les voitures des touristes, de trois à quatre lieues, courant sans cesse. Les ouvriers et bateliers égyptiens modernes, qui, de temps immémorial, se nourrissent presque exclusivement de melons, d'oignons, de fèves, de lentilles, de dattes et de maïs, ont une force musculaire remarquable. Les mineurs de l'Amérique du Sud, qui ne mangent pas de viande, portent sur leurs épaules des fardeaux de 200 livres, avec lesquels ils montent douze fois par jour, en moyenne, des échelles verticales de 60 à 80 mètres. Les bûcherons de la Haute-Bavière se nourrissent presque exclusivement de farine (1100 à 1200 grammes par jour) cuite avec du saindoux (90 grammes), sans œufs ni fromage; le dimanche seulement, un peu de porc; ils fournissent cependant un énorme travail. Le soldat turc est d'une sobriété étonnante; il ne boit que de l'eau ou des limonades, se nourrit de pilaf au riz et de figues, et ne touche presque pas à la viande; on sait que sa vigueur est remarquable et son courage indomptable. Les portefaix de Salonique et de Constantinople, qui se nourrissent de même, sont d'une force proverbiale.

L'alimentation uniquement végétale (légumes, céréales et fruits) pourrait parfaitement suffire au bon entretien de l'économie humaine, tandis qu'il est impossible de bien se porter en ne mangeant que de la viande, ou même seulement en mangeant surtout de la viande.

Nous avons vu que la viande, par la trop grande quantité de matériaux albuminoïdes qu'elle contient, est cause de la surproduction d'urée et d'acide urique dans l'organisme. Les végétaux, au contraire, généralement beaucoup moins riches en ces substances albuminoïdes donnent à l'organisme une ration nutritive beaucoup plus en rapport avec ses besoins.

Les albumines du lait et des fromages complètent avantageusement celles que nous fournissent les végétaux; elles ont un minimum de toxicité.

Le lait, aliment spécifique de la première enfance est aussi un des aliments fondamentaux du vieillard. Le lait est riche d'éléments vivants, la stérilisation fait disparaître ceux-ci.

Les fromages les meilleurs sont ceux qui ne sont ni fermentés, ni malodorants. Retenir toutefois qu'un tube digestif insuffisant en sucs digestifs peut, de temps en temps, s'aider des ferments (ou diastases) que contient un fromage fermenté.

Les végétaux verts, par les abondants déchets cellulosiques qu'ils laissent dans l'intestin, balayent celui-ci et empêchent les stagnations et putréfactions intestinales. Par la chlorophylle qu'ils contiennent, produit essentiellement vitalisé, fait d'énergie solaire, les végétaux verts sont pour l'homme de sains reconstituants. Il faut toujours préférer une salade verte à une blanche: la blanche contient un minimum d'énergie vivante utilisable; elle est anémique.

Ce n'est pas tout: les végétaux verts et les fruits bien mûrs sont de merveilleux reminéralisateurs.

Guelpa a raison d'insister sur l'importance de cette action reminéralisatrice. C'est qu'en effet, *l'intoxiqué alimentaire, l'arthritique, perd ses sels minéraux par les urines, il se déminéralise.* Or, la viande, dis-je dans mon *Art de vivre longtemps*, contient très peu de sels minéraux, ceux-ci sont contenus surtout dans les os. — Pour nous reminéraliser avec de la viande, il faudrait donc faire comme les carnassiers: manger les os avec la viande. Nos dents de frugivores se refusent à faire semblable labeur. Et puis, comme nous n'avons pas l'organisation interne des carnivores, mangerions-nous les os que nous n'en assimilerions que fort mal les sels minéraux. L'expérience a montré que lorsqu'on fait absorber aux anémiques des phosphates d'os, en poudre, ceux-ci ne sont pas utilisés par l'organisme; on les retrouve intégralement dans les selles.

Les végétaux (légumes verts et fruits), au contraire, nous offrent en abondance des sels minéraux directement et aisément utilisables (fer, magnésie, chaux, soude); mais, attention au lavage et à la cuisson à l'eau, car ces deux opérations dissolvent dans l'eau les sels minéraux, la cuisson à l'eau surtout. On se contentera donc, quand ce sera possible, d'essuyer les légumes et fruits, au lieu de les laver, et de les faire cuire *à la vapeur.* — Il existe dans le commerce, des cuiseurs spécialement faits pour la cuisson saine des légumes.

Les fruits, bien mûrs, sont d'excellents reminéralisateurs.

Pour se vite et bien reminéraliser, il faut d'abord cesser de manger des aliments déminéralisants (aliments acides: fruits pas mûrs, etc.), et les remplacer par les reminéralisateurs décrits plus haut; le jaune d'œuf, quand on le tolère, est lui aussi, un bon reminéralisant.

Les bouillons de légumes, par les sels minéraux dont ils se sont chargés, pendant la cuisson, sont plus reminéralisateurs que les légumes eux-mêmes qui ont servi à les faire.

Tous les médecins ont remarqué combien les anémiques ont de l'appétit pour la salade et les fruits; c'est leur instinct qui les pousse vers ces aliments: il ne faut pas les contrarier; mais il faut défendre le vinaigre.

Les céréales, en nature, en décoction, ou sous forme de pâtes et de pain sont puissamment reconstituants.

Le blé, le seigle, l'orge, l'avoine, le sarrazin, le maïs, le riz, sont surtout à recommander. Les pâtes: (nouilles, vermicelles, macaroni, coquilles, topioca, etc.,) sont bonnes, surtout quand elles sont faites de farines légèrement bisées, c'est-à-dire contenant les éléments vivants de l'écorce du grain.

Les légumes et fruits farineux (pomme de terre, châtaigne, haricot, pois, lentille, etc.,) sont de bons aliments énergétiques. Comme les céréales, comme les pâtes, ils sont énergétiques par leur *amidon*, produit *chargé d'énergie solaire directe*.

Par leurs sucres dilués et vivants, les fruits frais ou secs, les marmelades, les jus de beaux fruits sont d'excellents aliments.

Le miel est un aliment quelque peu concentré. Ses qualités laxatives font passer sur sa concentration. On n'en abusera pas. Pythagore le recommandait surtout aux vieillards.

Les graisses *végétales* sont aussi de bons aliments énergétiques, très supérieurs aux graisses animales.

Les graisses animales (saindoux, margarine, beurre cuit, etc.) outre leur toxicité fréquente, ont le grave inconvénient d'enrayer le travail digestif.

Les huiles (blanche, d'olive, d'arachide ou de noix), les beurres végétaux, les fruits oléagineux (amande, noix, noisette, olive, etc) sont pour nous des aliments gras de choix.

LE PAIN

« Ceux qui, directement ou indirectement,
ont jeté le discrédit sur le pain, ont commis
une mauvaise action. » Carton.

*Le pain, aliment fondamental et sacré. — Faut-il manger du
pain complet, du pain bis, du pain blanc, du pain grillé, du pain
rassis, des pains de régime? Mangez votre pain blanc d'abord.*

⁂

« Le pain levé fut connu des Egyptiens il y a plus de
quatre mille ans; puis l'usage s'en répandit successivement
en Phénicie, en Grèce, en Italie, en Gaule. Les premiers Romains ne connaissaient que la bouillie (pulmentum), et les
galettes cuites, et, c'est seulement deux siècles avant l'ère
chrétienne qu'ils apprirent des esclaves Grecs la panification
obtenue par le levain. Les Gaulois se servaient déjà de levure
de bière. Le levain des Romains se composait, d'après Pline,
de farine de millet délayée dans du moût.

« Le pain doit redevenir ce qu'il était pour nos pères, l'aliment fondamental et sacré, celui sur lequel on traçait une croix
avant de l'entamer, celui que, dans certaines campagnes, on
faisait baiser aux enfants avant de l'entamer.

« La panification est une des plus belles découvertes de la
civilisation; elle compte parmi celles qui ont le plus facilité
la meilleure évolution humaine. » Carton.

Il faut savoir que, plus le pain est blanc, moins est grand
son pouvoir vivifiant et nutritif. Les farines bises sont de
beaucoup les plus nourrissantes parce qu'elles contiennent
les gruaux vivants et tonifiants de la région sous-corticale du
grain. Les farines très blanches ne contiennent guère que de

l'amidon; elles correspondent au centre du grain, région la plus pauvre en énergie solaire. Ainsi, dit Carton, « les qualifications commerciales de farines de première et seconde qualité sont en raison inverse de leur valeur alimentaire, et constituent une duperie pour le consommateur »; il faudrait dire pour le consommateur bien portant, car pour le consommateur malade, les farines blanches sont tout de même les meilleures, quoique étant les moins nutritives.

C'est qu'en effet, le *pain complet* est l'aliment merveilleux des biens portants; mais encore faut-il que ces bien portants soient très actifs. Il apporte à leur organisme des matériaux puissants, vivants, sains. Mais il exige des organes digestifs robustes, des muscles volumineux travaillant durement, un foie assurant des combustions cellulaires parfaites: dans un estomac débile, dilaté, il ne « passerait » que fort mal; les abondants déchets d'une cellulose dure, qu'il laisserait dans un intestin enflammé, créeraient l'entérite et des malaises réflexes; très riche en azote, il ne pourrait être intégralement brûlé par un foie insuffisant ; il résulterait de cette incomplète combustion une pléthore dangereuse: malaises de tête, migraines, palpitations de cœur, essoufflement, rhumatismes, excitation nerveuse, congestion du foie.

Le *pain bis* est l'aliment de choix des ouvriers travaillant au plein vent: bûcherons, terrassiers, laboureurs; il est bon pour le soldat en manœuvre, à la guerre, pour l'alpiniste en excursion, à la condition que tous ces gens aient une vigoureuse complexion.

L'usage du pain bis, chez ces gens, leur donne tout le bagage énergétique dont ils ont besoin, et leur évite d'avoir à chercher la stimulation dans une nourriture dangereuse (viande, alcool). Avec Carton, je pense *qu'il est hors de conteste que le pain bis est le meilleur substitutif à recommander aux gens qu'on sèvre progressivement de viande et d'alcool, mais encore faut-il qu'ils ne soient pas atteints de débilité digestive trop prononcée.*

Attention donc, malades qui voulez guérir, n'allez pas user inconsidérément du pain complet ou du pain bis.

Quoique le pain bis soit plus nutritif que le pain blanc, il est franchement à déconseiller aux tuberculeux, aux dyspeptiques, aux entériteux, aux citadins sédentaires, et ceux-là même qui croient prendre assez d'exercice doivent l'employer avec prudence. « Pour des individus sains d'activité moyenne ou sédentaires, c'est un aliment beaucoup trop riche, dit Carton; il pousse à la pléthore et à l'encrassement cellulaire. Pour des dyspeptiques, des arthritiques ou des malades c'est un dangereux aliment de suralimentation et de fatigue. »

Le *pain blanc*, moins nourrissant, moins stimulant, est bon pour les organismes fatigués, amoindris, arthritisés, dyspeptiques, sédentaires; tous les gens qui ne vivent pas au plein vent et d'une vie intense doivent user de pain blanc.

La panification moderne a fait beaucoup de mal à notre génération, parce quelle a donné à tous, même aux gens normaux ou presque normaux qui auraient bénéficié du pain bis, le goût du pain blanc.

« Pour satisfaire, dit Balland, aux exigences croissantes du consommateur, qui veut un pain de plus en plus blanc, on a eu l'évolution extraordinaire de la mouture par cylindre, et l'on a vu, au détriment de l'alimentation générale, le rendement des blés en farines courantes tomber graduellement, en moins de 35 ans, de 76 pour 100, à 70, puis 65 à 60 et à 55 pour cent. Aujourd'hui on va plus loin, on a recours à l'électricité... »

Tout le monde, aujourd'hui, partout, veut du pain très blanc. Le pain blanc, alimentant et excitant à peine assez les organismes valides et actifs, a provoqué en eux une fringale d'autres excitants; ainsi sont nés, en partie, peut-être, le besoin d'alcool et de viande.

« Se trouvant moins nourris, et moins stimulés surtout, les travailleurs manuels ont dû rechercher d'autres sources d'excitation vitale pour combler le déficit et ils se sont rejetés sur les boissons alcooliques, la nourriture carnée intensive et les aliments industriels. On sait les conséquences d'un tel état de choses: le manque d'endurance au travail, la misère physiologique, la tuberculose. » Carton.

Le pain grillé vaut mieux, aux grands malades, surtout si c'est du pain blanc.

Le pain rassis est, pour tout le monde, meilleur que le frais. Toutefois le pain blanc cesse d'être comestible vers le troisième jour: le pain bis lui, peut être conservé beaucoup plus longtemps.

Le pain de seigle, ou de blé et seigle, est favorable à la santé; il est laxatif et décongestionne le foie. Il ne faut pas en continuer longtemps et uniformément l'usage, car il produirait des fermentations intestinales.

Les pains d'aleurone, d'amandes, de gluten, de soja, beaucoup trop riches en matières albuminoïdes, sont mauvais.

Les pains de régime: zwieback, biscottes, sont des aliments concentrés, chimiqués, donc dangereux.

Le pain d'épice est bon, s'il est bien fait.

La *cure naturiste* s'appliquant le plus souvent à des gens débiles, ou franchement malades, je donnerai pour terminer le conseil général suivant: « mangez votre pain blanc d'abord... », en même temps que vous suivez, pour votre régénérescence, les autres prescriptions de vie saine, et dites-vous bien qu'un jour, vous aurez acquis la vigueur de bénéficier du pain bis sûrement, du pain complet peut-être.

LES BOISSONS

La vraie boisson: l'eau. — Faut-il boire en mangeant? Faut-il boire chaud? — Vin, cidre, bière. — Les jus de fruits.

*
**

« La meilleure boisson, dit Henri Durville (Cours de Magnétisme personnel), est l'eau, l'eau de source pure, sans propriété médicamenteuse spéciale, prise en petite quantité. Si l'eau est claire et limpide, sans odeur, sans saveur, on la boira telle qu'elle vient d'être tirée, pas trop fraîche, sans qu'elle soit bouillie ou filtrée.

« L'eau est la boisson idéale. C'est elle qui fait croître la plante, qui désaltère l'animal. C'est elle qui, de l'avis de tous les hygiénistes, convient aussi à l'homme.

« Bouchard dit à son sujet: « L'eau prise en boisson, l'eau absolument pure et simplement filtrée, est indispensable en certaines proportions pour accélérer les actes de la désassimilation et favoriser les métamorphoses organiques: elle est malheureusement bannie actuellement de la table du riche et du pauvre; personne ne boit plus aujourd'hui d'eau naturelle et cependant le manque d'eau fait que les produits de la dénutrition s'accumulent dans le sang, les conditions de l'*osmose* sont suspendues, et les produits excrémentiels accumulés viennent vicier les tissus et les humeurs. »

Le Naturiste, bien désintoxiqué, arrive à trouver à l'eau pure des saveurs fines que les buveurs de liqueurs fortes ne soupçonnent pas.

L'animal ne boit pas en mangeant; il vaudrait mieux faire comme lui: l'ingurgitation de liquide pendant les repas dilue les sucs digestifs, accroît la masse d'aliments dans l'estomac et retarde la digestion.

Les estomacs dilatés supportent mal la boisson prise pendant les repas. Donc, on boira le moins possible en mangeant. Le mieux serait de boire à jeun.

Boire au dessert, comme le font souvent les dyspeptiques, est à peu près comme boire au cours du repas, car, à ce moment, toute la masse alimentaire est encore dans l'estomac.

Les estomacs très paresseux peuvent se bien trouver de boire chaud, de temps en temps.

Le lait ne doit pas être pris comme boisson, pendant les repas, en raison de son haut pouvoir alimentaire.

Les jus de fruits non fermentés constituent une bonne boisson, pour les faibles, à condition que leur usage n'en soit pas continué trop longtemps pendant les repas.

Les intestins paresseux se trouvent à merveille d'un verre de jus de fruit frais (raisins spécialement), pris le matin, au réveil.

Peut-on, ou faut-il boire du vin, de la bière, du cidre? Oui, mais peu, et il vaut mieux les couper d'eau. Le cidre a contre lui son acidité.

Guillaume Temple disait du vin: « le premier verre pour moi, le second pour mes amis..., le quatrième pour mes ennemis. »

    « Mais, comme les plaisirs, le vin a ses dangers,
    Souvent on paya cher ses charmes passagers. »

Delille.

LES OBJECTIONS A MON RÉGIME

Un régime sain s'impose à tous, biens portants ou malades. — Ne nous effrayons pas du mot régime. — Mon régime ne complique pas la cuisine, il la simplifie; il est économique; on peut le suivre partout, à la campagne, à la ville, en caserne, à l'hôtel, etc. — Il ne fera pas de vous un anormal qui « ne mange de rien » et qu'on n'invite plus. — Il développe le goût des choses saines. — On pourra faire de temps en temps, une joyeuse « escapade alimentaire ».

**

Des chapitres précédents, il résulte que l'espèce humaine ne sait plus s'alimenter; nous avons étudié les aliments néfastes; nous avons vu à quels troubles ils conduisent; nous avons vu ensuite quels sont les aliments sains; il nous reste maintenant à combiner ces aliments sains pour en faire ce qu'on est convenu d'appeler des Régimes alimentaires.

Mais des objections viennent sur toutes les lèvres: « Vous voulez donc, me disait un jour le Docteur D... qui venait d'assister à une de mes conférences sur le Naturisme, imposer à tout le monde un régime! Mais, voyons, y songez-vous, nous ne sommes pas tous des malades. Vous prétendez me priver d'une foule de mets que j'adore...; et puis, vous qui parlez sans cesse de suggestion, n'allez-vous pas, en nous forçant à nous soigner, nous suggérer que nous sommes souf-frants, et nous faire le devenir? »

Dans mon *Art de vivre longtemps*, je réponds à cela: Vous dites, mon cher ami, que je veux « imposer » à tous un régime; disons, si vous voulez bien « conseiller », ce sera plus exact. Le conseil, d'ailleurs, ne s'adresse qu'à ceux qui veulent bien l'entendre. Réussirai-je à modifier le mode ali-mentaire de tant d'ogres en hyperfonctionnement qui prennent leur excitation pléthorique pour une parfaite santé? Je n'ose le croire. — Et l'alcoolique ne consentira pas toujours à abandonner sa bouteille; et quantité d'arthritiques amaigris, tuberculeux ou tuberculisables croiraient qu'ils vont aller au tombeau s'ils supprimaient leur viande crue, leurs six œufs, leur huile de foie de morue de tous les jours. Le « régime du longévite », comme je l'ai appelé, ne peut s'appliquer qu'à des gens qui, rejetant les vieux préjugés en cours, peuvent réfléchir par eux-mêmes.

Vous dites, ami, que nous ne sommes pas tous des malades. Heureusement! Mais ne vaut-il pas mieux, même lorsqu'on est ou qu'on se croit en bonne santé, ne pas abreuver de poisons les organes, car tant va la cruche à l'eau qu'à la fin elle se casse; tant va l'homme au bord du trou, qu'à la fin il y tombe...

D'ailleurs, je ne vois pas pourquoi s'effarer d'un « régime » à suivre. Le mode alimentaire que je prescris n'est pas plus ni pas moins « un régime » que celui que vous utilisez pour vous-même. On a coutume de considérer qu'un régime ne s'applique qu'à des malades, et on en a peur, parce qu'on se le représente comme un obstacle aux fantaisies de l'estomac, comme un empêcheur de bons dîners. Je me demande lequel des deux, du mien ou de l'ordinaire, est un véritable régime. Pourquoi l'alimentation empoisonneuse, qui est celle de nos contemporains, n'est-elle pas un « régime »? Alors que celle que je prescris, saine et physiologique, en serait un. — Considérer que les conseils alimentaires que je donne constituent un régime de malade, c'est avoir l'arrière pensée que les poisons dont s'encombrent nos tables constituent un « régime de santé ». — C'est là une fort étrange conception.

Pour moi, c'est ce que mangent nos concitoyens, qui constitue un régime; c'est même un vrai régime pour devenir malade.

Le plus gros reproche que vous me faites, au fond, c'est surtout celui de vous priver d'une foule de mets que vous aimez beaucoup. Eh bien, retenez bien ceci: cette foule de mets que vous aimez beaucoup, vous ne l'aimez ainsi que parce que vous la savourez souvent. Notre goût est, en effet, une merveilleuse fonction qui nous fait adorer ce que nous mangeons le plus. Ainsi, la génération actuelle n'aime le sucre que parce que le sucre est sur toutes nos tables; le mangeur de viande n'aime son beafteck que parce qu'on lui en sert depuis son enfance. L'anglais aime son pudding, et l'allemand sa choucroute parce que ce leur sont des mets de tous les jours. La grenouille que le français trouve succulente est détestable pour les gens d'outre-manche. Et le chinois fait de son riz un délice, parce qu'il manque souvent d'autre chose. Avez-vous, dites-moi, aimé les huîtres la première fois qu'on vous en fit goûter? Non: l'habitude seule vous en a fait trouver le parfum.

Ne savez-vous pas que le buveur d'eau prend bientôt le vin en horreur? Et si vous devenez un jour un fervent du Naturisme, vous serez stupéfait vous-même d'avoir pu jadis aimer les mets malsains, d'avoir pu manger des épices, des stimulants. Vous humerez le parfum d'un légume cuit sainement, vous découvrirez des saveurs délicieuses dans une eau qui jadis vous eût semblé fade; dans un fruit, doré de soleil, vous trouverez les senteurs de l'automne.

Pour tous ceux que je désintoxique, la cuisine simple et naturelle devient la plus délicieuse des cuisines, et si vous saviez quelle impression de santé, de bonheur calme elle communique à ses adeptes, vous en viendrez vous-mêmes à la préconiser.

L'homme ne tient à ses poisons que parce qu'il y plonge; quand il en sort, il prend l'amour des choses saines.

On arrive, sans s'en rendre compte, à aimer le régime sain; on retrouve cet instinct de nature, si développé chez l'animal, qui nous protège des choses malsaines.

— Mais pourrai-je jamais suivre un régime? m'a-t-on objecté souvent: je suis garçon, et ne puis faire de cuisine; je suis en famille, et, mes parents n'acceptent pas vos idées, on ne me fera pas mes plats à moi; je suis militaire, donc je dois manger comme mes camarades; je vis à l'hôtel, en pension de famille, un régime compliquerait...; je suis à l'étranger et n'ai pas sous la main les aliments qui conviendraient.

Ces objections sont inexistantes: vous êtes en famille, vos parents n'acceptent pas mes idées, apprenez à les convaincre; vous êtes avec eux, la tâche est facile. Prouvez par votre exemple personnel que le Naturisme est la meilleure des médecines; prouvez que vous vous transformez, que vous devenez un autre être, plus instruit, mieux portant, mieux équilibré, plus énergique, plus moral. Donnez des arguments irrésistibles, puisez-les dans cet ouvrage: lisez, relisez, apprenez. Quand vous aurez fait comprendre aux vôtres ce qui est la vérité, non seulement on ne vous refusera pas une alimentation plus saine, mais on s'y soumettra soi-même.

Des milliers de familles, dans tous les coins du monde, sont devenues des ferventes de la vie saine, par l'exemple d'un de leurs membres que j'ai soigné.

Vous êtes garçon, vous vivez en pension de famille, à l'hôtel, à la caserne, à l'étranger; vous êtes obligé de manger avec tout le monde et comme tout le monde; n'allez pas croire que vous êtes ainsi dans l'impossibilité de mieux vivre.

J'ai établi pour vous aussi, un régime alimentaire qui vous permettra de revenir à la santé. Y reviendrez-vous aussi vite que si vous aviez le libre choix de vos plats? Non, certes, vous mettrez un peu plus de temps pour gagner votre guérison; mais vous atteindrez le but tout de même. (voyez plus loin au chapitre Les Régimes).

Quant à l'objection qu'on m'a faite parfois: « un régime, c'est trop compliqué », j'espère que vous n'y penserez jamais. — Compliqué! mais le caractère essentiel de mes prescriptions alimentaires, c'est justement la simplicité.

Et me direz-vous enfin que « vous en avez suivi déjà des régimes, et que cela ne vous a pas amélioré, ou vous a fait du mal »? Je vous réponds: il y a des régimes qui sont franchement incendiaires, il en est d'autres qui sont médiocres, il en est qui sont bons. Si vous en avez suivi de mauvais, cela n'est pas ma faute, et c'est justement une raison pour vous soumettre à un meilleur. Vous verrez à l'épreuve.

D'ailleurs, peut-être avez-vous mal exécuté des prescriptions qui étaient bonnes. Peut-être avez-vous pris pour un plus mal, ce qui, en réalité, était une *crise de retour*, c'est-à-dire un effort réactionnel de votre organisme pour se débarrasser du mal. S'il en est ainsi, vous n'avez qu'à recommencer, et, avec l'aide de mes conseils, vous devez atteindre le but qui vous a échappé jusqu'à ce jour.

N'allez pas, d'ailleurs, me répéter ce qu'on m'a dit souvent: « aujourd'hui, je n'ai mangé qu'exclusivement des mets que vous autorisez, et en quantité rigoureusement dosée, j'ai tout de même eu mes tiraillements d'estomac, ma migraine, mes fermentations. »

— Evidemment! — Vos tiraillements d'estomac, vos migraines, vos fermentations, et le reste, sont l'aboutissant d'un long passé, où les erreurs alimentaires se sont entassées sur les erreurs alimentaires; vous ne pouvez prétendre qu'un seul repas sain, ni deux, ni trois, pas même dix ou vingt, auront raison de tout cela. Sachez continuer, sachez attendre; la Nature ne connaît pas les sauts brusques, les guérisons en coup de fusil ne sont pas définitives: les lésions se réparent sûrement mais lentement. Sachez mériter votre guérison. J'aiderai, d'ailleurs, à votre rénovation de toute ma force.

Qu'on n'aille pas croire, enfin, que mon régime naturiste est une contrainte de tous les jours, de toutes les heures, qu'il transforme l'être en un ruminant maniaque, qu'on montre du doigt, qu'on n'invite pas parce qu'il « ne mange de rien » !

Le Naturiste *équilibré* n'est pas un personnage original, austère, anormal: son but, au contraire, est d'atteindre plus d'harmonie. Il aime ce qui est sain, parce que c'est sain, mais il sait frôler, à l'occasion, ce qui ne l'est pas, parce qu'il sait être le maître de son corps et de son âme. Il saura faire, de temps, en temps, et selon son degré de santé, une « escapade alimentaire », en un repas joyeux d'amis; il évitera ainsi de devenir par trop sensible aux toxiques.

LES RÉGIMES

« Ami lecteur, je vous le crie bien haut, de
toutes mes forces, du plus profond de moi-
même, avec toute l'ardeur enthousiaste de ma
conviction, avec toute la sincérité de mon
cœur, avec toute la chaleur de mon âme. *Je
veux*, je veux qu'aujourd'hui même soit le
jour le plus important de votre vie. Oh, si
vous étiez près de moi combien il me serait
facile de vous décider! Pourtant, bien qu'éloigné, vous lisez ces pages que j'ai composées
pour vous avec toute ma ferveur. Vous êtes
donc un peu devant moi-même. Malgré la distance, mon pouvoir n'est pas moins réel. D'invisibles radiations vont émouvoir votre être,
une suggestion puissante va pénétrer votre
cœur. Allons, c'est décidé! C'est pour vous-
même, c'est pour le bonheur de votre famille,
des autres, c'est pour le bien-être de votre race! Vous voulez vivre une vie plus logique,
plus saine, plus heureuse. Vous savez que la
route, peut-être, sera longue, mais que vous
importent les obstacles, puisque, avec mon aide, vous en saurez triompher! »

Henri DUNVILLE
Cours de Magnétisme personnel, 5ᵉ édition.

*La formule pythagoricienne: « Tout ce qui ne t'incommode pas
est la juste mesure des besoins de ton corps », n'est plus bonne,
parce que nous avons perdu nos instincts naturels.*

*
* *

Le retour au régime sain m'apparaît comme étant la condition essentielle du retour à la santé humaine, comme la
condition essentielle de l'amélioration physique et morale de
la race. Rien n'influe plus sur la vie, sur sa bonne santé, sur
sa durée que le choix qu'on fait des aliments.

Quel doit être ce régime de santé qui doit régénérer l'espèce humaine?

La vieille formule établie jadis par le sage Pythagore, à savoir: « Tout ce qui ne t'incommode pas est la juste mesure des besoins de ton corps » serait bonne encore, si l'espèce humaine avait conservé ses instincts naturels, si la civilisation n'avait fait naître une foule de faux besoins, créé des craintes déraisonnables et des appétits sans borne; nos tiraillements d'estomac traduisent aussi souvent l'inflammation de l'organe qu'une faim réelle, notre soif correspond parfois à un besoin mental d'excitant bien plus qu'à un manque d'eau cellulaire... La science intervient, qui, reprenant à sa base l'étude anatomique et physiologique de l'homme, reconnaît nos vrais besoins, et établit le régime vraiment sain.

LE RÉGIME DE L'ÊTRE VRAIMENT SAIN

L'être humain « très près de la Nature », c'est-à-dire bien vigoureux, doté d'organes digestifs robustes, et vivant sainement d'un exercice laborieux à l'air, devrait avoir un régime alimentaire composé de la façon suivante:

Alimentation liquide: eau pure.

Alimentation solide: céréales (en nature, en bouillies, en potages, en pâtes), légumes (légumineuses, farineux et verdures), fruits de saison, surtout crus, très mûrs, pain complet ou bis, œufs et laitages, huile.

Je conçois ainsi les repas types de cet humain:

Petit déjeuner: fruits bien mûrs crus, avec pain complet ou bis, le tout à discrétion.

Déjeuner de midi: un plat de légumineuses ou de farineux, un plat de verdure, crue ou cuite, en nature ou à l'huile, fromage, fruits, pain complet ou bis, eau.

Goûter (facultatif): fromage ou fruit, pain.

Dîner: potage lacté végétal ou bouillie de céréales (épais), verdure, fromage *ou* fruit, pain complet, eau.

On mangerait de tout, à sa faim, celle-ci correspondant à un vrai besoin, en raison de l'intégrité organique.

Le régime ainsi conçu comporte: les albumines nécessaires à l'entretien et à la réparation de l'organisme fatiguant sous le dur labeur (légumineuses, gluten du pain, caséine du fromage); les substances hydrocarbonées nécessaires aux combustions (farines, fécule, sucre de fruit, graisse, huile); les sels minéraux nécessaires à l'entretien des tissus, des os (légumes verts, fruits); la cellulose pour balayer l'intestin (verdures); l'eau; les éléments vivants (fruits crus, céréales).

Par ce régime, l'humain non taré par son hérédité, vivrait théoriquement son cycle normal, c'est-à-dire cinq fois le temps de la croissance de ses os, soit 125 ans!

On voit que la viande ne fait pas partie de ce régime, car la viande n'est nullement nécessaire, même à ceux qui travaillent dûrement.

Cela veut-il dire que la viande serait dangereuse au gaillard ainsi nourri? Nullement. Elle lui serait même bien moins dangereuse qu'à nous; la vigueur de ses combustions internes lui permettant de brûler l'excédent qu'aurait pu apporter la ration de viande, il ne fabriquerait que peu d'urée ou d'acide urique; s'il en fabriquait il les éliminerait facilement à travers ses émonctoires sains.

Pour cette raison, l'être « très près de la Nature » pourrait sans inconvénient manger un peu de viande; s'il ne le faisait que de temps en temps, cela vaudrait mieux. Ainsi, nos ancêtres vécurent souvent de leur pêche, de leur chasse, sans aucun dommage durable pour leur santé, le fond de leur nourriture demeurant fruito-lacto-végétarienne.

LE RÉGIME
POUR LES TARES NUTRITIVES MOYENNES

« Les voluptueux hésiteront peut-être à se
soumettre à toutes ces règles, qu'ils sachent
alors qu'ils cessent d'avoir des droits à une
bonne santé; elle n'est point pour eux. »

SALGUES.

*Le rationnement pour les gras. — Le rationnement initial pour
les maigres. — Comment procéder pour se rationner sans souffrir.
— La vibration du foie et du rein, pour hâter la stimulation nutritive et le décrassage. — Liste détaillée des aliments défendus, à surveiller et permis. — Comment combiner simplement des repas sains:
le petit déjeuner, le déjeuner, le dîner.*

**

Mais ils sont maintenant bien rares ceux dont les organes
digestifs seraient assez solides, pour tolérer le régime idéal
précédemment décrit.

L'alimentation typiquement saine est devenue indigeste
pour nos estomacs dilatés, pour nos intestins entériteux, pour
nos foies insuffisants. Les hommes se sont habitués à la
viande, qui digère aisément et vite, aux épices, qui aiguillonnent l'appétit, aux sucres, aux alcools, aux excitants; leur
tube digestif, amoindri musculairement ne peut plus, et ne
veut plus travailler; il a peur des déchets alimentaires, peur
de la cellulose, le pain bis ne digère plus. On veut des purées
parce qu'on n'a plus la force, ou plus le temps de mâcher, ou
parce qu'on n'a plus de dents pour le faire. On veut du café,
du thé, parce que la machine est lasse.

Il faut bien compter avec toutes les exigences de l'organisme débilité; il faut, de toute nécessité, lui concéder des cho-

ses toxiques, parce qu'il vit de ces toxiques qui le tuent! et le priver des choses saines parce qu'il ne peut plus les digérer.

Supprimons lui, parmi les choses toxiques, celles qui lui font le plus de mal, et conservons lui, au moins pour un temps, les moins mauvaises des mauvaises choses auxquelles sa vie et son ascendance l'ont accoutumé; en même temps nous le ramènerons, par un Naturisme bien compris, vers l'équilibre idéal.

A mesure qu'il se régénérera, il aura moins besoin de ses poisons; à mesure, il deviendra capable de bénéficier des aliments vraiment sains, qui lui sont maintenant intolérables, et il évoluera *vers* le régime type précédemment décrit.

Voilà pourquoi, dans le régime qu'on va lire, j'autorise de la viande, aliment qui ne devrait être pour l'homme qu'un aliment « accidentel ». Je choisis parmi les viandes, celles qui sont le moins toxiques, et j'en donne peu. Voilà pourquoi je conseille, au lieu de pain complet ou bis, le pain blanc, moins riche en déchets cellulosiques, et par conséquent plus digestible pour des organismes affaiblis, je déconseille l'usage des légumineuses sèches (haricot rouge, fève, pois sec, cassé, décortiqué) en raison de leur toxicité, de leur fermentescibilité, et de leur richesse trop grande en matériaux albuminoïdes.

Fait capital, enfin, je rationne mes malades. — Les organismes las, ralentis dans leurs échanges, encrassés par le sédentarisme et l'alimentation trop copieuse et trop riche, arthritisés, anémiés, les gros sanguins, les pâles lymphatiques, les amaigris, bénéficient grandement du rationnement initial. Le rationnement leur apporte le repos nutritif; il leur permet de ressaisir leurs énergies vitales, captées jusqu'alors par la défense contre les déchets. Je fais toujours manger moins, au début de la cure de désintoxication, même si l'on mangeait peu déjà.

Les gras acceptent de suite le rationnement; les maigres, insuffisamment renseignés, s'effarent parfois: « Moins manger! pensent-ils, mais je suis si faible, si anémique, déjà. » — Vous êtes faible; mais avez-vous amélioré votre santé, en mangeant plus? Avez-vous pris du poids en vous suralimentant? — Non; ou si vous en avez pris quelque peu, avez-vous longtemps gardé votre embonpoint? Non. A la première occasion, votre organisme s'est débarrassé d'une graisse de mauvais aloi, et mal acquise. Tout compte fait, à avoir « bien » mangé, vous n'avez rien gagné; eh bien alors, n'hésitez pas, mangez moins. Vous maigrirez! Oui, un peu d'abord. On perd généralement, au début, un kilog, rarement plus. *C'est de choses mauvaises que l'organisme se défait:* eau qui diluait des produits toxiques, graisses inutiles, déchets; l'organisme s'allège d'un poids mort, qui encombrait les tissus; c'est la première étape de la régénérescence. Ensuite on fera du muscle.

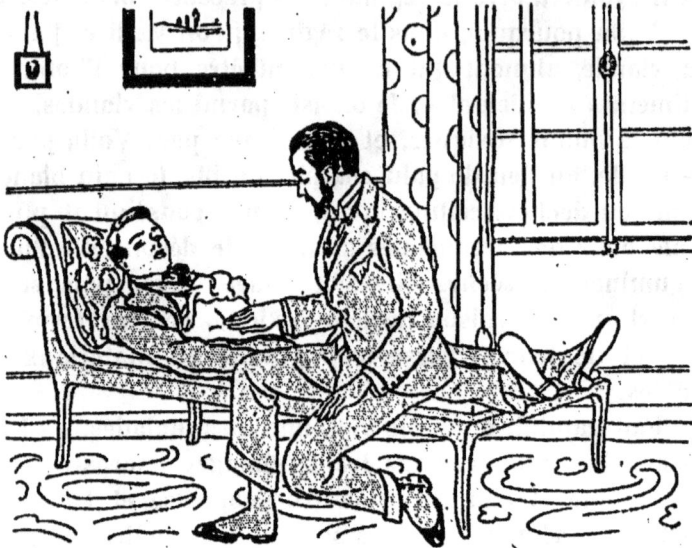

Fig. 11. — La vibration manuelle du foie pour stimuler les fonctions nutritives
(Méthode Durville).

Comment procéder au rationnement, pour ne pas faire souffrir son malade?

J'explique ma façon de faire dans mon *Art de vivre long-temps;* je suis obligé d'y renvoyer pour ne pas faire trop de redites. Je dirai seulement ici: Je commence par faire un rationnement qualitatif, c'est-à-dire que je remplace les mets trop nourrissants par d'autres, donnant un égal volume, mais qui nourrissent moins, autrement dit je ne change d'abord rien à la quantité alimentaire, c'est la qualité nourrissante que je diminue; de la sorte l'estomac, habitué aux grosses rations est trompé et satisfait.

Ensuite je diminue aussi la quantité très progressivement.

Une cure de rationnement et de désintoxication alimentaire doit être faite avec méthode, douceur et prudence, comme on fait la désintoxication dans les cas d'alcoolisme ou de morphinomanie.

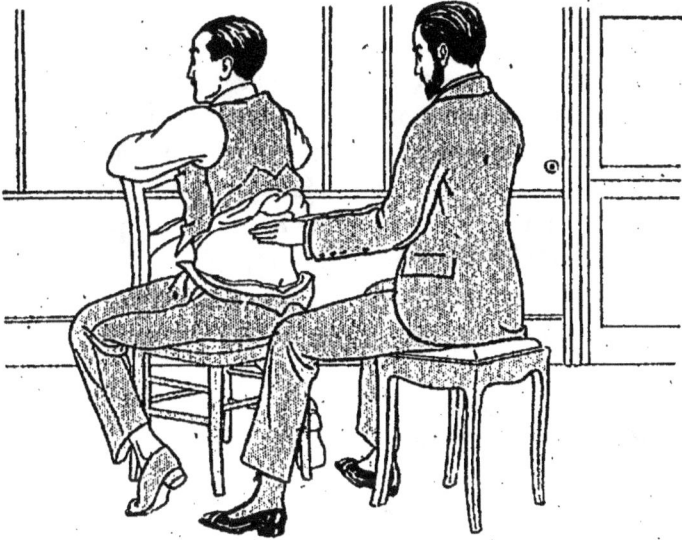

Fig. 12. — La vibration manuelle du rein (dans le triangle de J. L. Petit) pour stimuler les fonctions nutritives (Méthode Durville).

Plus on est malade et intoxiqué, plus on devra se mettre lentement au régime sain. Procéder trop vite serait commettre une faute lourde et se condamner à des malaises désagréables qui feraient peut-être renoncer au traitement.

Ne pas vouloir brûler les étapes est une condition de succès: qui sait comprendre et attendre, guérit.

Dans certains cas d'arthritisme: chez des adipeux, des diabétiques, de gros pléthoriques, chez quelques artérioscléreux, il m'arrive de commencer la cure de désintoxication non plus seulement par ce simple rationnement de quelques jours ou de quelques semaines, mais par un véritable jeûne de durée variable.

La cure de jeûne est fertile en résultats; elle a des indications précises. Les créateurs de religions, en l'érigeant en dogme, pour la faire adopter de leurs gourmands adeptes, ont montré qu'ils connaissaient non seulement la psychologie humaine, mais aussi les grands principes de la médecine qui guérit.

Au rationnement du début de ma cure alimentaire, à l'intensification de l'exercice, j'adjoins encore, quand c'est possible, c'est-à-dire quand le patient peut venir à Paris, la vibration manuelle du foie, ou des reins ou du foie et des reins. Je dis vibration manuelle parce que la vibration faite avec un appareil vibrateur ne donne pas les résultats voulus.

La vibration sur le foie décongestionne la cellule hépatique, avive son fonctionnement, expulse les produits biliaires accumulés dans le vésicule biliaire, etc.

La vibration sur le rein débarrasse l'organe des produits qui le bouchent, chasse l'urée, l'acide urique, les phosphates superflus, etc..... (Voir les figures).

L'appétit ne tarde pas à revenir. c'est le moment d'en profiter. On augmente alors la ration, et bientôt le poids augmente.

On trouvera aux pages suivantes la liste des aliments défendus, à surveiller et permis:

CURE ALIMENTAIRE DE DÉSINTOXICATION
pour tares nutritives moyennes
ALIMENTS QUI SONT :

DÉFENDUS	A SURVEILLER	PERMIS
Viandes (Boucherie, Charcuterie, Poissons).		
Foie gras, Porc chaud. Pieds truffés. Cervelles. Ris et abats. Triperie. Viandes très jeunes. Gibiers. Viandes grasses. Saucisses. Saucisson. Boudin. Cervelas. Tête de veau.	Canard. Pintade. Oie. Foie. Rognons. Dinde. Mortadelle. Porc froid. Veau (pas trop jeune).	Bœuf (filet, faux-filet, rumsteak, beafteck, etc.) Cheval, Mouton. Côtelettes. Gigot. Agneau. Lapin. Pigeon. Poulet. Jambon.
Poissons salés, séchés, conservés, et fumés. Poisson en boîte métallique (sardines à l'huile, maquereaux en boîte, etc.) Morue. Raie. Anchois	Tout poisson ayant voyagé est dangereux pendant la saison chaude. Poisson en sauce.	Tous poissons de rivière très frais et n'ayant voyagé qu'au minimum. Parmi les poissons de mer, les poissons maigres très frais: sole, merlan, harengs frais, les petits poissons plats. Cuire à l'eau ou faire griller, ou frire à l'huile. Hareng et Maquereau grillés.
Crustacés et Mollusques		
Tous sont mauvais; homard, langouste, écrevisse, crabe, crevette. Tous les coquillages, sauf l'huître (moule, coquille St Jacques, coque, palourde, etc.) Escargot.		Huître.
Pains, Pâtes, Céréales		
		Les pâtes sont toutes bonnes (vermicelle, macaroni, coquilles, nouilles, semoule, tapioca, etc.). Il n'est jamais utile qu'elles soient aux œufs. Farines: blé, sarrazin, avoine, orge, maïs.
Pain complet.	Pain bis, pain de seigle.	Pain blanc et de ménage.

CURE ALIMENTAIRE DE DÉSINTOXICATION
pour tares nutritives moyennes

ALIMENTS QUI SONT :

DÉFENDUS	A SURVEILLER	PERMIS
Sauces et Graisses		
Saindoux. Lard. Beurre cuit. Margarines. Tip. Toutes sauces compliquées, épicées. Ragoûts (sauf ceux à l'huile de temps en temps). Roux. Fritures à la graisse et au beurre. Épices: poivre, moutarde, piment, carry, pickles, cannelle, vinaigre et tous acides.		Toutes graisses végétales: huile blanche, d'olive, d'arachide, de noix. Cocose. Beurre végétal. Fritures à l'huile. Sauce blanche. Sel.
Légumes farineux		
Toutes les légumineuses sèches: fève sèche, haricot sec noir ou rouge., Pois sec, cassé ou décortiqué. Toutes les conserves en boîtes métalliques.	Haricot blanc sec. Topinambour. Rave.	Toutes les légumineuses fraîches: haricot vert en gousses ou écossés. Haricot blanc ou noir *frais*. Pois vert en gousses ou écossé. Lentilles. Pomme de terre. Riz. Carotte. Salsifi. Crosne. Céleri. Choux-rave. Rutabaga. Choux-navet. Navet. Julienne. Betterave. Panais.
Légumes verts		
Rhubarbe. Aubergine. Oignon cru. Ail. Echalotte. Choux de Bruxelles. Choux gras. Tous légumes en boîtes métalliques.	Choux sans graisse. Radis. Oignon en sauce. Choucroute.	Épinard. Toutes salades crues ou cuites: laitue, romaine, mâche, escarolle, chicorée, pissenlit. Cresson cru ou cuit. Oignon rôti au four. Blette. Poireau à l'huile. Asperges. Artichaut. Haricot et pois verts. Endive. Tétragone. Arroche. Cardon. Persil. Cerfeuil.

CURE ALIMENTAIRE DE DÉSINTOXICATION
pour tares nutritives moyennes

ALIMENTS QUI SONT :

DÉFENDUS	A SURVEILLER	PERMIS
Œufs		
		Très frais: 2 à 3 par semaine. L'albumine (blanc) est plus digestive si l'œuf est bien cuit.
Beurre et Laitages		
Beurre cuit ou noir. Lait pur pris comme boisson aux repas. Fromages forts: Roquefort, Cantal, Pont-Lévêque.	Camembert. Crème fouettée.	Beurre cru ou juste fondu, versé sur le plat, en servant. Lait au petit déjeuner. Lait fermenté (képhir, yohourt). Gruyère. Hollande. Port-Salut. Petit Suisse (un petit suisse égale 2 œufs). Double-crème. Crème, Fromage blanc. Brie, Coulommiers.
Potages		
Tous potages gras et concentrés, même s'ils étaient végétaux. Tous bouillons de viandes ou à extraits de viande. (Liebig, etc.)		Tous potages aux légumes ou aux pâtes, ou aux céréales (flocons d'avoine, etc.) Tapioca. Parfois soupe au lait.
Sucreries, Entremets, Gâteaux		
Toutes les sucreries: bonbons, caramels, chocolats, cacao, fruits confits. Confitures, marmelades très sucrées, Tous entremets très sucrés. Puddings.	Brioche, Miel.	Tartes aux fruits. Crèmes renversées. Gâteaux aux amandes. Pain d'épice. Beignets à l'huile. Biscuits secs (à la cuiller, petit beurre, fours). Croissant. Petits pains. Gâteau de riz (y ajouter des fruits frais). Gâteau de semoule. Meringue. Crêpe à l'huile.

CURE ALIMENTAIRE DE DÉSINTOXICATION
pour tares nutritives moyennes

ALIMENTS QUI SONT :

DÉFENDUS	A SURVEILLER	PERMIS
Fruits		
Fruits pas mûrs. Marmelades trop sucrées. Confitures.	Tomate. Groseille.	Pruneau. Melon. Citrouille. Châtaigne. Olive. Champignon. Tous beaux fruits de saison très mûrs, frais ou secs, naturels ou en marmelades à peine sucrées: pomme, poire, cerise, pêche, prune, orange, amande, abricot, noisette, ananas, framboise, banane, datte, figue.
Boissons		
Tous alcools, apéritifs, amers, vins toniques, pharmaceutiques, fortifiants. Vins vieux. Vins sucrés. Sirops. Thé fort. Café fort.		Eau. Eaux minérales (bues à leur source). Vals. Bières légères. Cidre. Vin avec eau. Tisanes (Camomille, fl. d'oranger, tilleul). Café de Malt. Malt Kneipp

LES REPAS

Avec les aliments que j'indique comme permis, et, accidentellement ou à titre d'épreuve avec ceux que je signale comme à surveiller, combinons nos repas.

Montéuuis a précisé un principe excellent, qui peut être considéré comme un fondement du régime sain: « le repas doit être fruitarien le matin, carné m'tigé à midi et végétarien le soir. »

Nous prendrons donc trois repas par jour. Le goûter est rarement utile; il est dangereux s'il est composé de thé, de chocolat ou de gâteaux malsains. Il sera permis si l'on travaille manuellement et vigoureusement, si l'on est en excursion; il sera alors composé de pain avec fruits bien mûrs ou fromage.

***

Le repas du matin pourra avantageusement être précédé de l'absorption d'un verre d'eau ordinaire, froide; bue dès le réveil, l'eau ordinaire est le meilleur des laxatifs (voir désintoxication intestinale). Le repas lui-même sera composé de pain avec café au lait (peu de café), ou lait, ou mieux avec fruits de saison très beaux et bien mûrs. Je recommande le râpé de fruit au lait. On râpe, dans une tasse, un beau fruit (pomme, poire, pêche, suivant la saison); on ajoute du lait; on sucre avec un peu de miel.

Si les fruits manquent, les remplacer par 10, 12, 15 beaux pruneaux, non cuits, qu'on aura mis tremper depuis la veille dans un peau d'eau (Carton). On égoutte l'eau le matin.

***

Le repas de midi comprendra: hors d'œuvre *facultatif:* il sera végétal et jamais acide; une viande rôtie ou grillée, plutôt rouge que blanche, saine, assez cuite, maigre (valeur cotelette). La viande peut être parfois remplacée par un farineux; dans ce cas on prendra du fromage. — un farineux qui sera pâte ou légume, une verdure crue ou cuite suivant les cas et un dessert (fromage ou fruit). Il y aura toujours, à chaque repas, au moins un plat cru.

Boire peu (un verre, ou un verre et demi), de l'eau de préférence. La bière légère, le vin coupé d'eau sont bons. Le cidre est peut-être un peu acide.

**

Le repas du soir sera toujours léger. On doit à l'école de Salerne ce sage conseil: « Si vous voulez vous garantir de toute infirmité, buvez peu de vin et ne mangez que peu le soir.»

Salgues répète, après Bacon, que tant que les nations européennes n'adopteront pas la bonne pratique du dîner minime, elles risqueront d'être constamment gouvernées par les indigestions, et leurs codes en seront toujours imparfaits. Car ce n'est pas quand l'estomac est surchargé que l'on cultive les sages préceptes de la raison.

Le repas du soir comprendra: potage aux légumes, ou aux pâtes, ou lacté, et ensuite un légume vert ou un farineux et un légume vert, et fruit. Si l'on n'a mangé qu'un légume, on ajoutera fromage. Boisson un verre.

**

Voici la ration alimentaire moyenne pour un adulte sédentaire pesant environ 60 kilogs. Je n'hésite pas à donner souvent moins, au début de la cure de désintoxication, pour aider au décrassage. J'atteins ensuite ces chiffres, et je les dépasse quand l'individu activant ses échanges par l'exercice a une vraie faim. L'adolescent se tiendra au-dessus des chiffres que j'indique, la femme et le vieillard resteront légèrement en-dessous.

Remarque importante: Pesez vos aliments *une seule fois,* pour vous rendre compte du volume que fournit le poids fixé, et ne recommencez pas; vous ne devez pas devenir un maniaque qui ne mange que la balance en main!

En mai-juin, je recommande la cure de belles cerises;

En juin-juillet-août-septembre celle de prunes (reine-claude), de pêche, de figue.

En octobre, celle de raisin, de poire.

En novembre-décembre, celle de pomme. Un excellent mode d'emploi de la pomme au petit déjeuner est le suivant: râpez une très belle pomme dans une tasse, emplissez de lait froid ou tiède, ajoutez un peu de miel.

En janvier, cure d'orange.

Ne faites pas de cure de fruits à l'époque ou le fruit est cher, car, à ce moment le fruit n'a pas sa meilleure qualité: c'est quand le fruit est le meilleur marché, au plein de sa saison, qu'il faut le consommer.

Quand il n'y a plus de fruits frais, la cure de pruneaux est indiquée, et, pour changer du pruneau, on peut employer du bon pain d'épice.

Jamais de chocolat, ni cacao.

Pour ceux dont les reins sont congestionnés, douloureux, insuffisants, pour les candidats au brightisme, à l'urémie, une matinale cure de petit lait est excellente. Dans un demi litre de lait mettez le soir 2 gouttes de présure, laissez près du feu pendant la nuit; le lendemain passez sur un linge et buvez le liquide qui filtre en guise de petit déjeuner. Pain rôti.

Pour les tares nutritives moyennes le déjeûner comprendra :

ration pour adulte sédentaire pesant 60 kgr.

Pain à croûte, ou grillé, ou rassis.............	70 gr.
et en outre:	
ou bien	
I. Lait, ou au pis Café au lait (très peu de café, 1 morceau de sucre).......................	200 gr.
ou encore	
II. Fruits frais de saison, très beaux et bien mûrs (pomme, poire, orange, bonnes prunes, pêches, figues, bonnes cerises, raisin, mendiants)........	150 à 200 gr.
ou encore	
III. Fruits secs (surtout les beaux pruneaux) qu'on fera tremper dès le soir dans un peu d'eau, sans les cuire. On égoutte l'eau le matin et on les mange tels	10 à 15 gr.
ou encore	
IV. Marmelade de beaux fruits mûrs, à peine sucrée.	200 gr.
ou enfin	
V. Fromage non fermenté (blanc, Gruyère, Hollande, Port-Salut)	morceau moyen

Pour les tares nutritives moyennes le déjeûner de Midi sera ainsi composé :

ration pour adulte sédentaire pesant 60 kgr.

Hors d'œuvre. Il sera toujours végétal, jamais vinaigré, très peu épicé. Le mieux est à l'huile. Jamais de sardines, ni saucissons, ni conserves. Choisir entre: Olive, artichaut, julienne, melon, pommes à l'huile, poireau à l'huile, salade de légumes, pied de céleri cuit à l'huile.	50 gr.
Vous pouvez vous passer du hors d'œuvre; vous augmenterez alors un des légumes d'une quantité correspondante.	
Viande. Choisir parmi celles indiquées au tableau des aliments permis. Elles seront rôties ou grillées, sans sauce et bien dégraissées.	Valeur d'une côtelette
Vous mangerez de la viande 3 ou 4, ou 5 fois par semaine. Les autres jours, remplacez-là par 3 ou 4 cuillerées supplémentaires de légume, ou par poids équivalent de poissons très frais. (Voir liste).	
Farineux. Les cuire aussi simplement que possible; l'idéal est à l'étuvée, ou à l'eau ou au four. Choisir entre: Pâtes (nouilles, macaroni, coquilles), pomme de terre, haricots blancs frais, marron, riz, carotte, céréales, crosnes, pois, salsifi,etc.	3 à 6 cuillerées
Légume vert. Cru ou cuit (à l'eau ou à l'étuvée) Eviter les assaisonnements à jus de viande, sauces, etc. Choisir entre salade crue ou cuite (pas de vinaigre, ni citron, ou une goutte seulement), oignon entier non épluché cuit au four, poireau à l'huile, asperge, épinard, cresson cru ou cuit, Artichaut cru ou cuit, Choux *sans graisse*, Choux-fleur, Navet.	bonne assiette
Dessert. Il sera ou fromage, ou fruit, ou entremet:	
Fromage. (Suisse, double crème, fr. blanc, Gruyère, Hollande, Port-Salut, Brie, Coulommiers). Pas de fromage fort.	morceau moyen
Entremet. Il ne sera jamais sucré. Choisir entre: tarte aux fruits, crème renversée, pain d'épice, meringue, gâteau de riz, de semoule, crêpes à l'huile.	
Fruit. de saison, cru ou cuit, toujours très mûrs. (Voir liste à repas du matin).	150 à 200 gr.
Pain. à croûte, de préférence rassis ou grillé.	90 à 120 gr.
Boisson. Eau, eau rougie, cidre ou bière. Très peu de café, ou pas.	1 verre 1/2

Pour les tares nutritives moyennes le dîner sera ainsi composé :

ration pour adulte sédentaire pesant 60 kgr.

I. — *Potage*. — Il sera aux légumes, avec pain 20 gr. ou encore aux pâtes, ou céréales (flocons d'avoine), et parfois au lait. Les bouillons à base de viande ou d'extraits de viande sont mauvais. Deux ou 3 fois par semaine, supprimer le potage et remplacez-le par 2 ou 3 cuillerées de farineux.	assiette moyenne
II. — *Légume*. — Un seul légume (vert) devrait suffire. Si l'on a faim, prendre 2 légumes, comme à midi, (un farineux et un vert, mais le moins possible du farineux, les farineux étant des aliments de travail et non de repos).	
III. — *Dessert*. — Comme à midi: Fromage (voir la liste), entremets non sucré ou fruit très mûr. Si l'on ne mange qu'un seul légume, on pourra se permettre fromage *et* fruit, ou entremet non sucré *et* fruit.	
Pain	90 à 110 gr.
Boisson. — (Comme à midi). Pas de café. Vous pouvez remplacer par tasse de camomille ou de tilleul, ou de menthe, chaude, ou de Malt Kneipp.	1 verre

Le dîner sera toujours léger. Il ne comportera pas de viande. Il ne comprendra que le moins possible d'aliments farineux. On peut forcer la dose de fruit le soir. Un œuf de temps en temps (2, 3, 4 par semaine) est bon.

LE RÉGIME
POUR LES GROSSES TARES NUTRITIVES

Pourquoi les malades atteints de grosse tare nutritive ne s'accommodent plus des aliments typiquement sains; leurs organes sont trop déchus. — Comment leur combiner un régime qui leur convienne et les guérisse: petit déjeuner, déjeuner, dîner. — A mesure de leur amélioration ils évoluent vers le régime type, plus rustique et plus naturel.

⁂

Le régime qu'on vient de lire s'applique aux tares nutritives moyennes (troubles arthritiques, faiblesses, anémies, tempérament sanguin et lymphatique, troubles circulatoires, etc), c'est-à-dire aux cas où l'organisme n'est pas encore trop amoindri dans ses résistances vitales. — Mais la dégénérescence organique est-elle poussée plus loin? les organes digestifs, devenus incapables de lutter en se pléthorisant, ont-ils commencé leur régression atrophique? alors nombre des mets qui digéraient encore dans les tubes digestifs précédents, ne digèrent plus ici. Les crudités (fruits crus, légumes verts crus) qui seraient si utiles, ne « passent » plus; elles provoquent l'arrêt des digestions, l'entérite... Il faut donc bien les supprimer du régime. *Mais, qu'on comprenne bien que cette suppression n'est qu'une suppression d'attente.* L'observance des autres prescriptions du naturisme, air, soleil, mouvement, eau, cure morale, régénérant les fonctionnements du foie, du rein, de l'estomac, de l'intestin, du système nerveux, créant du muscle, rendront fatalement à l'organisme la force de tolérer un jour, bientôt, les mets, plus rustiques, plus riches en déchets, moins concentrés, pour lesquels l'organisme était primitivement fait, et le jour où l'organisme les tolérera, ils seront pour lui de la plus haute utilité. Les très gros insuffisants hépatiques, les vieux entériteux, les grands dilatés de l'estomac, les tempéraments très « bilieux » et « atrabiliaires » (voir chapitre des tempéraments), certains tuberculeux, etc., doivent d'abord être soumis au régime qu'on va lire. Dans ce régime, « pour grosses tares nutritives », je suis obligé de prescrire plus de viande que dans le précédent, parce que celle-ci digère facilement, de ne permettre les fruits et verdures que cuits, de ne conseiller que peu de pain, et du blanc, avec un minimum de mie, et de faire souvent griller, pour éviter les fermentations intestinales et gastriques qui résulteraient d'une mauvaise digestion des amidons, de faire boire chaud, parce que les réactions thermiques, nécessaires à la digestion, sont insuffisantes. Et chez tous ces malades, attention aux œufs et aux poissons, même très frais, le foie neutralisant mal les toxines.

Il est bien entendu qu'à mesure qu'on se régénérera, on évoluera vers le régime précédent, pour « tares nutritives moyennes » c'est-à-dire *qu'on diminuera la ration de viande, qu'on essaiera progressivement l'usage des fruits crus très mûrs et des verdures crues (salades), qu'on augmentera la ration de pain et qu'on arrivera à boire froid.*

Il faut des mois pour obtenir cette régénérescence; mais j'assure qu'on l'obtiendra, après avoir d'ailleurs vécu une série de périodes de malaises qui seront des « crises de retour » vers la santé; c'est-à-dire des efforts de la nature pour revenir au normal équilibre.

En tenant compte des remarques précédentes, qui sont capitales, la liste des aliments défendus, à surveiller et permis qu'on a lue aux pages précédentes, reste la même, avec cette différence néanmoins que ce qui est indiqué comme étant « à surveiller » est « défendu ».

Et les repas seront conçus de la façon suivante, pour adulte sédentaire pesant 60 kilogr. A mesure que, avec l'aide des autres prescriptions naturistes, on deviendra plus fort, on augmentera la ration.

Pour les grosses tares nutritives le déjeûner du matin comprendra :

ration pour adulte sédentaire pesant 60 kgr.

Pain blanc à croûte, grillé........................	50 gr.
et en outre:	
Lait ou café au lait .... (très peu de café, 1 morceau de sucre)	225 gr.
ou encore	
Fruits de saison (très beaux, très mûrs) *cuits* avec fort peu de sucre .... et tisane chaude (camomille, fl. d'oranger)........	225 gr. 1/2 tasse
ou encore	
Pruneaux (qu'on fait tremper depuis la veille au soir, dans un peu d'eau, sans les avoir fait cuire)......	12 à 15

Pour les grosses tares nutritives le déjeûner de midi comprendra :

ration pour adulte sédentaire pesant 60 kgr.

Viande. — (Choisir parmi celles indiquées au tableau des aliments permis). Elles seront rôties ou grillées, sans sauce et bien dégraissées. Si le poisson donne de l'urticaire, n'en pas prendre.	70 à 80 gr.
Farineux. — Choisir entre pâtes (nouilles, macaroni, coquilles, etc.), céréales, légumes farineux (voir la liste, surveiller les légumineuses fraiches).	5 à 6 bonnes cuillerées
Légume vert. — Cuit à l'eau ou à l'étuvée. Toutes salades, poireau, asperge, épinard, artichaut, choux-fleur (attention au choux); on peut ajouter beurre en servant.	bonne assiette
Dessert. — Il sera fromage sain ou entremet sain (voir régime précédent), *et fruit cuit.*	
Pain. — Blanc à croûte, grillé ou rassis.	100 à 110 gr.
Boisson. — Tisane chaude à la fin du repas, (on y pourra mettre un grain d'anis étoilé), ou eau rougie, ou bière légère. Un peu de café léger, si l'on veut.	1 verre 1/2

Pour les grosses tares nutritives le dîner comprendra :

ration pour adulte sédentaire pesant 60 kgr.

I. — *Potage* végétal, ou aux pâtes ou au lait (alterner)	assiette moyenne
II. — *Légume.* — Un seul légume (vert ou cuit) devrait suffire. Si l'on a faim, prendre 2 légumes, comme à midi, (un farineux et un vert cuit, mais le moins possible du farineux, les farineux étant des aliments de travail et non de repos).	
III. — *Dessert.* — Comme à midi: Fromage (voir la liste), entremets non sucré *ou* fruit cuit. Si l'on ne mange qu'un seul légume, on pourra se permettre fromage *et* fruit cuit, ou entremet non sucré *et* fruit cuit.	
Pain blanc, à croûte, grillé.	100 gr.
Boisson. — (Comme à midi). Pas de café. Vous pouvez remplacer par tasse de camomille ou de tilleul, ou de menthe, chaude, ou de Malt Kneipp.	1 verre

Si les œufs sont mal tolérés, on n'en prendra pas. Bien se dire que ce régime est un régime de début, et qu'on évoluera, à mesure qu'on guérira, vers le régime « pour tares nutritives moyennes ».

LE RÉGIME POUR CEUX QUI NE PEUVENT
PAS EN SUIVRE

---

*Comment guérir par l'alimentation ceux qui ne peuvent suivre
de régime (voyageurs, domestiques, collégiens, militaires, etc.)—
Le rationnement initial joint à l'intensification des échanges par
le naturisme. Restriction sur les mets toxiques; jeûne; jeûne fruitarien.*

**

Il arrive que le genre de vie ne permette pas de suivre un
régime alimentaire. Sont dans ce cas les voyageurs de commerce, les gens vivant chez les autres (employés, domestiques),
les collégiens, les soldats en caserne ou en manœuvres, les jeunes gens vivant chez des parents rebelles à tout conseil culi-
naire, les célibataires ne prenant pas leurs repas chez eux, les
excursionnistes allant d'hôtel en hôtel, etc.

Tous ces gens, qui arrivent à peu près forcément à être malades un jour où l'autre, sont-ils nécessairement privés des
bienfaits considérables que donne au corps et à l'esprit une
alimentation bien comprise? Non.

Comme je considère, ne l'ai-je pas dit déjà, que le premier
de tous les maux, c'est la pléthore, il découle de cela un principe qu'on peut appliquer partout, et qui n'exige pour être satisfait, ni bonne volonté spéciale de l'entourage, ni éducation
spéciale de la part du cuisinier: *mangeons moins*, et comme
complément, *intensifions nos exercices.*

J'ai dit déjà qu'il est meilleur pour la santé de manger de
tout (même des mets mauvais) avec modération, que de manger en excès même des choses saines.

La restriction alimentaire est un excellent moyen initial
pour aviver les échanges organiques, stimuler la nutrition, calmer les irrégularités et les fatigues digestives, nettoyer la langue, amorcer la cure de l'arthritisme, des anémies, des nervo-

sismes, des intoxications de toutes sortes; le rationnement initial, c'est le meilleur moyen de stimulation nutritive.

Et pour que l'estomac ne souffre pas de la restriction, pour que le cerveau ne s'affole pas en se créant le spectre de la disette, mangez doucement, très doucement. Mettez, pour prendre votre repas restreint, le même temps que vous mettez pour prendre votre repas copieux; au besoin, mettez plus de temps encore. Ainsi, l'on remarquera moins, peut-être, que vous ne mangez pas tant, et vous vous éviterez les observations, toujours déprimantes du parent, du voisin goinfre qui, s'il voyait votre assiette souvent vide, vous citerait l'exemple de X, ou Y, mort d'anémie pour n'avoir pas assez mangé, et vous engagerait à ne pas vous laisser mourir de la même manière, et, si vous résistiez, vous prédirait votre fin prochaine.

Autre avantage: en mangeant très lentement et en mastiquant parfaitement, vous donnerez à votre tube gastro-intestinal des aliments déjà bien préparés, bien imbibés, bien triturés et qui, par cela même seront devenus bien plus aisément, bien plus vite, bien plus intégralement utilisables pour votre organisme. Le gros mangeur, en ne mastiquant pas, perd une partie de sa ration, et cette partie perdue encombre et fatigue en pure perte son tuyau digestif.

Sur quoi portera notre restriction? Évidemment surtout sur les plats que vous aurez appris, par les pages précédentes, être les plus toxiques pour vous. Le menu vous annonce un plat sain, un plat malsain; mangez confortablement du premier, touchez à peine au second.

Et mettez-vous aux autres prescriptions du Naturisme. — Même aux très maigres, cette restriction alimentaire initiale, jointe aux cures d'air, de soleil, de mouvement, d'eau, à la cure morale, fait grand bien; elle amorce la régénérescence nutritive. Quand cette régénérescence nutritive sera bien amorcée, ce qu'on sentira par l'augmentation considérable de l'appétit, on se remettra à une alimentation plus copieuse.

Combien de temps portera la restriction? — Il n'y a pas de durée fixe: il faut que la langue soit redevenue propre ou presque propre, que les fatigues du matin, au réveil, aient sinon disparu, du moins bien diminué; il faut que l'être se sente décrassé, allant, gai.

Pour les gros congestionnés (qui ne peuvent pas suivre de régime, répétons-le), pour ceux qui ont gros foie, calculs hépatiques, poussées de jaunisse, diabète, congestion rénale, gra-

velle, pour les hémorroïdaires, les gros variqueux, les congestionnés de la tête qui somnolent après les repas, les essoufflés,
les bronchitiques, emphysémateux, asthmatiques, etc., je n'hésite pas, s'ils ont quelque courage, et s'ils manifestent vraiment le désir de guérir, à leur faire faire, outre la restriction
alimentaire, et en même temps que l'hygiène naturiste, des jeû-
nes complets. Ainsi, une fois par mois, ou deux, ou trois, suivant les cas, je leur dis: profitez d'un voyage que vous ferez, ou
du départ des vôtres, ou d'un moment où vous avez à fournir
un travail considérable, pour faire vingt-quatre heures de jeûne. A l'heure des repas, marchez! faites une grande promenade. Si vous n'avez pas le temps de marcher, travaillez dans votre bureau. En tout cas, ne restez pas devant votre table de
salle à manger, car votre imagination, vos habitudes gastrono-
miques, tenailleraient votre estomac. Malgré la dérivation que
vous imposez à votre esprit, avez-vous faim? Alors buvez de
l'eau, à discrétion. L'eau calmera vos appétits. Faites ceci le
matin au lever, continuez à midi; récidivez le soir. Ne croyez
pas qu'il y ait pour vous danger de mourir de faim. Vingt-
quatre heures de jeûne se tolèrent aisément, si l'on veut bien
se raisonner un peu, et vaincre le préjugé de la faiblesse, si an-
cré en nos esprits.Le lendemain du jour de jeûne,on reprendra
l'alimentation simplement normale, c'est-à-dire qu'on ne man-
gera pas plus que de coutume.

Je prescris aussi, outre le jeûne complet, le jeûne relatif
fruitarien (beaux fruits frais à discrétion en guise de repas).
On peut le faire alterner avec le précédent.

Quand il n'y a pas de fruits frais, manger uniquement:

Le matin au réveil, 12 à 15 pruneaux (non cuits, mais simplement trempés depuis la veille dans de l'eau ordinaire; on
égoute l'eau; on mange tels). A midi, 15 à 18 pruneaux (préparés de même façon). A goûter 8 à 10 pruneaux. A dîner 12 à 15
pruneaux. — Pas d'autre alimentation solide. — Buvez de
l'eau à discrétion, mais attendez que les pruneaux digèrent,
dans la journée, vous pouvez boire 1 litre ou 1 litre 1/2 d'eau.

Quand il y a des fruits: prenez des très beaux raisins bien
mûrs ou de très belles prunes de reine-claude bien mûres:

Le matin au réveil,bonne grappe de raisin,ou 6 à 7 prunes.
A midi autant. A dîner autant. Pas d'autre alimentation solide. Buvez de l'eau à discrétion, mais pas de suite après avoir
absorbé vos fruits.

Pour tromper vos fringales, marchez ou travaillez.

QUELQUES REMARQUES CAPITALES
S'APPLIQUANT A TOUS LES RÉGIMES

———

Ne pas oublier que la suralimentation est de la surintoxication. La suralimentation a tué plus de tuberculeux que la tuberculose. — Mastiquez! La méthode de Fletcher. — Attention aux purées. — Ceux qui doivent s'allonger après les repas. — Faut-il saler les aliments? — Faut-il se peser? — Importance capitale de la désintoxication intestinale. Comment guérir, sans médicaments, les constipations même opiniâtres. — Le bon moral est le meilleur complément des cures de désintoxication.

***

Pour n'importe qui, bien portants ou malades, trop manger est synonyme de s'empoisonner. Si les très vigoureux peuvent se permettre, sans en pâtir, de manger plus qu'il ne conviendrait, tous les malades, tous les débiles, y compris les tuberculeux, doivent seulement absorber ce dont ils ont besoin. « La suralimentation a tué plus de tuberculeux que la tuberculose, a dit Landouzy; la suralimentation est de la surintoxication. ».

L'absorption répétée de viande crue aide l'éclosion de la tuberculose.

Il vaut mieux manger n'importe quoi en quantité raisonnable que de manger en trop grande quantité les mets les mieux choisis.

Ne sortez jamais de table complètement repu.

Il est primordial de mastiquer parfaitement vos aliments. Un mets bien mastiqué est à demi digéré. Il est très néfaste de manger vite et d'avaler gloutonnement.

Tous les névrosés, agités, surmenés, qui avalent en hâte, même quand ils n'ont rien à faire, tarent davantage, de ce fait, leur tube digestif. Leur gloutonnerie est une des formes de leur trépidation coutumière; elle entretient l'intoxication de leurs cellules nerveuses. Névropathes, qui mangez comme des loups, sachez que vous n'avez pas l'estomac du loup; sachez que vous imposez à vos fibres gastriques, à vos sucs digestifs, un travail au-dessus de leurs forces. Votre torpeur, votre fatigue, votre somnolence, la rougeur de votre figure, après les repas, vos insomnies nocturnes peuvent avoir pour cause votre insuffisante mastication. Dans mon « *Art de vivre longtemps* » je commence le chapitre de la mastication par cette phrase de Maurel, que je vous engage à méditer: « Pensez aux ruminants, ce sont les sages. »

En mastiquant les choses indigestes, on les rend plus digestibles. L'américain Fletcher a prétendu guérir toutes les maladies, uniquement en faisant mastiquer parfaitement.

La mastication méthodique est un des moyens les plus commodes grâce auxquels on peut rationner un malade sans le faire souffrir de la faim. Quand vous diminuerez votre ration, au début de la cure de désintoxication, pour n'être pas affamé, mastiquez deux, trois, quatre fois plus longtemps.

Si vos dents sont mauvaises, faites-les réparer, et entretenez-les en bon état par un brossage énergique matin et soir.

Les purées sont dangereuses aux voraces parce qu'elles sont avalées trop vite. *Donner des purées aux nerveux dyspeptiques, c'est commettre une faute: c'est les engager davantage à ne pas mastiquer.* Quand on leur sert des légumes en morceaux, ils sont bien obligés de les mâcher, au moins un peu; de la sorte, ils les imbibent de salive et font qu'ils digèrent.

La fermentation des féculents (pomme de terre, pâtes, pain, etc.) n'a souvent pas d'autre cause qu'une mastication insuffisante.

On pourrait, à la rigueur, se passer de mastiquer la viande, parce qu'elle digère dans l'estomac; il faut au contraire mastiquer surtout les féculents, parce qu'ils digèrent en partie dans la bouche, sous l'action de la salive.

Mastiquons surtout les purées!

Restons quarante minutes à table pour déjeuner et dîner.

La cuisine à l'huile est bien préférable à la cuisine à la graisse ou au beurre.

Si la quantité de boisson indiquée aux régimes ne vous suffit pas, buvez à votre soif, mais très loin des repas, pour ne pas diluer vos sucs digestifs.

Je répète qu'un écart de temps en temps, non seulement n'est pas mauvais, mais est utile. On sera assez sensé pour que cet écart ne soit pas une débauche!

Hippocrate lui-même, le sage de la médecine, célèbre pour sa tempérance, qui disait que tout excès est contraire à la Nature, était partisan d'un écart alimentaire de temps en temps.

***

Faut-il s'allonger après le repas? L'école de Salerne blâmait l'habitude qu'ont certaines gens de dormir après le repas de midi. Celse, Galien, Sanctorius, Lister plaidaient au contraire, la thèse inverse.

A mon avis, il ne faut dormir, après le déjeuner, que dans les pays chauds, ou chez soi, quand on a fourni, en saison chaude, un gros effort physique. Ne doivent, à part cela, s'allonger après le repas, que ceux dont l'estomac est très fortement dilaté et particulièrement paresseux. Quand l'estomac n'est pas trop mou, et que la ration alimentaire n'est pas excessive, le mieux est de vaquer à ses occupations ou de marcher. Quand le système digestif sera redevenu normal, on pourra se mettre au travail, même actif, dès la fin du déjeuner

***

Répétons qu'un régime, même très bon, n'agit que progressivement: il faut savoir attendre l'effet d'une cure de désintoxication; l'effet se produit lentement, mais il se produit sûrement. Le résultat, d'ailleurs, n'est jamais uniforme: l'organisme qui guérit passe par des alternatives de mieux et de plus mal; chacune des alternatives de plus mal étant une « crise de retour », une « crise de nettoyage » pendant laquelle l'organisme expulse ses poisons. La libération et l'expulsion des produits toxiques se traduisent par des malaises qui peuvent être violents, par de la faiblesse, de la perte de poids, de la fièvre même. Il faut savoir ne pas s'affoler, et attendre. Je dis « il faut savoir ne pas s'affoler »; pourtant, je considère que l'affolement fait partie de la crise d'évacuation toxinique. Fatalement, la mise en liberté des poisons dans le sang touche le système nerveux, et spécialement la cellule psychique: comme conséquence de son intoxication passagère, celle-ci pense faux; la confiance chavire, les belles espérances de guérison s'envolent; ce patient a le « cafard ».

La crise d'élimination passée, on est tout surpris d'avoir désespéré, et on se promet de ne plus recommencer à la prochaine alerte du même genre. Les engagements qu'on prend quand ça va bien, s'oublient d'ailleurs dès que la suivante crise reparaît. C'est à la famille, à l'entourage, au médecin, à savoir faire comprendre et attendre. Bien soutenir le moral, et empêcher le malade de se droguer, car les calmants enrayent l'effort que fait la Nature pour jeter dehors ses déchets.

On peut, quand on n'a pas d'œdème, saler légèrement les aliments.

Ne jamais manger entre les repas. En cas de fringale, boire.

***

Faut-il se peser souvent? — Pas trop. Si vous êtes maigre, ne vous pesez pas au début de la cure, car vous pourriez vous effrayer de constater que vous perdez du poids. J'ai dit que ce poids perdu est un poids mort, et que sa disparition est un bien. Quand vous sentirez que vous faites du muscle, pesez-vous.

Ne considérez d'ailleurs pas comme valable cette phrase: « on doit peser autant de kilogs qu'on a de centimètres en plus du mètre. » C'est trop.

***

L'intestin doit fonctionner copieusement chaque matin et à heure fixe. Il doit fonctionner de lui-même, c'est-à-dire sans purge, laxatif ou lavement. L'habitude qu'on a de prendre des médicaments pour balayer l'intestin est déplorable. Plus on en prend, plus il faut en prendre, et plus la constipation augmente.

J'affirme que les constipés les plus atteints peuvent guérir aisément et sans frais; je n'ai pas encore trouvé, dans ma clientèle, un seul constipé qui n'ait guéri, s'il a voulu prendre la peine d'exécuter convenablement mes prescriptions très simples.

Parmi mes cures les plus belles dans le genre, je signale celle d'une femme de 71 ans, venue me voir de Suisse, et qui me dit être constipée depuis son enfance. Quand je la vis pour la première fois, elle allait à la garde-robe en moyenne une fois par semaine!

Pour guérir la constipation, il faut:

I. Vouloir fermement arriver à faire fonctionner son intestin tous les matins. C'est une décision qu'il faut se répéter, se rabâcher, s'incruster dans l'esprit.

II. Avaler dès qu'on s'éveille un grand verre d'eau ordinaire, qu'on a préparé de la veille sur sa table de nuit.

III. Faire sa gymnastique (voir cure de mouvement), déjeuner, et de suite, automatiquement, se présenter à la garde robe, même si le besoin ne se fait pas sentir.

Le résultat est-il nul? S'en aller sans hésiter, et, dans la journée, doubler la dose de verdures et de fruits, marcher.

Le lendemain, même séance: verre d'eau au réveil, gymnastique, déjeuner, présentation à la même heure à la garde robe, avec volonté ferme et patiente d'avoir résultat.

Le résultat est-il nul? S'en aller, sans hésiter, encore. — Mais je vais m'intoxiquer, direz-vous! — Oui, mais obéissez. Au repas de midi, augmentez encore la dose de verdure; pour en avoir plus, prenez celle-ci cuite (salade cuite). Marchez. Au repas du soir, prenez encore en abondance de la verdure cuite. Avant de vous coucher, buvez 1 ou 2 cuillerées d'huile de table, de préférence d'olive, et préparez sur votre table de nuit, non plus un verre d'eau, mais un grand verre de jus de fruit naturel (le jus de raisin est le meilleur; pour l'obtenir on écrase dans une serviette une ou deux belles grappes). Si ce n'est pas une saison à fruits, mettez 15 beaux pruneaux crus tremper dans une tasse.

Le lendemain, même séance: verre de jus de fruit ou pruneaux au réveil, gymnastique, déjeuner, présentation à la même heure à la garde robe avec volonté ferme et patiente de réussir.

Si le résultat est nul, comme vous êtes au troisième jour, prenez un lavement avec un verre et demi d'huile d'olive pour obtenir évacuation. Et dites-vous bien que vous n'avez pas perdu votre temps: la cure est amorcée; l'intestin, quoi qu'il n'en laisse encore rien paraître, commence à se rééduquer.

Recommencez: premier jour, verre d'eau, gymnastique, déjeuner, présentation confiante; si pas de succès, verdures, fruits, marche. Second jour, verre d'eau, gymnastique, déjeuner, présentation confiante; si pas de succès davantage de verdures cuites, de fruits, de marche, huile en se couchant.

Troisième jour, verre de jus de fruit ou pruneaux, gymnastique, déjeuner, présentation confiante. Si pas de succès, lavement d'huile.

Traité ainsi l'intestin se met à fonctionner. Dès qu'il a fonctionné deux fois de suite, le pli se prend. Ne pas croire que la constipation, déjà est guérie. Il y a des jours, où la fibre musculaire se refusera à faire son nouveau travail, accoutumée qu'elle est à ne rien faire d'elle-même. Il faut souvent avoir passé par plusieurs séries de reprise de paresse pour que l'affection soit guérie. Dès que l'intestin aura fonctionné, *le seul remède à employer, ce sera le verre d'eau à jeûn.*

✳✳

La gaîté, l'entrain, la volonté ferme de guérir, sont les adjuvants les plus puissants d'une alimentation saine.

Pour digérer bien, il est souvent utile de « vouloir que ça passe. » La volonté envoie vers les centres digestifs des énergies qui font secréter les glandes, remuer les fibres...

Il faut vouloir n'être plus constipé.

J'ai souvent mis chez moi, dans la salle à manger, à la vue de mes malades, des pancartes où on lit: « pensez à digérer » et: « ici, on ne parle pas de ses malaises. »

✳✳

Ne lisez pas en mangeant pour ne pas dériver vers le cerveau les énergies qui doivent servir à votre digestion.

LE RÉGIME DU NOURRISSON
ET DU PETIT ENFANT

Nous ne savons pas nourrir nos nourrissons. Nous les tuons en croyant les rendre plus forts. — Ce que vaut l'allaitement artificiel; les accidents qu'il procure. — Avantages de l'allaitement au sein. — Ce que le nourrisson doit absorber de lait. — Méfions-nous des enfants trop beaux. — Comment guérir les maladies du nourrisson. — L'alimentation du petit enfant.

**

La mortalité, chez les enfants du premier âge, est véritablement effrayante: sur 1.000 décès, un sixième environ porte sur des enfants de moins d'un an, c'est-à-dire, ainsi que le fait remarquer Bergeron, qu'un enfant à sa naissance, a moins de chances de vivre une semaine qu'un vieillard de 90 ans, moins de chances de vivre un an qu'un vieillard de 80 ans. Or, comme Terrien le dit avec raison, la gastro-entérite apparaît comme le facteur le plus important de cette énorme mortalité et aucune maladie, cependant, ne mériterait mieux qu'elle le nom de maladie évitable. Pour l'éviter et pour la guérir il suffit d'une bonne hygiène alimentaire. Nos nourrissons sont malades et meurent parce que nous ne savons pas les nourrir. Nous les tuons en croyant les rendre plus forts.

Il est vrai que les enfants défectueusement nourris et atteints de gastro-entérite ne succombent pas tous. Mais combien « parmi ceux qui survivent, resteront, dans l'avenir, chétifs et malingres, aptes à contracter diverses maladies. Dyspepsie simple, gastro-entérite aiguë ou chronique, choléra infantile, gros ventre, rachitisme, débilité, tel est le bilan des accidents imputables à une alimentation défectueuse » (Terrien).

La femme qui peut nourrir au sein doit nourrir. L'allaitement artificiel, au biberon, qui est une nécessité pour les mères pauvres obligées de travailler, et qui est une commodité pour les femmes riches, en ce qu'il supprime la nourrice et permet les sorties mondaines, est un pis-aller dangereux.

Budin a démontré que le chiffre des décès est toujours minime chez les enfants nourris au sein, si on le compare à celui des enfants nourris au biberon. Ainsi, dans le mois d'août, alors qu'il meurt 20 enfants élevés au sein, il en meurt 250 élevés au biberon. Même quand l'enfant au biberon paraît aussi beau qu'un enfant au sein, il est toujours plus apte à contracter une maladie grave.

Chez l'enfant au sein, les selles sont plus fréquentes, mieux liées, jaune d'or, moins fétides. Chez l'enfant au biberon, les selles sont rares, pâles, fétides, il y a tendance au rachitisme. Donc, toute mère qui peut nourrir doit nourrir.

Les tétées doivent être données à heures fixes, et uniquement à heures fixes. Remettre l'enfant au sein sous prétexte qu'il crie, c'est lui imposer des accidents.

Le nourrisson, même très jeune, dort toute la nuit, s'il est normalement nourri et normalement éduqué. Les meilleures heures des tétées sont 6 h., 9 h., midi; 15 h., 18 h., 21 h., soit 6 tétées en 24 heures; de 21 h. à 9 h. l'enfant dort. Il importe de savoir très exactement la quantité de lait qu'absorbe l'enfant à chaque tétée; pour apprécier cette quantité, il n'y a qu'un moyen: la balance. On pèse l'enfant avant de le mettre au sein, on le pèse en le retirant. Le nourrisson doit absorber par 24 heures:

Le 1er jour de sa vie absolument rien
— 2e — — 160 gr. de lait
— 3e — — 240 — —
— 4e — — 320 — —
— 5e — — 400 — —

Le 15e jour, l'enfant doit arriver à boire son demi-litre de lait, pas davantage. Dans les mois suivants, l'augmentation de la quantité de lait est de plus en plus faible. A trois mois, l'enfant doit prendre 750 à 800 gr. de lait par jour, à 5 mois 900 à 950 gr. Remarquez qu'à 15 jours l'enfant boit son 1/2 litre; or, à 5 mois, le poids de l'enfant étant sensiblement double de ce qu'il était à 15 jours, il est logique que la quantité de lait bue par jour à 5 mois soit double de celle bue à 15 jours. Après huit mois, il convient généralement de donner à l'enfant une nourriture plus substantielle que le lait. On lui donnera les premières bouillies. L'enfant ne doit absorber, *par jour, jamais plus d'un litre de lait;* si donc, avec cette quantité, vers 8 à 9 mois, le poids cesse d'augmenter, c'est qu'il convient d'adjoindre quelque chose au lait. On remplacera alors une tétée ou un biberon par une bouillie très claire: farine d'avoine, arrow-root, parfois crème de riz; il faut varier.

Le sevrage ne doit pas être opéré avant 10 mois, ni après 18 (Marfan). Il doit être progressif; on doit continuer à donner quelques tétées jusqu'au 14° ou 15° mois.

Je ne suis pas d'avis de donner même un peu de viande à l'enfant avant 5 ou 6 ans.

On doit chaque jour noter le poids de l'enfant. L'accroissement de ce poids doit être régulier. Les irrégularités du poids indiquent une faute dans l'alimentation et un trouble nutritif. Dans les 5 premiers mois, l'augmentation mensuelle du poids doit être d'environ 700 grammes. Dans les 5 mois suivants, cette augmentation n'est plus que de 350 gr. par mois.

Si l'enfant est nourri au biberon, on lui appliquera les mêmes règles d'alimentation. Attention à la parfaite asepsie des biberons! La suralimentation chez les enfants au biberon est *plus grave* que celle des enfants au sein.

Méfions-nous des enfants trop beaux, autant que des enfants à peau flasque; les uns et les autres sont des malades, au moins en puissance. L'urticaire, tous les troubles digestifs: vomissements, diarrhée, ballonnements, l'eczéma, les gourmes sont dûs à des fautes alimentaires. L'enfant, s'il est bien alimenté, ne doit jamais ni régurgiter, ni vomir, ni avoir la diarrhée, ni avoir une tache quelconque sur la peau. Quoiqu'il existe des vomissements par insuffisance alimentaire, on peut pratiquement dire que l'enfant qui vomit prend trop. Mères, si votre enfant vomit, ne craignez pas de le faire périr; mettez-le à l'eau, ne serait-ce qu'en attendant le médecin.

Dès que l'enfant a un malaise, devient triste, ne dort plus, rêve, ou a la diarrhée verdâtre ou verte, remplacez sans hésiter 1, 2, 3 biberons par de l'eau de Vals, ou par un bouillon de légumes extrêmement léger (à base de salade cuite et de poireau), et appelez le médecin. — La diète hydrique favorise l'élimination des toxines formées dans le tube digestif, et supprime l'apport des toxines nouvelles; elle compense la perte d'eau qu'occasionne la diarrhée et calme la soif.

Prescrite d'abord en 1873 par Netter, à Strasbourg, aux enfants atteints du choléra, elle fut imposée, l'année suivante, par Luton, de Reims, aux enfants atteints de gastro-entérites graves. Les succès obtenus ensuite par Karfan et Rémy ont amené les médecins à prescrire largement la diète hydrique.

Chez les enfants en sevrage: il faut écarter les farines qui sont stérilisées ou trop fortement blutées, c'est-à-dire la plupart des farines apprêtées; la farine de froment, un peu grise, est encore la meilleure. Le lait ne doit être ni stérilisé, ni surchauffé. On donnera de bonne heure des jus de fruits, d'orange ou de raisin, par cuillerées à café, aux repas, car ils excitent la digestion du lait et des farineux. Plus tard les purées de pommes de terre, de lentilles, de petits pois frais, sont indispensables.

Pendant la deuxième enfance: la variété alimentaire doit être mise en œuvre pour exciter l'appétit et le développement de l'organisme; on n'hésitera pas à donner des fruits crus en petite quantité, très mûrs, ils sont bien digérés et leur emploi est sans inconvénient, au contraire.

A la puberté, moment de la poussée de croissance, on donnera de la viande, mais en quantité modérée et à midi seulement, et à côté d'elle, du beurre non cuit, des œufs et surtout des légumes verts.

LA CURE D'AIR

———

La crainte de l'air pur est une manifestation
de déchéance vitale, et elle conduit à de nouvelles déchéances. — En ramenant les malades
à leur agent naturel de vie, l'air, on contribue
puissamment à leur régénérescence.

Dʳ G. D.

LA PEAU HUMAINE

> «L'homme est une créature de l'air, et les fonctions si importantes et si complexes de la surface cutanée ne trouvent leur entière activité que lorsqu'elles sont en contact avec leur aliment naturel, leur excitant physiologique, qui est l'air. »
>
> MONTEUUIS

Notre peau est l'admirable clavier sur lequel tout le monde doit apprendre à provoquer, par des excitations saines et bien dosées, des réactions qui seront très salutaires à la santé. — Par l'air, le soleil, la friction, la magnétisation, l'eau, etc., agissant sur la peau, on ranimera rapidement les fonctions digestive, nutritive, éliminatrice, respiratoire, circulatoire, nerveuse et morale. — La peau contient une vraie colle de maille nerveuse qui nous protège; elle transforme les énergies atmosphériques en énergie humaine; elle est un vrai rein, un vrai cœur périphériques; en la remettant systématiquement au contact de l'air, il nous sera facile d'entretenir nos santés et de réparer nos déchéances.

*
* *

L'entretien de la vie ne résulte pas seulement de l'action toute matérielle qu'exercent sur l'organisme nos aliments, agissant en tant que substance remplaçant ce qui est usé. Notre alimentation agit comme agit le charbon dans un poêle, mais le poêle que nous sommes n'est pas inerte; il a des réactions à lui, des forces à lui, des sensations, des idées, etc., qui sont génératrices et transformatrices d'énergies puissantes.

La vie est entretenue non seulement par des apports substantiels, mais aussi par des apports d'ordre dynamique; ces apports dynamiques sont fournis par les *excitations* qui touchent le système nerveux; ces excitations sont le point de départ de réflexes qui déclanchent, transforment, libèrent des énergies accumulées dans l'organisme. Ainsi, l'excitation qu'exerce le passage de nos aliments sur la muqueuse de l'estomac, de l'intestin, est l'origine d'un courant de force vers les centres nerveux, qui oblige l'organisme à envoyer au foie, au pancréas, aux glandes gastriques et intestinales, un ordre de fonctionnement d'où résultera une meilleure digestion, une plus grande vitalité...; l'excitation, toute psychique, que créent la vue, l'odeur d'un bon repas, déclanche au cerveau des flux de forces d'où résultent une stimulation de l'appétit, un regain de fonctionnement des glandes salivaires, pepsinifères, etc.

L'alimentation n'est pas le seul facteur d'excitations dont bénéficie l'organisme: la pensée humaine est l'origine d'une foule d'excitations utiles; la respiration, le travail musculaire, les organes des sens, et notre peau en sont d'autres.

« L'excitation, dit P. Carton, peut être psychique, magnétique, sensorielle, cutanée, digestive, respiratoire, musculaire. »

Des idées peuvent faire jaillir du fond de nous des énergies formidables: l'idée du devoir, par exemple, peut libérer des énergies permettant d'accomplir des efforts physiques ou moraux dont on croyait l'être incapable; la foi religieuse fait endurer les pires souffrances: « ne soulève-t-elle pas les montagnes ? »

Si l'excitation, quelle qu'elle soit et d'où qu'elle vienne, est mal exercée, ou trop violente, ou insuffisante, elle contribue à perturber le rythme de la santé; elle contribue à créer la maladie.

Que l'excitation d'origine alimentaire soit de mauvaise nature, les organes digestifs en pâtissent de suite (pour détails lire mon livre: *L'Art de vivre longtemps* (1).

Que les excitations cérébrales créées par nos désirs, nos pensées, par les suggestions qui nous sont imposées par l'entourage, l'éducation, le genre de vie..., soient douces et saines, elles contribuent à assurer le parfait équilibre moral de l'être.

Les excitations pulmonaires créées par une vie de plein vent, par la pratique de la respiration profonde, sont une mine d'énergies pour le système nerveux.

Les excitations magnétiques douces créées par le climat

(1) Docteur Gaston Durville: *L'Art de vivre longtemps*, 2e édition en préparation. — Henri Durville, imprimeur-éditeur.

sain, par les effluves du soleil, par l'action tonifiante qu'exerce la main d'un bon magnétiseur, ou par le contact d'un époux bien portant, sont une source non négligeable de vie.

Les excitations nées d'une séance bien faite de gymnastique apportent leur appoint à la vigueur.

La vue d'un beau tableau, d'un beau site, l'audition d'une belle musique sont des facteurs d'énergies dont s'enrichit le système nerveux.

Toute excitation trop violente, ou mal dosée, use la vie; l'excitation insuffisante crée le ralentissement des échanges, la torpeur, la maladie.

La moitié de la science médicale devrait être constituée par l'art de savoir alimenter; l'autre moitié par l'art de savoir exciter.

Mais la médecine ordinaire se soucie peu de doser les excitations, de créer des excitations saines. Par les produits chimiques violents qu'elle utilise, elle hâte exagérément le débit des forces vitales; elle vide les réservoirs vitaux; elle fait comme un cultivateur qui, au lieu de mettre du grain au grenier après la récolte, le jetterait par les fenêtres, pour le montrer aux voisins: richesse d'extérieur, richesse d'illusion. La trépidation de nos excités modernes cache un grenier vide!

La médecine naturiste, elle, est la science des excitations douces, créées et dosées conformément aux lois d'économie organique, d'activité équilibrée, et de vie saine.

La peau est un des admirables claviers sur lesquels le médecin naturiste peut exercer son art des excitations douces.

Par la peau il pourra entretenir le normal équilibre, la bonne harmonie des forces vitales, créer des réactions ou les calmer, compenser l'absence ou l'insuffisance de certaines forces en en libérant d'autres.

Pour bien comprendre cette action que peuvent exercer sur l'organisme les excitations cutanées, réfléchissons un peu.

Tout le système nerveux, cerveau, moelle, nerfs et grand sympathique, n'est-il pas en relation des plus étroites, des plus directes, avec notre peau? Tout le système nerveux communique avec la peau; celle-ci semble être un véritable épanouissement de celui-là; ou, plus exactement, c'est le contraire qui est vrai: c'est le système nerveux, qui, primitivement, est une sorte de prolongement de la peau. Embryologiquement parlant, c'est la peau qui donne naissance au système nerveux, et tous deux restent étroitement unis, anatomiquement et physiologiquement.

Si nous étudions l'embryon très jeune, nous le voyons constitué d'une masse fusiforme de cellules, rappelant, si l'on veut, la forme d'un têtard. De la surface de cette masse, de sa *face cutanée*, s'enfonce vers la profondeur une gouttière longitudinale, qui, en se refermant, formera un tube, origine première de la moelle et du cerveau. Le système nerveux central, moelle et cerveau, ainsi né d'une expansion de la peau, reste étroitement lié à celle-ci par les milliers de nerfs.

Presque tous les nerfs sensitifs ont leur point d'origine à la peau ou aux muqueuses, lesquelles sont des expansions de la peau; que n'importe quelle excitation touche la peau, ou les muqueuses, de suite, le nerf sensitif est averti; il s'y crée un courant nerveux, qui s'en va vers les centres pour les prévenir, pour susciter une réponse, pour appeler une réaction de défense.

Les milliers de fins rameaux nerveux qui sont dans la peau, et les délicates papilles sensitives qui les terminent, constituent dans celle-ci une véritable cotte de maille protectrice contre les contacts irritants ou dangereux. Sans doute aussi les dites papilles sensitives sont-elles de véritables petits transformateurs d'énergie, qui muent les énergies extérieures en courant nerveux. Le feu lèche-t-il un doigt imprudent, l'onde chaude heurtant les avertisseurs nerveux de la peau, y déclenche un brutal courant nerveux, qui va en hâte aux centres porter l'ondulation et créer le déclic réflexe d'où résultera le retrait de la main brûlée.

Les milliers de papilles sensitives de la peau constituent, sous l'épiderme, un véritable tapis de boutons nerveux, qui happent à l'extérieur les énergies atmosphériques et en font des énergies humaines.

Qu'une excitation calorifique, électrique, magnétique, qu'une friction, touchent la peau, immédiatement celle-ci la fait sienne; elle peut la garder en elle, ou l'ayant transformé, l'envoyer vers les centres nerveux.

Tous ces flux de forces, créés par l'action extérieure, éveillent des dynamismes qui peuvent, en se répartissant dans l'organisme, entretenir le jeu des forces, et réparer les fonctionnements digestif, nutritif, circulatoire, respiratoire, nerveux, ou psychique troublés par la maladie.

Les papilles nerveuses ne sont pas la seule richesse de la

peau. La peau peut aussi accumuler les énergies extérieures et spécialement l'énergie solaire dans ses pigments (voir plus loin la Cure de Soleil).

Ce n'est pas tout; le choc des excitants extérieurs (air, soleil, friction, eau, actions magnétique ou suggestive) sur la peau, peut modifier profondément la circulation sanguine, et,

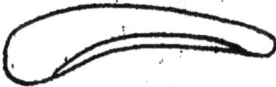

Fig. 13. — L'embryon humain très jeune, simple masse cellulaire fusiforme.
(coupe longitudinale)

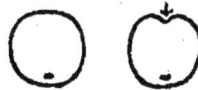

Fig. 14. — L'embryon humain (coupe transversale) à gauche, le système nerveux n'est pas encore né; à droite, une gouttière apparaît à la région dorsale, formée aux dépens de la face cutanée: c'est l'ébauche du système nerveux.

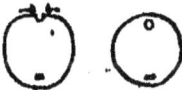

Fig. 15. — Naissance du système nerveux: à gauche, la gouttière, née de la peau se ferme; à droite, le tube qui sera le système nerveux est formé.

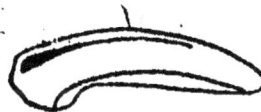

Fig. 16. — Le système nerveux est constitué. On voit, à la région dorsale une corde, ébauche première du cerveau et de la moelle.
(coupe longitudinale)

par là, agir sur les combustions profondes, sur les échanges respiratoires, sur les fonctions nerveuses.

La peau, en effet, est puissamment riche en vaisseaux sanguins; ce sont eux qui lui donnent, par transparence sa teinte rose. « La peau, dit avec justesse Carton, est un vrai cœur périphérique, puisque ses capillaires peuvent contenir les 3/10 de la masse du sang ».

Par l'air, par le soleil, par l'eau, par la friction, par la magnétisation, par la suggestion, on peut opérer sur elle des contrastes thermiques qui produisent des vaso-dilatations et des vaso-constrictions alternées, elles agiront puissamment sur le jeu du cœur, des vaisseaux viscéraux; elles modifieront les fonctionnements organiques.

La peau n'est pas seulement un pôle nerveux, un accumulateur, un transformateur, un transmetteur d'énergies, elle n'est pas seulement un « cœur périphérique », elle est aussi un *poumon* périphérique, et un *rein* périphérique.

Elle est un poumon par le fait qu'elle respire.

Qu'on bouche les pores de la peau, on provoque l'asphyxie et la mort. L'expérience est connue dans laquelle un pauvre enfant, qu'on avait entièrement verni, est mort. Au contraire, des gens, privés du fonctionnement plus ou moins total d'un poumon, peuvent arriver, grâce à la suppléance exercée par l'autre poumon, complétée de celle exercée par la peau, à s'assurer une hématose normale.

La peau, dis-je, est enfin un véritable rein périphérique: comme le rein elle évacue l'urée, l'acide urique, les produits toxiques, des déchets de toutes sortes, dans la sueur. Que le rein se ferme ou devienne insuffisant, c'est en grande partie à la peau qu'est dévolu le rôle d'assurer l'évacuation des produits qui, d'ordinaire, s'en vont par l'urine. Les actions calorifiques, exercées sur la peau, peuvent provoquer ou aider la suppléance (voir bains de chaleur).

Chadour, dans son *Traité d'Héliothérapie*, dit que si l'homme est devenu supérieur aux animaux, c'est parce qu'il a une peau nue: « une créature à peau nue, dit-il, est en état de tirer de la lumière et de l'air plus de force vitale qu'une autre dont le corps est couvert de poils ou de plumes. »

La peau nue, continue-t-il, a permis à l'homme « de se charger constamment, dans la plus large mesure, du magnétisme du soleil et de l'air », et ainsi, « l'homme est devenu l'accumulateur d'une immense quantité de force vitale, nerveuse et mentale. »

La peau nue n'est nullement un défaut pour nous, elle est le don le plus précieux que la nature a accordé à l'homme.

Mais l'homme a perdu le bénéfice que lui crée sa peau nue; par le port de vêtements étroits, trop chauds et clos, il prive, avec une parfaite inconscience, sa peau des excitations saines que procurent l'air, l'eau et le soleil. L'antiquité apprécia bien mieux que l'époque moderne les avantages du nu.

Les anciens Germains, si vigoureux, allaient presque nus. A Sparte, dans les processions, les jeunes hommes et les jeunes filles marchaient nus. Tous les Hellènes s'exerçaient nus au jeu. D'ailleurs nous semblons avoir oublié que le mot gymnastique lui-même vient du grec gumnos, qui signifie nu.

Thucydide avait raison quand il félicitait les Spartiates d'avoir introduit le nu dans la gymnastique.

Actuellement encore, les Fuégiens, ces gaillards de la région polaire, vont presque nus sous le vent glacial et la neige.

Nous, au contraire, gens de climats modérés, nous calfeutrons nos anémies sous des lainages, supprimant ainsi le quart de notre respiration cutanée, et nous aspirons dans de malsaines flanelles des produits toxiques d'exhalaison dont le contact nous nuit. Le résultat? Ruffier vous le signale quand il vous conte cette histoire que j'ai entendue tant de fois en mon cabinet: « Atteint de la poitrine, notre fils! Comment se peut-il? Nous l'entourions de tant de soins. Il portait constamment de la flanelle! Et nous lui avions choisi un métier si peu fatiguant: un travail de bureau qui le tenait tranquillement assis, le dos au poêle, de neuf heures à midi et de deux heures à six heures. Et puis il était si rangé! Toutes ses soirées, docteur, il les passait avec nous.

— Braves gens, vous m'énumérez précisément les causes de la catastrophe. — Pour mener à bien la croissance d'un enfant, cette plante qui pousse, il faut de l'air et du soleil. Vous avez garé votre fils non seulement des courants d'air, mais aussi de l'air courant. Votre enfant fut préservé du froid par les flanelles, tricots et foulards; il s'ensuit que son organisme est incapable de réagir à un véritable refroidissement. »

Une peau qui fait bien ses fonctions, et qui est accoutumée aux intempéries, à l'air, au soleil est une garantie de la santé: elle est aussi infiniment plus belle que celle des gens qui se calfeutrent:

« La douceur merveilleuse et la beauté de la peau de tous les êtres qui vivent presque nus sous la vibration lumineuse solaire est des plus remarquables, dit Hœckel. Le nègre en bon état de santé possède des téguments dont le grain, dont la douceur sont incomparablement supérieurs à ceux des plus belles peaux de femmes civilisées. »

Sous ses vêtements malsains, l'homme civilisé se prive d'une foule de radiations bienfaisantes; il s'enlaidit, il raidit ses articulations, amollit et atrophie ses muscles. L'atrophié musculaire devient gauche et timide; ses mouvements mal réglés dépassent le but, il est maladroit. S'il glisse sur une peau d'orange, il se casse la jambe...

L'hygiène de la peau est une des plus essentielles « par elle, dit Henri Durville (1) vous allez puiser constamment dans le milieu ambiant des énergies nouvelles qui contribueront à maintenir (et à réparer) votre santé, à augmenter votre bonheur, à intensifier vos pouvoirs! »

(1) Henri Durville: Cours de Magnétisme personnel, 5e édition.

LA BONNE AÉRATION, FACTEUR DE VIE SAINE

———

Les grandes villes sont le tombeau de la race. Sans les campagnes qui les réapprovisionnent en humains, elles seraient bientôt mortes. Néanmoins, les malades des grandes villes peuvent, sans frais, sans dérangements, se guérir par l'air, chez eux. — Pourquoi il y a, dans les campagnes, des malades, malgré l'air pur qu'on y respire. La grande cause des maladies chez le paysan: l'alimentation mal comprise et l'alcool. Une alimentation non conforme aux vrais besoins du corps détruit les bienfaits de l'air pur. — Nécessité de régler l'alimentation du paysan malade pour lui permettre de se régénérer à l'air pur. — L'illusion des gens de la ville qui croient bien s'aérer; le préjugé du courant d'air. — Tout le monde, paysans ou citadins, peut guérir par la Cure d'air.

**

C'est une loi naturelle que les êtres se répartissent sur la terre en raison de la nourriture qu'ils peuvent trouver. Là où abondent les matériaux alimentaires, ils se serrent; ils s'espacent, au contraire, si la région est pauvre en aliments.

Les hommes primitifs, vivant des produits du sol, ont donc recherché les régions les plus riches; mais, comme il faut une assez grande surface de terre pour faire vivre un homme, on s'est placé à une certaine distance l'un de l'autre, sur ce qu'on a appelé son champ. Vivre sur son champ, assez loin de son voisin, cela s'appelle être campagnard. L'être humain est naturellement campagnard. Pour prospérer naturellement, il a besoin de son champ, avec la copieuse ration d'air, d'eau, de soleil qui l'arrose, avec les produits qui s'y développent.

Vivant sainement, c'est-à-dire se conformant sans effort à la Loi Naturelle, peinant au dur labeur agreste, s'alimentant d'une façon frugale et simple, l'homme campagnard s'est épanoui dans toute sa vigueur; intelligent, armé de la forte volonté de se créer des descendants qui continueraient à mettre en valeur son patrimoine, l'homme s'est multiplié prodigieusement; il a envahi toute la terre. Par suite du surpeuplement, le sol est devenu incapable de nourrir, à lui seul, tout le monde. Il a fallu chercher à vivre autrement. L'effort pour vivre quand même a contribué à hâter la civilisation. La civilisation, à son origine, c'est l'adaptation aux nécessités de la vie difficile.

Ce qu'on n'a plus trouvé sur la terre, on a cherché à le fabriquer, à le remplacer par autre chose; on est descendu dans les profondeurs; on a groupé les êtres, on les a embrigadés pour un travail différent de celui pour lequel ils étaient nés.

La place devenant toujours plus restreinte, il a fallu les empiler les uns sur les autres dans ces meubles à tiroirs, sans air et sans soleil, qu'on appelle les maisons de rapport.

Qui ne s'est ému en voyant dans nos villes de France, ces ruelles, dont on touche, en ouvrant les bras, les deux noires murailles, avec ces logements sordides et malodorants, sans fenêtres, ces courettes humides où ne pénètre jamais le soleil, et où l'air sent le moisi!

« Non, ce n'est pas impunément, s'écrie Michelet, qu'on reçoit le fâcheux mélange de cent choses viciées, vicieuses, qui montent de la rue, le souffle des esprits immondes, le pêle-mêle de fumées, d'émanations mauvaises et de mauvais rêves de nos sombres cités. »

De son logis malsain l'être ne sort que pour s'enfouir dans la mine, dans l'atelier, dans l'usine; il se brûle devant le haut fourneau. La poussière asphyxie et la chaleur assoiffe. Il a donc cherché des breuvages « fortifiants » pour dissiper ses lassitudes; l'alcool est né!

Déchu de ses résistances par son genre anormal de vie, intoxiqué par une alimentation artificielle, concentrée, chimique, l'homme est devenu délicat, « anémique », frileux. Pour lutter contre le froid il a créé le chauffage artificiel; mais le charbon est cher; pour l'économiser, il a trouvé le poêle à combustion lente, qui dépense peu, mais qui jette dans la pièce des gaz toxiques, acide carbonique, oxyde de carbone; ce dernier d'autant plus dangereux qu'on ne le sent pas. Les poêles mobiles donneraient 15 à 16 0/0 de ce gaz terrible.

Si l'être était plus cultivé, c'est dans un bureau qu'il s'est cloîtré; il est devenu un sédentaire, un arthritisé.

Déraciné de son champ où il prospérait, sali des crasses de la grande ville, débilité par la transplantation en des lieux malsains, intoxiqué et amoindri dans ses résistances vitales, l'être est devenu un terrain favorable au développement des pires misères: tuberculose, syphilis, cancer, folie!

L'augmentation du nombre de ces maladies à la ville est effrayante.

Jusqu'en 1830, dans la France de Louis-Philippe, on émi-

grait peu vers la ville; les routes étaient rares, mal entretenues; on n'avait pas non plus le goût de l'aventure, des voya-
ges, le désir de faire rapidement fortune. Le paysan restait chez
lui: son horizon se bornait au pays, au département. On signa-
lait comme des phénomènes ceux qui étaient allés voir Paris.
Maintenant, le paysan ne pense qu'à fuir son clocher; les gros
salaires de la ville et le luxe l'attirent. Il croit qu'il fatiguera
moins à l'usine qu'à la charrue.

C'est à plus de 300.000 qu'on estime le nombre des paysans
français qui vont ainsi chaque année s'entasser à la ville. Il
faut bien loger ces nouveaux arrivants dans un espace qui
n'est guère extensible. Et si l'on veut aussi tenir compte de la
crise actuelle de la construction!

Qu'on ne vienne pas me dire que la grande ville moderne
a ce qu'il lui faut en air et en soleil. Malgré tout le progrès
réalisé, les squares y sont trop petits, les grandes avenues trop
rares, les arbres trop clairsemés. La grande ville, même mo-
dernisée, reste le tombeau de la race.

Le Dr Noé a beau nous dire que le cantonnement des sédentaires favorise leur organisation sociale, et nous citer comme exemple l'organisation supérieure des sociétés d'abeilles,
de fourmis, de termites, de castors; il n'en est pas moins vrai
que le cantonnement tue l'homme parce qu'il le met hors de
ses conditions naturelles de vie. L'homme, animal de plein
vent, taillé pour la course ainsi que l'indiquent ses membres
longs et grêles, n'est pas fait pour la grande ville, même telle
qu'elle est maintenant; les abeilles, les fourmis, les termites,
les castors sont en compagnies denses, mais ils exercent leur
activité vitale au plein vent; leur cantonnement n'est guère que
nocturne.

La grande ville ne doit sa prospérité vitale qu'à l'apparence; les êtres qui y viennent et y restent y dégénèrent vite. On
peut dire qu'il n'existe pas de cinquième génération dans les
grands centres; à la troisième, la dégénérescence physique et
morale bat son plein, à moins que ne soit intervenue, ce qui est
rare, une stricte hygiène apportant la régénérescence.

C'est le flot que déverse à la ville la race paysanne qui reconstitue l'élément déchu, grâce au mariage.

Est-ce dire qu'on ne puisse être bien portant à la ville, ou
qu'on ne puisse s'y guérir si l'on est malade? Nullement. Je
montrerai au contraire, qu'on peut guérir, par l'air, même à la
ville, si on le veut vraiment.

On peut s'aérer à la ville, c'est certain; nous verrons comment. Je dois d'ailleurs ajouter que beaucoup de citadins qui croient fort bien s'aérer s'illusionnent: « J'ai beaucoup d'air, me dit-on souvent; je fais de la promenade tous les jours, ou bien, mon bureau est bien aéré, ou encore, l'usine est spacieuse. » Ceci n'empêche pas l'interlocuteur d'être vert, et sa soi-disant aération, d'être du calfeutrage. Car on s'accoutume à l'air vicié d'une façon telle qu'on arrive à le croire pur. On ne sent plus les mauvaises odeurs dans lesquelles on vit. Quantité de mes malades, qui se croyaient dans d'excellentes conditions d'aération, ont eu, en se mettant à ma cure d'air, de véritables révélations; ils se sont rendu compte qu'antérieurement, ils ne respiraient pas, et que, sans s'en douter, ils se privaient de la plus grosse partie d'une des plus merveilleuses sources d'énergie dont l'homme ait l'usage.

Ai-je assez vu de ces gens qui se croient naturistes, et qui se cloîtrent par crainte d'hypothétiques courants d'air.

Même des gens au courant de l'hygiène s'effraient si, dans un train, dans un omnibus quelqu'un entrouvre une fenêtre.

Par opposition, d'ailleurs, à cette conception, il y a des gens, non moins au courant de l'hygiène, qui, précisément sous prétexte d'hygiène, font l'inverse.

« On leur a dit, écrit Carton, ne craignez pas l'air, faites de la cure d'air; ils en ont déduit et mis en pratique la cure de courant d'air. Dans tous les endroits publics on se bute aux mêmes bourrasques que déterminent les fenêtres ouvertes, dans toutes les directions à la fois. Dans les salles de sanatoriums les plus vastes, où le cube d'air est, pourrait-on dire, excessif, un grand nombre de malades s'acharnent à réclamer l'ouverture des fenêtres dans des sens opposés, et par les plus basses températures. J'ai vu des salles ne céder que quand tous les membres de la communauté se furent gratifiés en même temps de poussées bronchitiques sérieuses. »

L'aération, si elle est bien comprise, est un merveilleux régénérateur; encore faut-il la bien comprendre!

Mais si l'air des campagnes est un si puissant agent de vie, pourquoi le paysan est-il presque aussi malade que le citadin?

— Pourquoi? — Parce que le paysan ne sait plus vivre. La vie antinaturelle de la grande ville a gagné le village. On s'alimente à la campagne d'une façon déplorable: la théorie de la faiblesse a franchi le faubourg; le paysan veut, lui aussi, être plus fort; il réclame du tonique, du fortifiant. A l'alimentation simplement reconstituante, lacto-ovo-végétale, qui faisait sa santé, il a ajouté de la viande en excès, des stimulants, des mets concentrés et artificiels, et l'alcool! Aujourd'hui le moindre petit village a ses alambics, ses trafiquants qui vendent du poison. Le laboureur français d'aujourd'hui s'enivre le dimanche, à peu près comme l'ouvrier d'usine!

Ou s'il ne boit pas à s'enivrer, le petit verre dont il arrose son café au dessert, la « goutte » qu'il prend pour dissiper ses courbatures, est un suffisant agent de maladie et de mort. Si sa trempe organique lui permet de devenir néanmoins un vieillard vénérable, ses enfants, déjà, expient sa faute; ils sont moins vigoureux; ils connaissent les premiers signes de la dégénérescence. Ils sont « anémiques », rachitiques, entériteux, neurasthéniques. Les beaux gars d'autrefois deviennent rares!

C'est que *rien, pas même l'air le plus pur, ne compense l'effet néfaste de l'alimentation mal comprise.*

Pendant la guerre, les hommes des tranchées n'étaient pas à l'abri des débordements hépathiques: l'air pur ne contrebalançait pas leur déplorable alimentation. Mes brancardiers, qui étaient, on peut dire, jour et nuit au plein vent de la Woëvre, ont eu de la congestion du foie, et des misères intestinales parce que leur alimentation était trop abondante et toxique.

Le paysan d'aujourd'hui mange trop, il mange des mets anti-physiologiques; sa mauvaise alimentation lui fait perdre les bienfaits de l'air.

Ceci explique qu'il m'arrive journellement de guérir des paysans en les faisant venir à Paris.

Quand leurs fautes alimentaires sont réparées, ils guérissent, malgré la grande ville. Il vaut souvent mieux manger sainement à la ville, en tirant intelligemment parti de l'air qui s'y trouve, que de manger mal à la campagne en respirant l'air le plus pur.

Mais qu'on pense au résultat que donnera une Cure d'air bien comprise, faite à la campagne, quand l'alimentation sera ce qu'elle doit être!

Quant au paysan le mieux nourri et le mieux aéré, s'il était tenté de croire que la cure d'air ne peut s'appliquer à lui, qu'il veuille bien avoir la certitude qu'à quiconque a du bon air, une meilleure aération fait du bien.

CE QUE DOIT ÊTRE UNE CURE D'AIR

———

*Faire une cure d'air, ce n'est pas s'exposer, immobile et calfeu-
tré, sur une chaise longue, dans une galerie aérée, pour y soigner sa
tuberculose; ce n'est pas seulement non plus se promener ou bien
respirer. — Comment je comprends la cure d'air: aération pulmonaire et cutanée parfaites, jointes au mouvement. Elle assure aux
bien portants la conservation de leur équilibre; elle rend aux malades leur santé par l'action qu'elle a sur les combustions profondes,
et par les énergies nouvelles dont elle enrichit l'organisme.*

✻✻

Il ne faudrait pas croire, comme on le fait généralement,
que faire une Cure d'air, c'est tout simplement s'exposer sous
une galerie, sur une chaise longue, pour y soigner sa tuberculose. « La cure d'air, dit Carton, évoque dans l'esprit du lecteur l'aspect d'une longue galerie abritant une rangée de chai-
ses longues, sur lesquelles sont immobilisés, pendant de longues heures, des malades entortillés dans d'épais vêtements et
de nombreuses couvertures. »

Il ne faudrait pas croire, non plus, qu'on réalise bien une
cure d'air parce qu'on va se promener chaque jour, ou parce
qu'on va le dimanche à la campagne, ou même parce qu'on habite la campagne, ou encore parce qu'on ne craint pas les courants d'air, ou parce qu'on fait des exercices de respiration
profonde.

Une Cure d'air c'est tout autre chose.

Par Cure d'air, il faut entendre *l'ensemble des moyens naturistes*, grâce auxquels on remet méthodiquement le poumon
et la peau *au contact de leur agent vital, l'air.*

La Cure d'air se donne comme but d'assurer leur plein rendement:

1°. — à l'aération pulmonaire;

2°. — à l'aération cutanée.

Le plein rendement de l'aération pulmonaire sera assuré par la culture respiratoire méthodique.

Le plein rendement de l'aération cutanée sera assuré par une série de moyens ayant pour but de réaccoutumer toute la peau à l'air, et de faire que l'être humain tire de sa peau nue tous les avantages auxquels elle lui donne droit. Cette série

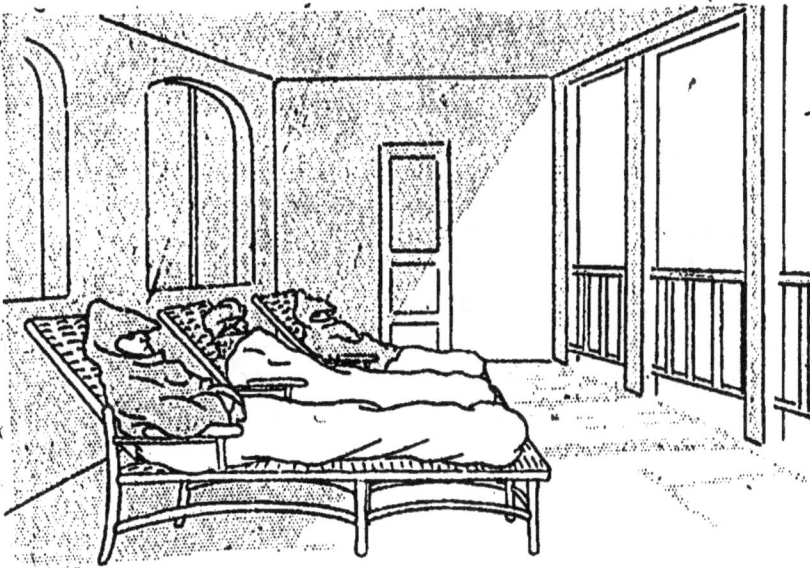

Fig. 17. — Ce que n'est pas une Cure d'air: calfeutrage sous couvertures en galerie couverte.

de moyens comprendra: l'aération par le vêtement, l'aération du logis, l'aération dehors, et l'entraînement progressif au plein vent par une pratique très spéciale, exécutée à l'état de nudité, le bain d'air.

Par ce bref exposé, on peut voir que ma Cure d'air n'est pas réduite à une cure d'immobilité en chaise longue, où le malade est bien caché sous des couvertures. La cure d'immobilité en galerie plus ou moins couverte n'occupe, dans ma

Cure d'air qu'une toute petite place: elle est à appliquer seulement à une catégorie spéciale de malades, à une époque très limitée de leur évolution maladive: les tuberculeux faisant de la fièvre.

Aux tuberculeux fébriles, et *à eux seuls* convient cette cure d'aération limitée, où les poumons seuls reçoivent l'air pur, et où la peau est protégée par les couvertures; je répète, aux tuberculeux *fébriles*, parce que, dès que leur fièvre disparaît, ou même diminue, la cure d'air en chaise longue, corps caché, doit être remplacée par la cure d'air complète, c'est-à-dire intéressant aussi la peau, et faite *en mouvement*.

L'efficacité de la cure d'air ne sera à son maximum que quand l'aération pourra être faite en remuant.

Ma Cure d'air ne se donne pas seulement pour but de guérir une maladie spéciale, la tuberculose; elle s'attaque à toutes les déchéances humaines, quelles qu'elles soient, et elle les répare; et elle entretient la santé des vigoureux.

Le but à réaliser pour tous, bien portants ou malades, c'est le parfait fonctionnement pulmonaire qui assure la plénitude des combustions internes et le parfait endurcissement cutané, qui donne une plus grande résistance aux maladies et enrichit l'organisme des énergies puisées dans l'atmosphère.

LA CULTURE RESPIRATOIRE

---

*Nos ancêtres, vivant de la rude vie rustique, sainement alimen-
tés, ignoraient les pilules et potions qui calment la toux. — Nos arthritisés modernes, gras ou maigres, toussent et crachent.*

*Insuffisance respiratoire, tuberculose et autres affections de
poitrine.*

* *

Aux temps anciens où les hommes vivaient de la saine et
rude vie rustique, peinant et suant, à peine vêtus, au rude labeur du plein vent, levés avec le soleil, dont ils saluaient respectueusement le disque à l'orient, et couchés au déclin du
jour, les affections de poitrine n'existaient pas. Le rhume était
inconnu de ces gaillards au teint de bronze, et l'air frais des
grands espaces, claquant leur épiderme endurci, était pour
eux un ami qu'ils n'accusaient pas de créer l'emphysème ou
la tuberculose. Ils ignoraient les pastilles qui calment la toux,
ne se calfeutraient pas sous des vêtements étriqués
et chauds; ils ne redoutaient ni le froid aux pieds, ni les courants d'air. Leurs femmes avaient la même vigueur; vêtues de
laine, de peaux, elles allaient manier la charrue, la pioche, la
serpe, dans les champs voisins, les pieds nus dans la rosée du
ciel.

Aussi nos ancêtres avaient-ils l'équilibre physique et moral,
et ils avaient une progéniture nombreuse et vigoureuse comme
eux-mêmes. Pourtant, ils n'existaient pas, ces accoucheurs savants, qui, aujourd'hui arrachent à la mort combien de nos
nourrissons tarés, débiles! Quantité de nouveaux-nés mouraient, mais qu'importe, il en naissait tant d'autres; les familles de 8 ou 10 enfants étaient fréquentes. Maintenant, malgré
l'art chirurgical, les familles comptent un, deux, trois enfants

au plus. On ne veut plus de descendants, non seulement parce qu'ils coûtent cher à élever, mais surtout parce que la mise au monde de l'enfant devient un péril: la femme, tarée dans ses résistances organiques ne sait plus accoucher simplement; elle s'infecte; elle saigne, et si, grâce au forceps, elle obtient son poupard, c'est un être fragile qu'il faudra protéger des intempéries, mettre à l'abri des microbes. Mais, comme on ne peut pas empêcher les microbes d'être partout, quoiqu'on fasse, le rejeton se contagionne un jour, parce que son terrain organique est un milieu prédisposé, où la maladie germera à son aise. — Voilà pourquoi notre génération tousse et crache; voilà pourquoi chacun est pour son voisin un péril; voilà pourquoi, pour protéger ceux qui sont sains encore, on défend de cracher par terre; voilà pourquoi on inonde les tousseurs de médications qui se croient efficaces; voilà pourquoi on multiplie les vaccins. — Point de départ faux! résultat négatif! C'est dans l'amélioration des résistances organiques qu'il faut chercher le remède à nos maux.

La culture respiratoire est un des moyens d'où résulte, à coup sûr, l'amélioration des résistances.

L'homme à l'état de nature n'a pas besoin d'apprendre à respirer; il sait d'instinct. « Malheureusement, comme dit l'auteur anonyme de la *Science occulte de la respiration* (1), la civilisation a modifié sa manière de faire sur ce point comme sur beaucoup d'autres. Il a contracté de mauvaises habitudes dans sa façon de marcher, de se tenir debout, de s'asseoir »; sa fatigue a plié son dos; son ventre trop gros a gêné les mouvements du diaphragme; la tare hépatique d'origine arthritique a créé un vice fonctionnel produisant une diminution de la capacité respiratoire. J'ai dit dans mon *Art de devenir énergique* que chez les sanguins, chez ceux dont le foie fléchit, la capacité respiratoire est notablement diminuée.

Grandmaison a trouvé que, chez les obèses, cette diminution est plus marquée. Elle est due, croit-il, non seulement à l'hypertrophie du foie, mais aussi au développement insolite de la graisse abdominale, à la limitation de l'expansion pulmonaire par le coussin graisseux qui se forme sous la plèvre, et à l'inactivité musculaire à laquelle l'adipeux se condamne.

(1) *La Science occulte de la respiration*, prix franco: 0 fr. 30. — Henri Durville, imprimeur-éditeur.

A mon avis, c'est ce dernier facteur qui est de beaucoup le plus important.

Chez les arthritiques maigres, la diminution des combustions intracellulaires crée un moindre besoin d'oxygène; il en résulte qu'une partie des poumons (les sommets) devient inutile et cesse de fonctionner; c'est pour cela que ces malades ont des sommets pulmonaires opaques, ne respirant qu'à peine, ou ne respirant pas. Ces sommets mal ventilés deviennent un champ où le bacille de la tuberculose pousse aisément.

Le poumon mal ventilé des arthritiques est prédisposé à toutes les misères d'ordre congestif: asthme, emphysème, rhumes, bronchites, congestions pulmonaires.

Quand je regarde le thorax étriqué, plat, mal musclé des malades qui viennent me voir, même des campagnes, je ne puis m'empêcher d'avoir de la peine. Nos femmes ne respirent pas, et les hommes respirent rarement bien. Les épaules sont tombantes, le gril costal n'a pas de souplesse; le ventre remue à peine pendant les mouvements respiratoires. On se prive de la moitié de la vitalité à laquelle on a droit!

Pour mieux comprendre ce qui suivra, il est utile d'étudier un peu de mécanisme respiratoire.

LA MÉCANIQUE RESPIRATOIRE

———

Comment l'homme normal respire. — Les types respiratoires: abdominal et costal. — Quel type respiratoire avez-vous? Comment mesurer votre puissance respiratoire, ou capacité vitale. — Les mensurations thoraciques de l'homme normal.

Ce qu'on obtient par la culture respiratoire: déblaiement de l'arbre respiratoire, guérison des maladies de poitrine, activation des échanges nutritifs, maîtrise des fonctions nerveuse et psychique. La respiration recharge l'organisme des énergies vivantes de l'air. La théorie du « prâna » des Hindous.

⁂

J'ai parlé, dans mon *Art de devenir énergique*, de la respiration employée comme moyen de dompter l'émotivité. J'emprunte à ce travail seulement ce que j'ai dit de la mécanique respiratoire.

La respiration normale est assurée par *un ensemble rythmique de contractions et de détentes musculaires* ayant pour but la création d'un courant d'air oxygéné dans les vésicules pulmonaires.

Les gestes rythmés de la respiration normale comprennent deux temps: un temps de *contraction* musculaire, temps actif, c'est l'inspiration; un temps de *détente* musculaire, temps essentiellement passif, c'est l'expiration.

C'est la cadence régulièrement et inlassablement alternante des contractions inspiratoires et des détentes expiratoires qui entretient le courant d'air pulmonaire nécessaire à la combustion vitale.

L'inspiration, dis-je, est le temps de *contraction* musculaire, le temps actif. Sous l'influence, en effet, de l'excitation nerveuse partie du bulbe, le diaphragme, grand muscle plat qui sépare la poitrine du ventre, se contracte; en ce faisant, il s'aplatit et s'abaisse. Dans son mouvement d'abaissement il agrandit la cage thoracique de haut en bas et projette le ventre en avant. D'autre part, et en même temps, certains muscles de la paroi thoracique (muscles surcostaux et intercostaux externes) se contractent et tirent les côtes en haut. Le mouvement d'élévation des côtes va de pair avec un mouvement de rotation de celles-ci. Elévation et rotation des côtes agrandissent la cage thoracique de droite à gauche et d'avant

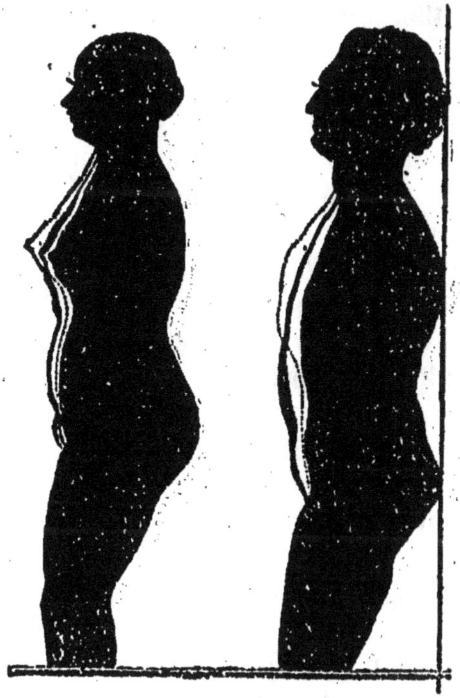

Fig. 18. — *Deux types de respiration costale supérieure* (en pointillés: l'inspiration)

en arrière. Ainsi, pendant l'inspiration, la contraction des muscles inspirateurs détermine l'agrandissement de la cage thoracique dans tous les sens: de haut en bas, d'avant en arrière et transversalement.

L'expiration, au contraire, répétons-le, est le temps de détente musculaire, le temps passif. Les muscles qui s'étaient contractés pendant l'inspiration se relâchent tout simplement: le diaphragme reprend sa position de repos, en remontant de lui-même dans le thorax; le ventre, qui n'est plus comprimé, revient donc sur lui-même; et les côtes, ne subissant plus une traction de bas en haut de la part des muscles surcostaux et intercostaux, retombent naturellement.

Pendant l'inspiration rendue volontairement profonde, d'autres contractions musculaires interviennent, qui agrandissent davantage les diamètres thoraciques: celle des muscles scalènes et sterno-cleïdo-mastoïdien, au cou; celle des muscles petit-pectoral, petit-dentelé, trapèze, rhomboïde, grand-dentelé et grand-dorsal, sur le thorax.

L'expiration profonde ou forcée cesse d'être un phénomène uniquement passif: l'expulsion plus parfaite de l'air est assurée par la contraction des muscles qui aident à l'abaissement des côtes et au soulèvement du diaphragme; entrent surtout en jeu les muscles de la paroi abdominale: grand-oblique, petit-oblique, transverse et grand-droit.

Les poumons contenus dans le thorax et adhérant au gril costal et au diaphragme, grâce au vide qui existe entre les deux feuillets de la plèvre, suivent passivement les mouvements de la cage respiratoire. Lors de l'expansion inspiratrice, ils se distendent; l'air pénètre par les voies respiratoires toutes ouvertes, grâce à la diminution de pression qui se produit dans les poumons par suite de leur dilatation. Lors de l'affaissement expiratoire, l'excès de pression produit par la charge des parois thoraciques comprime l'air pulmonaire et l'expulse vers l'extérieur.

Tantôt l'inspiration se fait essentiellement ou principalement par contraction du diaphragme; c'est le type dit *abdominal;* tantôt l'inspiration se fait principalement par élévation des côtes: c'est le type *costal.*

La respiration est essentiellement abdominale chez l'homme qui n'a pas fait entraînement respiratoire; elle est essentiellement costale chez la femme; elle est abdominale chez l'homme comme chez la femme, pendant le sommeil.

Chez la femme spécialement, il existe un type respiratoire costal supérieur: il est caractérisé par l'élévation des côtes supérieures (vraies côtes), et par l'immobilité presque complète des fausses côtes.

Il existe aussi un type respiratoire costal inférieur, type exceptionnel; on ne l'observe que chez quelques hommes et chez quelques enfants: il est caractérisé par le soulèvement des fausses côtes, et par l'immobilité presque complète des vraies côtes.

Dans la respiration normale, l'inspiration se produit assez brusquement; l'expiration succède immédiatement à l'inspiration, sans pause inspiratoire.

L'inspiration normale représente 1/3 et l'expiration les 2/3 de la durée d'une respiration totale.

On compte 45 rythmes respiratoires par minute à la naissance; 25 à 5 ans; 20 à 15 ans et 16 après 25 ans, pendant la veille. Ces nombres diminuent de 1/4 environ pendant le sommeil (Arthus); ils augmentent sous l'influence de la chaleur, du travail musculaire, etc.

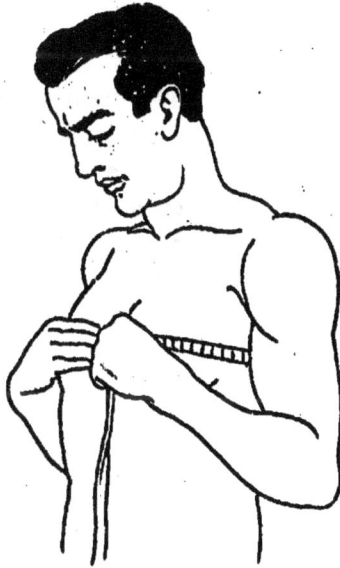

Fig. 19. — Comment mesurer votre périmètre thoracique, avec un mètre en étoffe.

Depuis Hutchinson, on appelle *capacité respiratoire* ou *vitale* la quantité d'air maxima mise en mouvement au moyen de l'inspiration ou de l'expiration la plus forcée.

On mesure, dans les laboratoires spéciaux, la capacité vitale grâce à un appareil qu'on appelle le spiromètre. C'est, en principe, un appareil qui reçoit et enregistre la quantité d'air rejetée par une expiration forcée, à la suite d'une inspiration également forcée.

Il existe un procédé très simple qui permet à quiconque de

doser lui-même, sans spiromètre, la valeur de sa capacité vitale; c'est le suivant:

On fait compter le sujet à haute voix, régulièrement, lentement, à la suite d'une inspiration aussi profonde que possible, jusqu'à ce qu'il ne puisse plus respirer; moins il aura emmagasiné d'air, plus vite il sera épuisé par l'effort expiratoire que nécessite la prononciation des chiffres.

D'après Grandmaison, l'arthritique sera à bout de souffle à 15, 20, 24 et ira difficilement au-delà de 30; tandis qu'un sujet normal compte facilement jusqu'à 50, 60, et même 70. Avec quelque pratique de la respiration profonde, on arrive à dépasser 80.

Armé des données élémentaires que je viens d'exposer, vous qui voulez entretenir ou réparer votre santé par le Naturisme, placez-vous debout, thorax nu, devant votre glace; demandez-vous quel est votre type respiratoire; puis, calculez votre capacité vitale; notez le chiffre trouvé, pour ne pas l'oublier et pour pouvoir, dans quelque temps, le comparer.

Complétez cet examen par une mensuration de votre périmètre thoracique; faites ladite mensuration à l'aide d'un mètre d'étoffe, passant bien horizontalement au niveau des mamelons.

Voici, pour vous servir de base, les chiffres qu'on peut considérer comme moyens:

Circonférence thoracique	14 ans	15 ans	16 ans	17 ans	18 ans et au-dessus
Thorax vide d'air	73 cm	78 cm	83 cm	85 cm	86 à 88 cm

En respirant, on doit augmenter le périmètre thoracique d'au moins 4 centimètres. Si l'on respire bien, on l'augmente de 5 ou 6; si l'on respire très bien, on l'augmentera de 7 et même 8.

Si vous êtes en dessous des chiffres indiqués, ou si c'est avec de la graisse que vous atteignez votre chiffre de périmètre, et si votre capacité vitale est insuffisante, il faut vous mettre sans retard à la culture respiratoire.

Par elle, vous déblaierez votre arbre respiratoire, vous vous guérirez de vos prédispositions à la toux, aux rhumes, aux essoufflements; vous faciliterez le travail de votre cœur; par là vous améliorerez votre circulation sanguine: vous oxygénerez puissamment votre sang et le débarrasserez des produits toxiques qu'il contient; vous intensifierez vos combustions cellulaires; et, fait important à retenir: *vous deviendrez maître de vos réactions nerveuses.*

Ainsi que je le dis dans mon *Art de devenir énergique:* « *la fonction respiratoire est la seule de nos fonctions organiques sur laquelle notre intelligence consciente puisse avoir prise.* » Nous ne pouvons pas modifier à notre gré et directement notre digestion, notre circulation, nos éliminations rénales, notre innervation; nous pouvons, au contraire, modifier à notre gré notre respiration.

La Respiration est donc une merveilleuse voie d'accès qui nous est ouverte vers la vie organique, animale, végétative.

L'acte respiratoire peut régulariser, accroître ou diminuer l'activité du cœur et l'intensité de la circulation. Ceci est dû à la place qu'occupe le cœur entre les deux poumons: toute cause troublant le rythme respiratoire perturbe les battements cardiaques et, inversement, toute cause qui régularise la respiration régularise la mécanique du cœur.

L'action qu'exerce la respiration ne se limite pas à la circulation: la fonction digestive est, elle aussi, en rapport avec l'acte respiratoire. Les nerfs pneumogastriques, en effet, qui innervent le poumon, innervent également l'estomac, l'intestin et même le foie. Il est donc possible, en donnant une activité normale aux poumons, d'améliorer, par voie réflexe, le fonctionnement du tube digestif.

Enfin, et surtout peut-être, « le développement de l'acte respiratoire est le plus puissant moyen de réveiller les centres nerveux, et d'obtenir une manifestation harmonieuse et coordonnée des énergies émotionnelles, intellectuelles et exécutrices. » (V. Morgan).

Le réveil des centres nerveux par la respiration méthodique se démontre scientifiquement. J'en ai fait la démonstration en une Conférence à la *Société Magnétique de France*, de la façon suivante: je prie un individu de serrer un dynamomètre de la main droite de toute sa force. Il marque, par exemple, X kilogrammes. Je le laisse se reposer; puis je le prie d'exécuter 5, 6, 7, 8 inspirations profondes (sans le prévenir du résultat attendu, pour éviter le rôle de l'auto-suggestion) et de serrer ensuite à nouveau l'instrument. Je constate que sa pesée dynamométrique a augmenté de 3, 4, 5, 6, 10 kilogrammes. Que cette action soit due aux énergies nées dans les vésicules pulmonaires par le fait de la respiration profonde, ou qu'elle soit due à l'exercice musculaire en lui-même, peu importe, (Féré a démontré que l'exercice musculaire modéré augmente l'énergie) le fait est là, et un fait ne se discute pas: la respiration profonde augmente l'énergie.

Par la respiration l'homme peut devenir maître de ses échanges biologiques; par elle il a la clé des énergies formidables qui naissent, agissent et réagissent en lui.

Payot, Papus, Turnbull parlent de l'effet psychique de la respiration.

Hector Durville, Henri Durville et moi-même avons assez prouvé l'action qu'exerce la respiration, méthodiquement exercée, sur l'émotivité: On lira avec intérêt, sur ce sujet: Hector Durville, *Pour combattre la peur;* Henri Durville, *Cours de Magnétisme personnel,* et mon *Art de devenir énergique.*

Indépendamment des énergies que la respiration fait naître dans l'organisme, il en est d'autres qu'elle apporte de l'extérieur. Le bon air, l'air ensoleillé est chargé d'un dynamisme, qui n'est pas l'oxygène, mais qui est peut-être véhiculé par lui: il est *vivant.*

Les hindous ont appelé « prâna » cet impalpable principe. Ils considèrent que l'air que nous respirons est d'autant meilleur qu'il contient plus de « prâna ». D'après certains occultistes, « prâna » en sanscrit signifie « énergie absolue ». Le prâna ce serait le principe universel d'où dérive toute énergie, toute force, ou plutôt une forme particulière de la manifestation de ce principe. Le prâna serait le principe d'énergie renfermé dans tout être vivant et qui le distingue de la matière inanimée. L'auteur anonyme de *La Science occulte de la respiration* dit que « ce grand principe existe dans toutes les formes de la matière, et cependant il n'est pas de la matière; il est dans l'air, mais ce n'est pas l'air, ni aucun des éléments chimiques qui le constituent. Les animaux et les plantes l'aspirent avec l'air, et si l'air ne le renfermait pas, ils mourraient. Il est introduit dans l'organisme avec l'oxygène et cependant il n'est pas l'oxygène. L'auteur du livre de la Genèse connaissait déjà cette différence entre l'air atmosphérique et le principe mystérieux et puissant qu'il renferme; il parle quelque part du

« neshemet ruach chayine », ce qui veut dire souffle de l'esprit de vie. Le mot hébreu « neschmet » signifie le souffle ordinaire de l'air atmosphérique, « chayim » veut dire vie ou vies, tandis que « ruach » désigne cet esprit de vie que les occultistes déclarent être le même principe que nous appelons prâna ».

La science contemporaine occidentale n'a pas tranché la question. Elle veut rester dans le domaine chimique; nous n'avons pas la preuve de l'existence du prâna. Nous constatons néanmoins que des atmosphères également pures, également denses, produisent sur l'organisme des effets différents.

Qui dira ce que sont au juste les embruns qui rendent si réconfortant l'air de la mer. Sous quelle forme s'y trouve fixé l'iode qu'ils contiendraient? iode vivant?

Henri Durville (*Cours de Magnétisme personnel*), dit que la respiration est un des principaux moyens que nous possédons pour accumuler l'énergie vitale; elle nous permet de puiser directement dans l'atmosphère cette énergie, ce magnétisme universellement répandu, source de toute vie. Il croit que ce magnétisme éveille en nous des phénomènes électro-biologiques utiles: « Les phénomènes électro-biologiques, dit-il, qui se produisent dans l'intérieur de nos poumons ont une importance primordiale. »

Et Hector Durville, (*Magnétisme personnel*) dit que « l'air atmosphérique, chargé du magnétisme de la lumière solaire, rempli de forces physiques et psychiques qui échappent à notre analyse, est certainement le réservoir le plus vaste et le mieux rempli que nous ayons à notre disposition pour y puiser certaines énergies qui nous sont nécessaires. »

COMMENT FAIRE LA RESPIRATION PROFONDE

Les principales méthodes de respiration profonde. — La métho-de Durville; comment la pratiquer: respiration pour malades alités (tuberculeux et autres), pour malades valides, pour gens bien por-tants. Exercices respiratoires au lit, devant la glace, au plein vent. — La respiration, combinée au mouvement, intensifie les combus-tions internes, désarthritise; elle rééquilibre l'être humain. — La durée des séances.

*
* *

Gebhardt conseille de faire les exercices de respiration profonde en s'armant d'un bâton qu'on tient horizontalement à deux mains. On élève le bâton et les bras pendant l'inspi-ration; on les abaisse en expirant. — « Quand on s'est exercé quelque temps avec le bâton, dit l'auteur, on peut s'en passer et respirer en élevant les bras et en les pliant au-dessus de l'occiput. »

Le même auteur conseille aussi de faire les exercices en appuyant les mains sur les hanches, et en élevant les épaules à chaque inspiration, ou en élevant latéralement les bras pen-dant l'inspiration.

Les procédés indiqués par Gebhardt ont des inconvénients. Le bâton, d'abord, n'est utile en rien, et, ce qui est pire, il est nuisible: même si l'on tient les mains fortement écartées l'une de l'autre, il gêne l'expansion thoracique dans tous les sens, et il empêche l'omoplate de rester collée au thorax; de la sorte, l'action du muscle grand dorsal s'effectue mal.

Quant au procédé qui consiste à élever les épaules pendant l'inspiration, il est déplorable, inesthétique et antiphysiolo-gique: l'homme, en inspirant normalement, conserve les épau-les basses; il ne les élève que s'il est atteint d'essoufflement, de dyspnée. Or, ce que nous devons chercher à acquérir c'est une harmonie conforme à la saine fonction, et non une désharmonie pathologique.

Randall conseille les exercices suivants:

1° — Aspirez l'air continuement en mettant le plus de temps possible.

2° — Gardez vos poumons pleins d'air pendant une *demi-minute;*

3° — Rejetez l'air graduellement, lentement;

4° — Gardez vos poumons vides pendant une *demi-minute.*

Je m'étonne qu'on ose proposer de semblables hérésies physiologiques. — M. Randall aurait peut-être pu essayer de réaliser, ne fût-ce qu'une fois, l'exercice sur lui-même, en prenant soin de consulter sa montre. Il se fût rendu compte de suite que ses prescriptions sont irréalisables, même s'il est personnellement doué d'une exceptionnelle capacité vitale. Supposez seulement (pour garder les propositions) 20 secondes pour l'inspiration, puis 30 pour l'arrêt, puis 20 pour l'expiration, puis encore 30 pour le second arrêt; ceci fait un total de 100 secondes pour un seul rythme respiratoire! et, bien entendu, il s'agit de continuer l'exercice à la même cadence.

Je n'ai pas encore, malgré mon expérience, trouvé un seul sujet, même des mieux entraînés aux exercices respiratoires, qui puisse exécuter deux fois de suite un semblable rythme.

Vertiges et syncopes cardiaques sont les maux auxquels on s'expose en tentant de semblables acrobaties.

Infiniment plus sensés sont les conseils donnés par Parkyn:

« Aspirez longuement, profondément, si profondément que non seulement la poitrine soit soulevée, mais que vous ayiez conscience que l'abdomen a été rempli. Puis, maintenant, la poitrine soulevée, rejetez l'air en rentrant l'abdomen. Aspirez de nouveau de façon à dilater l'abdomen et continuez ainsi...» (Cité par Victor Morgan, *Journal du Magnétisme*, sept. 1913, p. 556.)

Hector Durville écrit: « Avant tout, on doit chercher à respirer longuement, d'une manière constante, uniforme, profonde, en donnant aux mouvements respiratoires le rythme lent et régulier des grands souffles. La poitrine et l'abdomen doivent se soulever et s'abaisser régulièrement. Les épaules doivent rester *immobiles.* ». Voilà de sages conseils.

Hector Durville dit que la respiration profonde peut être pratiquée à toute heure du jour ou de la nuit, debout, assis ou couché; il donne la préférence à cette dernière position; laissons-lui la parole:

« Étant confortablement étendu sur le dos, dit-il, soit au lit, soit sur une chaise longue, desserré et bien à son aise, il faut d'abord s'isoler du monde extérieur pendant 4 ou 5 minutes, aussi complètement que possible; détendre ses muscles... puis, porter toute son attention sur la respiration que je divise, pour cet exercice, en *trois* temps: l'*inspiration*, un *temps d'arrêt* pendant lequel on conserve son haleine, et l'*expiration*. L'inspiration doit se faire très lentement, en élevant progressivement la poitrine et l'abdomen...; lorsqu'on ne peut plus aspirer, on s'arrête pour garder l'haleine aussi longtemps que possible;... puis on la rejette lentement dans l'expiration, en abaissant la poitrine et l'abdomen. » (*Magnétisme personnel*, p. 159.)

La méthode respiratoire de mon père donne de très bons résultats. Il est indispensable que les exercices soient exécutés sur un lit dur, et que la tête du sujet soit sensiblement sur le même plan que son corps. Dans un lit moelleux, on enfoncerait trop; les épaules ne pourraient « s'accrocher » au gril des côtes; et, avec la tête plus ou moins fléchie par l'oreiller ou le traversin, on gênerait l'accès de l'air dans la trachée.

Je conseille surtout aux malades alités les exercices de respiration profonde en position couchée.

Pour ceux qui sont valides, les exercices en position debout me semblent préférables.

Debout, on respire mieux, et debout on peut marcher. Nous verrons plus loin l'importance qu'il y a à faire des mouvements pendant les exercices respiratoires.

Chez les nerveux, les timides, les traqueurs, quel effet spécial pouvons-nous attendre de la respiration profonde? La maîtrise psychique, la guérison de l'émotivité. Or l'émotion est inséparable de l'action; on n'a pas peur quand on n'agit pas. Or, dans quelle position agit-on surtout? Dans la position debout. Il vaut donc mieux que le nerveux s'accoutume à lutter contre ses émotions précisément dans l'attitude de la vie où il risque le plus d'être ému.

Ceci dit:

Placez-vous debout, dans votre chambre, devant votre plus grande glace, le thorax absolument nu, dans la position militaire du garde-à-vous, c'est-à-dire, bras tombant naturellement le long du corps, talons joints, tête bien droite, épaules énergiquement rejetées en arrière. Regardez-vous bien pour vous assurer que votre corps est solidement « campé » sur le parquet et que les deux côtés de votre corps sont harmonieusement symétriques.

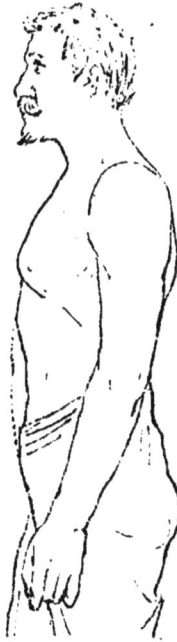

Fig. 20. — Respiration profonde exécutée devant la glace avec exercice d'autosuggestion pour développer l'assurance (fig. extr. de Hector Durville: *Le Magnétisme personnel*).

Fixez alors vos yeux dans vos propres yeux avec cet air énergique, calme et décidé que vous enviez à ceux qui sont vos maîtres. Que votre œil soit fixe sans être hagard, votre sourcil tenu bas sans être crispé, votre masque calme sans être figé. Sentez rayonner de votre organisme un peu de cette maîtrise que vous voudriez garder en toutes occasions, puis, calmement, régulièrement, commencez à inspirer, en laissant les épaules basses et parfaitement fixes.

Pensez *d'abord à emplir d'air le bas de vos poumons.* Pour atteindre ce but, imaginez-vous que vous engagez l'air dans votre ventre; gonflez le ventre, poussez-le en avant.

Quand vous sentirez que votre ventre est le plus en avant possible et que vos côtes inférieures sont écartées au maximum, la base de vos poumons sera bien pleine d'air; alors, et sans marquer de temps d'arrêt emplissez le haut des pou-

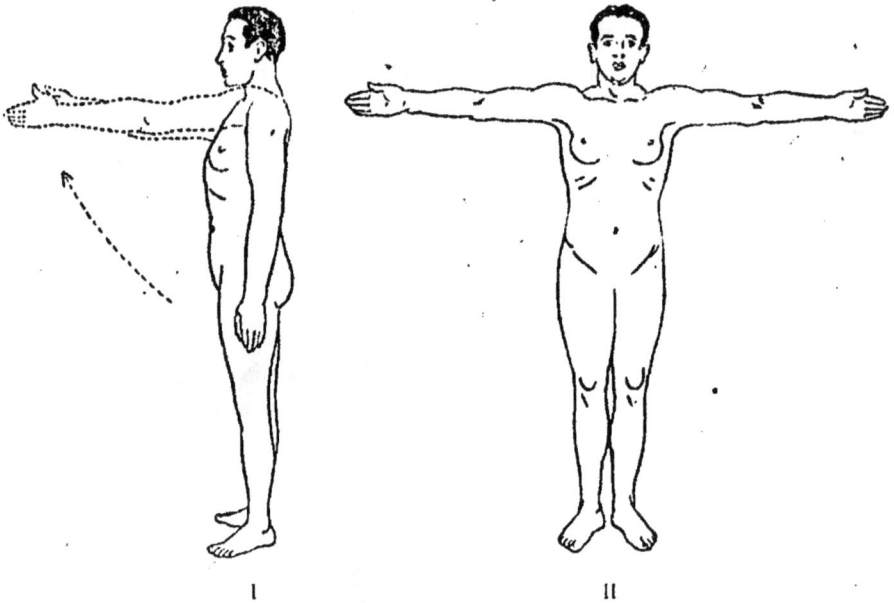

Fig. 21 et 22. — Les mouvements de bras à faire pendant la respiration profonde.

I: Pendant l'inspiration, élever en avant, jusqu'à l'horizontale, les bras bien tendus, puis, II: les écarter latéralement.

mons; pour cela, faites comme les femmes qui veulent se donner une belle poitrine: portez les seins en avant par un mouvement d'expansion de vos côtes supérieures.

Dès que vous sentirez vos poumons pleins d'air, expirez (sans marquer de temps d'arrêt): laissez doucement retomber vos côtes inférieures et rentrer votre ventre, et, en même temps, retomber vos côtes supérieures. — Quand il vous semblera que votre cage thoracique est revenue à la position de repos, continuez à rentrer le ventre en contractant vos muscles abdominaux et à abaisser les côtes inférieures; vous chasserez ainsi une quantité d'air résiduel; vous viderez à fond vos poumons.

Efforcez-vous de faire cette expiration d'une façon parfaite, régulière et uniforme.

Quand les poumons sont vides, sans marquer de temps d'arrêt, recommencez à inspirer.

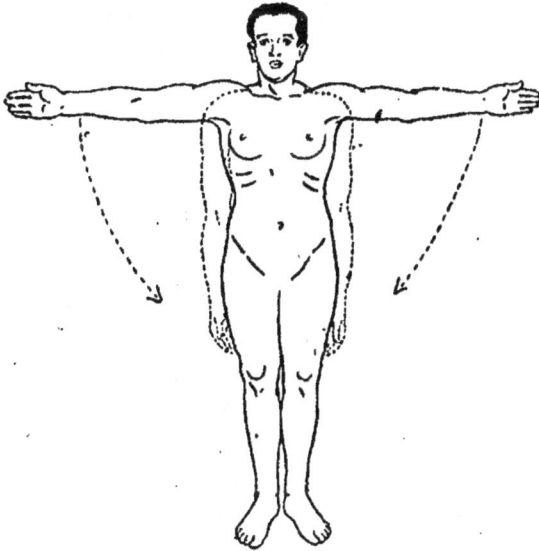

Fig. 23. — Les mouvements des bras à faire pendant la respiration profonde. III: Pendant l'expiration, redescendre les bras le long du tronc.

Ne vous fatiguez pas, ne forcez rien, ne sentez pas le cœur battre, n'allez pas jusqu'au vertige. — Chaque rythme aura une durée en rapport avec votre capacité respiratoire et avec votre entraînement.

Bien entendu, la respiration profonde doit s'effectuer par le nez, la bouche restant close; le nez seul a tout ce qu'il faut pour échauffer l'air et l'épurer.

Pendant l'expiration seulement, on peut, de temps en temps, ouvrir la bouche.

Quand on a bien compris et bien exécuté les actes de la respiration profonde, mais seulement alors, il est bon de leur associer des mouvements de bras méthodiques. Il vaut mieux s'abstenir de mouvements d'élévation verticale, ceux-ci supprimant l'appui des omoplates sur les côtes. On fera des exercices d'élévation, *horizontale* des bras en avant, puis d'écartement latéral. Les bras étant bien étendus, les élever en avant jusqu'à hauteur des épaules pendant qu'on emplit d'air la base des poumons, puis les écarter latéralement pendant qu'on emplit le sommet, le haut de ces organes. Pendant l'expiration, laisser doucement retomber les bras latéralement.

Les exercices respiratoires doivent être faits fenêtre ouverte.

Bien entendu, la saison régnante et l'entraînement des sujets sont des guides qu'on ne devra pas omettre d'observer.

On s'exercera à faire les mêmes exercices, étant habillé. On les fera également en se promenant. Naturellement on s'abstiendra de faire des mouvements de bras dans les rues. En marchant, il est bon de rythmer la cadence respiratoire sur la cadence de la marche: par exemple, inspiration pendant qu'on fait 4, 5, 6 pas, expiration pendant qu'on en fait 4, 5, 6 autres.

Les gens bien entraînés au Naturisme, devenus des adeptes de la course, peuvent faire les exercices respiratoires au cours d'une course bien rythmée et en souplesse, ou au cours d'autres exercices du plein vent.

N'oubliez pas ceci: les exercices de respiration profonde faits le corps étant immobile ne modifient que peu les combustions internes; aussi la respiration, faite au lit, ou debout sans bouger, dans la chambre, donne-t-elle un minimum de résultat. Elle permet à l'individu de s'accoutumer à une respiration différente de sa respiration habituelle, de graver dans son subconscient des habitudes et besoins pulmonaires plus conformes à la normale. Elle est celle des malades alités, parce que les malades alités ne peuvent pas faire mieux; elle est celle des tuberculeux avancés, parce que si les tuberculeux avancés essayaient les autres, ils ne pourraient pas les réaliser. Elle est bonne pour les nerveux attelés à la guérison de leur émotivité, parce que c'est dans l'attitude debout et immobile que les nerveux reproduiront la respiration profonde, dans les circonstances émotionnantes de leur vie. A part ces cas spéciaux, je dis: faites vos exercices respiratoires en remuant. Le moins qu'il vous faille faire, ce sont les mouvements de bras.

Ce n'est pas tout, en effet, d'amener dans les profondeurs pulmonaires beaucoup d'air pur, encore faut-il que cet air soit utilisé par l'organisme.

Or, un être immobile ou très sédentaire aurait beau faire, dans son bureau, ou sur son lit, toute la journée, de la respiration profonde, il modifierait ses échanges vitaux, mais infiniment moins que s'il en faisait même moins en remuant; pour que l'oxygène amené aux vésicules pulmonaires puisse passer à l'intérieur de l'organisme, se fixer sur les globules rouges du sang, *il faut qu'il soit appelé vers la profondeur par le « tirage cellulaire »* Un poêle encombré a beau avoir de l'oxygène à sa portée, il ne l'utilise pas; qu'on secoue la grille du poêle, qu'on fasse tomber les scories, et, de suite, l'oxygène sera appelé à l'intérieur, la combustion s'intensifiera. De même pour l'organisme; ce qu'il faut, pour qu'il utilise l'oxygène qu'on lui offre, c'est que ses fonctionnements cellulaires aient été avivés par le mouvement. Autrement dit, *la culture respiratoire n'est vraiment efficace que si elle coïncide avec une cure de mouvement.*

Combien de temps doit durer la séance de gymnastique respiratoire?

Il n'y a pas de durée absolue pour les séances. Ce qui suffit à l'un est insuffisant pour l'autre, et ce qui vous suffit aujourd'hui ne vous suffira plus demain, parce que vous aurez progressé.

J'ai dit dans mon *Art de devenir énergique:* « Ne vous fatiguez pas, ne forcez rien, ne sentez pas le cœur battre, n'allez pas jusqu'au vertige. Chaque rythme respiratoire aura une durée en rapport avec votre capacité pulmonaire et avec votre entraînement. » J'ajoute: « ne faites que cinq minutes si vous sentez que cinq minutes provoquent la fatigue, et dites-vous que vous en ferez davantage chaque jour.

Ainsi comprise, et comme le dit fort bien Henri Durville dans son Cours de Magnétisme personnel (5e édition p. 78): « cette méthode de respiration profonde douce, rythmée, convient à chacun, aux plus jeunes comme aux plus âgés, aux malades comme aux bien portants. Elle est simple et ne présente aucune difficulté. Elle est à conseiller spécialement à ceux qui ressentent une gêne respiratoire, qui sont oppressés au moindre effort, qui sont sensibles aux changements de température, à ceux qui s'enrhument facilement, qui sont sujets aux troubles congestifs, aux maux de tête, aux migraines, aux névralgies. Cette méthode, nous l'avons vue contribuer très largement à guérir des tuberculeux. Elle est à conseiller à tous les malingres, délicats, souffreteux, à tous les faibles de poitrine ; elle les mettra à l'abri de toute contagion microbienne.

« Quant à vous, continue Henri Durville, dont les efforts tendent à un meilleur équilibre, ne cessez de la pratiquer régulièrement. Vous serez heureux de ressentir, après chaque exercice, une sensation inaccoutumée de bien-être. Votre circulation sera plus active, plus régulière, vos forces augmenteront, vous aurez l'impression que vous puisez directement, chaque jour, dans l'air, une nouvelle somme d'énergie. »

LA PAROLE ET LE CHANT

―――――

La respiration profonde a comme complément les exercices de parole et de chant. — Ils rendent la voix puissante, harmonieuse, magnétique. Ils guérissent les maladies de la gorge, du larynx, du pharynx; ils guérissent le trac, le bégaiement.— La maîtrise de la parole donne la maîtrise de l'esprit. Apprendre à parler pour savoir se taire. — Gymnastique de mâchoire, de lèvres, de langue.

Le besoin de chanter est un instinct naturel. Les intoxiqués ne chantent pas et « ont le cafard » parce qu'ils se sont éloignés de la vie naturelle. — La « vocifération » au plein vent chez les anciens Grecs. — Chantons.

✶✶

La respiration profonde trouve un complément remarquable dans la parole et le chant.

Les exercices de parole, faits systématiquement, et comme il convient, développent l'étendue du souffle et la portée de la voix; ils rendent la parole timbrée, sonore, puissante, convaincante, prenante; ils contribuent à rendre l'être attractif, magnétique; ils guérissent les congestions du larynx, du pharynx, si fréquentes chez les arthritiques, extinctions de voix, enrouements; ils suppriment ces mucosités de la gorge, que les chanteurs appellent des « chats ». Ce n'est pas tout; les exercices de parole, faits comme il convient, ont une puissante action sur le moral; grâce à eux, on développe la confiance en soi, on se guérit du trac, de la peur; on accroît sa volonté.

En apprenant les timides, les traqueurs, les phobiques à parler bien doucement, posément, bien au timbre, à ne rien dire de plus que ce qu'ils veulent dire, on fait d'eux des gens calmes et maîtres d'eux-mêmes. On les apprend à n'être plus ces moulins à parole, débitant inconsidérément leurs opinions, leurs désirs, leurs secrets.

Il faut apprendre à parler pour savoir se taire.

Les exercices du silence chez les religieux sont une merveilleuse discipline pour l'esprit.

Et les anciens égyptiens ont montré la profonde intuition qu'ils ont eue de la psychologie humaine, en représentant leur grand dieu Osiris dans l'attitude du doigt sur la bouche, qui veut dire « Tais-toi! »

Le nerveux qui met bien au point sa voix convainc ses auditeurs qu'il est parfaitement maître de lui, et s'auto-suggestionnant qu'il l'est, il le devient.

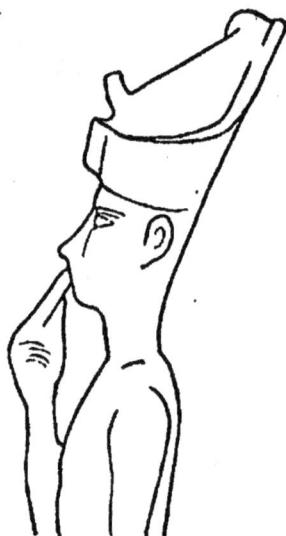

Fig. 21. — Osiris, le grand dieu d'Egypte, faisant le geste de la haute-science égyptienne: « tais-toi ».

(D'après une statue ancienne en bronze de la collection du Dr G. Durville).

J'ai développé dans mon *Art de devenir énergique* ma méthode de rééducation des timides, traqueurs, bégayeurs, par les exercices de parole: exercices de voyelles, d'abord, puis de consonnes, puis de syllabes devant la glace, tous faits lentement, en articulant bien, et en s'autosuggestionnant: « je suis calme, je n'ai pas peur, ma voix ne tremble pas, ne chevrotte pas... »

Ce n'est pas ici la place de donner le détail de ma méthode. Ceux que la question intéresse voudront bien se reporter, pour détails, à mon *Art de devenir énergique*.

Spécialement contre les « faiblesses » de la voix, contre les congestions du larynx et du pharynx, contre les extinctions de voix, les aphonies, les mucosités gênantes obligeant à faire des « hum! hum! » inharmonieux, je prescris, outre les exercices d'articulation sur voyelles, consonnes et syllabes (exécutés menton très bas et en faisant monter la voix dans les sinus) la gymnastique suivante:

a) Gymnastique de la mâchoire inférieure: abaissement à fond de celle-ci, accompagné d'un agrandissement aussi com-

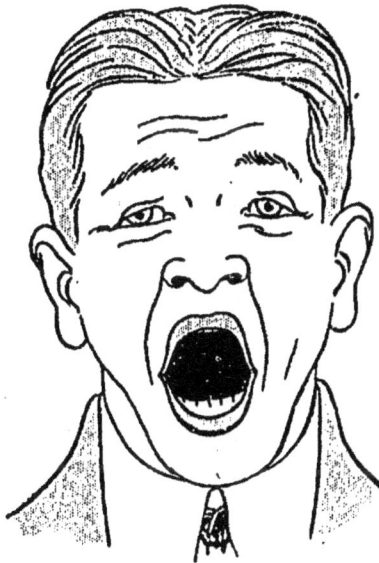

Fig. 25. — Exercice de mâchoire (bâillement forcé, contre les congestions du pharynx, du larynx, les troubles de la voix.)

plet que possible de l'arrière bouche (forme de bouche du bâillement); ceci 20 à 30 fois.

b) Gymnastique des lèvres: arrondir comme si l'on jouait du piston, ouvrir comme en un bâillement forcé; ceci 20 à 30 fois.

c) Gymnastique de la langue: la bouche étant largement ouverte, sortir au maximum la langue, puis la rentrer; ceci une vingtaine de fois.

Ces exercices constituent un véritable massage naturel de l'arrière bouche, puissamment décongestionnant pour les cordes vocales, le larynx, le pharynx.

Avec ce procédé, j'ai rendu la voix à des chanteurs qui croyaient l'avoir perdue à jamais.

On peut ajouter à ce massage interne et naturel un massage externe manuel : déplacements horizontaux du larynx, frictions descendantes de chaque côté du cou, sur le trajet des veines jugulaires. Il m'est arrivé de guérir ainsi en quelques minutes des gens venus chez moi complétement aphones.

Le chant constitue, comme la parole, un puissant moyen de développement, par l'amplification thoracique qu'il impose. Apprenez à chanter.

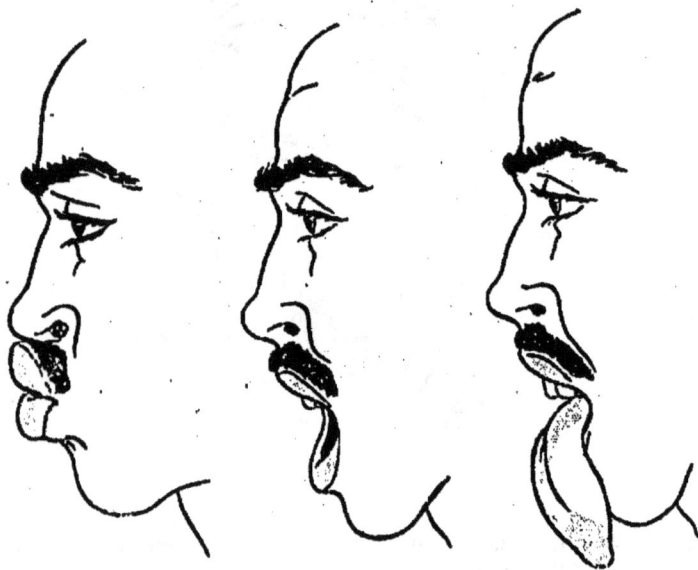

Fig. 26, 27 et 28. — Exercice de mâchoire, des lèvres et de la langue contre les congestions du pharynx, du larynx, les troubles de la voix, l'émotivité, le bégaiement. L'exercice de traction de la langue est un massage naturel de l'arrière-gorge.

Chantez lorsque vous le pourrez; mères laissez chanter, faites chanter vos enfants. Chantez chez vous, le matin la fenêtre ouverte, pendant votre séance de gymnastique, chantez pendant que vous prenez votre lotion; cela aide à la réaction. Chantez en promenade, lorsque vous êtes seul dans la nature.

Le chant est une des manifestations de la santé; il traduit la joie de vivre. C'est surtout le matin, à l'aube, que les animaux chantent; l'homme, en s'écartant des lois de la nature, en devenant malade, a perdu l'habitude de chanter; il est devenu morose, taciturne, neurasthénique; il a créé le « cafard ». Chanter gaîment le matin, quand le soleil réjouit la nature, est un besoin naturel. Le vigoureux laboureur satisfait un instinct naturel en chantant sur son sillon. Et il ne pense nullement à la chanson, l'intoxiqué de nos grandes villes qui s'éveille à midi derrière ses volets bien clos, la tête chargée de migraine, les idées embrouillées de toxines.

Chantez, malades, chantez gens sains! Les grecs savaient l'heureux effet du chant; ils faisaient chanter leurs athlètes pendant les exercices de plein vent; c'était l'exercice de « vocifération ».

Pour être fort, il fallait dominer le bruit de la mer!

Vociférez, comme les grecs.

L'HYGIÈNE DU VÊTEMENT

« Tout serait gagné si sa blanche peau passait aux tons vivants et bruns. Les plantes à l'ombre sont étiolées et pâles. Nos vêtements, malheureusement, nous tiennent tels, en nous séparant du père de la vie, le Soleil. »

MICHELET — L'Amour.

Nos vêtements guindés et trop chauds empêchent les fonctions de la peau. — Pourquoi sommes-nous devenus si frileux? Par fléchissement de la fonction hépathique d'abord, par fléchissement de la fonction rénale ensuite. Sclérose du foie et du rein, brightisme. Soignons la nutrition par le Naturisme, nous résisterons mieux au froid. — Nos vêtements contribuent à nous rendre frileux: le corset et ses méfaits, pantalons clos, tricots et fourrures; le préjugé de la flanelle. — Comment s'habiller pour s'endurcir, tout en satisfaisant à la mode. Vêtement de ville et de campagne. — Dévêtissons-nous avec méthode.

**

L'ennemi type de toute vie, c'est le froid. Quand l'être vivant perd sa chaleur, ses échanges vitaux se ralentissent, puis s'arrêtent. Une des préoccupations de la Nature a été d'armer les animaux contre la déperdition de leur calorique. L'homme, dont la peau est nue, et dont la déperdition cutanée est, par conséquent, intense, se couvre instinctivement. Même dans les contrées les plus chaudes, l'homme se vêt. Au plein centre de l'Afrique, dans la forêt équatoriale, les sauvages les plus simples ont quelque chose sur le corps. Livingston, qui a fouillé les profondeurs africaines, a déclaré n'avoir vu qu'une seule très petite peuplade absolument nue. Se vêtir semble bien être un instinct de nature, que cet instinct soit appelé pudeur, ou peur du froid.

Mais, comme nos autres instincts naturels, celui-ci a été faussé par la civilisation.

Au vêtement simple et ample de l'antiquité, a succédé le vêtement étriqué, trop chaud, imperméable à l'air. Au lieu de couvrir seulement le torse, on a couvert les membres inférieurs, puis les bras, puis les pieds et la tête, et maintenant, il convient pour être du « monde » de se cacher même les mains: on met des gants. Autrefois, on allait généralement le cou largement dégagé. L'hiver, on cachait celui-ci sous un mouchoir; quiconque l'aurait couvert eut été dit efféminé. Les fourrures n'étaient connues que de quelques richissimes. On avait certes moins de maux de gorge qu'aujourd'hui, où le faux-col et les fourrures bien chaudes sont sur toutes les encolures. Le cache-nez n'est certes pas brevet de santé pour qui s'y entortille.

Les frileux, autrefois rares, sont devenus légion. Les soldats de l'antiquité allaient presque nus, et c'étaient de splendides gaillards. On a cru bien faire en dotant nos poilus, à la guerre, de sous-vêtements et de passe-montagnes; ce n'est pas cela qui a diminué chez eux le nombre des pneumonies.

Regardez-les, tous ces faibles de votre entourage, comme ils craignent le froid! Le moindre vent les empêche de sortir. Ils questionnent leurs rhumatismes pour savoir si le temps ne va pas changer, si le vent va s'élever, s'il leur faut rajouter fichu, foulard sur leur corps déjà bien matelassé de flanelles, de tricots. Au lit, ils empilent sur eux édredons sur couvertures. Sortir sans manteau est, à leurs yeux, une coupable imprudence. Il est d'ailleurs bien vrai que s'ils oublient le leur un jour, ou si le temps se refroidit pendant leur promenade, ils ne manquent pas de s'enrhumer. Car le rhume aime les frileux; sur eux il s'éternise en paix. Le frileux a chroniquement nez humide et mouchoir dessous.

C'est la mauvaise nutrition qui rend frileux.

Quand je vois arriver à mon cabinet un malade calfeutré sous des tricots, lainages, flanelle, foulards, je suis bien certain, à l'avance de lui découvrir une tare nutritive; et je la découvre en effet.

La peur du courant d'air, est le commencement de la tuberculose. C'est vrai, d'abord parce que celui qui, d'instinct, fuit l'air, ventilant moins son poumon et sa peau, devient envahissable par la néfaste moisissure, ensuite parce que celui qui est devenu frileux est déjà amoindri dans ses résistances de défense.

A se trop vêtir, on amoindrit ses résistances, et on donne prise aux maladies. Inversement, quiconque, par sa vie antinaturelle, s'est rendu malade, devient de plus en plus frileux; cercle vicieux où l'on s'enferme.

La vogue des manteaux de fourrures, si elle n'est pas un pur snobisme, traduit l'amoindrissement des vitalités modernes. Fourrure, faiblesse et tuberculose sont des amis qui se fréquentent. L'anémie appelle le vêtement chaud; le vêtement chaud est un bon gardien des faiblesses.

Le fléchissement des fonctions hépatiques rend frileux; que ce fléchissement s'aggrave, que le rein se prenne à son tour, on devient frileux davantage; si le foie et le rein se lèsent davantage, la sensibilité au froid devient nettement maladive; elle devient ce que Dieulafoy a appelé de la cryesthésie, et signifie durcissement, sclérose du rein, elle devient un « petit signe du brightisme »; elle va de pair alors, avec d'autres symptômes comme les crampes, spécialement dans les mollets, la sensation d'un doigt mort (le petit doigt généralement). Elle indique que l'organisme s'use, vieillit; l'urémie est à craindre pour un avenir plus ou moins lointain.

La mise au Naturisme est le seul vrai remède à tout cela.

Par l'action bienfaisante qu'il apporte au foie, ce fourneau du corps humain, par les énergies qu'il crée dans les muscles, le Naturisme ramène à la normale la création et l'entretien des énergies calorifiques dans l'organisme; par l'endurcissement, d'autre part, qu'il obtient de la peau, il rend le corps réfractaire aux injures du froid.

L'art d'endurcir sa peau doit être une préoccupation du naturiste.

L'art de s'habiller est une partie de l'art de se bien porter.

L'homme s'habille de façon déplorable pour la santé. La mode anglaise qui nous a imposé le pantalon long et droit, le veston, le gilet et le faux-col n'a pas été très bien inspirée. On étouffe là-dedans, et, ce qui est pis, on y étouffe sans s'en rendre compte. Il faut revenir de la campagne, de la mer, où l'on s'est promené « en bras de chemise », pour se rendre compte des méfaits du complet-veston, de la jaquette, du smoking, de l'habit.

On se serre dans des caleçons; on s'étrique les jambes, les pieds, dans des bottines montantes; la bottine vernie est spécialement malsaine, parce qu'elle ne se laisse pas traverser par la sueur du pied.

Le corset, le vieux corset de nos mères, est un carcan malsain; l'air ne le pénètre pas. « Mais le corset soutient » disent

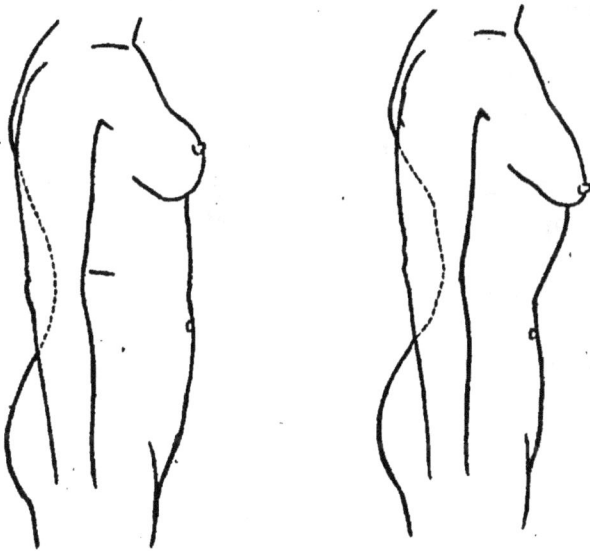

Fig. 29 et 30. — Torse de femme normale et torse déformé par le corset (les seins tombent, la base du thorax est rétrécie, la taille est effilée).

nos mères. Oui, il empêche l'écroulement des masses graisseuses, mais ne vaudrait-il pas mieux combattre efficacement ces masses graisseuses, au lieu de se contenter de les endiguer? Le traitement naturiste se charge de débarrasser l'organisme des inutilités qui l'encombrent; le régime alimentaire, l'air, l'eau, le soleil, le mouvement rendront à l'organisme sa forme et sa vigueur naturelles; les tuteurs deviendront inutiles. D'ailleurs, si le corset contient, il déforme, amollit; il désharmonise la ligne; il tue le muscle.

Les déformations dues au corset ont été mises au jour il y a longtemps, je ne les redirai pas, ou je dirai seulement que le corset malmène le foie en refoulant les côtes inférieures; il abaisse l'estomac, gène les mouvements du diaphragme et par suite ceux du cœur; son busc foule le lobe gauche du foie.

Soutient-il les organes du bas ventre? Empêche-t-il les chutes de l'estomac, de l'intestin, du rein, de l'utérus? — Oui, mais ce soulèvement est artificiel; et il faut lui préférer le soutènement naturel que donne une solide sangle musculaire abdominale. On l'obtiendra cette sangle, j'en réponds, par la culture abdominale (voir *Cure de mouvement*).

Il faut savoir que tout muscle doublé d'un tuteur s'atrophie et disparaît. Quand un médecin retire du plâtre une jambe qui a été fracturée, dans quel lamentable état d'atrophie il la retrouve! Le corset agit sur le torse à la façon d'un plâtre sur un membre.

Mesdames, supprimez le corset; d'ailleurs, aujourd'hui, le corset n'est plus de mode; remplacez-le par une petite ceinture abdominale qui ne dépasse guère le nombril. Avec elle vous aurez pour attacher vos jartelles et faire tenir vos bas, car la jarretière ne vaut rien; elle trouble la circulation du membre inférieur; elle prédispose aux varices.

« Enlevez votre corset, dit Raymond Delattre (1)... Avec le corset, tu t'enlaidis, tu perds ta grâce, ta souplesse, ton harmonie, ton élégance naturelles. As-tu songé à tout cela? »

— « Mais, si je n'ai pas de corset, j'ai froid, mes seins tombent. » Froid? C'est uniquement une question d'habitude; commencez à vous passer de l'instrument par les jours chauds, cela vous déshabituera de lui pour les jours froids.

— Vos seins tombent? Si vraiment vos seins sont naturellement pendants; c'est-à-dire s'ils ont la forme allongée, pointue, type de race, dont le genre le plus exagéré se trouve chez la négresse, ne vous attendez pas à les relever complètement; vous n'aurez jamais les seins en pomme, mais vous pourriez les améliorer considérablement, les faire se mieux tenir.

S'ils sont du type conique, c'est-à-dire courts, et larges de base, type grec et latin, s'ils sont empâtés, déformés, abaissés, vous pourrez obtenir un très beau résultat de relèvement, à moins que l'abaissement ne soit réellement excessif. (Lire à la Cure de mouvement: comment relever les seins).

---

(1) Delattre: *Respirez bien, vous vous porterez bien.* — Prix franco: 1 fr. 75. — Henri Durville, imprimeur-éditeur.

Mais revenons au vêtement.

Le corset n'est pas le seul vêtement mauvais pour la femme, le pantalon fermé en est un autre.

La femme avait cet avantage sur l'homme que la jupe laissait le libre accès de l'air, vers les endroits les plus intimes. C'était trop beau. On a donc créé le pantalon fermé, culotte de coton ou de laine qui, sous prétexte de protéger contre le froid les organes délicats, prive l'organisme d'une bonne part de sa respiration cutanée. Mesdames, renoncez au pantalon fermé, et ne l'imposez pas à vos filles: si le pantalon clos ne provoque pas, à lui seul, les pertes blanches, il contribue à les entretenir. N'oubliez pas que l'organisme ne respire pas seulement par le poumon.

Comment nous vêtir? Faut-il imiter cet original «homme nature», qu'on voyait autrefois se promener dans Paris, drapé dans un grand péplum gris, pieds nus, cheveux fauves au vent? Faut-il, avec Duncan, vouloir renover le costume grec?—Non. — Autres temps, autres mœurs. Le costume antique est mort, c'est dommage; mais il est bien mort. D'ailleurs il irait mal sous notre ciel. Vivons avec notre époque, et accommodons ses exigences avec une hygiène mieux comprise.

Le vêtement de ville. — Nos vêtements de ville seront à la mode. Le pantalon, le gilet, le veston seront tels qu'on les porte. Mais attention aux sous-vêtements: le caleçon est indispensable pour la propreté; il évite le contact de la peau avec l'étoffe du pantalon; jamais il ne sera de laine, même au plus fort de l'hiver, il sera toujours de tissu très léger (zéphir) et *flottant*. La chemise de soir est, malheureusement, empesée; l'empois empêche l'accès de l'air; les chemises de jour seront amples; celles qui sont ajourées (cellular) sont particulièrement recommandables, parce que l'air les traverse.

Sous la chemise il ne doit rien y avoir. Le port des flanelles tricots, etc., est déplorable.

Mamans, perdez le préjugé de la flanelle! Il vous en coûtera de renoncer à elle, car vous la croyez un brevet de santé; depuis votre jeune âge, on vous a dit que la flanelle est utile au corps, qu'elle absorbe la transpiration, empêche les refroidissements! J'ai entendu tout cela des milliers de fois, et ceux-là même qui me répétaient cette histoire ont été tout surpris et tout heureux un jour de constater qu'à n'avoir plus de sous-vêtements, ils ne s'enrhumaient que moins.

Un torse mâle doit être recouvert de la chemise, du gilet, du veston; c'est tout. L'été, le gilet est de trop; l'hiver, ajoutez le pardessus: la Nature n'épaissit-elle pas en hiver le pelage des animaux?

Les foulards, les cols de fourrures ne servent à rien. Aux pieds une bonne chaussure ample qui permette la marche, et dessous la chaussette.

La femme s'habillera comme il faut: hygiène et élégance ne sont pas incompatibles. La mode actuelle ne lui veut ni corset, ni jupons, ni flanelles, ni tricots, ni pantalons, et la robe descend au genou. C'est sain. — C'est bien surtout si la femme exécute les autres prescriptions naturistes qui font un organisme fort. Si elle se découvre en continuant à vivre de sa vie malsaine, elle va au-devant d'accidents. Combien d'habituées de dancings, suralimentées, intoxiquées, tarées du tube digestif ont pris la mort en se décolletant! L'organisme doit toujours être à la hauteur de la réaction qu'on lui demande.

Une femme vigoureuse bénéficie d'avoir les bras nus, le thorax nu, la jambe nue; elle en bénéficie surtout si elle compense par le mouvement la perte de calorique. Qu'une femme saine danse, à peine vêtue, elle n'en aura que bien-être. Tandis qu'une femme débile qui va, en grand décolleté, passer trois heures immobile au théâtre, prend une pneumonie en remontant dans sa voiture, si elle entrouvre seulement son manteau.

Vous voulez jouir des bienfaits du Naturisme; vous voulez vous vêtir sainement; très bien; mais procédez avec méthode!

« Je veux me débarrasser des maladies, disait un malade de Kneipp, en m'habillant de façon simple. — Un instant, répondit le prêtre, cela ne se fait pas si facilement, ni si vite. Le père de famille qui, pendant des années, a hébergé des vauriens, ne peut les jeter à la porte tout d'un coup et par la violence... »

Depuis quelques années, sous prétexte d'aérer mieux les enfants, on les jette inconsidérément au plein vent sur les plages, à la campagne. On les voit, les pauvres petits, encore tout pâles des claustrations de la ville, exposés presque sans vêtements au souffle le plus glacial: leur pantalon est un caleçon de bain, leur veste n'a pas de manches, et pour couvrir leurs membres inférieurs, ils n'ont qu'un soulier Kneipp.

On est surpris que quelques-uns s'accommodent mal de ce régime; ceci n'a pourtant rien d'étrange. L'enfant a, c'est entendu, une merveilleuse puissance de réaction; ses organes sont neufs; mais pourquoi le brutaliser? En allant plus doucement, progressivement, vous n'exposeriez pas l'enfant à des désastres.

J'ai vu des bambins, ainsi jetés brusquement au grand vent, qu'il avait fallu ramener en hâte vers la ville, parce que « la mer les agitait effroyablement ». — Mais non, ce qui les agitait, ce n'était pas le climat marin, c'était la brutalité de la transplantation. J'ai renvoyé ces bambins d'où ils venaient, et,

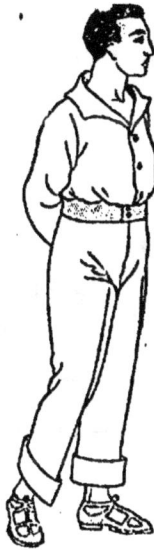

Fig. 31. — Le vêtement de campagne du naturiste: chemise cellular à col ouvert permettant une ample aération du thorax, culotte toile large, sandales Kneipp.

ayant précisé la progression de leur déshabillage, ils ont alors profité merveilleusement de ce qui les avait précédemment blessés.

N'oublions pas que la Nature ne fait pas de sauts et que le mot qui doit définir toute remise à la vie saine, c'est évolution et non révolution.

Pour le déshabillage de l'adulte, nous procéderons avec plus de prudence encore que chez l'enfant.

Accoutumez-vous, chez vous, le matin ou le soir, à un vêtement plus simple, moins chaud, plus sain; là, il n'y a ni mode, ni étiquette: hommes ou femmes, accoutumez-vous à la sandale Kneipp sur vos pieds nus, à la chemise de cellular; ne vous guindez dans vos vêtements de ville que le plus tard possible, et pour le moins longtemps possible. Habituez-vous au vêtement d'intérieur léger, peignoir vaste à la chinoise, sous lequel il n'y a que la chemise, ou pyjama léger.

Et dites-vous bien que vous arriverez à n'être plus frileux, à tolérer le plein air et à jouir des bienfaits qu'il procure.

Le vêtement de campagne. — A la campagne, pas d'hésitation à avoir, il faut s'habiller de façon à aider les fonctions naturelles de la peau, source de tant d'énergies.

Pour l'homme, le vêtement comprendra: au jardin, le pantalon large, (sa largeur n'empêche pas qu'il soit élégant, et

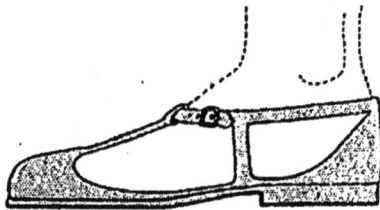

Fig. 32. — La sandale Kneipp.

qu'il ait un beau pli), la chemise de cellular, copieusement trouée, et à grand col largement ouvert, les sandales Kneipp, de cuir.

Si l'on sort de chez soi, pour être « correct », on pourra mettre un veston ample. L'hiver cette tenue pourrait être la même, à la condition qu'on soit déjà endurci, qu'on soit jeune et qu'on remue vigoureusement. Après avoir remué, ajouter un lainage.

Pour la femme, le vêtement de campagne comprendra la blouse cellular, type sport, qui n'a rien de disgracieux, au contraire, sous laquelle on pourra laisser la chemise, à la condition que celle-ci soit une chemise à la mode, c'est-à-dire qu'elle ressemble à une feuille de papier de soie, qu'elle n'ait ni col ni manches; le pantalon peut être employé aussi s'il est très léger, flottant et amplement ouvert. Comme il est de meilleur ton que la femme mette des bas, elle en mettra; elle n'a pas besoin qu'on lui recommande de les choisir légers. La jupe sera courte et vaste. Au pied de la femme la plus élégante, en vacances la sandale Kneipp n'a rien de laid.

Faut-il porter un chapeau? Soyons bref, c'est du détail. A la ville, faites comme tout le monde. Tout ce que vous pouvez faire, hommes ou femmes, c'est de faire perforer par votre chapelier le fond du chapeau de quelques trous. Cela ne se voit pas et l'air arrive au cuir chevelu. Réfléchissez que sous un chapeau haut de forme mis sur une tête en été en plein soleil, la température s'élève, paraît-il, rapidement à 45 degrés.

A la campagne, messieurs, déshabituez-vous de la coiffure. Depuis quelques années, il est de mode, sur les plages, dans les villes d'eau, d'aller tête-nue, même au plein soleil; c'est une bonne pratique, les cheveux s'en trouvent très bien. Méfions-nous seulement des coups de soleil quand nous arrivons de la ville.

La femme choisira les chapeaux à son goût; pourrait-on d'ailleurs l'en empêcher? Généralement, l'air peut passer entre eux et la tête, grâce au flou des cheveux.

L'HYGIÈNE DU LOGEMENT

> « A ceux qui vivent du monde, de la vie arti-
> ficielle, laissez la splendeur des appartements
> tournés vers le soir. Les rois, les grands, les
> oisifs ont cherché, dans leurs Versailles, l'ex-
> position du couchant, qui glorifiait leurs fêtes.
> Mais, celui qui sanctifie la vie par le travail,
> celui qui aime et met sa fête dans l'enfant et la
> femme aimés, celui-là vit le matin. A lui-même
> il assure la fraîcheur des premières heures de
> la vie. A eux, il donne la joie, la prime fleur
> de gaîté qui enchante toute la nature dans le
> bonheur de son réveil. »
>
> MICHELET — *La Femme.*

*Nos maisons sont défectueuses: celles des campagnes sont insa-
lubres et construites au hasard; celles des villes sont étriquées en
tous sens. Pourquoi les plus belles pièces, celles les mieux exposées
sont-elles celles où l'on ne vit pas (salon)? Pourquoi la salle à manger et la chambre sont-elles sur la cour? Hygiène de la chambre.
Donnez à l'enfant, à la jeune mère éprouvée par l'accouchement, la
joie d'une bonne exposition.*

*Faut-il dormir fenêtre ouverte? Oui. Pourquoi? S'enfermer dans
un cube de maçonnerie pendant 12 heures sur 24, c'est commettre
une absurdité et un suicide lent. — Comment il faut, la nuit, aérer
l'enfant, l'adulte, le vieillard, les malades de toutes sortes, les tuberculeux. L'aération nocturne avec feu dans la chambre, pour les
plus grands malades.*

⁂

La maison du paysan français est mal comprise, sombre,
humide, malsaine. En Bretagne, on couche encore à côté des
vaches, sous prétexte d'avoir plus chaud; dans la Meuse, quand
on cherche, le soir, la porte d'entrée, on tombe dans la fosse à
purin; les fumiers sont contre les puits et contre les cuisines.

Dans nos villes, à Paris même, les maisons de riches sont les seules à avoir salle de bain ou simplement cabinet de toilette; le tout à l'égout est loin d'exister partout; les fenêtres sont souvent trop peu nombreuses. Comme la place est limitée en hauteur par les règlements urbains, les appartements sont trop bas de plafond. Il n'existe plus de locaux d'habitation ayant 4 mètres de haut; on en fait presque deux dans cette hauteur. Les pièces sont trop petites.

Autrefois, on faisait des pièces les plus spacieuses, les mieux exposées, celles où l'on vivait: salle à manger, chambre à coucher. Maintenant, on vit pour ébahir son voisin: les plus belles pièces, les mieux situées, sont celles de réception, celles où l'on ne se tient pas; et l'on vit sur la cour: la salle à manger ne voit jamais le soleil. Quelle importance cela a-t-il, puisque c'est à dîner qu'on a du monde et que l'électricité éclaire bien mieux que l'astre du jour! Quant à la chambre, c'est la plus laide des pièces de l'appartement; elle ne donne presque jamais sur la rue.

Il serait temps d'en venir à une meilleure conception du logement. Nos architectes ne feraient-ils pas bien de songer un peu plus à l'hygiène?

Recherchez les appartements secs, clairs, bien ensoleillés. Mieux vaut prendre petit que mal situé; mieux vaut monter aux étages supérieurs que d'être en bas sans soleil.

La pièce qui doit être prise comme chambre à coucher doit être vaste, bien ventilée, bien ensoleillée; les fenêtres et portes ne doivent pas joindre hermétiquement; l'air doit pouvoir filtrer. Chaque fenêtre doit avoir, en haut, un espace ajouré par où l'air chaud, vicié, sortira à l'extérieur, quand la fenêtre sera close. De l'air pur passera par la fissure du bas pour remplacer celui qui est sorti. Toute chambre doit avoir une cheminée. Par elle s'établit, même quand il n'y a pas de feu, un tirage d'air.

Le lit sera large, et de milieu. Il sera dur. Pas d'alcoves! Quand on regarde les lits-clos de Bretagne, où l'on entre par un trou, comme en un terrier, où l'on se tapit trois, quatre, ou cinq, pour en refermer ensuite le clapet, on ne peut s'empêcher de soupirer, et on comprend pourquoi la mortalité infantile, est si grande, et pourquoi les épidémies sont si cruelles, en ce coin de France.

Supprimons même les baldaquins; d'ailleurs ils ne sont plus de mode.

Vous voulez que la chambre soit coquette, c'est très rationnel; qu'elle soit enjolivée de tentures, c'est encore compatible avec l'hygiène: mettez à la tête du lit une étoffe, à plat, qu'on pourra brosser aisément.

Ouvrez vos fenêtres, toujours, ou souvent; qu'un flot d'air, de lumière inonde votre nid.

Songez que vous passez dans votre chambre la moitié de votre vie, songez que vous vous y trouvez à deux, songez que c'est là que la femme souffrira, accouchera. Or, « le premier devoir de l'amour, c'est de donner à l'enfant, à la jeune mère, chancelante, éprouvée par l'accouchement, fatiguée par l'allaitement, beaucoup, beaucoup d'air, de lumière, la joie d'une bonne exposition, que le soleil égaye de ses premiers regards.» (Michelet).

L'aération nocturne

Mais ce n'est pas tout d'ouvrir les fenêtres le jour, il faut aussi les ouvrir la nuit.

L'aération nocturne doit compléter l'aération diurne.

— Mais la plupart des animaux se calfeutrent la nuit, diront les frileux, fervents du calfeutrage, amateurs de bourrelets et de doubles tentures.

— C'est vrai souvent; en tout cas, il est exceptionnel que le repère de l'animal soit entièrement étanche à l'air. Les terriers, les trous, les nids sont plus perméables à l'air que nos ciments.

« S'enfermer hermétiquement, dit Carton, dans un cube de maçonnerie, pendant douze heures sur vingt-quatre, c'est commettre une absurdité, un suicide lent, car c'est passer la moitié de sa vie à s'empoisonner en respirant un air déjà usagé, surchargé d'acide carbonique, empesté de relents organiques, et détruire, chaque nuit, les bénéfices de l'aération du jour précédent. »

Langlois, cité par M. Michaud (1), dit qu'un homme de soixante-dix kilogs utilise par heure environ 700 litres d'air, et rejette 25 litres d'acide carbonique; ce qui équivaut à dire que « la teneur en acide carbonique, dans une pièce de 10 mètres cubes atteindrait, en 10 heures, 25 p. 100, soit un taux quatre

(1) Docteur Michaud: *Pour vivre vieux*. — Prix franco: 6 fr. 90. — Henri Durville, imprimeur-éditeur.

fois plus fort que celui admis comme caractérisant l'air sus-
pect.

Henri Durville ajoute, en son *Cours de Magnétisme personnel*, que Brown-Séquart et d'Arsonval ont prouvé que l'air
expiré contient un poison volatil, mal défini, un chlorhydrate
d'anthropotoxine (?). D'ailleurs, ajoute Henri Durville, même
si l'on admettait les conclusions de Dastre et Love, d'après
lesquelles l'air expiré ne serait pas nocif pour l'être lui-même
qui l'expira, « il est probable que les excrétions volatiles qui
frappent l'odorat de quiconque pénètre le matin en une chambre habitée et close, ne sont pas inoffensives. »

Quand on entre le matin dans une chambre de caserne,
n'est-on pas littéralement suffoqué?

Pensons à nous aérer la nuit comme nous pensons à nous
aérer le jour.

L'aération nocturne est indispensable aux gens sains; elle
contribue à entretenir leur vigueur; elle est indispensable aux
malades, car elle constitue un facteur de guérison qui n'est
pas négligeable.

Henri Durville, citant Delpierre, dit avec justesse, en son
Cours de Magnétisme personnel:

« Il est bon d'accoutumer les enfants dès leur plus bas âge
à coucher la fenêtre ouverte. L'enfant, à cause du développement intensif de ses organes, a besoin d'une grande
quantité d'air pur. C'est cependant lui qui en est généralement le plus privé, car les parents, dans la crainte d'un refroidissement, sont portés à le claquemurer. L'enfant (déjà
grand) est naturellement très peu sensible au froid, on le voit
par la santé de ceux qui sont élevés à la campagne et qui sont
les mieux portants et les mieux développés. Il faut aussi les habituer par degrés à cette aération, ouvrir un peu, puis, progressivement, arriver à ouvrir la fenêtre toute grande. Il vaut mieux
commencer pendant la saison chaude, pour parer à tout inconvénient. Il est bon, en prévision des sautes imprévues de
la température, d'avoir toujours sous la main une couverture
supplémentaire que l'on peut jeter sur le lit, si on en sent la
nécessité.

Il faut également veiller à ce que le dormeur ne reçoive pas directement l'air de la fenêtre, c'est-à-dire, surtout
en hiver, que le lit ne soit pas placé trop près de l'ouverture;
il est bon d'interposer une tenture ou, de préférence, un paravent, qui intercepte l'air à la hauteur du dormeur et le

laisse circuler à l'aise dans le reste de la pièce. Si le froid est particulièrement intense, il faut se couvrir en proportion. Il faut éviter de placer le lit dans un courant d'air, qu'il soit formé par la fenêtre et une porte ou par la fenêtre et un foyer non allumé et insuffisamment clos. En été, pour éviter les désagréments que nous apportent les mouches ou les autres insectes, on peut user du moustiquaire ou voiler la fenêtre par une mousseline légère ou une toile métallique. »

L'adulte sain ne redoutera pas l'air de la nuit; s'il est très accoutumé à la claustration, il procédera avec méthode à sa mise à l'air, commencera ses premiers assais d'ouverture de la fenêtre en bonne saison, entrebaillera seulement d'abord, se couvrira bien, puis chaque jour, il ouvrira davantage: il évitera les courants d'air.

Chez le vieillard, on agira avec une prudence plus grande, surtout s'il y a un long passé d'habitudes sédentaires. En tout cas, qu'on sache bien que la vieillesse, si elle a des échanges nutritifs moins vifs, a besoin, elle aussi, d'oxygène. On veillera à avoir une température constante; si le vieillard est trop frileux il pourra prendre en son lit une bouillotte; si la fenêtre ouverte le dérange exagérément, il s'accoutumera en ouvrant d'abord seulement la porte.

Les gens sains n'auront jamais de feu dans leur chambre.

Chez les affaiblis, chez les malades, l'aération nocturne est un problème qu'il faut mettre au point.

Les grands affaiblis, les grands arthritiques auxquels les variations atmosphériques font mal, les tuberculeux, sauront qu'ils doivent procéder avec douceur et méthode.

Ils entrebailleront d'abord la fenêtre, feront bien de se bien couvrir; au besoin ils s'adjoindront une bouillotte, et se muniront d'un édredon qui, mis sur les pieds, pourra être tiré sur le corps à l'occasion.

A mesure qu'on guérit, on supprime l'édredon, la bouillotte et l'on se couvre moins. Les plus grands malades, même les tuberculeux fébriles, bénéficient de l'aération nocturne.

Pour eux, en même temps que la fenêtre sera ouverte, il y aura du feu dans la chambre: feu dans un poêle tirant parfaitement. L'ouverture de la fenêtre accentuera le tirage.

L'aérothérapie nocturne, bien comprise, donne des résultats heureux. « Au réveil, dit Carton, le sujet se trouvera vif, alerte, en possession immédiate de tous ses moyens physiques et psychiques. C'est autant à son repas végétarien du soir, qu'à l'absence d'intoxication par l'air confiné qu'il devra cette sensation agréable. Aussi n'aura-t-il pas besoin de recourir à l'action excitante du thé, du café, ou brutalement énergétique des graisses (beurre), ou des sucreries concentrées (chocolat, miel), pour lutter contre ces pseudo-faiblesses du réveil, qui ne sont que des torpeurs d'ordre toxique, et prendra-t-il avec plaisir son repas simplement fruitarien, source à la fois d'énergie et de lixiviation cellulaires. »

Encore un bon conseil, pour terminer: « Eloignez de l'endroit où vous dormez les fleurs, plantes, animaux — chien et chat, par exemple — qui contribuent à vicier l'air que vous respirez. Comme vous, ils prennent dans l'air l'oxygène et rejettent l'acide carbonique. » (Henri Durville).

LE BAIN D'AIR

———

« Le bain d'air est plus indispensable encore
que le bain d'eau pour lequel notre peau n'est
pas plus faite que l'écaille du poisson pour
l'air. »

HECKEL.

*Ne confondons pas cure d'air et bain d'air. — Le bain d'air fait
partie de la cure d'air, comme le bain d'eau fait partie de la cure
d'eau. — Le bain d'air, c'est l'immersion, pendant un temps généralement court, du corps nu ou presque nu dans le bon air.*

*N'hésitons pas à réaliser le bain d'air: il est plus utile peut-être
à l'homme que le bain d'eau. Des malades, qui ne supporteraient
pas certains bains d'eau, se touvent fort bien du bain d'air. Hippocrate le conseillait déjà. Les Romains, les Grecs l'utilisaient largement. — Kneipp, Carton, Durville.*

*Tout le monde, partout et en tout temps, peut faire une cure de
bains d'air; aucune installation n'est nécessaire. Le bain d'air s'applique à tous: grands malades, malades moyens, gens sains. — Comment réaliser le bain d'air: au lit, dans la chambre, en remuant, en
travaillant au ménage, dans le jardin.*

⁂

C'est bien d'apprendre à respirer pleinement, de s'habiller hygiéniquement, de s'aérer le jour et la nuit; ce n'est pas
néanmoins tout le problème de l'aération. Il faut encore utiliser systématiquement cet agent merveilleux qu'est l'air sous
une forme spécialement efficace, le *bain d'air*.

Ne confondons pas cure d'air et bain d'air. La cure d'air
est l'ensemble des moyens thérapeutiques où l'air joue un
rôle: respiration profonde, art de se vêtir hygiéniquement, aération du logement, aération à la mer, à la campagne, à la montagne sont des procédés de cure d'air.

Le bain d'air, c'est l'immersion pendant un temps détermi-
né, généralement court, du corps nu, ou presque nu, dans le
bon air.

Le bain d'air, c'est le pendant du bain d'eau. Il fait partie
de la cure d'air, comme le bain d'eau fait partie de la cure
d'eau.

On n'est pas familiarisé avec l'idée du bain d'air. Un intellectuel, un médecin, auquel je l'avais conseillé, me répondit
en souriant: « moi, prendre un bain d'air... mais je vis constamment, comme vous-même, dans l'air... Est-ce que vous
conseilleriez au poisson le bain d'eau? »

Il me fallut expliquer à mon patient que le poisson vit au
contact même de son élément; qu'il n'en est pas de même pour
l'homme, rationné par la civilisation de son élément vital. Il
me fallut expliquer, à lui cependant documenté sur la physiologie humaine, que l'air, arrivant directement sur notre peau
nue, peut avoir une action thérapeutique puissante: choquant
plus ou moins fort les papilles nerveuses, il provoque par action réflexe la création d'énergies réactionnelles dont s'enrichit le système nerveux. Il intensifie les échanges vitaux de
la peau, hâtant la circulation capillaire par la vaso-dilatation
réactionnelle qui fait suite à la vaso-constriction du début. Il
stimule l'organisme doucement, par l'obligation où il le met
de créer une réaction de réchauffement. Cette réaction de réchauffement, elle a sa source dans les muscles, dans les organes profonds, dans le foie surtout, qui en subit une tonification,
une intensification de ses fonctions. La perte douce de calorique qu'il impose à l'organisme oblige celui-ci à trouver en lui
des énergies de remplacement.

Le bain d'air se manifeste comme étant un excellent régénérateur d'énergies. Et quelles facilités pour l'exécuter! Le
bain d'eau nécessite une baignoire, une rivière, une piscine...
Le bain solaire ne peut être pris en tout lieu, en toute saison;
que le ciel boude, il nous prive de la chaude radiation. Rien
de tout cela avec le bain d'air: l'air est partout, en tout temps;
quoi de plus aisé que de s'en offrir les bienfaits! Même dans
les villes, il y a des heures (le matin, le soir) où l'air est pur.

La bonne aération a été, dès l'antiquité, considérée comme
un moyen efficace d'entretenir et de réparer la santé.

Hippocrate écrivait: « L'air a une influence toute particulière sur le corps humain, pour en altérer ou pour en fortifier

la santé, et une des preuves en est qu'un homme qui saurait vivre deux ou trois jours sans aliments ne saurait subsister un moment sans air, tant il est nécessaire à la vie...

«...Il faut faire attention aux qualités de l'air et observer s'il est chaud ou froid, humide ou sec; il faut que l'expérience nous instruise des différents effets de ses variations sur notre santé; car pour faire quelques progrès dans l'art de guérir les maladies, il faut avoir égard aux saisons de l'année qui diffèrent toutes entre elles. »

Les Romains et les Grecs mettaient largement en pratique le traitement par l'air, sous forme de bain d'air ensoleillé.

Le Moyen-Age oublia l'aération, comme il oublia tous les procédés d'hygiène.

En 1852, le Dr. Turck remettait en vogue le bain d'air en France; puis Rickli le répandait en Autriche et en Allemagne; il était imité ensuite par Kneipp.

« Je suis arrivé, disait Kneipp, près d'une rivière. Elle était profonde et l'eau en était tellement limpide qu'on aurait pu distinguer, dans le fond, la plus petite pièce de monnaie. De nombreuses truites, grandes et petites, allaient et venaient: elles semblaient gaies, vives, alertes; elles se trouvaient à l'aise dans ce milieu cristallin.

« Dans la grande rivière qui roule la vase et la boue, et dont les eaux sont si troubles qu'on n'en peut voir le fond, il y a aussi des poissons; mais la plupart d'entre eux sont loin d'être aussi dégourdis, aussi vifs que les truites qui vivent dans l'eau pure.

« Les masses liquides sont une image de l'air; l'oiseau qui vole dans l'air semble y nager...; quiconque tient à sa santé fera tout son possible pour ne passer son temps que dans une bonne atmosphère. »

Monteuuis, Malgat, Sandoz, Carton ont renové en France le traitement par l'air.

Hector et Henri Durville se sont surtout préoccupés de vulgariser les avantages que procure la respiration profonde, tant au point de vue physique qu'on point de vue psychique (1).

Il y a encore un effort à réaliser pour faire connaître à tous

---

(1) On lira avec intérêt: Hector Durville: *Pour combattre la peur* (par poste: 1 fr. 80). — Henri Durville: *Cours de Magnétisme personnel*, 5e édition. — Dr Gaston Durville: *L'Art de devenir énergique* (par poste: 13 fr. 25). — Henri Durville, imprimeur-éditeur.

les bienfaits de l'air, en tant que remède s'appliquant à la grosse majorité de nos maux. Nous tentons cet effort.

Conditions que le bain d'air doit réaliser

I. Le bain d'air ne doit pas être local; il doit porter, chaque fois que c'est possible, c'est-à-dire quand l'être est valide, sur la totalité de la peau nue. S'il s'agit d'un malade alité, le bain d'air doit porter sur la moitié au moins de la peau nue; l'autre moitié sera baignée ensuite, en retournant le patient.

II. Le bain d'air doit, en principe, être court, plus court que le bain solaire, car il prive l'organisme de chaleur, alors que l'autre lui en donne. Plus l'être sera déchu de ses résistances, et plus l'air sera frais, plus le bain sera court. Pendant la saison chaude et si le baigneur est, ou vigoureux, ou près de l'être, le bain pourra être prolongé, d'autant plus que l'état de vigueur permettra un exercice intense de réchauffement.

III. Le bain d'air privant l'organisme de calorique, il faut le faire précéder, accompagner ou suivre, suivant les cas, d'une manœuvre ayant pour but de réchauffer le corps.

Le bain d'air sera *précédé* de la manœuvre de réchauffement, si le corps est froid. Il n'est pas bon de prendre un bain d'air quand on a froid.

Il sera *accompagné* ou *suivi* de la manœuvre de réchauffement, si l'on avait déjà chaud.

Le bain d'air sans réchauffement risquerait d'être néfaste. Le réchauffement sera obtenu:

a) — Chez les malades alités, par une vigoureuse friction (voir plus loin).

b) — Chez les gens bien portants, ou chez les malades pouvant marcher, par une bonne séance de mouvements (marche ou gymnastique). Le travail musculaire est le meilleur moyen de réchauffement.

IV. Le bain d'air ne doit jamais être désagréable. S'il est désagréable, c'est qu'il fait mal. La chair de poule est souvent difficile à éviter; en elle-même elle n'est pas dangereuse, mais elle ne doit pas être accompagnée de frissonnement. Le frissonnement est une réaction de défense contre le froid, qui indique qu'on a dépassé la limite utile du refroidissement.

V. Le bain d'air sera pris, de préférence, le matin.

Le bain d'air pour les grands malades alités

Les grands malades alités et très affaiblis, trouveront, dans le bain d'air bien compris, une tonification fort utile à leur rétablissement.

La fièvre n'empêche pas de prendre le bain d'air; le malade fébricitant sera seulement encore plus surveillé, pendant le bain d'air, que ceux qui n'ont pas de fièvre.

S'agit-il d'un malade très gravement atteint? — Il est dans son lit de milieu, normalement couvert, et assez loin de la fenêtre (pour que l'air, tout à l'heure, ne le saisisse pas trop). Nous sommes au matin. Est-ce la saison froide? Commencez par faire du feu dans la chambre; attendez quelque peu que la température de la pièce s'élève un peu. Ajoutez une couverture supplémentaire sur le lit du patient, et ouvrez largement la fenêtre.

Cette large ouverture de la fenêtre, qui va précéder le vrai bain d'air, a pour but de changer l'air de la chambre.

Quand l'air sera bien renouvelé, diminuez le degré d'ouverture de la fenêtre et laissez chauffer la pièce. Réglez l'angle d'ouverture d'après la température extérieure, la gravité de la maladie et l'accoutumance du patient à l'air. Autrement dit, s'il fait très froid, ouvrez moins que s'il fait une température douce; si le malade est très affaibli et accoutumé au confinement, n'ouvrez pas autant que s'il est déjà plus fort et entraîné.

Ceci fait, rabattez sur le pied du lit tout ce qui couvrait le malade: drap et couvertures; mettez le malade *entièrement nu*, couchez-le sur le dos.

Le bain d'air commence.

Faites respirer amplement, pour ventiler le poumon et aider au réchauffement.

Ne quittez pas le patient, observez bien sa physionomie, et la peau de son corps. La physionomie et la peau vous diront votre conduite à tenir: tant que l'expression indiquera la satisfaction, tant que la peau n'aura pas la chair de poule, continuez le bain d'air. Dès que vous constaterez que le malade « en a assez », qu'il éprouve le désir d'être recouvert, que sa peau « s'horripile », frictionnez solidement tout le corps, avec la main nue, bien à plat (l'eau de cologne, le térébenthine, etc. ne sont pas nécessaires). Obtenez *vite* le réchauffement. Celui-ci obtenu, le malade restera de nouveau exposé à l'air jusqu'à ce qu'il sente de nouveau le besoin d'être couvert.

A ce moment là, on le frictionne à nouveau; et on le retourne, de façon à exposer à l'air la face qui touchait le plan du lit.

On recommence, pour cette deuxième face, la même technique: aération, friction, puis on remet la chemise et on recouvre.

Si un peu de fraîcheur persistait, une boule chaude pourrait bien faire pour hâter la réaction.

Durée de ce bain 10 à 30 secondes, suivant les cas, pour chacune des deux faces. Pour n'avoir pas à regarder l'heure, on peut faire compter à haute voix le malade, de 10 à 30, lente-

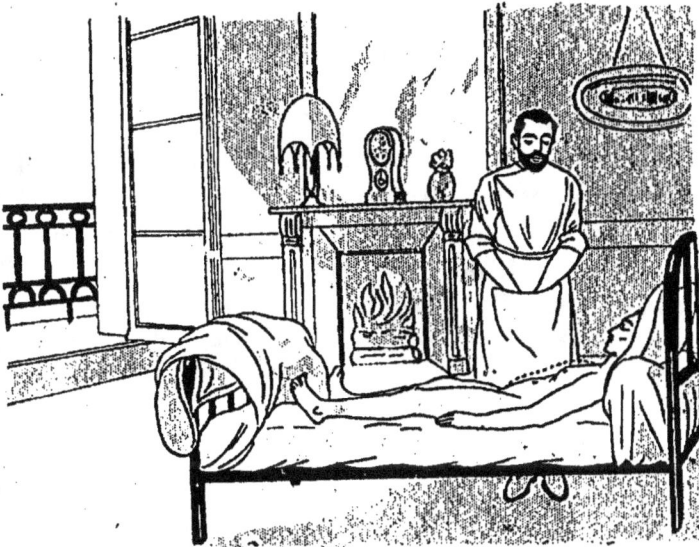

Fig. 33. — Le bain d'air pour les grands malades.
Le patient est nu sur son lit de milieu, fenêtre plus ou moins ouverte; feu dans la pièce. Un aide surveille attentivement la figure et la peau.

ment; ceci indiquera la durée en secondes et aidera à la réaction.

Ce bain d'air ne m'a jamais donné lieu à aucun accident, refroidissement, toux, etc.., même dans des maladies très graves avec haute température.

On le fera chaque matin, jusqu'à convalescence, en même temps qu'on aura soin d'observer les autres prescriptions naturistes.

En principe on s'efforcera de progresser chaque jour, c'est-à-dire d'obtenir insensiblement un temps de séjour à l'air plus long.

En période de crise, de gros malaises, de plus mal, on ne prétendra pas réaliser quand même un progrès: on saura attendre la fin de l'incident patiemment, puis on reprendra la progression.

Si le grand malade était vraiment par trop frileux, par trop faible, commencez les premiers bains d'air *sans retirer les vêtements de nuit;* les membres inférieurs seraient alors les seuls à bénéficier de l'air. Chaque jour, on retrousserait un peu plus les vêtements vers la tête, et puis, l'accoutumance venant, on arriverait au nu.

J'insiste sur ce point que *même les tuberculeux avancés se trouvent admirablement bien de ce bain d'air. Ils le tolèrent parfaitement, alors qu'une application d'eau froide serait trop brutale pour eux.*

Retenons bien ceci:

Tout individu qui, réalisant intelligemment le bain d'air, s'enrhumerait, est un être suralimenté ou mal alimenté.

Tout individu bien au point sous le rapport alimentaire ne tirera du bain d'air que des bienfaits.

Si vous vous êtes enrhumé en prenant comme il faut vos bains d'air, révisez votre Cure alimentaire, c'est capital.

**

Le bain d'air pour les malades moins atteints ou déjà améliorés

Quand le malade est, ou moins gravement atteint, ou convalescent, *il doit réaliser le bain d'air dans la position debout, et en remuant.*

Comment savoir si c'est le bain en position couchée (celui que je viens de décrire), ou le bain en position debout qui convient le mieux?

Le point de repère est facile: le guide, c'est la force du malade: si le malade a la force de se lever; s'il va et vient dans la maison, c'est debout qu'il doit prendre ses bains d'air, le bain en position couchée étant réservé à ceux qui ne peuvent se lever.

Ici, pas besoin d'un aide.

Le patient ouvre lui-même au maximum sa fenêtre pour bien changer l'air; il s'abstient de faire du feu si la saison est douce; il en fait s'il fait froid.

Régler alors l'angle d'ouverture d'après le degré de faiblesse et d'entraînement. Ne pas vouloir faire trop vite comme les

gens vigoureux qui tolèrent le plein accès de l'air. De la méthode, toujours !... Se déshabiller entièrement. Si l'on est très
frileux, les premiers bains pourront être pris en gardant seulement la chemise. Après quelques essais, on la supprimera.

Marcher alors rapidement autour de la chambre, en remuant les bras énergiquement, en respirant fort, ou en chantant.

Quand on se sentira la chair de poule, on se frictionnera
solidement les jambes, le ventre, le dos, les bras; on se claque-

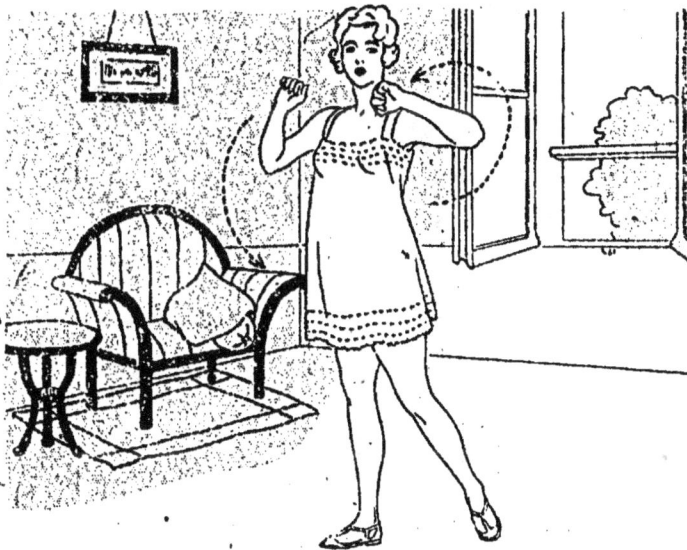

Fig. 31. — L'entraînement au bain d'air pour malade pouvant marcher.
Vêtue seulement de la chemise, la femme marche dans la chambre; elle
agite les bras; elle respire fort ou chante; la fenêtre est plus ou moins ouverte.

ra; et on continuera le bain d'air jusqu'à ce que se produise à
nouveau la chair de poule. Alors nouvelle friction et rhabillage.

Il ne faut jamais grelotter pendant ou après le bain d'air.

En un temps variable, généralement assez court (quelques
semaines), on arrive à tolérer ce bain d'air, fenêtre entièrement
ouverte.

*Pour gagner du temps, on fait coïncider ce bain d'air avec
la séance matinale de gymnastique de chambre* (voir Cure de
mouvement).

*

Le bain d'air pour gens bien portants

Je recommande à quiconque s'est guéri du plus gros de ses tares, à quiconque veut devenir et rester plus fort:

I — De réaliser le bain d'air en toute saison, (il est mieux de commencer à s'entraîner pendant la saison chaude), fenêtre grande ouverte, et en faisant une vigoureuse séance de gymnastique de chambre (voir cure de mouvement).

II. — La séance de gymnastique ayant bien réchauffé l'organisme et l'ayant admirablement aidé à réagir à l'air, on

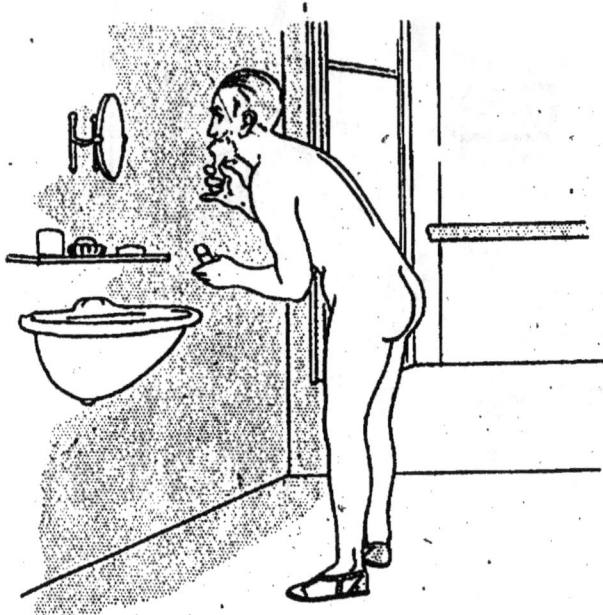

Fig. 35. — Le bain d'air pour personnes bien portantes
L'homme prend son bain d'air en se rasant.

pourra continuer l'entraînement en s'amusant à travailler dans la tenue la plus légère qui soit: ainsi la ménagère, vêtue seulement de la chemise, la fenêtre restant toujours grande ouverte, pourra faire le lit, balayer la chambre, astiquer ses meubles; l'homme pourra, dans la même tenue préparer son travail, se raser.....

On se vêtira quand on sentira le besoin de le faire. On ne se laissera pas frissonner.

Et les rhumes! Les rhumes sont uniquement pour ceux qui se couvrent. Se moins couvrir constitue un bon mode d'entraînement au bain d'air. On se défait petit à petit des tricots,

flanelles, sous-vêtements, et on remplace la chaleur qu'ils
procurent par celle que donne le mouvement. D'un sédentaire
qu'on était, on devient un actif, aimant l'effort; le moral, comme le physique, gagne à cette régénérescence.

La marche pieds nus est un bon moyen d'endurcissement
à l'air. Kneipp la conseillait beaucoup; il voulait qu'on le fît
non seulement sur le plancher, mais même sur le sol du jardin, sur les dalles mouillées et dans l'herbe fraîche. « Les
pieds, disait-il, non moins que les mains et le visage sont heu-

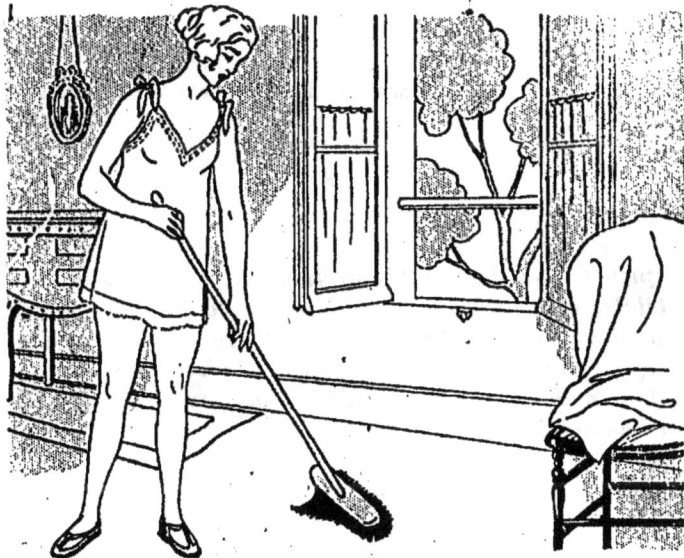

Fig. 36. — On peut prendre son bain d'air sans perdre de temps: le bain
d'air avec exercice de balayage.

reux de respirer quelquefois librement, de se délecter et de
se mouvoir dans l'air frais.» Il ajoutait: «Puissé-je à tous les
parents inculquer ce précepte: procurez à vos bambins une
chaussure telle que l'air puisse aller jusqu'à la peau... quand
ils sont libres, ils jettent les souliers et les bas... ils suivent en
cela l'instinct de nature... laissez aux enfants, que l'éducation
vicieuse de notre monde n'a pas encore atteints, leur plaisir et
leur bonheur. »

Le jardinage, torse nu, pieds nus dans des sandales, au
soleil, est, pendant l'été, un bon moyen d'endurcissement pour
ceux qui sont déjà forts (voir Cure de mouvement).

L'AÉRATION DU NOURRISSON

« Si l'on veut atteindre la tuberculose, maladie sociale, dans son expansion, c'est chez l'enfant qu'il faut la reconnaître et la combattre. »

GRANCHER.

Ne privons pas d'air nos nourrissons; les nourrissons calfeutrés sont débiles et pleurards; ils ont le gros ventre et prennent toutes les maladies d'enfance. Ouvrons les fenêtres de leur chambre, promenons-les chaque jour, faisons-les respirer, mais couvrons-les bien. Le nouveau-né, encore accoutumé aux tiédeurs utérines, a besoin de chaleur.

✻✻

Même dans les campagnes, on prive le nourrisson d'air. Combien de gens gardent hermétiquement close la fenêtre de la chambre où vit le tout petit. Quand on sort bébé, ce n'est que par un temps radieux, et encore voile-t-on le petit visage sous d'épaisses mousselines ou sous des fichus de laine. Quand j'emmenai à la mer mon bambin, âgé de quatre semaines, et quand, ayant procédé avec toute la prudence nécessaire, je l'envoyai sur la plage, sa nourrice ne put s'empêcher de dire qu'assurément je voulais tuer l'enfant: «chez elle, en Bretagne, on se gardait bien d'amener les nourrissons à l'air, car l'air de la mer est tout ce qu'il y a de plus mauvais » (!)

Il ne faudrait pas conclure des lignes qui précèdent que j'ordonne d'exposer les nourrissons à tous les vents et par tous temps. L'exposition à tous les vents et par tous les temps serait aussi néfaste, plus peut-être, que le calfeutrage. Le nourrisson, être frêle, accoutumé encore aux tiédeurs utérines, a besoin de chaleur. Sa peau est mince, tendre, non accommodée aux intempéries. Il paraît que la peau du nourrisson est relativement plus grande que celle d'un adulte (?); ce serait une raison pour que sa déperdition de chaleur cutanée fût plus grande. Un nouveau-né pesant trois kilogs aurait une surface de peau de un quart de mètre carré, tandis qu'un adulte pesant soixante-dix kilogs en a une de un mètre trois quarts à deux mètres; autrement dit, tandis que le poids du nourrisson est vingt fois plus petit que celui de l'adulte, la surface de sa peau est sept à huit fois moindre, seulement. La perte de chaleur par rayonnement serait donc proportionnellement plus grande chez le nourrisson que chez l'adulte, même en ne tenant pas compte de la finesse de la peau.

Aérez donc vos nourrissons, mais avec méthode. Emmenez les chaque jour, matin et après midi, en promenade, bien couverts, mais face nue; les temps de grand froid ne sont une contre indication que si la santé est mauvaise ou l'acclimation insuffisante. Ne perdez pas de vue que les enfants calfeutrés sont blêmes, débiles et pleurards, qu'ils ont le gros ventre et prennent toutes les maladies d'enfance. Ils sont constamment enrhumés; ils toussent au moindre vent qui passe entre deux portes.

Aérez bien la chambre; le lit sera loin de la fenêtre, mais celle-ci ne sera complètement close que par les grands froids de l'hiver. Dès les premiers jours de soleil, ensoleillez la demeure de l'enfant. Tenez bien compte de la température extérieure. Soyez intelligentes, jeunes mamans. — La fenêtre étant plus ou moins ouverte, couvrez bébé de laine; l'édredon, la boule chaude sont souvent nécessaires; quand il gèle, même si la fenêtre est fermée, édredon et bouillotte s'imposent.

LA CURE DE CAMPAGNE

———

« Il faut faire un sacrifice, mon ami, et à
tout prix; s'il se peut, sors de la ville. — Tu
verras moins tes amis? Ils feront bien un pas
de plus, si ce sont de vrais amis. — Tu iras
peu au théâtre? On désire moins les plaisirs
quand on a à son foyer l'amour, les joies ra-
jeunissantes, sa *Divine Comédie*. »

MICHELET. *La Femme*.

*Il vaut mieux vivre sainement à la ville qu'inharmonieusement
à la campagne. Néanmoins le meilleur est de vivre sainement à la
campagne. — Citadins, allez en vacances. Êtes-vous pauvres? envoyez vos enfants aux colonies de vacances: colonies maritimes, de
montagne, de plaine; ou envoyez les, chaque année, dans une famille campagnarde.*

⁎⁎

Quoique l'air pur soit un splendide vitalisant, il est des
gens du plein vent, je l'ai dit déjà, qui sont cependant malades;
c'est parce qu'ils commettent des fautes, alimentaires surtout.
Le fait que j'en guéris beaucoup en les faisant venir à Paris,
ne prouve pas, je le répète, que l'air soit un facteur secondaire
pour la santé; il prouve simplement que la santé résulte d'un
faisceau de saines pratiques; et qu'en réalité, une ne suffit pas.
Il vaut certainement mieux pour la santé vivre sainement dans
une grande ville que vivre de façon antiharmonieuse à la campagne. Ceci dit, il est certain qu'il vaut mieux vivre sainement
à la campagne que vivre sainement à la ville. Le citadin, obligé
par ses occupations de rester dans ses murs, doit s'en aller en
vacances l'été, à la campagne. D'ailleurs, depuis quelques an-

nées, les gens des villes prennent l'habitude d'aller en vacances l'été, c'est une mode; pour une fois, c'est une mode
utile.

Mais il est de pauvres gens qui ne peuvent s'en aller, et
dont les malheureux enfants passent à errer dans les rues
malodorantes même les mois les plus chauds. J'éprouve le besoin de signaler à ces déshérités qu'il existe des *colonies gratuites de vacances* où ils feront bien d'envoyer leurs enfants.
Il y a des colonies maritimes, des colonies de montagnes, des
colonies de plaines.

L'Œuvre des trois semaines envoie les enfants à l'Océan.
Les Colonies de St-Etienne et de Lyon placent leurs pupilles
sur les hauts plateaux des Cévennes, à 600 mètres d'altitude.
Des œuvres des divers arrondissements parisiens envoient
dans la Nièvre, l'Yonne, le Loiret, la Creuse; le Syndicat de
l'Aiguille Lyonnaise envoie en Auvergne, d'autres groupements
envoyaient en Suisse, avant la guerre. La ville de Paris a créé,
il y a des années, des « colonies de vacances » pour les enfants
de ses écoles. Elle envoie les pâles gamins de la capitale en
Bretagne (St-Malo).

En Belgique, il existe un grand nombre de villas confortables, modèles de constructions hygiéniques, uniquement destinées à recevoir, pendant les vacances scolaires, les enfants des
grands centres ouvriers; on les appelle villas scolaires ou villas
des enfants.

Il est désirable que la France suive l'exemple de son alliée.

L'Allemagne ne manque pas d'œuvres du même genre.

« A Berlin, dit Landouzy, de midi à huit heures, les enfants
sont emmenés hors de la ville, dans les bois et près des lacs
entourant la ville. Transportés gratuitement par trains
spéciaux, tramways électriques, bateaux à vapeur et omnibus. Ils débarquent devant un abri spécial, baraquement
léger, installé dans la forêt... A huit heures on retourne à la
ville pour recommencer le lendemain, car c'est chaque jour,
pendant les vacances, que les enfants sont ainsi conduits hors
la chaleur et l'odeur malsaines, retrempés dans l'air pur, exer-
cés en pleine nature. »

Ne pourrait-on réaliser en France semblable organisation?
Un peu d'initiative de la part de la ville, un peu de bonne volonté de la part des compagnies de transports, un maître d'é-
cole initié au naturisme, bien payé, dévoué, c'est tout ce qu'il

faudrait. La ville paierait encore les frais des repas en plein vent; cela lui coûterait moins cher que l'entretien de tous ces lits d'hôpitaux où vient lamentablement tousser la pauvre marmaille de nos rues.

C'est chez l'enfant qu'il faut prévoir la tuberculose, la dépister, la combattre, alors qu'elle n'a pas encore fait de trop terribles ravages. L'enfant, cette plante neuve, réagit admirablement au Naturisme; son système nerveux a toutes les possibilités: de l'enfant le plus chétif, on peut faire le plus bel homme, si l'on sait, si l'on veut.

La France a beaucoup à faire dans la voie de l'hygiène naturiste. Pour ses œuvres de grand air, elle ne vient qu'après le Danemark, l'Angleterre, la Suisse, l'Amérique et l'Allemagne. Elle peut mieux!

En 1899, d'après le Dr Bonnard, nous n'envoyions à l'air, en colonies de vacances que 21 enfants sur 100.000; c'est trop peu.

Pour les gens qui ne sont pas absolument indigents, une méthode intéressante pour changer d'air les enfants, c'est le placement familial. On le pratique sur une large échelle en Angleterre et en Allemagne: on échange un enfant pour un autre: vous envoyez à la campagne votre enfant dans une famille campagnarde, la famille campagnarde vous envoie son enfant à la ville. Ainsi, pas de frais supplémentaires! Toute la question est de savoir à qui l'on confie son enfant.

LA CURE D'AIR MARIN,
DE MONTAGNE & DE PLAINE

———

L'air marin est le plus merveilleux des toniques pour tous. Si vous n'a·· z pu, jusqu'à ce jour, supporter le séjour à la mer, c'est que vous vous y êtes mal pris. Même les grands intoxiqués, même les plus grands nerveux, bénéficient de la cure marine. Tout le secret, pour obtenir le bienfait cherché, est de mettre l'organisme en mesure de tolérer l'excitation: remettons progressivement dans la Loi l'organisme déchu, il bénéficiera de l'air sain, au lieu d'en pâtir.

La mer est le spécifique idéal pour les enfants. Sur quelle plage les conduire? Combien de temps les laisser à la mer?

La cure de montagne et de plaine.

❊
❊❊

L'air marin est un des toniques les plus merveilleux pour l'adulte; il est, pour l'enfant, le plus splendide des reconstituants.

— Le climat marin ne me réussit pas du tout, me dit-on souvent; la mer m'agite follement, m'empêche de dormir; j'y deviens irritable, désagréable, méchant; j'y ai des migraines, des névralgies... et mon enfant est comme moi...

A cela je réponds: Dire que l'air marin, c'est-à-dire l'air le plus pur qui soit, ne convient pas aux humains, c'est dire une énormité comparable à celle que dirait la truite si elle prétendait que l'eau pure comme le cristal lui est néfaste.

Mais la maladie vous a éloigné des conditions de Nature, et ce qui était primitivement un excellent agent de santé est devenu néfaste pour vous; vous êtes comme le poisson habitué à l'eau saumâtre, et qui a besoin de son eau saumâtre pour vivre, comme l'alcoolique qui a besoin de son toxique pour continuer de vivre, vous avez besoin d'un air médiocre parce qu'un air plus vif fouetterait vos organes ralentis et encrassés, parce qu'une stimulation nutritive troublerait les paresses vitales auxquelles vous êtes accoutumé, et qui vous semblent être votre condition de santé.

Mais cet air médiocre auquel vous êtes accoutumé, il n'est, en réalité, qu'un pis aller auquel votre organisme s'est adapté bien malgré lui, et pour se défendre contre des maux pires, contre la mort.

L'organisme est une admirable construction qui veut tirer parti même des pires conditions; il s'arrange pour se les rendre nécessaires. Il n'en est pas moins vrai que l'air médiocre vous est aussi néfaste que l'eau saumâtre est néfaste au poisson qui en vit, que l'alcool est néfaste à l'alcoolique...

Vous et votre enfant, vous ne souffrez de l'air marin que parce que vous avez perdu vos bons rapports avec l'air sain. Si vous transportiez brutalement dans l'eau très pure le poisson d'eau saumâtre, il en mourrait peut-être; si vous priviez brusquement l'alcoolique de son poison, vous provoqueriez en lui le délirium tremens; voilà pourquoi vous avez été malade quand, arrivant de l'air confiné, vous vous êtes exposé sur la plage.

Il faut comprendre que l'organisme ne tolère pas les sauts brusques. L'enfant, avant de courir, se traîne, va à quatre pattes, puis marche. L'homme, avant de mourir, se débilite, s'use; les morts brutales résultent d'un long passé d'erreurs; les sautes violentes ne sont que des apparences.

Je puis affirmer que j'ai toujours pu faire bénéficier de la mer tout le monde, même les plus grands malades, les plus grands intoxiqués, les plus grands nerveux. J'ai toujours envoyé à la mer les enfants les plus débilités. Et tout le monde s'en est toujours trouvé à merveille. Assurément, je n'obtiens pas ce résultat en disant seulement: « allez à la mer, emmenez-y votre enfant! »

L'asthénique, le névropathe, l'intoxiqué, l'enfant très affaibli, transportés en express du faubourg à la falaise, ne peuvent que maigrir, s'agiter, pâtir, souffrir...

La responsabilité d'un pareil insuccès n'incomberait pas au climat marin, mais à la prescription médicale mal faite ou mal exécutée.

Diminuez d'abord l'état toxique, diminuez les tendances congestives, diminuez l'état nerveux par une alimentation plus saine, par une cure d'aération, de mouvement, d'air, de soleil,

d'éducation de l'esprit, puis, quand vous jugerez le moment venu, envoyez le patient *vers* la mer, près ou loin, suivant son
état de santé; puis plus près, et quand vous l'enverrez sur le
rocher du rivage, il humera l'air iodé avec bonheur et sans
en subir autre chose que les bienfaits.

Il m'est arrivé de doser avec plus de prudence encore l'accoutumance à l'air marin, chez des gens dont on avait dit que
jamais la mer ne leur conviendrait: claustration dans la maison
lors de l'arrivée, puis, les jours suivants, autorisation d'ouvrir
les fenêtres, celles tournées vers la campagne, puis promenade
au jardin, puis promenade loin de la mer, puis enfin la plage...

L'enfant est vraiment chez lui sur la plage; armé d'une pelle
il creuse des trous; panier en main il ramasse des algues, des
coquilles. La montagne est moins utile à l'enfant; il n'en ap-
précie ni la variété, ni la beauté des sites, ni le charme de
l'excursion. Tandis qu'à patauger, à construire, à chercher dans
l'eau la crevette, il trouve un plaisir immense et toujours nouveau.

Sur quelle plage faut-il aller? Sur laquelle emmener vos
enfants?

Toute station est bonne, puisqu'on y trouve l'eau, l'air, le
soleil. Toutefois, si l'on a le choix, préférons les plages de sable; ce sont vraiment les plages pour enfants. On envoie à
Berck les petits tuberculeux, quoique cette ville soit au nord;
ils y guérissent fort bien; ils guériraient aussi bien ailleurs;
mais Berck a l'avantage de son organisation hospitalière.

Les plages normandes, celles de Bretagne, celles du sud, se
valent.

Certainement, si c'est l'hiver que l'enfant va à la mer, on
lui choisira une plage du sud: région de Biarritz ou côte méditerranéenne.

Combien de temps faut-il rester à la mer? Combien de
temps faut-il y laisser les enfants? La réponse certes, ne peut
être dictée qu'en considérant l'état de santé:

En principe on peut dire avec Ruffler:

15 jours, c'est insuffisant;

1 mois, c'est peu;

2 mois, c'est bien;

3 mois, c'est parfait.

« 4 mois transforment un enfant chétif en un robuste gamin, et un tel séjour, répété annuellement, suffit pour entretenir en parfaite santé un enfant tenu de demeurer en ville le reste de l'année. »

La cure de montagne est très bonne pour l'adolescent et l'adulte (voir Cure de mouvements).

Les altitudes excessives sont mauvaises aux grands congestifs; elles les feraient saigner. Il faut décongestionner d'abord par une mise systématique au naturisme. Quand les tendances congestives ont disparu, l'altitude, non seulement n'est plus dangereuse, mais elle est excellente.

L'altitude modérée (500 à 800 m.), les forêts de sapins, les climats juxta-maritimes sont d'excellentes zones de transition pour ceux qui peineraient à être envoyés d'emblée à la haute montagne ou à la mer.

La plaine convient à tous les malades, au moins pendant la bonne saison; la région parisienne n'est pas plus mauvaise que les autres; l'hiver, la région méditerranéenne convient mieux, parce qu'elle est plus à l'abri des variations brusques, qu'elle est chaude et bien ensoleillée.

LA CURE DE SOLEIL

> «De toutes les fleurs, c'est la fleur humaine
> qui a le plus besoin de soleil. »
>
> MICHELET.

LE SOLEIL, SOURCE DE VIE

> « Là où ne pénètre pas le soleil entre le
> médecin. »
>
> Vieux proverbe persan.

*Le soleil est le grand générateur et le grand dispensateur des
énergies du monde terrestre. Les peuples anciens en ont fait leur
dieu. — L'antiquité grecque et son amour du soleil.*

Pourquoi fermons-nous nos volets?

*Action bienfaisante du soleil sur les végétaux, les animaux et
l'homme. — Le soleil est le plus puissant agent d'assainissement,
et c'est le plus économique. Tombant méthodiquement sur notre
peau nue, il constitue un moyen héroïque pour entretenir la santé
des gens valides, et pour réparer les tares des organismes déchus.*

***

C'est le soleil qui est le grand générateur et le grand dispensateur des énergies du monde terrestre. Il entretient toute
vie, végétale ou animale; toutes les forces physiques visibles ou
non, y compris les forces vitales, sont les transformations de
la sienne.

« Quand, dit Chatin, après une journée couverte, après
un brouillard humide, le soleil traverse les nuages, c'est aussitôt comme un changement dans la nature qui semble ressusciter; les fleurs et les feuilles se dressent et prennent un
aspect de fraîcheur, la vie semble renaître; les papillons, les
abeilles, les mouches, les libellules voltigent gaîment, les lé-
zards sortent de leurs cachettes, les oiseaux entonnent leur
chant joyeux, l'homme lui-même subit cette impression de
bien-être et de plénitude vitale; il se sent plus fort et plus vivant, la lumière a été pour lui un excitateur de vie. »

Les peuples anciens ont tous, sans trop savoir pourquoi, compris cette puissance qu'a le soleil, ils ne se sont pas contentés de l'honorer comme un père, ils lui ont rendu un véritable culte. Les premières religions ont adoré le soleil.

Les anciens Égyptiens représentaient leur grand dieu Osiris avec un disque solaire sur la tête, emblème de toutes les forces. Aten, dieu-soleil, était de toutes leurs cérémonies magiques. Les Hébreux ont pris aux Égyptiens leur adoration du soleil, et la religion catholique oriente encore ses églises de telle sorte que le prêtre, en officiant, ait la face tournée vers l'Orient.

L'astre-Dieu est vraiment le roi du monde. Qu'il s'éteigne c'est la mort de tout, êtres et choses. — Quand il paraît, c'est l'éveil, la joie, la vie.

Les populations qui vivent au soleil sont saines, robustes, gaies.

L'antiquité grecque, dont j'aime à citer l'exemple, dut sa splendeur physique, artistique, morale à l'amour qu'elle eut pour le soleil, l'exercice et le plein vent. Le grand législateur Solon, entre tant d'autres, vantait l'avantage des exercices à nu; Lucien nous a transmis un dialogue que le sage eut avec Anacharsis: «... Ni la chaleur, dit-il, ni le froid ne sont terribles à ces adolescents... Ils sont forts et ils sont les meilleurs soldats à la guerre... Ils n'ont ni graisse superflue, ni le teint blanc... Le soleil les a teints en brun, couleur bien virile. Leur force vitale, leur courage jaillissent de leur excellente charpente. Ils ne sont ni ridés et maigres, ni gros et lourds, mais juste comme il convient. Ni maladie, ni fatigue n'ont de prise sur eux. »

Nos contemporains décadents et fatigués en sont venus à ne plus tolérer la bénéfique radiation solaire.

La vibration chaude leur semble brûlante, la claire lumière les énerve et les effraie, la radiation ultra-violette blesse leur épiderme frêle et blanc. Chez eux, ils ferment les volets, et s'ils sortent, avec quelle précaution prudente ils recherchent l'ombre et s'abritent sous le chapeau et l'ombrelle! Si leur peau allait se hâler, avoir une insolation! On ignore que les pâles couleurs des enfants préparent les misères physiques et morales des adultes. Quels hommes naissent des femmes dont la figure livide exige le carmin?

Les persans ont un vieux proverbe qu'on a transcrit dans toutes les langues, et qui demeure universellement vrai: « Là où ne pénètre pas le soleil entre le médecin. »

La lumière solaire est le plus puissant agent d'assainissement; c'est aussi le plus économique.

On a vu de tout temps que l'eau impure devient potable quand on l'expose au soleil.

Les oxillaires, petites algues assez communes, qui vivent dans l'eau et qui peuvent librement s'y déplacer, fuient l'ombre pour les régions ensoleillées.

Quand les plantes ne peuvent, en se déplaçant, aller vers le soleil, elles inclinent leur tige vers lui, elles tournent vers lui leurs fleurs, elles écartent leurs feuilles en une nappe aussi vaste que possible, qui recevra un maximum d'effluves

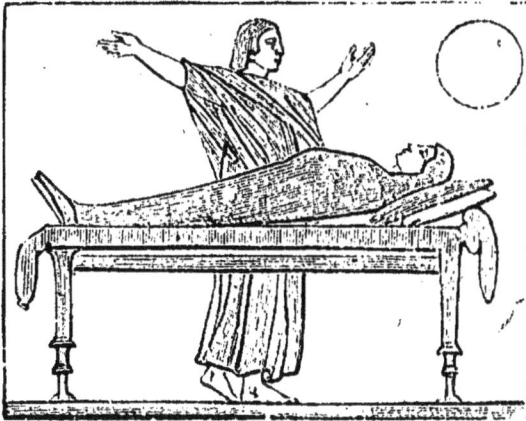

Fig. 37. — Le soleil était considéré par les Égyptiens comme la source de toute vie. Dans la figure on le voit présider à la résurrection d'Osiris.

bienfaisants. Les plantes poussées au soleil ne sont-elles pas plus trapues, plus vigoureuses, plus vertes que celles qui poussent à l'obscurité? Le vert, c'est le sang de la plante. Les plantes de cave sont étiolées, jaunes, et ne fleurissent pas.

Sur les animaux, même action bienfaisante: les bêtes de soleil sont douées d'une activité, d'une robustesse bien supérieures à celles des bêtes qui vivent dans les profondeurs. Comparez l'allure du maquereau, du hareng de nos côtes, à celle des poissons des grandes profondeurs océaniennes.

Quant à l'homme, c'est de la façon la plus intense qu'il subit l'action de la lumière solaire. « La créature, disait Hufeland dans sa *Macrobiotique*, a une vie d'autant plus parfaite qu'elle jouit plus de l'influence de la lumière. »

Notre peau nue et glabre est pour nous un avantage considérable; par elle nous pouvons recueillir et faire nôtre un maximum d'énergie solaire (voir *Cure d'air*. Chap. *La peau humaine*).

Le soleil tombant sur notre peau nue est non seulement un garant de joie et de réconfort immédiats, mais aussi et surtout un des moyens les plus merveilleux pour entretenir notre Santé future et pour réparer nos tares.

« Il est, dit Carton, un moyen héroïque de cultiver la vitalité et la santé de tous les individus normaux et bien portants, petits et grands. C'est aussi un moyen héroïque pour réparer les organismes déchus. »

L'ACTION DE LA LUMIÈRE COLORÉE
LA PHOTOTHÉRAPIE

*Pour expliquer l'action bienfaisante du soleil, on a décomposé
la lumière solaire dans un prisme et étudié l'action exercée sur
les êtres par les diverses lumières du spectre lumineux; de là est
née la thérapeutique par la lumière colorée ou photothérapie.*

*Action des diverses lumières colorées (rouge, bleue, violette,
etc.) sur les œufs de mouche, les grenouilles, les vers de terre, les
papillons, etc.*

*Expériences de Flammarion sur l'effet des couleurs sur les
plantes.*

*Actions des couleurs sur l'homme. Expériences de Hector Dur-
ville sur l'effet des couleurs sur les nerveux. Quelques expériences personnelles qui montrent que la lumière artificielle use les
forces humaines. Une nouvelle méthode pour doser la résistance
à la fatigue.*

*La lumière rouge excite; la lumière bleue calme. — Les bains
de lumière.*

*La lumière visible n'est pas la seule efficace. Il existe, dans la
lumière solaire des radiations invisibles infra-rouges et ultra-violettes. Les radiations infra-rouges sont des radiations chaudes. Les
radiations ultra-violettes sont celles qui pigmentent la peau exposée au soleil.*

***

On s'est demandé par quelle action le soleil était si puissamment efficace.

Etant donné son action assainissante, exerce-t-il sur l'organisme une action antiseptique? exerce-t-il seulement une
action tonique, stimulante? ou est-ce simplement par sa chaleur qu'il agit?

On a cru pouvoir résoudre le problème en décomposant,
grâce au prisme, la lumière solaire en ses couleurs composan-
tes; ainsi est née une science nouvelle, la thérapeutique par
la lumière colorée ou *photothérapie*.

La lumière blanche du soleil, ainsi que l'a montré Newton,
est une synthèse de plusieurs lumières élémentaires, colorées.

Plaçons un prisme de verre sur le trajet d'un rayon de lumière solaire. Aussitôt les lumières élémentaires apparaissent
éparpillées en éventail, dans un ordre toujours le même. On

en distingue sept principales: le rouge, l'orangé, le jaune, le vert, le bleu, l'indigo, le violet, dont la juxtaposition forme le *spectre*.

Le rouge apparait toujours du côté de l'arète du prisme, le violet du côté de la base. On dit que le rouge est moins *dévié* que le violet, ou encore que le rouge subit à un moindre degré que le violet le phénomène de la *réfraction*.

Les divers éléments constitutifs du spectre ont, sur les êtres vivants des propriétés différentes.

En 1858, Béclard étudia l'action de la lumière totale (soleil) et celle des diverses lumières qui composent la lumière solaire. Il fit ses expériences avec des œufs de mouche qu'il plaça au soleil sous des cloches de verre différemment teintées. Cinq jours après, tous les œufs avaient donné des vers, mais de développement bien différent: les plus développés étaient dans les cloches violettes et bleues; les moins développés dans la cloche verte.

Jung étudia comparativement sur les grenouilles l'action des lumières verte et violette: la verte arrêtait le développement de ces batraciens; la violette l'accélérait.

En 1902 Leredde et Pautrier étudient à nouveau l'action de la lumière colorée sur la grenouille. Ils divisent en trois lots des têtards pêchés le même jour et ne présentant aucune différence de taille, de grosseur ni de développement. Ils placent un des lots dans un aquarium rouge, un second dans un aquarium bleu, et le troisième, servant de témoin, dans un aquarium de verre ordinaire. La nourriture est la même pour les trois lots. Au bout d'un mois d'expérience, les têtards élevés dans la lumière rouge et ceux élevés dans la lumière blanche, présentent les plus grandes différences: ceux qui ont vécu dans le rouge sont encore tous à l'état de têtard; ceux qui ont vécu dans la lumière bleue et blanche n'ont plus de queue: ils sont transformés en grenouilles.

Chatin et Carle nous disent que Finsen plaçait dans une boîte, en les disséminant, une vingtaine de vers de terre. Le couvercle de la boîte était constitué d'une série de verres de différentes couleurs rangés dans l'ordre des couleurs du spectre. Au bout de quelques minutes, tous les vers avaient rampé sous le verre rouge et, en retournant le couvercle de manière à ce que la lumière bleue remplaçât le rouge, il vit que, quelques instants plus tard, tous les vers s'étaient à nouveau placés sous le rouge.

Le même phénomène se produisit en expérimentant sur des perce-oreilles, des cloportes, des caraïbes: ils se dirigeaient sans hésiter dans la région rouge, qui semblait ne pas les incommoder et leur plaire le mieux.

Or, il est à noter que tous ces animaux: vers de terre, perce-oreilles, cloportes, caraïbes, vivent à l'obscurité, sous des pierres, à l'ombre. Ils sont très sensibles à l'action de la lumière et, dans la boite, ils fuient les rayons chimiques du spectre (bleus et violets);

Les animaux qui vivent en pleine lumière, doivent, logi-

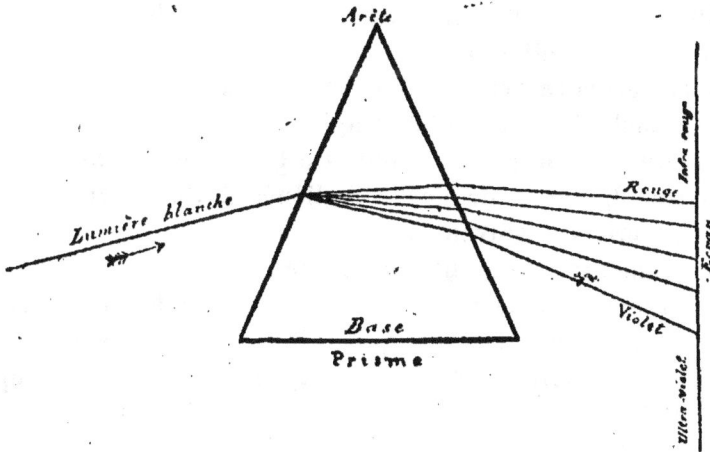

Fig. 38. — Un prisme décompose la lumière blanche en 7 lumières colorées; l'application à l'art de guérir de ces lumières colorées constitue la photothérapie.

quement se comporter de façon diamétralement opposée. C'est en effet ce que Finsen constata: il plaça des papillons dans une boîte dont le couvercle était composé par moitié de verre rouge et par moitié de verre bleu. La boîte fut déposée au soleil. Les papillons se groupèrent dans la partie bleue. Les rayons chimiques, ces promoteurs de vie et d'énergie, comme les appela Finsen, plaisaient davantage aux papillons.

Hector Durville, dans sa *Physique Magnétique* (T. II, p.56) dit que les abeilles élevées dans la lumière violette donnent des essaims plus nombreux, plus volumineux; et que le rendement en miel est plus considérable que pour celles qui sont élevées dans la lumière blanche.

Ces curieuses propriétés de la lumière colorée ont été appliquées à l'homme.

D'une foule d'expériences on peut, semble-t-il, conclure que le rouge est un excitant extrêmement puissant pour l'homme, tandis qu'au contraire, le bleu est puissamment calmant.

Dans les Laboratoires de préparations photographiques Lumière de Lyon, les ouvriers, constamment soumis à l'action excitante de la lumière rouge, devinrent tellement furieux que, bientôt, les femmes, paraît-il, se jetèrent sur les hommes. On ne put calmer cet énervement qu'en remplaçant les vitraux rouges par des vitraux violets (dont l'action est aussi calmante que celle des vitraux bleus).

On a eu l'idée d'appliquer ces quelques principes au traitement des maladies. Il n'est pas douteux que bientôt, l'art de la médecine se verra doté d'un nouveau procédé de guérison des maladies: la photothérapie ou la thérapeutique par la lumière, dont le moyen d'action est le *Bain de lumière*.

Ponza, directeur de l'asile d'aliénés d'Alexandrie (Italie), fit les expériences suivantes.

Il fit habiter dans une chambre entièrement tendue de rouge et pourvue de vitres rouges, un malade depuis longtemps sombre et taciturne qui refusait le plus souvent de prendre sa nourriture. Au bout de quelques heures, ce déprimé avait le visage gai, souriant; il disait avoir faim et demandait à manger.

Un autre malade s'imaginant que l'air l'empoisonnait, crispait ses deux mains constamment au-devant de sa bouche. Après avoir couché une nuit dans la lumière rouge, il se lève, s'habille vivement, demande à manger et prend son repas avec une rapidité surprenante. Depuis, plus de crises de dépression: le malade est guéri.

D'autres maladies profitent considérablement de l'action du rouge. De tous temps, les Chinois et les Japonais croyaient le rouge avantageux dans la petite vérole. Finsen vérifia leurs dires: il fit tendre de rideaux rouges les fenêtres de malades atteints de variole. Les effets obtenus furent excellents: la variole ne devint jamais purulente; les pustules desséchèrent rapidement; il n'y eut pas de fièvre secondaire, et enfin, la maladie guérit sans laisser de cicatrices.

Le pouvoir calmant de la lumière bleue fut employé dans un grand nombre de névralgies rebelles. On parvient à guérir beaucoup de douleurs en les soumettant pendant un certain temps à l'action de la lumière bleue. Même action calmante de la lumière bleue sur les agités, les fous; une exposition de quelques heures à la lumière bleue peut provoquer une détente complète chez des malades à qui on devait passer quotidiennement la camisole de force.

Hector Durville écrivait en 1890: « J'ai employé la lumière colorée dans le traitement de quelques affections organiques, et malgré l'imperfection de mon procédé, j'ai obtenu des résultats qui ne laissent aucun doute sur le parti que l'on peut tirer des couleurs au point de vue thérapeutique. »

Le même auteur étudia le premier l'action des couleurs sur des sujets magnétiques, endormis ou non.

Il plaçait un sujet sensible debout en face d'une bonne lampe à pétrole munie d'un réflecteur spécial, et interposait, entre la lampe et le sujet, des verres colorés de 25 à 30 cm de côté. Le faisceau coloré tombant sur la face du sujet, celui-ci éprouvait: avec le violet, l'indigo, le bleu, de la répulsion, de la chaleur et s'endormait. Avec le vert, des alternatives de sommeil et de réveil. Avec le jaune, l'orangé, de l'attraction. Avec le rouge de la répulsion, et le sujet s'endormait.

Autrement dit le violet, l'indigo, le bleu, le rouge, ont sur les sujets sensitifs une action positive; le jaune et l'orangé ont une action négative; le vert a une action mixte.

Le Dʳ Luys a fait sur la lumière colorée des expériences analogues à celles de mon père; il est arrivé à des résultats un peu différents.

Ch. Féré a montré qu'il suffit de faire passer une couleur vive sous les yeux de n'importe qui, pour exciter le système nerveux au point que la force musculaire en est momentanément augmentée. Si l'excitation colorée se prolonge, la force musculaire, au contraire, diminue.

On ferme les yeux pour que la rétine ne soit pas impressionnée; on tient en main un dynamomètre; on le serre au maximum; on marque, par exemple 56 kilogs. On regarde un instant du rouge vif ou du vert éclatant: la main devient immédiatement capable de presser sur le dynamomètre de façon telle qu'il marque 60 ou 65 kilogs.

Mais cette excitation n'est que momentanée; elle est immédiatement suivie d'une lassitude durable pendant les deux ou trois heures qui suivent l'expérience, et, pendant ce délai, on ne peut plus obtenir une pression que d'une quarantaine de kilogs.

En somme, les excitations visuelles colorées sont un facteur d'usure pour le système nerveux. Notre existence des grandes villes, qui se passe en partie à la lumière brutale et artificielle, est donc un très gros facteur de fatigue. « Calculez, dit M. de Fleury, ce que nous voyons de peintures... au cours d'un hiver à Paris, et voyez quel soutirement de forces notre existence moderne comporte, rien que pour la partie artistique. »

J'ai personnellement repris les expériences de Ch. Féré, et j'en ai relaté les résultats dans une conférence que j'ai faite à la Société Magnétique de France, sous le titre *La Volonté et la Fatigue*. J'en donne ici quelques courts extraits.

Sujets d'expériences: moi-même et un de mes sujets hypnotisable et suggestible, Madame Sarah Brise.

C'est le soir. Les deux sujets se tiennent dans un obscurité relative pour bien reposer leur rétine. Ils prennent en main un dynamomètre spécial et le serrent de toute leur force. Ils marquent: moi 135, Mad. Sarah B. 78. On allume le lustre à gaz de salle à manger, très bas placé au-dessus de la table et éclairant fortement. Je fixe à 60 centimètres la lumière du lustre, pendant 40 secondes; je serre à nouveau le dynamomètre de toute ma force. Je marque 150; ayant fixé 10 secondes, j'avais donné 160 et 165. Madame Sarah B. fait comme moi; elle fixe pendant 40 secondes et serre. Elle marque 45, puis 20; ayant fixé 10 secondes elle avait donné 48 et 65; ayant fixé 4 secondes, elle avait donné 80.

La conclusion est la suivante: quand je fixe la lumière 10 secondes, l'excitation que j'en ressens se traduit par une augmentation de ma force musculaire qui varie de 25 à 30 kilogs; quand je fixe 40 secondes, un peu de fatigue apparaît, je ne gagne plus que 15 kilogs. Si j'avais fixé une minute, l'usure eût apparu, je n'aurais plus donné, au dynamomètre, qu'un chiffre inférieur à 135.

Quand Madame Sarah B. fixe la lumière 10 secondes, elle tombe déjà de 78 à 65 ou 48; quand elle fixe 40 secondes, elle tombe à 45 et à 20. Pour qu'elle subisse de l'action lumineuse un accroissement de force, il faut qu'elle fixe seulement 4 secondes.

Or, mon système nerveux, à moi, est vigoureux, car je m'astreins à suivre les lois de la vie saine; mes réservoirs nerveux étant bien pleins, je supporte mieux la fatigue visuelle que mon sujet Sarah Brise, femme délicate et névrosée.

De la série des expériences que j'ai faites, j'ai déduit une *nouvelle méthode pour doser la résistance à la fatigue sensorielle*.

Il est mauvais de travailler à la lumière artificielle; mes expériences le prouvent. Mais il est certain que la lumière artificielle fatigue plus les uns que les autres: mon sujet Sarah B. fatigue plus vite que moi, et j'ai vu des asthéniques que la fixation de mon lustre pendant 3 ou 4 secondes exténuait au point que leur pesée dynamométrique se trouvait abaissée de 20 kilogs.

L'individu qui peut se permettre de travailler le plus longtemps à la lumière artificielle est celui chez qui la diminution de force musculaire, mesurée au dynamomètre, se manifeste le moins vite.

Les sujets débiles, nerveux, asthéniques ne doivent travailler que de jour, parce que la lumière artificielle est pour eux un puissant agent d'usure.

J'ai établi sur moi-même quelle est la dose de travail cérébral, fait à la lumière artificielle, qui correspond à l'apparition de la fatigue devant le lustre, et j'ai établi avec cela l'équation suivante: fatigue produite chez moi par N heures de travail à la lumière artificielle = fatigue que me produisent N 1 secondes devant le lustre. Monsieur Y pourra faire X heures de travail, étant donné qu'il se fatigue en N 2 secondes devant le lustre. Nous avons alors une simple règle de trois: N 1 correspond à N; N 2 correspond à X.

J'ai fait d'autres expériences sur l'effet produit par la lumière colorée (spécialement le rouge) sur l'usure précoce. Ceux que la question intéresse voudront bien les lire dans mon *Art de devenir énergique*.

Camille Flammarion fit en 1908, au jardin d'essai de Juvisy, des expériences qui montrèrent qu'un grand nombre de plantes telles que les sensitives, les coleus, les strobilanthes, les laitues, les glaïeuls, des betteraves sucrières, des pensées, des giroflées, prennent dans la lumière rouge un développement considérable, alors qu'elles subissent un arrêt de développement presque absolu dans la lumière bleue. Camille Flammarion conclut que les différents rayons du spectre ne possèdent pas les mêmes propriétés: la lumière blanche, synthèse de rayons colorés, exerce une action mixte; la lumière bleue possède une action calmante et par conséquent retarde le développement; au contraire, la lumière rouge excite et par suite active le développement.

Mais dans l'expérience du prisme de tout à l'heure, notre œil ne nous a pas tout révélé.

Prenons un thermomètre sensible et promenons-le dans la

région de l'espace située au-dessus du rouge, dans la direction de l'arête du prisme. Nous voyons la colonne thermométrique monter.

Plaçons un écran fluorescent (sulfure de zinc, platino-cyanure de baryum) au-delà du violet visible. Il s'illumine sur une certaine longueur.

Il y a donc, de chaque côté du spectre donné par le prisme, un mouvement vibratoire que notre œil ne décèle point, mais que nos deux rétines artificielles (thermomètre et écran fluorescent) ont mis en évidence.

La portion révélée à gauche du rouge se nomme *l'infra-rouge;* celle qui se trouve à droite du violet, *l'ultra-violet,*

Dans la lumière solaire, les sept couleurs élémentaires sont mélangées, et au mélange s'ajoutent les radiations infra-rouges et ultra-violettes.

Heureusement pour nous, nous ne percevons pas l'infra-rouge, ni l'ultra violet; notre cécité pour toutes ces radiations est réellement providentielle: « Si notre œil était sensible à toutes les vibrations infra-rouges et ultra-violettes, de même qu'aux radiations calorifiques et aux radiations X, notre vie serait impossible. Ce serait partout un ruissellement de lumière que n'arrêteraient pas les murs de nos habitations. Plus de nuits, mais de gigantesques aurores boréales causées par les ondulations électriques ou les variations de température, aurores à teintes multicolores et perpétuellement variables. Les câbles électriques sembleraient enveloppés sur toute leur longueur d'une gaîne de feu. Le soleil prendrait un éclat insoutenable. » (Nogier).

La sage nature nous a rendus aveugles pour certaines lumières, comme elle nous a rendus sourds pour certains sons: « nous devons à cette sensibilité limitée de nos organes une tranquillité nécessaire à la vie. »

Les radiations infra-rouges, tombant sur notre corps, n'ont d'autre action que d'en élever la température; ce sont des radiations chaudes; si on les fait tomber sur une plaque photographique, elles ne l'impressionnent pas.

Les radiations ultra-violettes, elles, impressionnent profondément la plaque photographique, comme les rayons X, dont elles sont sœurs; elles exercent sur l'organisme, non plus une action calorifique, mais une action de pigmentation: c'est par elles que la peau, exposée nue au soleil, se hâle, se pigmente, brunit.

MÉCANISME DE L'ACTION BIENFAISANTE
DU SOLEIL

« Le soleil agit par la totalité de ses rayons synthétisés dans la lumière blanche. »

CARTON.

Expériences qui prouvent l'action stérilisante de la lumière solaire: bacille du charbon, de la typhoïde, du choléra, etc. L'action bienfaisante du soleil n'est pas due à telle radiation à effet antiseptique ou pigmentant, ou à telle action excitante ou réchauffante; elle est due à ce que le soleil ramène l'être à ses conditions naturelles et primitives de vie, à ce qu'il le remet dans la Loi Naturelle. — Le soleil est pour tous un splendide excitant vital, un aliment pour notre peau et nos centres nerveux, une source de réconfort physique et moral.

*_**
*_**

Nous venons de voir que les diverses radiations, visibles ou non, qui composent la lumière blanche du soleil, ont sur les êtres des actions diverses et puissantes.

Demandons-nous maintenant le mécanisme de l'action exercée par le mélange de toutes ces radiations, sous forme de lumière solaire.

La lumière solaire considérée dans sa totalité est un antiseptique puissant.

Downes et Blunt ont les premiers, par des expériences méthodiques, démontré la chose. Ces auteurs exposèrent au soleil des cultures microbiennes dans des tubes; quelques-uns des tubes étaient nus; d'autres étaient recouverts d'une enveloppe de plomb. Ayant placé ensuite ces tubes à l'étuve, ils constatèrent que ceux-là seuls qui avaient reçu l'action solaire restaient stériles.

En 1887, Duclaux reprend ces expériences sur deux espèces microbiennes: le Tyrothrix scaber et un Streptocoque.

Arloing et Roux les refont sur le bacille du Charbon.

En 1891, Janowsky étudie l'action du soleil sur le bacille de la fièvre typhoïde. Il trouve que les bacilles sont tués au bout de 6, 8 ou 10 heures d'insolation directe.

D'autres expériences furent faites: on introduisit dans deux récipients de même dimension contenant de l'eau stérilisée des microbes divers: bacilles d'Eberth, spirilles du Choléra, etc. L'un des récipients fut entouré d'un papier pour le soustraire à l'action de la lumière; l'autre fut laissé nu. Après quelques jours, le récipient entouré de papier noir fourmillait de microbes; l'autre était presque entièrement stérilisé: la plupart des microbes avaient disparu.

Ce sont surtout les rayons ultra-violets contenus dans la lumière solaire qui produisent cet effet stérilisant.

Ce sont eux encore qui produisent, nous l'avons dit déjà, le hâle ou brunissement de la peau, phénomène d'une haute utilité vitale, ainsi que nous le verrons plus loin. Unna, Widmarck, Hammer et surtout Finsen ont été les premiers à mettre en évidence l'importance de ce phénomène.

Les rayons calorifiques, eux (rouges et infra-rouges), ont surtout, répétons-le, une action excitante et calorifique.

Si la pigmentation est le phénomène essentiel de l'action solaire, et que celle-ci soit due à l'action des rayons chimiques, devons-nous chercher, dans le bain solaire, à supprimer les rayons chauds? Devons-nous, par exemple, faire passer la radiation solaire à travers un prisme, pour n'utiliser que la partie chimique du spectre lumineux? — Non. Les rayons chimiques, isolés des autres, ne donnent pas les résultats puissants qu'on obtient avec l'action lumineuse totale. Si l'on expose un malade devant une source, même puissante, de rayons chimiques (ampoule électrique, par exemple), on n'a que des résultats curatifs insignifiants. D'autre part, et inversement, le bain de sable marin chauffé par le soleil donne de merveilleux résultats thérapeutiques, et cependant la profondeur du sable ne contient pas de rayons chimiques, ceux-ci étant arrêtés à la surface: le moindre obstacle arrête les rayons chimiques.

Enfin, si les rayons chimiques étaient les seuls actifs, le

bain de soleil ne serait efficace que dans la cure des affections superficielles (affections de peau, plaies, etc.) puisque la radiation chimique n'est nullement pénétrante. Or, ceci n'est pas: *non seulement l'action solaire est merveilleuse contre les affections superficielles, mais elle l'est aussi contre les tares profondes.* Ce n'est donc pas par sa radiation chaude (visible ou non) ou par sa radiation chimique (visible ou ultra-violette), que le soleil agit efficacement sur nous; *c'est par l'ensemble de ses rayons.*

« Le soleil doit son action bienfaisante à ce qu'il est à la fois un excitant vital, un aliment matériel, une source de réconfort et de joie. Il agit par la totalité de ses rayons synthétisés dans la lumière blanche. » (Carton).

Il guérit, **non pas seulement** par l'action chimique qu'il exerce, ou par sa chaleur, ou par son pouvoir antiseptique; il guérit parce qu'il remet l'être à ses conditions naturelles et primitives de vie, parce qu'il le ramène à sa Loi Naturelle.

Le soleil n'est pas ou bien un antiseptique banal, ou bien un banal stimulant, ou bien un banal agent calorifique: *il est un véritable aliment naturel pour notre peau et nos centres nerveux:* notre peau, nos nerfs ont besoin de soleil comme notre poumon a besoin d'air, comme notre intestin a besoin de végétaux; et, de la même façon qu'un aliment *excite* l'organisme, en même temps qu'il les nourrit, de même le soleil, par les saines excitations qu'il provoque sur notre revêtement cutané, engendre des énergies vitales puissantes dont bénéficiera largement l'organisme.

Sous l'action méthodique du traitement solaire, le nombre des globules rouges et le taux de l'hémoglobine du sang augmentent, la digestion, la nutrition, les sécrétions sont activées, les lésions superficielles ou profondes se cicatrisent, l'esprit reprend courage.

En remettant *méthodiquement* la peau des malades de toutes sortes au contact de son agent naturel de vie et de nutrition, l'air ensoleillé, on arrive à revitaliser rapidement les organismes les plus déprimés.

Apprenons à nous mettre au soleil. L'art d'appliquer le soleil au maintien et à la réparation de la santé s'appelle *héliothérapie.*

LES CONDITIONS A RÉALISER
POUR BIEN FAIRE LA CURE SOLAIRE

————

La Cure solaire doit aboutir à une pigmentation cutanée non pas locale, mais de toute la peau. Les pigments cutanés accumulent de l'énergie solaire; ils transforment celle-ci en énergie humaine; ils ramènent à une dose bienfaisante l'agent actif, dont l'excès pourrait être dangereux.

Ne confondons pas hâle solaire et congestion cutanée.

Comment conduire une Cure solaire. — Durée des séances; heure d'insolation, etc.

Maladies spécialement justiciables de la Cure solaire; le soleil est bon pour tout le monde.

Le costume pour la cure solaire. Arrivons à la nudité.

Où réaliser la cure solaire? dans la région méditerranéenne, en montagne, et n'importe où, en ville comme à la campagne. — Quand le soleil se cache, « panacher » le bain de soleil avec le bain d'air. Avantages du panachage.

En quelle position prendre le bain solaire.

Les accidents et comment y parer; les crises de retour.

⁂

La pigmentation cutanée. — L'être humain, même de race blanche, est fait pour avoir la peau basanée; la peau blême de nos citadins exprime leur misère interne; elle recouvre toutes les langueurs, toutes les déchéances; elle traduit l'impuissance de l'organisme à lutter contre les attaques microbiennes.

Le hâle, au contraire, est un brevet de force.

Une peau brunie, est pleine de ressources pour les jours de disette vitale et de déficit énergétique; elle est une garantie contre le péril microbien, et un brevet de vie normale. Les anciens grecs connaissaient cela. Léo Chadour nous dit qu'au cours de la guerre contre le satrape Tissapherne, Agésilas fit déshabiller les prisonniers perses et les exposa nus au marché d'Ephèse, pour les vendre comme esclaves. Quand les Grecs, brûlés au plein soleil, virent la peau blanche des soldats persans, ils éclatèrent de rire et comprirent pourquoi ils étaient vainqueurs.

Les pigments d'une peau hâlée transforment vraisemblablement l'énergie solaire en énergie humaine. Véritable merveille que ce phénomène. Les pigments seraient les microscopiques intermédiaires entre le monde des forces physiques et celui des forces vivantes, les étonnants transformateurs, dont notre organisme est copieusement doté, pour pouvoir récupérer, au contact des radiations solaires, ce qu'il a perdu.

Je compare volontiers nos pigments cutanés aux grains de chlorophylle, qui font le vert du règne végétal: par les grains de chlorophylle, le monde végétal, sous l'action du soleil, fixe des agents atmosphériques qui appartenaient au monde physique; il en fait des produits vivants; de l'eau inerte se combine à un gaz inerte, l'acide carbonique, et il en résulte un produit vivant, l'amidon.

Les pigments cutanés, dans le monde animal, et la chlorophylle, dans le monde végétal, sont les merveilleux instruments dont la Nature se sert pour muer des substances ou forces physiques en subtances ou forces vivantes.

Les pigments cutanés sont-ils, non pas seulement des transformateurs d'énergie solaire, mais aussi des accumulateurs de celle-ci? C'est possible. C'est du moins la thèse soutenue par plusieurs auteurs. L'être qui brunit sous le rayonnement solaire accumulerait pour l'avenir, dans ses pigments, des réserves d'énergie solaire pour les utiliser à mesure de ses besoins organiques; en les utilisant, il se dépigmente, il repâlit.

Ce n'est pas tout; le pigment défend aussi l'organisme contre l'absorption d'un excès de radiation chimique. Sans lui, les rayons chimiques, si aptes à détruire les microbes et à scléroser les lésions, ne désorganiseraient-ils pas les tissus sains? Le hâle absorbe l'excès de la radiation et il en change la nature. Unna, le premier, considéra la pigmentation comme une réaction défensive de l'organisme. Finsen, sans connaître les travaux d'Unna, était arrivé à la même conclusion.

« Le pigment, dit Nogier, est destiné à ramener à une dose bienfaisante l'agent actif dont l'excès pourrait amener des perturbations dangereuses. »

Le but à poursuivre, pour ceux qui veulent guérir au soleil, ou entretenir par lui leur santé, est donc d'obtenir le hâle.

Ne confondons pas hâle solaire et congestion cutanée! Le gros bouffi à face rougeaude, au nez violet, est un congestionné et non un hâlé. La parisienne aux pommettes écarlates, tuberculeuse ou tuberculisable, et le bilieux à teinte cholémique, ne doivent leur teinte qu'à la maladie. La rougeur de l'épiderme est aussi maladive que sa pâleur. L'être en bonne santé n'est ni pâle, ni rouge; le hâle est un brunissement.

La Cure Solaire doit aboutir au brunissement; le moyen d'action qu'elle utilise est le Bain de Soleil.

Le brunissement doit être obtenu, non seulement à la figure et aux mains ou à l'endroit malade, mais au corps tout entier. Ceci veut dire qu'une cure solaire normalement faite exige que le corps soit exposé au soleil dans sa totalité et nu. Comme nous avons perdu le contact avec le soleil, *il est nécessaire d'arriver à la nudité progressivement.*

On se rappellera que, *plus un être se pigmente vite au soleil, et intensivement, plus il bénéficie de la thérapeutique solaire.*

La pigmentation est le baromètre de la Cure solaire.

Toute zone bien pigmentée doit être considérée comme enrichie en énergie vitale, et comme étant à l'abri des insolations.

Les malades chez qui la pigmentation est moins accentuée, bénéficient moins que les autres de l'action du soleil.

Toute cure de soleil doit être menée aussi régulièrement que possible.

Régulièrement; mais si le soleil se cache pendant plusieurs jours de suite, comme il arrive souvent dans nos climats! — Quand le soleil ne se montrera pas, on prendra, au lieu du bain solaire habituel, un bain d'air, à moins qu'il ne fasse vraiment trop froid ou trop humide. Le bain d'air supplée partiellement au bain solaire; il entraîne l'organisme à la nudité; il l'aide à s'accoutumer aux éléments atmosphériques; il engendre, comme le bain de soleil, de puissantes énergies; s'il fait froid et humide, ou si l'on manque encore d'entraînement, on gardera, au cours du bain d'air de suppléance, une chemise plus ou moins longue (voir plus loin).

L'interruption un peu longue de la cure solaire porte, assurément, préjudice au résultat, et nécessite, quand on recommence, un retour en arrière, c'est-à-dire des séances d'insolation plus courtes, pendant quelques jours.

On tiendra compte des conditions extérieures (température, humidité) et des conditions intérieures (tempérament, disposition du moment).

La cure doit être progressive. On ne doit pas, sous prétexte de mieux faire, vouloir s'accoutumer trop vite à supporter le plein soleil; il ne faut pas vouloir obtenir trop vite la pigmentation. En toute chose, la Nature met du temps; elle évolue doucement; elle n'a pas d'impatiences. Vouloir aller plus vite que la loi, c'est aller à des accidents. Il est indispensable, surtout aux citadins las et pâles, de faire d'abord des séances d'insolation courtes (8 à 10 minutes seulement au début). Quand la peau commencera à brunir on prolongera les séances; je dis brunir; si la peau rougissait et devenait douloureuse, c'est qu'on aurait dépassé la dose utile; il y aurait brûlure, « coup de soleil ». Il peut arriver que l'épiderme devienne légèrement chaud et sensible, mais il ne doit ni faire mal, ni se tuméfier (voir plus loin Accidents de la Cure Solaire).

Durée des séances. Heure d'insolation. — On ne peut pas fixer de durée précise aux séances; le baromètre qui doit guider, c'est l'effet constaté. Commencer par 5 à 10 minutes, et observer. A mesure qu'on deviendra plus valide, et que la peau se pigmentera, augmenter la durée d'insolation. On arrivera à supporter 20, 25, 40 minutes de soleil. Plus on est malade, plus les séances de début doivent être courtes. Prolonger à mesure qu'on guérit.

A quelle heure du jour faut-il prendre le bain solaire? Cela dépend du temps, de la saison et de ce que l'on a à faire. Au début de la cure, il vaut mieux, tant qu'on est frileux, prendre le bain solaire aux heures les plus chaudes (une heure de l'après-midi, par exemple). Si l'on craint, au contraire, la grande chaleur, choisir plutôt le matin ou le milieu de l'après-midi. Si vos occupations ne vous permettent pas de choisir, faites comme vous pouvez. Il est bon de savoir qu'après le repas de midi, rien ne vaut un bain solaire pour aider à la digestion. Tubes digestifs malades, préférez le bain de soleil sitôt le repas de midi.

Maladies spécialement justiciables de la Cure Solaire.

S'il me fallait indiquer les cas où le soleil est particulièrement et rapidement efficace, je citerais:

Toutes les tares de l'enfance: insuffisance de développement, rachitisme, anémies, apathies, troubles digestifs etc. *La cure solaire faite à la mer est une merveille pour la santé de l'enfant;* faite à la campagne, elle est excellente; faite à la ville, elle est suffisante.

Tous les troubles dits anémiques: pâleur, scrofule, lymphatisme, convalescences, amaigrissements, surmenages.

Tous les troubles toxiques: rhumatisme sous toutes ses formes, arthritisme, goutte, obésité, pléthore.....

Toutes les insuffisances glandulaires: insuffisance ovarienne (troubles dans la fonction menstruelle, troubles de la puberté, etc.), insuffisance thyroïdienne, etc.

Tous les troubles du système nerveux: asthénie et neurasthénie, troubles de la pensée, dépression et agitation morale, insomnie et nervosisme, maladies organiques du cerveau, de la moelle et des nerfs. « La lumière, dit Neuens, est l'aliment le plus subtil des centres nerveux. »

Toutes les maladies de l'appareil circulatoire, qu'elles soient organiques ou non, toutes les maladies de l'appareil respiratoire, bronchite, rhume, asthme, emphysème, maladie de la plèvre, tuberculose, etc. Je signale, à ce propos, que, tant que le tuberculeux a de la fièvre, il ne doit faire le traitement solaire qu'avec prudence (voir demi-bain de soleil inférieur) et après avoir réglé parfaitement son alimentation.

Toutes les maladies du système osseux; mal de Pott, coxalgie, tumeurs blanches, etc.; les plaies, ulcères et fistules,

Tous les maux du système digestif et de ses annexes: maladies d'estomac, d'intestin, de foie, etc. *Le soleil est le spécifique des maladies de nutrition.* Rien ne vaut mieux pour hâter une digestion paresseuse, pour guérir une entérite, qu'une bonne Cure solaire.

Les infections de toutes sortes, les suppurations superficielles ou profondes. — *Le soleil est le grand cicatrisant.* La tuberculose du péritoine ne résiste pas à une cure atmosphérique (air et soleil) bien exécutée.

Pour citer toutes les maladies que le soleil modifie heureusement, il faudrait énumérer presque tout le dictionnaire médical, car le *soleil est la grande panacée.* Il est le grand équilibrateur des échanges vitaux; il convient donc à tout le monde.

Le costume pour la Cure Solaire. — Il faut arriver, je le

répète, à prendre le bain de soleil entièrement nu, *même si la lésion est locale*. La maladie est-elle à un membre, bras ou jambe, ou à un organe déterminé? ce n'est pas seulement ce bras, cette jambe, cet organe qu'il faut mettre au soleil, *c'est tout le corps*, parce que le soleil agit, non pas sur tel ou tel membre, sur tel ou tel organe, sur telle ou telle lésion, mais sur le terrain, qu'il revitalise. L'organisme revitalisé se chargera de répartir les énergies curatrices là où sont les lésions.

Plusieurs auteurs ont déjà signalé la répugnance instinctive qu'ont souvent les malades à exposer leur corps nu au soleil: pudeur, coquetterie, crainte d'être vu par les voisins ou les domestiques, crainte de révéler leurs tares: « On n'en trouve pas 10 p. 100, dit Vignard, qui consentent à se mettre tout nus. ». — Je ne sais pas comment s'y prend cet auteur, mais jamais un seul de mes malades — pourtant combien de névropathes je soigne—ne m'ont refusé longtemps de s'exposer nus au soleil. Les habitants des villes commencent à s'accoutumer à l'hygiène, à la gymnastique, à la balnéation; ils hésitent rarement à se mettre nus; quant aux gens de la campagne, il suffit de leur faire comprendre les bienfaits de la Méthode Naturiste pour leur faire perdre tout préjugé: ils se déshabillent. Et que dirai-je de cette autre conception de Vignard, suivant laquelle les malades trouvent bons tous les prétextes qui leur permettent d'écourter ou d'éluder les séances d'insolation. Là encore, je répondrai: sans doute n'avez-vous pas su convaincre vos malades; si vous ne leur avez pas expliqué parfaitement pourquoi il faut qu'ils s'exposent nus au soleil, s'ils obéissent simplement à un ordre que vous leur donnez, ils exécuteront mal. Mes malades exécutent parfaitement mes prescriptions, parce qu'ils ont bien compris la raison de ce qu'ils font! Ils sont devenus des adeptes de la vie saine et naturelle, ils sont des apôtres! Quand on a compris, on exécute ce qu'il faut, comme il faut. Des défaillances de volonté, ils en ont, mais c'est au programme, c'est prévu. Il faut avoir défailli bien des fois, fait fausse route et avoir rechuté, avant d'avoir mérité la guérison. — «Toute cure solaire, dit encore l'auteur précité, confiée à des parents, est, sauf de rares exceptions, vouée à un échec. » — Je ne pense pas ainsi: sachez convaincre les parents, vous verrez s'ils ne sèmeront pas, comme vous, la bonne parole, et ne vous aideront pas auprès de leurs chers débilités!

Faut-il se mettre nu d'emblée? J'ai dit non, déjà. Prudence! Il faut arriver au nu, c'est formel, mais y arriver progressivement. Rien ne presse. Vouloir aller trop vite, serait risquer des accidents; *l'impression que vous éprouvez sous le bain solaire est votre guide: cette impression doit vous être agréable. Quand le nu vous sera agréable, le moment sera venu de vous défaire de tout vêtement.* En attendant, gardez la chemise pour commencer et un chapeau; mais rien que la chemise et le chapeau (chapeau de toile blanche ou chapeau de jardinage en paille).

Au lieu du chapeau, on peut utiliser une ombrelle, protégeant seulement la tête, elle aura l'avantage de laisser l'air circuler sur le cuir chevelu.

On peut éviter le chapeau et l'ombrelle en profitant, par exemple, de l'ombre projetée par le mur, si l'on est chez soi, ou de l'ombre d'un arbre, si l'on est au jardin. — Quand on prend le bain solaire en chaise longue, une planche fixée horizontalement au-dessus de la tête protège efficacement celle-ci.

Quand on supportera le nu avec plaisir, c'est-à-dire après 3, 4, 5 bains avec chemise, on supprimera la chemise. Pour que le passage au nu complet soit encore adouci, je conseille, pendant encore 5, 6, 7 bains, quand on prend le bain en position couchée, de mettre sous soi un peignoir de bains, où une robe de chambre, ou un manteau, sans enfiler les manches, ou simplement une couverture quelconque, qu'on pourra ramener sur le corps pendant l'insolation, si par exemple on sentait un vent un peu fort, ou une chaleur excessive. Quand on sera endurci, on n'aura plus besoin de rien du tout.

Où réaliser la Cure Solaire. — On peut réaliser la Cure solaire n'importe où, à la ville comme à la campagne, dans toute l'étendue du territoire français, pendant toute l'année, mais il est certain que de novembre à fin mars, à moins d'être sur la côte Méditerranéenne ou dans la région de Biarritz ou en montagne, on ne pourra, pendant la saison hivernale, réaliser de cure *méthodique et prolongée;* le temps est trop souvent brumeux, pluvieux ou froid. Pendant la période d'hiver, la cure solaire ne pourra être, dans la plus grande partie de la France, qu'irrégulière et trop courte; la cure d'air la remplacera alors; elle se panachera de bains solaires, quand l'atmosphère sera clémente. Le « panachage » de bains solaires et de bains d'air a des avantages; il évite l'accoutumance et accroît l'effet curatif. A continuer toujours uniformément l'application des mêmes procédés naturistes, l'organisme s'habitue; donc l'effet salutaire diminue. J'ai dit déjà que quiconque mange régulièrement, uniformément, un régime parfaitement sain, arrive à bénéficier moins de ce régime sain que celui qui, suivant le même régime, fait sciemment, de temps en temps, un écart. C'est en vertu du même principe d'accoutumance que celui qui prend habituellement et régulièrement des toxiques s'intoxique proportionnellement moins que celui qui n'en prend que rarement.

De la même façon une Cure de bains d'air, une cure solaire une cure de mouvement ou d'eau, menées très régulièrement et uniformément, arrivent, au bout d'un temps, à donner un résultat moindre, l'organisme s'habituant. Le « panachage » des moyens naturistes s'impose donc; oublier pendant quelques jours le régime alimentaire, interrompre une cure solaire pour la remplacer par une cure d'air, couper une cure d'air par des bains solaires, intercaler une cure d'eau au milieu d'une cure solaire ou d'air, cesser pendant quelques jours une cure de gymnastique, sont des moyens utiles pour rendre le traitement efficace à nouveau. L'organisme, dans ses conditions habituelles de vie, passe par des séries d'activités et de repos, d'excitation et de calme, conformément à la grande loi du rythme, à laquelle il est soumis (voir page 39); ces alternatives produisent successivement chez lui les tonifications et les détentes qui facilitent le mouvement vital. La thérapeutique naturiste, cherchant à remettre l'être dans sa loi, ne doit pas perdre de vue le grand principe vital de l'alternance.

Il n'y a guère, dis-je, que dans le climat Méditerranéen, et en montagne (au-dessus de 1000 m) qu'on puisse faire la cure solaire en toute saison.

La cure solaire sur les bords de la Méditerranée, ou dans la région du sud-ouest (Biarritz) est parfaite: le soleil n'est absent que quelques jours seulement pendant tout l'hiver; la température est régulière, à Cannes et Menton surtout; et l'air est saturé d'un excellent embrun salé et iodé. La cure solaire en montagne élevée a comme avantage la sécheresse, la légèreté, la limpidité incomparables de l'air, jointes à une température très agréable. Ainsi, à Chamonix (Haute-Savoie), à 1034 mètres d'altitude, le soleil, en janvier, février, mars, chauffe souvent à 25 et 30 degrés, alors qu'il y a à terre un ou deux mètres de neige. Il est particulièrement reconstituant d'y faire,

une cure solaire d'hiver, en même temps qu'une cure sportive
bien dosée (voir cure de mouvement); les hôtels y sont confortables; il n'y a jamais de vent; il est seulement regrettable que
le soleil y arrive seulement vers 11 heures, arrêté qu'il est par
le Mont-Blanc; pour avoir le soleil à 9 heures du matin, il faut
aller plus haut, dans la vallée de Chamonix à Monroc par
exemple; mais les hôtels n'y sont pas luxueux.

A Cauterets (Hautes-Pyrénées), 950 m. d'altitude, et au
Mont-Dore (Puy-de-Dôme), 1050 m., on peut aussi faire d'excellentes cures solaires d'hiver, quelquefois avec patinage et
ski. Au Lioran (Cantal), à 1152 m., la cure solaire d'hiver est
recommandable aussi.

Il est d'ailleurs rare qu'il faille nécessairement s'en aller
vers un pays de soleil pour faire la cure de soleil; seuls de
grands malades, parmis lesquels certains tuberculeux et certains déchus de la nutrition, doivent ne pas hésiter à s'en
aller, après avoir pris l'avis du médecin compétent, pour ce
qui concerne la technique à suivre et le lieu de la résidence.

*A part ces cas, on peut dire que partout, en France, d'a-
vril à fin octobre, on peut faire d'excellentes cures solaires, à la
ville comme à la campagne.*

a). *A la ville.* — Il suffit d'avoir un appartement qui reçoive le soleil. Si par malheur l'appartement qu'on habite a
toutes ses pièces au nord, ou si le soleil ne peut entrer, parce
que ses rayons sont interceptés par un monument, un im-
meuble, on cherchera un ami dont l'appartement reçoive le
soleil; on fera la cure chez lui, en attendant de déménager.
L'appartement reçoit-il le soleil, mais les voisins d'en face
voient-ils trop facilement chez vous, il y a moyen de réaliser
tout de même la cure, en s'abritant de leurs regards; nous
verrons comment plus loin.

b). *A la campagne.* — On peut faire la cure solaire chez
soi, dans une pièce qui reçoit le soleil; on peut la faire dans
son jardin, dans un coin bien exposé, et où l'œil des voisins
n'arrive pas; on peut la faire à la mer, en un endroit isolé de
la plage, ou dans les champs, ou à la montagne.

En quelle position prendre le bain solaire. — On peut
prendre le bain solaire:

   a) en position couchée;
   b) en position assise;
   c) en remuant.

La position couchée est la position de choix pour le début de la cure. *C'est dans cette position qu'il faut toujours prendre les premiers bains de soleil, et tant qu'on se sentira très affaibli.* La position couchée est aussi souvent la seule qui convienne en ville, parce qu'elle permet au malade d'échapper plus aisément aux regards des voisins: on se dissimule plus aisément quand on est allongé sur un tapis, un matelas ou une chaise longue, que quand on est debout. On peut, en position couchée, sans être vu, être nu très près de l'ouverture de la fenêtre ou parfois même dehors, sur le balcon, tandis qu'il serait souvent impossible d'être debout au même endroit. Et puis, la position couchée permet à la radiation solaire de tomber bien perpendiculairement sur les organes de la nutrition (estomac, foie, intestin), ce qui est un notable avantage pour l'effet produit.

La position assise convient surtout lorsqu'on veut faire porter l'action solaire sur la moelle épinière, sur les reins. Le mieux, alors, est de se mettre à califourchon sur une chaise, bras appuyés sur le dossier (voir plus loin).

La position debout, est indiquée surtout pour des malades déjà régénérés, ou pour les gens valides qui veulent s'endurcir: on marche dans la pièce, ou on travaille au jardin.

Les accidents de la cure solaire; crises de retour salutaires; bons effets définitifs. — Avez-vous, après une séance solaire, un ou des saignements de nez, des poussées congestives à la tête, du vertige? vous avez dépassé les doses. Attendez que ces inconvénients soient bien guéris avant de recommencer, et souvenez-vous de la leçon. Perdez-vous l'appétit, faites-vous de la courbature, un peu de fièvre? c'est que la réaction sur votre nutrition a dépassé le but: vos organes éliminateurs sont débordés par les déchets que le traitement solaire a je dans votre circulation. Laissez donc à l'élimination le temps de se faire; faites quelques séances de ma cure d'eau pour aider à la disparition des malaises; puis, vous recommencerez la cure solaire.

Dans les maladies de poitrine (asthme, emphysème, tuberculose), lorsqu'on remarque, après l'insolation, une gêne respiratoire, il convient de diminuer la durée des séances: c'est que le poumon se congestionne trop. La congestion produite par le soleil est un phénomène de réaction salutaire;

mais elle n'est salutaire que si elle n'est pas perçue du malade; si on la perçoit, c'est qu'on a dépassé la dose.

La peau devient-elle gonflée, rouge vif, douloureuse? c'est un « coup de soleil ». L'insolation a été trop prolongée ou elle a porté trop longtemps sur le même endroit. Vaselinez les endroits brûlés, attendez la disparition de la douleur et de la chaleur; et, quand vous recommencerez, prenez la précaution de ne pas laisser au plein soleil, trop longtemps, la même partie du corps: *changez souvent de position*, de façon à obtenir une égale répartition de l'action solaire et une pigmentation uniforme.

La cure solaire calme d'abord les douleurs, où qu'elles soient. Le sommeil revient, et avec lui le calme, la confiance, la gaîté, l'appétit. Puis, après cette première période de mieux-être, il y a fléchissement, réapparition des malaises; c'est une *crise de retour:* l'afflux du sang dans les lésions, la réaction cutanée créent une sorte de coup de fouet dont il ne faut pas s'inquiéter; des fistules qui semblaient taries s'ouvrent à nouveau et coulent, des débris osseux s'éliminent des os malades, des phénomènes réactionnels apparaissent dans le poumon malade, etc...; tout cela n'a rien d'inquiétant, au contraire.

En persévérant, les misères disparaissent et la santé revient.

LA TECHNIQUE DU BAIN DE SOLEIL
POUR L'ADULTE

C'est par le bain de soleil à la maison que l'adulte doit commencer la cure héliothérapique. Comment le réaliser; comment se cacher des voisins. Arrivez à la nudité. Votre guide dans votre évolution vers le nu, c'est l'impression ressentie. Bain solaire en position couchée, assise, debout.

Le Bain de soleil au jardin. Le choix de l'endroit. Comment faire pour n'avoir pas froid.

Bain solaire avec séance de jardinage.

Le Bain de sable chauffé par le soleil.

Bains de soleil partiels et demi-bains de soleil inférieur pour les malades trop épuisés, pour ceux alités depuis longtemps, et pour les tuberculeux pulmonaires fébriles. Réaliser d'abord le bain des extrémités inférieures, puis celui du membre inférieur, puis le demi-bain inférieur.

Après le bain solaire: la lotion.

❦

Bains de soleil à la maison. — En ville comme à la campagne, *c'est par le bain de soleil chez soi qu'il faut commencer la cure héliothérapique.*

On choisira, pour réaliser les premiers bains solaires, un temps clair, beau, doux, ou, si l'on est frileux, un jour chaud. La pièce qui convient est celle qui reçoit le plus amplement le soleil, et qui, en même temps est le moins à la vue des voisins.

Si l'on est à la campagne, il est facile d'avoir le local, en même temps bien exposé, et à l'abri des regards indiscrets. En ville, la condition est parfois délicate à réaliser. Ouvrez grande la fenêtre et si l'œil du voisin d'en face plonge chez vous, il ne faut pas pour cela renoncer à la cure solaire: un écran improvisé, tendu verticalement au bas de la fenêtre, arrêtera les regards; l'écran peut être soit un paravent, soit un drap qu'on fixe aux deux murailles ou au bois de la fenêtre par quelques pointes. Il faudrait que la rue fût d'une étroitesse rare, ou qu'on habitât à un étage vraiment trop inférieur, pour que grâce à l'écran, on ne pût s'abriter des indiscrétions de la vue, tout en laissant le soleil pénétrer par la partie supérieure de la fenêtre. En tout cas, il ne faut pas, sous prétexte de n'être pas vu, laisser entre soi et le soleil, un rideau ou un carreau. Le rideau, le carreau, intercepteraient la radiation chimique, et ne laisse-

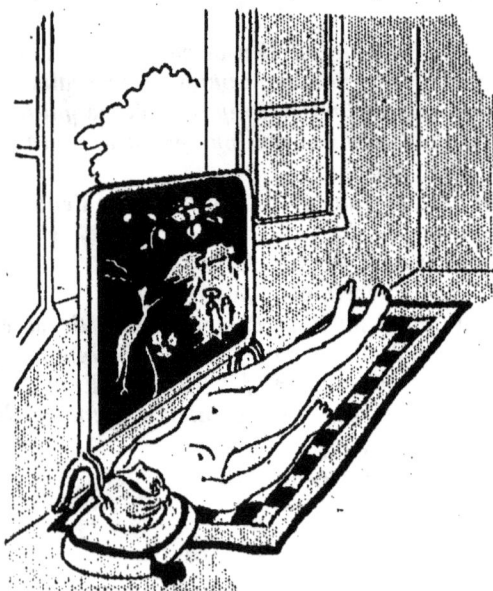

Fig. 39. — Le bain de soleil chez soi en position couchée.

La fenêtre est largement ouverte; la malade est allongée à terre sur un tapis, très près de la fenêtre; un écran protège des regards des voisins, sans empêcher l'accès du soleil. La tête est protégée par l'ombre portée par le mur.

raient guère passer que la radiation chaude, dont l'effet est trop limité.

Si l'on a la chance d'avoir un balcon, peut-être sera-t-il possible, en le tendant intérieurement d'un drap vertical, d'en faire une terrasse, à la fois isolée des regards du voisinage, et abritée du vent.

Le local étant ainsi préparé, vous allez réaliser, suivant le cas et les possibilités que vous accordent le lieu choisi:

a) Le bain de soleil en position couchée;
b) Le bain de soleil en position assise;
c) Le bain de soleil en remuant.

Position couchée. — La position couchée est le plus souvent la position de choix. D'abord on est beaucoup moins facilement vu, quand on est couché que quand on est assis ou debout. Dans une chambre, derrière le paravent ou le drap, on peut n'être pas vu, si l'on est couché, alors qu'on ne pourrait peut-être parvenir à se dissimuler, si l'on était debout ou assis au

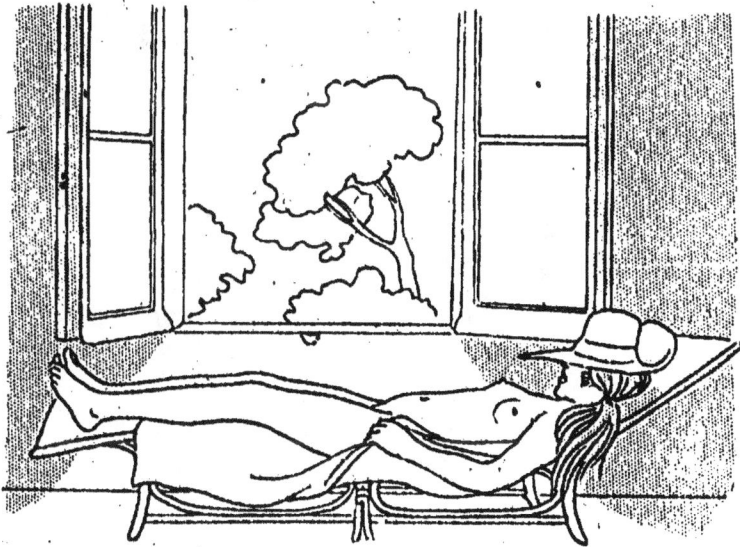

Fig. 40. — Le bain de soleil chez soi en position couchée.
La fenêtre est largement ouverte. Quand on ne risque pas d'être vu des voisins, on se couche sur une chaise-longue; l'écran est inutile.

même endroit. Sur le balcon doublé d'un drap, il en est de même.

On placera derrière le paravent ou le drap, *et le plus près possible* de celui-ci, un simple tapis, ou un matelas, ou une chaise longue.

J'insiste sur ce point: on doit se placer le plus près possible de la fenêtre; de la sorte, d'abord, on est moins facilement vu des voisins, et en outre, le soleil tombera bien verticalement sur le corps. Si l'on choisit le procédé du balcon, il faudrait utiliser matelas ou chaise longue; un tapis serait trop froid.

Un oreiller empêchera la tête d'être trop basse. Un peignoir, une couverture étalés à l'endroit où l'on se couchera,
permettront de se couvrir si survenait un coup de vent.

Ceci réalisé, mettez-vous en tenue. Souvenez-vous que vous
devez arriver au nu.

La fine et courte chemise que vous pouvez garder lors des
premiers bains, si par exemple vous aviez quelque crainte d'a-
voir froid, doit être supprimée bientôt. Votre guide pour l'accoutumance au nu, c'est l'impression que vous ressentez, elle
ne doit pas vous être désagréable. La tête sera protégée par un

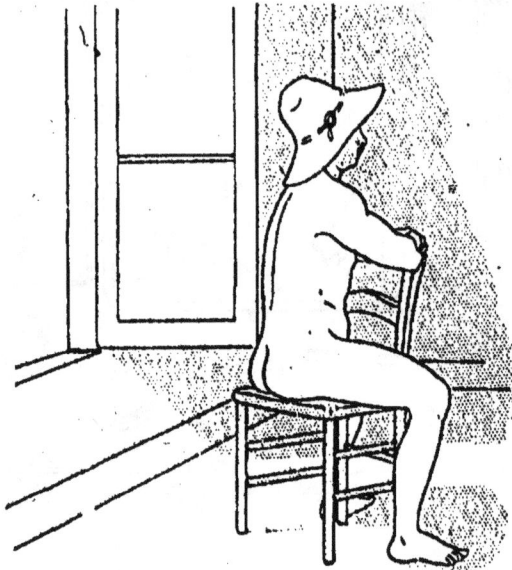

Fig. 11. — Le bain de soleil chez soi en position assise.
Après avoir insolé une face, on se retournera.

chapeau, ombrelle ou ombre du mur, ainsi qu'il a été dit déjà.

L'insolation portera successivement sur toutes les parties
du corps; c'est dire qu'on se retournera au cours de la séance,
de façon à présenter au rayonnement solaire la face ventrale,
la face dorsale, les côtés; autrement dit, le bain de soleil sera
total.

Quand il y a lésion suppurante superficielle: eczéma, plaie,
fistule tuberculeuse, ganglionnaire, ou de mal de Pott, de coxalgie, etc, on exposera la région malade de préférence, mais non
exclusivement, et l'on se gardera bien de considérer le rayonne-

ment solaire comme un banal antiseptique à effet direct. Un
tuberculeux qui croirait que c'est la pénétration directe du
rayonnement au poumon, qui tue le bacille de Koch, et qui
pour cette raison n'exposerait au soleil que son thorax, se
tromperait et n'obtiendrait qu'un résultat diminué. N'ai-je pas
dit déjà que la radiation à effet antiseptique n'est que peu
pénétrante: elle est arrêtée à la peau.

D'ailleurs, l'exposition seule du thorax au soleil chez certains tuberculeux (ceux qui ont de la fièvre et ceux dont le régi-

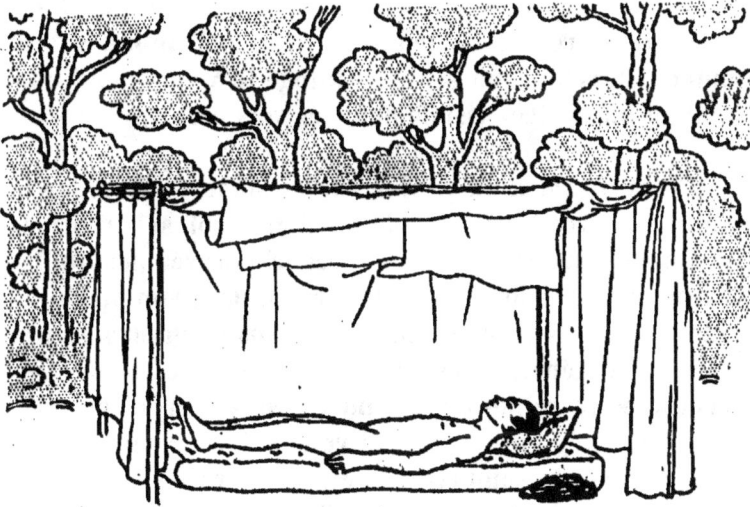

Fig. 12. — Le bain de soleil au jardin.
Dans un endroit abrité du vent, on a tendu des toiles verticalement sur quatre piquets et formé une sorte de boîte sans couvercle, dans laquelle on se couche
sur une chaise-longue ou un matelas.

me alimentaire est mal réglé),pourrait provoquer de la congestion pulmonaire, élever la température et faire cracher du sang.
Chez les tuberculeux très fébriles, très congestionnés et trop
nourris, il y a lieu même de ne pas insoler le thorax, au début;
il faut leur prescrire le bain solaire inférieur (voir plus loin).

b) *Position assise.* — La position assise convient quand on
a déjà pris des bains en position couchée; elle peut permettre
de mettre au soleil des malades qui ne peuvent que difficilement
s'étendre (cardiaques en crise d'asystolie, asthmatiques ou emphysémateux, dyspnéiques, etc.). Grâce à elle, on peut peut-être

mieux insoler la colonne vertébrale (?) Un des inconvénients de cette position est que le malade est plus susceptible d'être vu des voisins.

Pour la réaliser, ou s'assied sur une chaise dans un fauteuil, ou sur un tabouret; à califourchon sur une chaise, les bras appuyés sur le dossier, on est bien. Ceux qui voudraient, pour ne pas perdre de temps, écrire, lire, coudre, etc., pendant le bain solaire, ont intérêt à le réaliser en position assise.

c) *Position debout.* — La position debout convient à ceux qui sont déjà endurcis par le soleil. Elle permet aux gens pressés de faire leur séance de gymnastique, en même temps que leur bain solaire, de se raser, de faire le ménage. Elle permet aussi de se retirer de temps à autre à l'ombre, s'il fait très chaud. En retour, on sent davantage le vent quand on est debout, et on est très visible pour les voisins.

Bains de soleil au jardin, sur la plage. — Lorsque la santé a été améliorée par le bain de soleil chez soi, si l'on dispose d'un jardin, on réalisera le bain dehors. Ne croyez pas qu'il soit extravagant et périlleux de se mettre nu dans son jardin. Si votre entourage vous traite d'illuminé, si vos serviteurs sourient, sachez avoir l'énergie de suivre librement votre idée; les plus sceptiques se rallieront, quand ils vous verront guérir. Quant au péril, il n'y en a aucun, si vous suivez exactement les conseils donnés. Je soumets à la cure solaire de jardin même les gens atteints de graves lésions (tuberculeux à la troisième période par exemple), *après les avoir convenablement préparés.*

On réalise le bain solaire au jardin dans les trois positions décrites précédemment: couchée, assise, debout.

Choisissez dans le jardin un endroit abrité du grand vent par un mur ou des arbres, caché de la vue des voisins, si possible, et largement baigné de soleil. Un rond point sablonneux ou caillouté, un bout d'allée, une pelouse, conviennent pour réaliser le bain en position couchée ou assise ou debout (promenade); un coin de potager convient pour réaliser la position debout avec jardinage. Tant qu'on ne sera pas aguerri, pour diminuer l'effet du vent, on pourra se mettre dans l'appareil rustique suivant: Planter en terre, verticalement, quatre piquets quelconques, de façon à former un rectangle de 2 m. sur 3 m. environ de côté; le long d'eux, clouez des toiles d'emballage ou de vieux draps, de façon à faire une sorte de boîte ouverte en haut. Calculez la hauteur de ladite boîte de telle sorte

que les voisins ne puissent vous voir, quand vous serez couché
ou assis dedans. Là dedans, installez chaise longue, ou matelas
ou chaise, suivant que vous voulez prendre les bains couché ou
assis. Un peignoir et des sandales préparés à proximité de vous,
vous permettront de rentrer chez vous, une fois le bain terminé.

Les premiers bains au jardin seront pris en position couchée,
dans l'appareil en toile. Ensuite, on en prendra en position assise. Enfin, on en prendra en position debout, en se promenant là

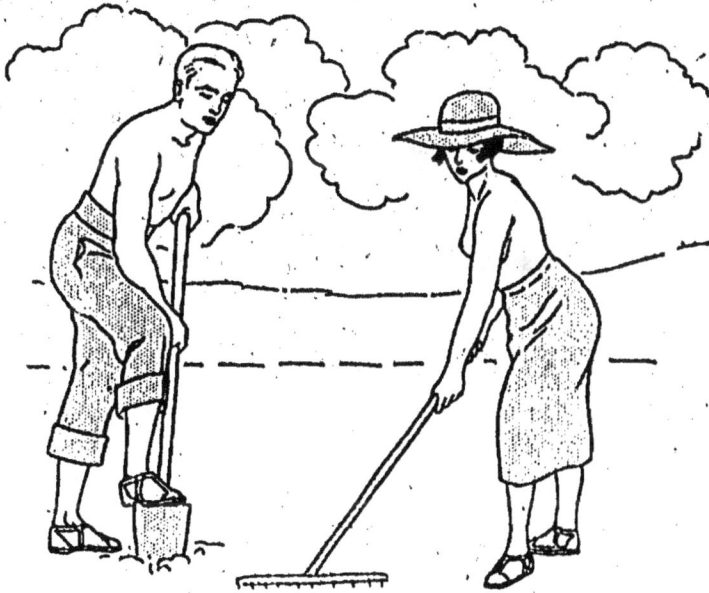

Fig. 43. — Le bain de soleil avec exercice de jardinage.
Il sera pris torse nu; la femme pourra avoir sur les seins un petit soutien-
gorge. Les pieds doivent être nus dans les sandales Kneipp.

où les voisins ne peuvent voir; dans cette position, on est presque toujours obligé d'avoir un caleçon.

Le bain solaire en position debout avec exercice de jardinage est excellent pour ceux qui sont déjà entraînés: chapeau,
pantalon de toile fortement retroussé, sandales Kneipp, constituent tout l'accoutrement de l'homme, chapeau, robe de toile
courte, soutien-gorge pour masquer les seins, sandales Kneipp,
constituent la tenue de la femme. On jardine suivant sa force:
ratissage, sarclage, bêchage.

Sur la plage, on peut réaliser, avec une toile de tente, la boîte

sans couvercle pour le bain de soleil couché, assis ou debout.
Le sable chaud et bien sec remplace matelas, chaise longue ou
chaise et augmente l'effet curatif.

On peut aussi réaliser le bain sans boîte de toile, en se mettant à l'abri du vent derrière les rochers. Chapeau et caleçon
font alors la tenue de l'homme, chapeau et maillot de corps
font celle de la femme.

Bain de sable marin chauffé par le soleil. — Le bain de
sable marin chauffé par le soleil est excellent. Les anciens
grecs l'employaient déjà; ils l'appelaient arénation. Sur la côte
africaine et en Orient, le bain de sable est très en usage.

Les plages bretonnes, celles de la côte normande, celles de
l'Océan, se prêtent admirablement à la circonstance. Les plages les moins mondaines conviennent mieux, parce qu'on y est
moins remarqué; d'ailleurs, même sur les plages fréquentées,
on peut toujours, sauf de fort rares exceptions, trouver un
coin à l'abri des regards curieux.

Choisir un endroit retiré de la plage, où le sable soit bien
ensoleillé, bien fin, bien sec, bien chaud, et que le flot ait cependant mouillé récemment; (ne pas choisir l'endroit le plus
haut situé, que la mer ne baigne qu'exceptionnellement). S'enfouir dans le sable jusqu'au cou, n'ayant pour tout vêtement
que le simple petit caleçon de bain. Si la plage est mondaine et
si les spectateurs sont nombreux, il faudra bien garder le maillot. La tête sera protégée d'un chapeau de paille ou de toile.
Durée du bain de sable 5 à 30 minutes, suivant le degré d'entraînement et de maladie. Commencer par 5 minutes et augmenter chaque jour. Le pouls s'accélère, la sueur inonde le
corps. Au sortir du sable, on se secoue bien et l'on s'habille.
Si l'on a très chaud, et que l'on soit déjà accoutumé au Naturisme, on peut se rafraîchir en s'enveloppant dans un peignoir
mouillé d'eau de mer, puis on s'essuie rapidement dans un
peignoir sec.

Bain de soleil partiel et demi-bain inférieur. — Le bain de
soleil total peut, dans quelques cas, être trop puissant, lorsqu'il
est pris sous forme de bain total. S'agit-il, par exemple, de malades épuisés par une longue maladie, ou immobilisés depuis
longtemps par une lésion osseuse, de tuberculeux présentant
des râles: craquements, sous-crépitants, frottements de la plè-

vre, gargouillements, alors le bain solaire total, même fait dans l'appartement, ferait mal. Il faut prescrire le demi-bain solaire inférieur en appartement, ou en galerie ouverte. Il ne faut même pas réaliser d'emblée le demi-bain; on insole d'abord seulement les pieds, puis pieds et jambes, puis jambes et cuisses, puis jusqu'aux côtes enfin.

Rollier a précisé un programme d'exposition solaire, qui correspond à la moyenne des tolérances individuelles:

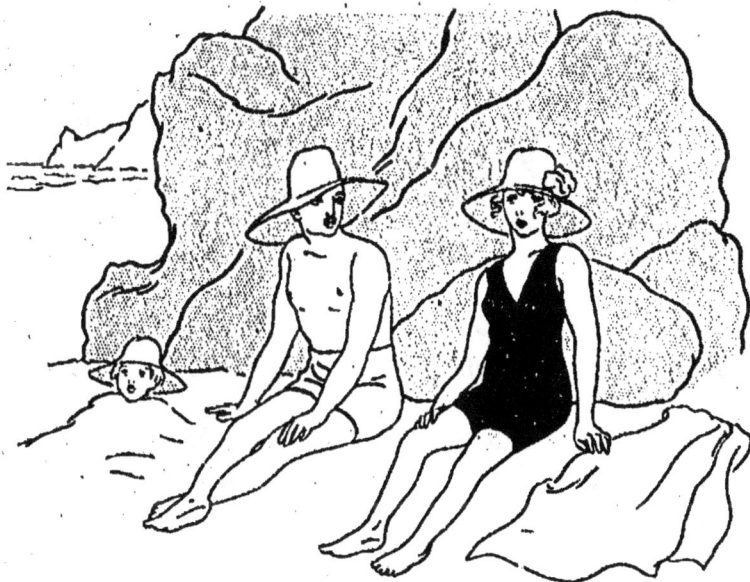

Fig. 11. — Le bain de soleil sur la plage.

En un endroit retiré et bien ensoleillé de la plage, on peut prendre l'été d'excellents bains solaires; on peut aussi prendre le bain de sable chaud.

Le 1er jour. — Deux séances de 5 minutes sur les pieds seulement.

Le 2e jour. — Séances de 10 minutes. A la 5e minute d'exposition, on expose les jambes.

Le 3e jour. — Séances de 15 minutes. A la 5e minute, on découvre les jambes; à la 10e, les cuisses.

Le 4e jour. — Séances de 20 minutes. A la 5e minute, on découvre les jambes; à la 10e, les cuisses; à la 15e, l'abdomen.

Le 5e jour. — Séances de 25 minutes. D'emblée sur les pieds et les jambes; à la 10e minute on découvre les cuisses; à la 15e l'abdomen; à la 20e, le thorax, en recouvrant la région du cœur d'une compresse mouillée d'eau simple froide.

Le 6e jour. — Séances de 30 minutes, progressives, comme celles de la veille.

Le 7e jour. — Séances de 35 minutes, d'emblée jusqu'au thorax. A la 25e minute, exposition du thorax.

Le 8e et le 9e jour. — Séances de 35 à 40 minutes. A la 25e minute, exposition du thorax.

A partir du 10e jour. — On pourra continuer à augmenter les séances de 5 minutes par jour, jusqu'au point de tolérance du sujet.

A partir du 15e jour. — L'exposition pourra se faire totale d'emblée. Chaque fois que les sujets seront assez valides pour se déplacer dans leur lit, ils se tourneront sur eux-mêmes à plusieurs reprises, pour exposer les faces antérieure et postérieure du corps. Et on veillera à exposer davantage les régions dorsales, parce que la forte pigmentation dorsale est plus naturelle, plus facile à obtenir et plus bienfaisante.

Chaque bain solaire se terminera par une lotion discrète, exécutée à l'aide d'eau tiédie au soleil (Rollier).

Parmi les tuberculeux pulmonaires porteurs de cavernes, « on ne pourra mettre en cure que ceux qui présentent des cavernes limitées, et en état général assez satisfaisant.

« Ceux qui, atteints de lésions au 2e degré, peu profondes, se seront montrés, au cours du demi-bain inférieur, les plus aptes à bénéficier de la cure solaire, pourront être entraînés à la cure totale, prise en marchant modérément en plein air, à la condition de porter un large chapeau qui leur abrite les épaules. Mais ils ne devront se livrer à aucun exercice respiratoire, à aucun mouvement trop actif, à aucun jeu fatiguant pendant ou entre les séances. En effet, les ulcérations pulmonaires ne s'améliorent jamais, et les signes d'auscultation s'aggravent souvent par le fonctionnement local intensifié, même si l'état général paraît plus satisfaisant. » (Carton).

LA CURE DE SOLEIL POUR L'ENFANT

———

Technique à l'usage des tout petits. — N'exposez pas les nourrissons au soleil, ils n'en tireraient que choc et misère. Vers 18 mois on peut commencer, avec grande prudence, l'entraînement héliothérapique. — La vraie cure solaire commencera vers 2 ans. Attention aux bambins arthritiques, névrosés et épuisables. Bain solaire sur balcon, en terrasse, au jardin. Bébé devra pouvoir se retirer à l'ombre. L'évolution progressive vers la nudité. Durée d'exposition.

Technique à l'usage des grands enfants valides (6 à 15 ans). — Le repos avant le bain de soleil. Le costume pour garçons et filles. La durée du bain. Après le bain solaire: la lotion.

* *

I. *Technique à l'usage des tout petits*

Nos tout petits sont trop près des tiédeurs utérines pour être brusquement exposés à la cure atmosphérique. Le grand vent, le grand soleil heurteraient leur épiderme frêle et leur système nerveux à peine achevé.

N'exposez pas systématiquement les nourrissons nus au soleil; ils n'en tireraient que choc et misère.

Quand l'enfant marche, on peut commencer à le mettre un peu au soleil.

Vers 18 ou 19 mois, on peut commencer l'entraînement héliothérapique, mais avec grande prudence. Le corps de l'enfant sera laissé vêtu de la chemise sans manches; un large chapeau couvrira la tête.

« Chez certains, dit Carton, la véritable cure solaire pourra débuter vers l'âge de 2 ans; chez d'autres plus susceptibles à toutes les excitations (tempéraments nerveux...), il sera même préférable d'attendre de 3 à 5 ans. Il y aura lieu de se méfier

de la cure solaire menée d'une façon trop rapide ou trop prolongée, ou encore donnée trop tôt, chez certains petits arthritiques hyperexcitables et épuisables, qui doivent recevoir à un
taux modéré tous les genres d'excitation (alimentaire, solaire,
hydriatique, motrice, psychique). Ce sont des natures délicates
qu'un aliment trop fort ou trop copieux, qu'un soleil trop vif,
un trop grand vent, une trop longue marche ou encore une
trop vive excitation psychique, mettent à bas et placent en in-
hibition digestive, en déficit de poids et en aptitude morbide.
De plus, en règle générale, les petites filles réclameront des applications moins énergiques que les garçons. Dans tous les cas,
on ne saurait se montrer trop patient, trop prudent dans les
premières séances d'insolation, et dans la progression de déshabillage chez les tout petits enfants.

On choisira un endroit bien abrité (balcon ou terrasse entouré de toiles, à la ville; coin de jardin entre taillis; espace
délimité par des toiles en plein air pour donner le bain de
soleil.

Les jours de grand vent frais, l'insolation se fera dans la
chambre, fenêtre ouverte. *De temps en temps, l'enfant devra
pouvoir se retirer à l'ombre.*

En tout cas, il restera toujours bien surveillé, et on se tiendra prêt à le recouvrir, s'il survenait un coup de vent ou une
ondée. Une brise tiède est bien tolérée; elle tempère même l'ardeur du soleil. Un vent un peu frais exige qu'on abrite l'enfant
aussitôt.

Les bains de soleil seront donnés d'une façon lentement
progressive, en commençant par l'exposition des extrémités
(bras et jambes) au cours des premières séances, de façon à
obtenir la pigmentation et l'accoutumance progressives, et à éviter les coups de soleil et les fatigues de réaction excessive. Le
contrôle de la pigmentation est le meilleur moyen de régler les
étapes de l'insolation. Les enfants qui se pigmentent le plus
vite sont d'ordinaire ceux qui assimilent le mieux l'énergie
solaire. Toutefois les enfants blonds se pigmentent beaucoup
moins vite que les bruns.

A toutes les étapes de la cure, les petits enfants auront *les
pieds nus* (avec ou sans sandales très ajourées), et *la tête couverte* du chapeau de toile ou de paille. Au cours des premières
expositions, une robe courte protégeant le tronc et les épaules
sera gardée. On en relèvera les manches pour exposer les avant-
bras et les bras en même temps que les jambes. Une fois le

début de la pigmentation obtenu sur les membres, on enlèvera la robe aux séances suivantes, de façon à obtenir le dégagement des épaules, de la nuque et du haut de la poitrine. On attendra encore le début de la pigmentation de ces zones. Puis on enlèvera le pantalon et on ne laissera qu'une courte chemisette flottante, qui sera peu à peu relevée avec des épingles pour exposer le bas du tronc. A la dernière étape on arrive à l'exposition de la poitrine et l'enfant peut être totalement nu,

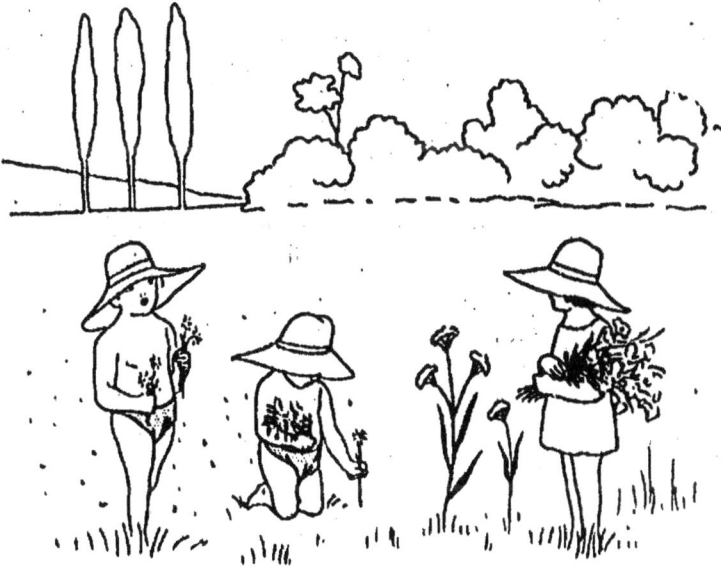

Fig. 45. —. Le bain de soleil pour les tout-petits en prairies.

Les tout-petits jouent, cueillent des fleurs, en prenant leur bain de soleil. Une fille non encore entraînée garde la chemise. Deux garçons déjà accoutumés ne portent qu'un pagne; chapeau sur la tête.

ou simplement vêtu d'un petit caleçon de bain, ou encore d'un très court pantalon.

La durée des expositions ne peut être réglée d'une façon mathématique. D'une façon générale, les premières séances seront très courtes, de 3 à 10 minutes, deux fois par jour, vers 2 ans; de 5 à 15 minutes au-dessus de 2 ans. Les meilleures heures sont le matin de 9 heures à 10 heures et demie, et le soir de 2 heures à 4 heures. La séance de l'après-midi sera plus courte que celle du début de la matinée. Enfin, point capital, *le bain sera pris, autant que possible, en mouvement.* L'en-

fant remuera, marchera ou jouera comme il lui plaira, de façon à pouvoir exposer tour à tour les diverses surfaces de son
corps.

Une fois la pigmentation totale obtenue, il faut d'ordinaire 3 à 4 semaines, les enfants peuvent rester en cure totale
1 à 2 heures par jour. Toutefois, il est bon de les laisser se
retirer à l'ombre, de temps à autre, et de guetter le moment où
ils paraîtraient incommodés (arrêt du jeu, forte sueur, rougeur accentuée) pour les rhabiller plus ou moins. »

*
**

II. *Technique à l'usage des grands enfants valides* (6 à 15 ans)

Préaction apaisante. — « Jamais, dit Carton, les enfants
ne devront commencer la cure solaire aussitôt après un repas,
une longue marche ou des jeux actifs, ou encore s'ils sont en
sueur. Ils devront d'abord être préparés par un quart d'heure
à une demi-heure de repos, qu'ils prendront assis ou mieux
étendus.

Si les enfants arrivent de la ville ou viennent de changer
de climat, il est nécessaire de les habituer d'abord au grand
air et de les surveiller pendant une huitaine de jours (température, poids, urine). Au cours des premières séances, les sujets
garderont leur chemise, dont ils relèveront les manches. Ils
porteront un large chapeau de paille, et, point capital, seront
chaussés de sandales ajourées ou seront nu-pieds. Puis, la
chemise sera retirée chaque jour un peu plus longtemps, et
finalement on pourra aboutir au costume suivant: les garçons pourront porter un caleçon de bain court ou mieux un
pagne passé entre les jambes et attaché sur un cordon enroulé
autour de la taille. Les filles, entraînées d'abord avec leur
chemise et leur pantalon, porteront plus tard leur pantalon
relevé par en haut en l'enroulant autour de leur cordon de
taille et un petit soutien-gorge en toile, qui protègera seulement le devant de la poitrine, et se fixera par de simples épau-
lières.

Les filles, protégées par leur chevelure, se passent vite de
chapeau. Parmi les garçons, seuls les nerveux le gardent assez
longtemps, les autres arrivent le plus souvent à n'en plus
porter, dès qu'ils sont pigmentés. »

Durée du bain. — Carton a fixé la durée du bain solaire, pour l'enfant valide de 6 à 15 ans, de la façon suivante:

L'enfant avec son pagne et sa chemise aux manches relevées jouera au soleil environ 10 minutes, matin et soir, les deux premiers jours.

Le 3e jour. — 15 minutes; on attachera les pans de la chemise pour exposer les cuisses.

Le 4e jour. — 20 minutes; on retirera la chemise pendant les dernières 5 minutes du bain.

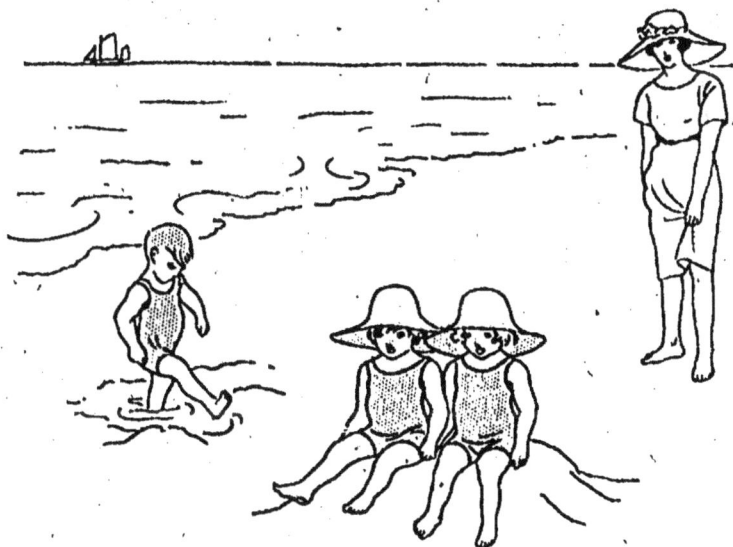

Fig. 40. — Le bain de soleil pour les enfants sur la plage.
Un enfant déjà entraîné patauge en prenant son bain solaire. Deux filles, moins entraînées sont assises sur le sable. Les pieds doivent être nus. On surveille les enfants.

Le 5e jour. — 25 minutes; on enlèvera la chemise pendant les dernières 10 minutes.

Le 6e jour. — 30 minutes.

Du 7e au 10e jour. — 35 minutes, avec 10 à 20 minutes d'exposition totale.

Vers le 12e jour. — On retirera la chemise d'emblée.

Ces temps d'exposition progressive n'ont rien de mathématique. Ils doivent varier un peu suivant les heures de la journée, l'état d'agitation ou de transparence de l'atmosphère, les saisons, les années, les climats, et enfin selon l'âge, le sexe et le tempérament des sujets.

Au printemps, les tolérances se montrent plus grandes, à cause de la moindre intensité des rayons solaires. »

Après le bain solaire, une lotion à l'eau tiède au soleil est excellente; elle ramène à la normale la température du corps, que le soleil pourrait avoir élevée de quelques dixièmes de degrés. On peut la réaliser soit dans la baignoire, soit dans un baquet, soit dehors avec une grosse éponge. On enveloppe ensuite l'enfant dans un peignoir et on le fait s'allonger sur un lit, ou sur une chaise longue, pendant 15 à 30 minutes.

LA CURE D'EAU

« Allez vous laver sept fois dans le Jourdain, et votre chair sera guérie. »

(4. Rog. v. 10)

BRÈVE HISTOIRE DU TRAITEMENT PAR L'EAU

Emploi de l'eau dans la médecine ancienne: chez les Hébreux,
les Grecs, les Romains. Mahomet. — L'hydrothérapie au 17e, au 18e
siècle, en Allemagne, en Angleterre, en France. La méthode Kneipp:
l'eau pour tous, sans appareils hydrothérapiques.

La cure d'eau ne doit pas être considérée comme une médication
spéciale aux névrosés. Bien conduite, elle convient dans les mala-
dies aiguës ou chroniques; elle répare les usures précoces, apaise le
feu des foyers inflammatoires, elle désintoxique, elle régularise les
fonctions circulatoire, nutritive...; elle règle le débit des forces
nerveuses, elle endurcit l'organisme et le rend réfractaire aux ma-
ladies.

✳
✳✳

Dès la plus haute antiquité, l'eau a été employée pour entretenir la santé et fortifier le corps.

Les Hébreux, fidèles aux préceptes de Moïse, faisaient de
fréquentes ablutions. « Allez vous laver sept fois dans le
Jourdain, dit l'Écriture, et votre chair sera guérie.»

Les Scythes, les Mèdes, les Grecs, considéraient l'eau comme le préventif d'un grand nombre de maladies.

Vers le cinquième siècle avant Jésus-Christ, Hippocrate,
dans son remarquable *Traité des airs, des eaux et des lieux*
signale la grande utilité de l'eau dans le traitement des maladies. Il la recommande spécialement dans les maladies où il
faut combattre la fièvre; il prescrit surtout les applications
courtes d'eau froide sur la peau et parle des bons effets révul-
sifs qu'elle permet d'obtenir.

« Trois siècles plus tard, dit Beni Barde, l'eau froide était
généralement employée pour le traitement de la fièvre. Chez
les Romains, son usage s'accrédita tellement que presque toutes les méthodes de traitement furent renversées d'un seul

coup par l'eau. Antoine Musa ayant guéri par l'eau froide l'empereur Auguste, celui-ci lui fit élever une statue. »

Celse employait largement l'eau contre une foule de maladies; en particulier dans les fièvres: « si le malade, dit-il, est consumé par une fièvre ardente, il faut l'oindre avec de l'eau et de l'huile...; on peut lui appliquer sur la région de l'estomac, des feuilles de vigne trempées dans de l'eau froide..... »

Galien signale avec soin l'élévation salutaire de température (réaction) que provoquent les courtes applications d'eau froide.

Vers la fin du sixième siècle, Mahomet, en fondant sa religion nouvelle, recommande les ablutions répétées d'eau froide pour maintenir la souplesse de la peau et fortifier le corps.

Beni-Barde nous dit que le Moyen-Age resta muet sur la question de l'hydrothérapie et qu'il faut arriver au 17e siècle pour retrouver un apôtre de l'eau froide, Mercurialis. Le même auteur attribue à Louis Septala (1638) les premiers traitements par douches froides et au belge Van der Hiden les premières cures méthodiques des maladies chroniques par l'eau. En 1712, Frédéric Hoffmann redonne un grand essor à la méthode hydrothérapique, surtout en Allemagne. Puis les anglais Grégory, d'Edimbourg, Jackson et Currie, de Liverpool, obtiennent de splendides résultats dans le traitement par l'eau froide de toutes les maladies à fièvre. Currie, qui est considéré par bien des spécialistes comme le véritable créateur de l'hydrothérapie scientifique, a le premier précisé les effets du traitement par l'eau froide:

Soustraction de l'excès de chaleur de l'organisme;

Détente du système nerveux;

Accroissement de la vitalité.

En France, le défenseur le plus enthousiaste de l'eau au 18e siècle fut le Docteur Pomme; ensuite le Docteur Tissot recommande l'eau froide contre les maladies du système nerveux.

En Autriche, un paysan, Priessnitz se créa une vogue considérable en guérissant tout le monde par l'eau employée en affusions froides, compresses, douches. — Pendant que la méthode de Priessnitz s'étendait à toute l'Autriche, à toute l'Allemagne, un médecin français, Guersant, vantait les bienfaits des affusions froides, suivi bientôt par Récamier, Lisfranc,

Dupuytren; partout, dans les hôpitaux on essaya l'eau froide: Beau (1847), Tessier (1848), s'en servirent dans la fièvre typhoïde. Et Fleury (1848) mit au jour l'œuvre la plus complète qui ait été écrite jusqu'à ce jour en France: son *Traité d'hydrothérapie*.

Beni-Barde, vers 1878, apporte des changements utiles à la méthode empirique de Priessnitz et s'attache à rendre l'hydrothérapie « applicable aux maladies chroniques de notre époque »; il complique, crée des instruments, des mélangeurs, dont on peut aisément se passer. Il fait de l'hydrothérapie une méthode de cabinet, qu'on ne peut appliquer que chez lui. Il ne voit pas du tout, dans l'hydrothérapie, le naturisme; la Loi lui échappe.

Kneipp, de Wérischofen, Bavière, publie en 1886: « *Ma cure d'eau pour la guérison des maladies et la conservation de la santé* », traité d'hydrothérapie populaire, où le simple arrosoir de jardinier, le baquet de paysan et le drap de grosse toile, le simple sac à pomme de terre sont les seuls instruments nécessaires; Kneipp n'a rien créé. On peut dire que sa méthode ne fut pas de la science; mais on ne peut pas dire qu'elle n'a pas guéri. Kneipp a vu juste; il a été utile, parce qu'il a vulgarisé une bonne chose, et qu'il l'a mise à la portée de tous, des pauvres surtout.

« L'eau m'a toujours été une amie dévouée », disait Kneipp. Profondément affaibli lui-même, et ayant essayé en vain une foule de traitements médicamenteux, c'est en se mettant à la cure hydrothérapique qu'il avait obtenu sa guérison. Il s'empressa de vanter les bienfaits de la thérapeutique qui lui avait si bien réussi, et bientôt les malades affluèrent à lui. Il en guérit des milliers; les médecins en grand nombre, vinrent s'initier à la science de l'eau, pour en faire bénéficier ensuite leur clientèle. Kneipp soumettait à sa cure d'eau les malades atteints des affections les plus diverses et les plus graves, même les cardiaques gravement touchés: « A toute personne dont le cœur est atteint, disait-il, une circulation régulière fait du bien. Or on peut obtenir une circulation régulière par des applications exactes d'eau. On dérive, par exemple, le sang, vers les extrémités, par des affusions des genoux, des cuisses, du dos...»

La méthode Kneipp a eu, en Allemagne, en Alsace, une grande vogue. On allait chez Kneipp améliorer sa nutrition, sa circulation, son état toxique et rhumatismal, son système nerveux, etc., par des applications d'eau. On allait suivre une cure de lotions, de bains; on s'endurcissait en marchant dans l'herbe mouillée.

En France, on a eu et on a encore le tort de ne vouloir voir dans le traitement par l'eau qu'une méthode de second plan, à usage limité. Les médecins ne pensent pas, ou pensent peu à prescrire les applications d'eau dans les maladies chroniques, et les malades sont si peu familiarisés à l'idée de l'eau qu'on les étonne souvent beaucoup en leur en prescrivant. Combien de fois, en conseillant ma cure d'eau, ai-je entendu mon patient surpris me dire: « Mais, docteur, je ne suis pas nerveux du tout. » — C'est que, pour la majorité des gens, les applications d'eau sont uniquement réservées aux névropathes. Le rhumatisant s'imagine volontiers que l'eau, à l'extérieur, lui serait néfaste, aggraverait ses douleurs, et ferait grossir davantage ses articulations, car une légende veut que l'humidité soit créatrice d'enflure. Bien des gens croient que s'ils se lavaient les pieds, ils aggraveraient leur goutte, leurs migraines; des femmes croient qu'en se lavant localement pendant les règles, elles produiraient en elles un cataclysme. Ce qui produit le cataclysme, ou y conduit, c'est d'être sale. La peau a besoin d'être détergée des crasses qui bouchent ses pores. Les grandes coquettes résistent à leur existence déplorable parce qu'elles se lavent. Si, au lieu de se laver seulement, on veut bien se donner la peine de se soumettre à une cure d'eau méthodique, non seulement on entretient sa santé, mais on la répare.

Si l'eau convient aux névropathes, elle convient aussi aux malades les plus calmes; elle convient dans les maladies aiguës, elle convient dans les maladies chroniques; elle constitue un moyen puissant d'aviver les réactions vitales fléchissantes; de tonifier les organes paresseux, insuffisants ou las; elle sait réparer les usures précoces, elle apaise le feu des foyers inflammatoires; elle draine l'organisme de ses poisons; elle calme la fièvre, elle active ou ralentit, elle régularise les circulations troublées; elle met au point le débit des forces nerveuses, elle endurcit l'organisme et le rend réfractaire aux maladies.

Panacée, alors! — Oui, si l'on sait user d'elle et en combiner intelligemment l'usage avec celui des autres procédés naturistes; elle ne tue pas les microbes, mais l'organisme, remis dans la Loi par elle, se chargera de la besogne.

C'est pour n'avoir pas compris cela que même des spécialistes hydrothérapeutes ont étriqué l'usage de l'eau à une liste de maladies ou de symptômes, déclarant qu'au-delà de cette liste, l'effet était nul ou insuffisant.

Je pense exactement comme Kneipp, qui disait que beaucoup de malades, même alités depuis de nombreuses années, pourraient recouvrer la santé « au moyen des applications d'eau pratiquées simplement, mais avec patience et exactitude. »

Oui, des malades même alités depuis de nombreuses années, de vieux chroniques avec de graves lésions. J'y soumets— très progressivement, et en dosant les applications comme on dose une médication à effet puissant — même des tuberculeux avancés et fiévreux, de vieux paralytiques, de vieux impotents déformés; ils en tirent d'excellents résultats.

J'ai cherché à réagir contre l'incomplète compréhension du problème de l'eau; j'ai cherché à montrer, pour le mieux être de ceux qui souffrent, que l'eau n'est pas seulement une drogue pour hystériques, mais qu'elle constitue un moyen puissant pour ramener à l'équilibre les organismes désharmonisés par la maladie.

COMMENT CONDUIRE UNE CURE D'EAU

En raison de la facilité avec laquelle l'homme peut sécher sa peau glabre et se vêtir rapidement, il devrait pouvoir, du moins à l'état de santé, se jeter à l'eau en toute saison et ne subir de son contact, de courte durée, aucun déficit vital.

Vous pourrez arriver à supporter l'eau à température de saison. Vous y arriverez d'autant plus lentement que vous êtes plus malade. Plus on est taré, plus longtemps on sera un adepte de l'eau chaude.

Votre guide dans votre évolution du chaud vers le froid, c'est l'impression que vous ressentez. Là où commence l'impression désagréable finit l'effet utile.

Qu'est-ce que la réaction? — Pourquoi il faut toujours avoir une bonne réaction.

Ceux à qui l'eau froide fait du mal. — Pourquoi elle leur fait mal.

***

L'homme n'est pas fait pour vivre dans l'eau; son élément c'est l'air. Il n'a pas l'organisation spéciale des oiseaux aquatiques, qui graissent leur plumage pour se rendre imperméables, et sa peau glabre le défend mal contre le contact prolongé de l'eau froide.

Pourtant, l'homme, en tant que mammifère, doit se comporter comme les autres mammifères: ceux-ci font un large usage de l'eau; ils ne boivent pas autre chose quand ils sont adultes; ils font dans l'eau leur toilette; ils s'y baignent avec plaisir, ou tout au moins, s'y jettent par nécessité en toute saison. Ils ne subissent de son contact, même glacé, aucun préjudice vital. — Mais leur pelage les protège du refroidissement, direz-vous. — Non; leur pelage, au contraire, restant mouillé après l'immersion, les prédisposerait plutôt à se refroidir. L'homme, par la facilité avec laquelle il essuie sa peau glabre, et par la possibilité qu'il a de se vêtir chaudement au sortir de l'eau, devrait supporter au moins aussi bien que les animaux mammifères, l'immersion *de courte durée* dans l'eau à la température de la saison. Il supporterait cela si, comme l'animal, il était dans les conditions de nature; mais l'adaptation au bien-être l'éloignant des conditions primitives de vie et amoindrissant ses résistances, il est devenu frileux. Pour l'être amoindri, les agents de santé deviennent des agents de maladie: l'eau froide est devenue un péril pour les humains malades; elle est devenue une occasion de crainte déraisonnable, phobique, même pour bien des gens qui se croient sains.

Où sont-ils ceux d'entre les hommes qui supportent la plongée en rivière avant juin? quelques rares gaillards aux muscles puissants ont assez de vitalité pour affronter une telle épreuve, et on les regarde comme des phénomènes; en réalité ce sont les autres qui sont des phénomènes, des phénomènes morbides. Quand je prescris une cure d'eau à mes malades, et quand je dis que l'eau chaude ou tiède que j'ordonne tout d'abord n'est qu'un traitement de transition, un moyen pour arriver à l'eau froide, il arrive qu'on ouvre de grands yeux, et au fond de ces grands yeux je lis qu'on me taxe de rudesse. Il me faut expliquer, expliquer encore, pour faire comprendre qu'on se débarrassera grâce à l'ensemble des pratiques naturistes, et sans qu'il en coûte trop, des habitudes de mollesse, mères de tant de déchéances humaines. Quand je dis à mes patients que moi-même, qui n'ai rien du hercule, je prends par plaisir, chaque matin, même au plus fort de l'hiver, une lotion à la température de saison, il arrive qu'ils s'écrient: « Mais comment voulez-vous que j'en fasse autant? Je suis bien trop frileux, bien trop malade! » A cela je réponds: vous avez raison; vous êtes actuellement trop malade, trop déchu de vos résistances pour bénéficier, maintenant, de l'eau froide; votre remède d'aujourd'hui, c'est l'eau chaude. Mais, l'homme étant fait pour l'eau à température de saison, c'est vers elle qu'il faut tendre. Le but que vous poursuivez, à partir d'aujourd'hui, c'est l'eau froide; — mais vous poursuivez ce but doucement.

Plus vous êtes taré, plus longtemps vous serez un adepte de l'eau chaude. Si, au contraire, vous êtes peu malade, vous arriverez vite à l'eau froide. A mesure que — par l'application du Naturisme — vous sentirez s'accroître vos énergies vitales, et se corser vos réactions de défense, vous vous sentirez davantage attiré par l'eau froide; vous baisserez alors insensiblement la température de votre cure d'eau, et vous serez aussi étonné d'avoir appris, sans vous en douter, à supporter et à aimer l'eau froide, que Milon de Crotone s'étonna quand, à avoir chaque matin promené un veau sur son épaule, il s'aperçut un beau jour qu'il promenait un bœuf.

De l'eau chaude, vous passerez à l'eau tiède. Quand vous aimerez l'eau tiède, au lieu d'aimer la chaude, c'est que vous aurez gravi quelques échelons de votre régénérescence physique; l'eau tiède alors sera votre remède. Quand vous en serez venu à aimer l'eau froide, c'est que votre organisme sera devenu ou redevenu capable de la supporter, et c'est l'eau froide qui vous conviendra à dater de ce jour. Quand vous en serez là faites surtout en sorte de rester sourds aux suggestions déprimantes de ceux qui pourraient venir vous dire que l'eau froide est un danger.

Retenez bien ceci: *Pour savoir si c'est l'eau chaude, l'eau tiède ou l'eau froide qui convient actuellement à votre cas, demandez-vous si actuellement, vous préférez l'eau chaude, tiède ou froide.* Vous pouvez me dire: cela dépend! Il y a des moments où l'eau froide me plaît; à d'autres moments, c'est l'eau tiède ou chaude. — Je veux dire, demandez-vous ce qui vous plaît le mieux *au cours d'une grande application d'eau, et non pas seulement dans une application sur les mains ou la figure.*

Si, au cours d'une grande application, vous aimez mieux l'eau chaude, c'est par la cure chaude qu'il faut commencer; commencez à l'eau tiède, si c'est l'eau tiède qui vous « fait du bien », et mettez-vous d'emblée à l'eau froide si vous la tolérez.

Si vous observez bien ces prescriptions simples vous pouvez être votre meilleur médecin.

Votre juge, c'est votre impression personnelle: l'application d'eau ne doit jamais vous être désagréable, à quel que point que vous soyez de votre cure.

Je répète et précise:

Au cours d'une grande application d'eau, la température de l'eau qui vous est agréable est aussi la température qui vous convient le mieux aujourd'hui. Une grande application d'eau dont la température vous est désagréable (trop chaude ou trop froide) vous est mauvaise.

Analysons de quoi est faite la sensation agréable produite par l'eau: elle a son origine dans ce qu'on appelle la *réaction;*

la réaction, c'est la réponse que donne la force vitale à l'excitant cutané. Si l'excitant cutané (ici l'application d'eau) est trop violent pour l'organisme qu'il touche, la force vitale du patient ne peut trouver en elle les moyens de contrebalancer l'excitation; ainsi, si un sujet, trop taré pour réagir à l'eau froide, se fait une application d'eau froide, sa force vitale est impuissante à trouver dans l'organisme les énergies nécessaires à compenser l'effet du froid; il y a donc insuffisance de réchauffement, insuffisance de réaction; l'organisme, non à la hauteur de l'excitation, crée le grelottement, la chair de poule; ces phénomènes sont dus à des contractions musculaires ayant pour but de créer de la chaleur de défense. Le déficit de réaction se traduit au physique comme au moral par une impression , souvent fort pénible, de mal être. Un arthritique à énergies réactionnelles insuffisantes, un de ces êtres ralentis de nutrition comme on en voit tant, prend-il un bain de mer trop long pour lui (je dis trop long *pour lui*, parce que ce bain peut n'avoir duré que 3 ou 5 minutes, ce serait un bain court pour un autre), son organisme, impuissant à trouver de suite en lui les énergies calorifiques nécessaires au réchauffement, se voit dans la nécessité, pour se défendre contre le froid, de ramener vers les profondeurs le plus de sang possible. Il en résulte, en profondeur, un brusque congestionnement des viscères, et en surface une anémie accentuée. Cette dernière manifestation se met en évidence par une décoloration, une verdeur de la face, des mains, des pieds, avec cyanose plus ou moins intense des ongles. Ces accidents ne disparaissent que par un exercice prolongé qui crée de nouvelles énergies calorifiques (marche par exemple)..

La production de ce trouble indique que la force vitale de l'être n'est pas à la hauteur de l'excitant-eau. Il faut conclure, non pas, comme on le fait généralement, que l'application d'eau en question, ici le bain de mer, ne vaut rien pour l'individu, mais que l'application ne vaut rien *à cette dose. La dose qui fait verdir*, c'est-à-dire qui crée le trouble vaso-moteur, *est excessive;* mais une dose inférieure peut être excellente.

Avec la mise au naturisme, la force vitale s'améliorera, et, en un temps variable, la même dose d'eau qui faisait « verdir », sera admirablement tolérée.

Au contraire, le patient après son application d'eau est-il normalement coloré, et est-il moralement bien à l'aise, c'est que la dose d'excitant-eau, n'est pas excessive pour lui; c'est que l'être trouve en lui les énergies réactionnelles nécessaires pour faire sa réaction.

L'impression de bien-être éprouvée après l'application d'eau, c'est la face psychique de la réaction; elle traduit l'harmonie qui existe entre l'excitation et la réponse organique.

Voilà pourquoi toute application d'eau, quelle qu'elle soit, doit être agréable, et pourquoi le bien-être éprouvé est le baromètre à ne pas perdre de vue. Ne forçons jamais, et, pour faire comme d'autres qui réagissent mieux, n'exigeons pas de notre organisme un effort réactionnel au-dessus de ses forces. Ne cherchons pas à combler par un effort volontaire le déficit de notre énergie vitale; peut-être arriverons-nous, en luttant, à rétablir l'équilibre entre l'excitant et la réponse, mais ce serait au détriment de nos forces. Toute force employée ici, n'est pas employée ailleurs; le résultat final serait donc une usure inutile. Il faut savoir faire acte volontaire quand il faut; il faut aussi savoir, à l'occasion, ne pas vouloir pour rien; c'est une autre façon d'utiliser la volonté.

Là où commence l'impression désagréable d'une grande application d'eau, finit l'action bienfaisante.

Ceci veut-il dire qu'il faille pour toujours s'en tenir à ce qu'on éprouve aujourd'hui? Si vous avez horreur aujourd'hui de la douche froide ou du bain de mer, cela veut-il dire qu'il vous faut n'en prendre jamais? Nullement.

J'ai dit déjà, et je répète à dessein: le but vers lequel vous devez tendre au cours de votre cure d'eau, c'est l'eau froide, ou plutôt l'eau à température de saison. Vous mettrez, pour atteindre le but, un temps qui sera pro ctionnel à la gravité de votre mal et au sérieux avec lequel vous exécuterez la cure.

Ne cherchez pas à évoluer trop vite vers l'eau froide. C'est le plus souvent pour avoir voulu arriver trop vite au froid, pour avoir plus ou moins escamoté la cure chaude ou tiède précédente, que certains malades se sont mal trouvés d'un traitement par l'eau.

J'ai vu, combien de fois, des patients, tarés de la nutrition ou névropathes, qu'on avait soumis d'emblée à la cure d'eau froide, sous forme de lotions, douches ou drap mouillé, et qui ont fait de véritables accidents. Ceux-ci étaient imputables, non pas à l'eau, mais à la mauvaise prescription ou à la mauvaise exécution.

Qu'on soumette d'emblée à la cure d'eau froide, immodérément, les arthritiques gravement touchés et congestionnés, les tuberculeux fébriles, les névrosés très excitables et usés, on provoquera à coup sûr chez eux des réactions désastreuses. L'action violente de l'eau froide sur les terminaisons nerveuses de la peau, non prévenues par l'entraînement, « fait se propager un ébranlement agressif vers les centres nerveux éperdus de meurtrissures toxiques, et provoque sur eux un choc analogue à celui d'un coup porté sur une zone déjà contuse. En même temps, dans le système vasculaire, se produisent une constriction périphérique énergique, une fermeture des réseaux vasculaires superficiels, et par suite, une augmentation de pression et un refoulement de la masse sanguine dans les gros viscères profonds, qui congestionne encore davantage. » (Carton).

Haig a montré que les applications froides, faites sur des organismes incapables de les supporter, sont une cause de rétention d'acide urique dans le sang.

Pour les gros tarés de la nutrition, pour les arthritiques congestionnés, pour les tuberculeux fébriles, pour les grands névropathes, il est capital de commencer la cure d'eau par la cure chaude. La cure d'eau chaude ouvre les organes éliminateurs (peau, reins), les nettoie; elle désintoxique l'organisme; elle résout; quand le drainage sera exécuté, alors il sera bon de tonifier; c'est ce que fera la cure froide.

Il est capital de ne jamais commencer une cure froide avant d'avoir, par les autres prescriptions du Naturisme, déjà amélioré l'organisme dans une notable mesure.

Quand on sait conduire une cure d'eau, on peut y soumettre même les gens atteints des pires maladies, et ils en tirent le plus grand bénéfice.

La douceur, le doigté sont les principales qualités de l'hydrothérapeuthe: « Plus vous procéderez avec douceur et ménagement, disait Kneipp, plus les résultats seront heureux.»

PRÉCAUTIONS A OBSERVER
AU COURS D'UNE CURE D'EAU

Avant toute application d'eau, avoir le corps, et surtout les pieds chauds. — Si l'on n'est pas bien entraîné, la pièce doit être chaude. — Il est inutile ou mauvais de faire des applications longues. — Le meilleur moment pour les applications d'eau. — Faut-il continuer la cure d'eau pendant l'époque menstruelle? — Après l'application d'eau, avoir le réchauffement agréable.

*_**
**

1. — On ne doit procéder à aucune forme de traitement par l'eau (eau chaude, eau tiède, eau froide) si le corps, et surtout les pieds ne sont pas suffisamment chauds. Ces recommandations ont une importance essentielle surtout dans la cure tiède ou froide. Il est très désagréable et il est malsain de prendre une douche, une lotion, un bain froids, quand on a froid, parce que l'organisme aura beaucoup de peine à faire sa réaction.

Si donc la peau est froide, on la réchauffera d'abord par des frictions sèches qu'on fera avec la main nue ou armée d'un gant de crin, ou par la chaleur du lit, ou par un bain local chaud (bain de pieds), ou mieux encore, en faisant du mouvement (marche ou gymnastique).

2. — A moins d'être vigoureux et entraîné; il ne faut faire les applications d'eau que dans une pièce chaude. C'est souvent pour n'avoir pas observé cette prescription que des malades qui auraient dû bénéficier d'une cure froide, s'en sont mal trouvés.

3. — Les applications d'eau, quelles qu'elles soient seront courtes, l'homme n'étant pas fait pour séjourner longtemps.

dans l'eau. Les applications prolongées sont pour le moins inutiles; souvent elles sont ou peuvent être néfastes. Pourquoi prolonger les applications d'eau, puisque courtes elles produisent leur plein effet?

4. — Le matin, au lever, est un moment favorable pour réaliser les applications d'eau, parce que le corps est chaud.

Le soir, avant le coucher, convient aussi, mais à la condition qu'on fasse une cure calmante. Une application à effet stimulant troublerait ou pourrait troubler le repos de la nuit.

Si l'on est bien portant, on peut faire l'application quelle qu'elle soit, même après les repas. Tant qu'on est malade, il vaut mieux attendre que la digestion soit faite.

5. — Bien des gens croient que la femme qui a ses règles doit fuir l'eau d'une façon absolue. Dans combien de localités françaises, villages ou villes, la femme en période menstruelle ne se lave-t-elle même pas, sous prétexte, ou bien que l'eau fait couler le sang davantage, ce qui rend faible (!), ou bien que l'eau arrête le flux sanguin. De telles conceptions sont profondément erronées, et on n'a signalé, à ma connaissance, qu'un seul cas précis, où des applications *violentes* d'eau froide, sous forme de douche vaginale, ont produit un arrêt des règles occasionnant hématocèle et mort. Je répète qu'il s'agissait là d'applications violentes et froides.

Il faut que la femme sache que la période de ses règles n'est pas une contre-indication à la continuation d'une cure d'eau bien établie; à plus forte raison la femme qui perd doit-elle continuer à se laver: elle n'a pas à redouter le lavage à l'eau même froide.

Si la femme est délicate, douillette, souffrante, je ne lui donnerai pas le conseil de commencer une cure d'eau pendant ses règles.

La femme qui, en cours d'une Cure d'eau *froide*, voit apparaître ses règles, pourra interrompre ses applications le premier et le second jour, et recommencer dès le troisième ou quatrième jour. Si elle est en cours d'une cure chaude, elle n'aura qu'à continuer sans interruption.

La femme vigoureuse et entraînée au naturisme peut faire la cure même froide pendant toute la période menstruelle, à moins que sa cure froide ne comprenne des bains de siège, ou des douches du bassin.

Pour bien convaincre que la cure d'eau n'est pas systématiquement mauvaise quand la femme perd du sang, je dirai même que je soigne les hémorragies utérines (que ce soient les hémorragies violentes des femmes atteintes de fibromes ou les hémorragies lentes de celles dont les règles durent trop longtemps), par les bains de pieds froids et courts, et par les lotions supérieures (lotions du tronc).

6. — Après l'application d'eau (chaude, tiède ou froide), il faut, je le répète, que le sujet éprouve une sensation de bien-être intense; il ne doit ni se sentir congestionné de la tête, du poumon, du cœur, après la cure chaude, ni avoir la chair de poule ou du grelottement, ou froid aux pieds après la cure froide.

OBJECTIONS A MA CURE D'EAU & RÉPONSES

———

Erreur de ceux qui croient que l'eau ne leur réussit pas. —
L'eau réveille souvent les douleurs; c'est un mal initial pour un
mieux final. — Pas besoin d'avoir de salle de bain ou d'installation
spéciale pour réaliser ma Cure d'eau.

*
**

On m'a bien souvent dit: l'eau ne me réussit pas! Quand
on pense ainsi, c'est qu'on ne comprend pas le Naturisme; en
relisant les pages qui précèdent, j'espère qu'on comprendrait.
Si une cure d'eau vous a été prescrite d'une façon défectueuse, ou si vous l'avez mal exécutée, c'est déplorable, mais cela
ne prouve pas que l'eau vous soit néfaste. Sans doute avez-
vous pris l'eau trop chaude ou trop froide; ou bien vos applications ont été mal dosées. Etudiez à nouveau la question
et recommencez la cure en faisant mieux.

L'eau me donne des douleurs pénibles, m'a-t-on dit souvent. — Si l'eau vous a donné des douleurs, quelques douleurs, il n'y avait là rien qui dût vous inquiéter: c'était au
contraire, sans doute, un signe qui disait que le traitement
agissait. Si vous avez des dépôts dans vos articulations, dans
vos muscles, l'eau, qui est un remède puissant, les remue; il
faut bien les mettre en mouvement pour les faire sortir. Comment s'élimineraient-ils s'ils ne bougeaient pas! Naturellement, comme les dépôts rhumatismaux sont généralement
des cristaux, ils piquent les tissus en s'évacuant, d'où des
phénomènes douloureux. Ces phénomènes douloureux, non
seulement ne sont pas un indice mauvais, mais ils en sont un
excellent; le tout est de graduer la cure pour ne pas remuer
trop de déchets à la fois, pour né pas provoquer trop de dou-

leurs et pour laisser aux organes éliminateurs (reins, peau) le temps d'éliminer.

On m'a dit souvent: « Je n'ai pas de salle de bain! »; cela, c'est dommage. La France est, pour l'hygiène du corps, en retard sur l'Angleterre et sur l'Amérique; dans ces pays, la plus petite maison ouvrière a un coin réservé à la baignoire. Si vous n'avez pas de baignoire, il faudra bien vous en passer; j'indique d'ailleurs, dans les pages qui suivent, bon nombre de procédés de fortune qui permettront de se soumettre tout de même à la cure d'eau.

Un malade d'un village des Alpes, à qui je prescrivais un traitement par l'eau m'écrivit cette phrase inattendue: « Impossible de suivre vos prescriptions; chez moi il n'y a pas d'eau! » — Pas d'eau, que diable; mais il y a des plantes et des bêtes et des hommes chez vous, qui ne vivent que grâce à l'eau. Avec quoi vous lavez-vous donc, et qu'est-ce que vous buvez? — Il se lavait le dimanche et buvait surtout de l'alcool. — « Si vous n'avez ni puits, ni citerne, ni sources, répondis-je, mettez donc un baquet sous votre gouttière et recueillez l'eau du ciel; l'eau de pluie est bien supérieure aux autres; elle s'est vitalisée au contact de l'atmosphère; les élégantes romaines ne voulaient que d'elle pour leur teint.»

L'EAU CHAUDE & TIÈDE

Ceux qui sont justiciables de l'eau chaude. — Les pouvoirs de l'eau chaude: elle restitue du calorique à l'organisme; elle dilate, assouplit, détend, résout; elle désintoxique et draine.

L'eau tiède fait la transition entre l'eau chaude et l'eau froide.

**

Par la cure chaude doivent commencer, ne l'ai-je pas dit déjà, en général tous les malades qui n'aiment pas l'eau froide, et tout spécialement parmi eux: les grands affaiblis, quelle que soit la cause de leur grande faiblesse, les grands intoxiqués, les tuberculeux fébriles, et tous les grands nerveux.

Parmi les grands affaiblis qui bénéficient plus spécialement de l'eau chaude, je citerai les malades atteints d'anémie grave, de chlorose grave, d'anémie dite pernicieuse, les convalescents de maladies sévères (maladies du cœur et des vaisseaux, du sang, de l'appareil respiratoire, de l'appareil digestif, fièvres, maladies infectieuses), et ceux que de gros chocs opératoires ont épuisés.

Parmi les grands intoxiqués, je citerai surtout les arthritiques gravement touchés (gras ou maigres), à estomac dilaté, à intestin entériteux, qu'ils soient tuberculeux ou non, les intoxiqués professionnels (par le plomb, etc), les intoxiqués volontaires (morphinomanes, alcooliques, etc).

Parmi les grands nerveux, je citerai surtout ceux qu'on appelle hystériques, ou plutôt certains d'entre eux, les plus ébranlés, les asthéniques, qu'ils soient neurasthéniques ou non, et en général tous les névrosés à niveau nerveux très variable, c'est-à-dire tous ces émotifs que la moindre secousse physique ou morale, agite et use, tous ces cérébraux, ima-

ginatifs, hypersensibles pour qui la moindre excitation prend
les proportions d'une meurtrissure.

Pourquoi l'eau chaude convient-elle particulièrement à
tous ces malades?

Parce que *l'eau chaude a des qualités remarquables pour
redonner du calorique à l'organisme, pour résoudre les déchets, pour aider à leur élimination, pour atténuer ou guérir
les stases congestives, pour les dériver à distance, pour calmer
les douleurs, et pour détendre les crispations nerveuses.*

Je m'explique.

Que manque-t-il aux grands affaiblis? — Entre autres
choses, des énergies vitales. L'eau chaude donne à l'organisme de l'énergie calorifique, et tout se passe comme si l'organisme transformait en énergie vitale cette énergie calorifique
d'emprunt.

A quoi sont dus les maux des grands intoxiqués? En partie
aux déchets qui encombrent leurs organes. J'ai exposé dans
mon *Art de vivre longtemps* quelques données relatives à l'intoxication, facteur de vie courte; on pourrait s'y reporter.

La cure d'eau chaude résout les déchets; elle détend, assouplit, dilate les tissus qui les contiennent; elle aide les évacuations vers le rein ou la peau, en hâtant la circulation de
retour par vaso-dilatation. Ainsi elle rétablit les perméalités
organiques devenues insuffisantes.

Kneipp arrivait à une conclusion analogue relativement à
l'effet de l'eau chaude, en raisonnant autrement; il disait: «Toutes les maladies prennent naissance dans les perturbations
du sang, causées soit par une circulation irrégulière et défectueuse, soit par la présence d'éléments étrangers et morbifiques (nous dirions aujourd'hui toxiques)... L'eau chaude se
donne pour but de *résoudre* les substances morbifiques et de
les *éliminer.* »

Si, au lieu d'être appliquée sur l'ensemble de l'organisme,
sous forme de grandes applications, la cure chaude est employée localement, elle est puissante pour décongestionner,
anesthésier et pour dériver ailleurs les engorgements.

Elle décongestionne et anesthésie quand on l'applique sur
le mal lui-même; elle dérive les engorgements quand on l'applique à distance. Ainsi, rien ne décongestionne et ne calme
mieux un ventre gros et douloureux qu'une bonne compresse
chaude qu'on applique dessus. Ce procédé agit bien plus vite

et bien plus sainement que tous les cachets du monde qu'on vend chez le pharmacien. Bien peu de douleurs résistent à une bonne compresse chaude. D'autre part rien ne dérive mieux le sang de la tête qu'un bon bain de pieds très chaud, lorsque le malade est encore trop faible pour en tolérer un froid. L'eau chaude appliquée à distance d'un foyer congestif a pour but d'attirer le sang ailleurs, de l'amener à un endroit où il ne soit pas dangereux.

Et, pour le système nerveux, l'eau chaude, appliquée, soit en grands bains, soit en affusions, soit en enveloppements, est un excellent moyen qui permettra d'arriver à l'eau froide.

Répétons ici encore que la cure chaude, surtout sous forme de grandes applications, doit n'être que temporaire; elle est l'étape de départ de la cure d'eau, l'étape d'arrivée étant l'eau froide.

Note importante:
Après une application chaude étendue, il faut toujours rafraîchir l'organisme par une application très courte d'eau froide ou tiède.

L'emploi de l'eau tiède fait la liaison entre la cure chaude et la cure froide.

Chaque fois que l'eau chaude ne sera pas particulièrement indiquée, c'est par l'eau tiède qu'on commencera la cure d'eau.

A mesure qu'on s'améliorera, on utilisera l'eau de moins en moins *tiède*, jusqu'à l'employer froide.

L'EAU FROIDE

Quand l'organisme a été désintoxiqué par l'eau chaude, et amélioré par le Naturisme, il faut le mettre à l'eau froide. L'eau froide excite, tonifie, reconstitue.

✳✳

« Je dois, avant toute chose reconnaître, disait Beni-Barde, que l'eau froide est l'agent fondamental de la méthode hydrothérapique; c'est à elle seule qu'il faut demander les effets excitants, toniques ou reconstituants. » — Il n'y a rien à ajouter à cela; c'est parfait.

Quand l'organisme a été désintoxiqué, décongestionné par l'eau chaude et amélioré par la pratique du Naturisme, il faut le mettre à l'eau froide, à mesure qu'il prend le goût de celle-ci. Ce goût vient peu à peu. Je répète encore: évoluons doucement du chaud vers le froid. Il arrive que les premières applications froides provoquent des réactions désagréables, voire même douloureuses; j'ai dit déjà que celles-ci ne sont mauvaises que si elles sont trop désagréables, trop douloureuses; dans ce cas on reviendra en arrière en refaisant du chaud, ou en faisant des séances froides plus courtes. On pourra s'entraîner au froid par de petites applications, principalement aux pieds: la marche nu-pieds dans la chambre, puis sur le marbre de la cheminée, puis dans l'eau froide, puis dans l'herbe mouillée, sont d'excellents moyens d'entraînement (voir plus loin).

Faites vos premiers essais d'eau froide rapidement, faites les très courts, mais sans précipitation ni appréhension; ne perdez pas de temps au rhabillage.

Ne commencez jamais vos exercices d'entraînement au froid que si vous avez bien chaud aux pieds, et n'allez pas vous imaginer que, si vous avez les pieds chauds, vous serez plus prédisposé à « prendre froid ». Qu'on ne prenne pas un bain glacial prolongé quand on est en sueur, cela s'impose, mais n'ayez pas peur de vous échauffer avant de vous mettre à l'eau froide. Quand vous aurez fait vos premiers essais comme il convient, quand vous aurez senti que vos énergies réactionnelles augmentent et que le froid vous fait du bien, vous concevrez que Kneipp avait raison quand il disait: « Plus l'eau est froide, mieux elle vaut », et vous envisagerez sans frissonner le jour où vous serez assez vigoureux, un de ces hivers prochains, pour ajouter à vos applications froides de la neige. Vous concevrez alors que semblable pratique n'est ni une fantaisie de maniaque, ni un procédé de suicide.

En règle générale, on peut dire que toute application d'eau froide doit être très courte. On commencera par quelques secondes; même quand on sera guéri, on ne dépassera jamais cinq minutes, à moins d'exécuter dans l'eau, de vigoureux mouvements.

Les malades feront bien de ne pas commencer l'entraînement à l'eau froide pendant l'hiver, *à moins que la chambre où ils se tiennent ne soit bien chaude.*

J'ai dit et je répète à dessein: *Les applications d'eau froide doivent se faire dans une pièce bien chaude, à moins qu'on ne soit devenu parfaitement vigoureux.*

Quand on est guéri, et qu'on se soumet à l'entraînement athlétique, mais seulement alors, on pourra s'habituer à faire les applications froides — les plus froides — n'importe où, même en plein vent.

LES BAINS

———

Les grands bains chauds et tièdes en baignoire

Le grand bain chaud ou tiède est indiqué pour résoudre les exsudats, ouvrir les pores de la peau et préparer l'élimination des poisons. Le bain chaud est antitoxique: il apporte de la chaleur à l'organisme débilité.

Le bain chaud n'est vraiment très salutaire que quand on pourra le faire suivre d'une action de l'eau froide. Tant qu'on n'est pas en état de supporter facilement cette action finale de l'eau froide, le bain chaud ne donnera qu'une partie du bénéfice qu'on a à en tirer.

Je conseille aux gens très affaiblis les premiers bains à 37°; ensuite on se contentera à 36°, puis à 35° quand on ira mieux.

Kneipp n'autorisait jamais plus de 35°. Durée du bain 10 minutes ou 15.

A la fin du bain, tirez le bouchon de la baignoire de façon à vider la moitié de l'eau, ou les 3/4, puis mettez-vous debout et ouvrez le robinet d'eau froide; vous aurez ainsi un mélange d'eau plus ou moins tiède avec lequel vous vous aspergerez tout le corps (les mains ou une grosse éponge font bien ce travail). A chaque nouveau bain, vous mettrez un peu plus d'eau froide; vous arriverez ainsi, en un temps variable, à faire complètement froide votre ablution finale.

Craignez-vous que ce passage du chaud au froid ne soit dangereux? Si vous craignez, c'est à tort. Le contraste est excellent s'il est agréable; et il deviendra forcément agréable à mesure que vous guérirez. Sachez seulement avoir patience et persévérance. Après un nombre variable de bains, vous arriverez à aimer l'ablution finale très froide, et, à ce moment, vous ne craindrez plus les rhumes de cerveau. Si l'eau froide, dont vous vous ablutionnez après le bain tiède, vous saisit un peu, frottez la peau de votre corps avec vos mains mouillées, vigoureusement; claquez-vous; le gant de crin sera rarement utile.

Au sortir du bain, entortillez-vous dans un bon peignoir, et alors, 2 cas: est-ce le matin au lever, est-ce le soir avant le coucher?

Si c'est le matin, frottez-vous vigoureusement à travers le peignoir, *séchez-vous bien*, faites 2 minutes de respiration profo .de et mouvements de bras, habillez-vous vite et allez à votre travail.

Si c'est le soir, *n'essuyez que vos mains et glissez-vous dans votre lit sans retirer votre peignoir, sans enfiler la chemise.* — L'humidité de votre corps dans le lit, jointe à la chaleur du lit, fera se continuer l'action bienfaisante du bain et vous prédisposera à un sommeil bienfaisant. Après 10 ou 15 minutes, retirez le peignoir, enfilez la chemise de nuit, et dormez.

Un bain pris le soir au-dessus de 37°, risquerait de troubler le sommeil.

On prendra le grand bain, tous les 2 ou 3, ou 4 jours, suivant les cas et le temps dont on disposera. Il serait à peine suffisant de n'en prendre qu'un par semaine.

Kneipp conseillait d'ajouter au grand bain des *fleurs de foin*, ou la paille d'avoine, ou des pousses de pin. On pourra réaliser de temps en temps l'un ou l'autre, surtout à la campagne.

On prépare ainsi le bain de fleurs de foin: Mettre dans une casserole d'eau très chaude un sachet contenant deux fortes poignées de foin (choisir surtout les sommités fleuries du foin). Faire cuire pendant un quart d'heure. Verser alors dans la baignoire déjà remplie d'eau à la température voulue; mélanger.

Pour le bain à la paille d'avoine:

Mettre forte poignée de paille d'avoine, cuire pendant 1/2 heure dans une grande casserole. Verser ensuite dans la baignoire. Kneipp considérait ce bain comme très utile dans les affections des reins, de la vessie, dans la gravelle, et la goutte.

Pour le bain aux pousses de pin:

Prendre des pousses jeunes de pin, fraîches et aussi résineuses que possible, ou, à défaut, des pommes de pin. On coupe en petits morceaux; on fait cuire 1/2 heure et on verse dans la baignoire.

Il est bon, au cours d'une cure de bains, de prendre aussi quelques bains minéraux. Je recommande le bain salé dans tous les cas d'affaiblissement, ou le bain de pennès.

Pour le bain salé, mettre dans la baignoire 500 gr. de sel gris.

Pour le bain de pennès, il existe, chez les pharmaciens, des flacons tout préparés.

Que le bain soit naturel, végétal, ou minéral, il doit toujours être suivi de l'application tiède ou froide.

**

Le bain chaud et froid à la Kneipp

Quand vous serez dévenu plus vigoureux, et si l'installation le permet, vous pourrez réaliser le bain Kneipp.

Il faut alors avoir 2 baignoires, ou au moins 2 grandes cuves, l'une pleine d'eau tiède (entre 30° et 35°), l'autre pleine d'eau à la température ordinaire; on se met dans le bain chaud; on y reste 10 minutes; on sort rapidement, et on se met dans le bain froid pendant 1 minute. Puis on recommence: 10 minutes dans l'eau chaude, une minute dans l'eau froide. Il faut toujours terminer par l'eau froide. Tant qu'on n'a pas l'endurance voulue, on s'assied seulement dans l'eau froide et on se lave la poitrine et le dos simplement. Quand on a acquis la vigueur, on s'allonge carrément dans l'eau froide comme dans la chaude.

Après ce bain, s'essuyer vite si l'on s'habille, rester mouillé dans le peignoir si l'on se couche.

**

Les grands bains froids en baignoire.

Quand on est en pleine régénérescence physique, bien décongestionné, bien désarthritisé, mieux équilibré au point de vue nerveux, quand on a déjà exécuté avec succès et plaisir les autres pratiques d'endurcissement naturiste (marche nu-pieds sur le sol, sur les dalles, dans l'herbe, et après s'être accoutumé aux lotions et douches), on peut faire le premier essai de bain froid en baignoire. Ce premier essai sera tenté pendant la saison chaude.

Retenir:

I. — *Que les meilleurs bains froids en baignoire sont les plus courts;* il faut presque toujours les limiter à une simple immersion. Si l'on essaie d'y rester, ce sera le temps de crier vigoureusement de 3 à 20.

II. — *Que plus l'eau est froide, plus l'immersion doit être courte.* D'ailleurs, plus l'eau est froide, plus prompte et vigoureuse est la réaction.

III. — *Qu'une température de 16° pour l'immersion dans l'eau froide est convenable;* 15°, c'est peu. Quand on supporte 10°, on est fort.

IV. — *Que le corps doit toujours être aussi chaud que possible (mais non en sueur), avant d'être plongé dans l'eau froide.*

V. — *Que plus on se frottera fort au sortir de l'eau et s'habillera vite, mieux cela vaudra.* Après le bain froid, il vaut généralement mieux marcher que de se coucher.

Le grand bain froid en baignoire est excellent non plus seulement comme moyen de tonification de l'organisme et de stimulation, mais encore *contre la fièvre.*

La fièvre est une réaction de défense organique qu'il ne faut pas supprimer par la quinine ou l'antipyrine. L'alimentation bien comprise, le drainage intestinal et rénal (laxatifs doux, diurétiques), et des applications exactes d'eau en viennent généralement à bout, en même temps qu'ils guérissent la cause qui la produit.

On ne baignera pas à l'eau froide les tuberculeux fébriles et pas davantage les rhumatisants en crise suraiguë.

Les maladies infectieuses (scarlatine, variole, typhoïde, méningite, pneumonie, broncho-pneumonie, paludisme, septicémies puerpérale ou non, érysipèle, etc.) sont justiciables de la balnéation froide, si la fièvre atteint ou dépasse 39°. Dans tous ces cas, je ne suis partisan du bain froid que très court; de 5 à 10 secondes pas davantage. Quand le malade s'en trouve très bien, on peut le renouveler plusieurs fois dans la même journée. La température du bain variera, suivant les cas, entre 17 et 25 degrés.

Si le fiévreux est, malgré son état, assez valide, il se lève (la chambre et la salle de bains étant bien chauffées); un aide prépare un peignoir chaud. On retire la chemise: le patient se met debout dans la baignoire, puis rapidement s'accroupit dans l'eau, s'y étend, se relève et sort. L'aide l'entortille dans le peignoir chaud, le frotte, le recouche.

Si le fiévreux ne peut se bouger de lui-même, ou délire, le mieux est de l'étendre sur une solide couverture que trois ou quatre personnes saisissent par les bords, et, le malade y étant comme en un hamac, on trempe dans la baignoire. On laisse dans l'eau 5 à 10 secondes, suivant les cas, et on retire. On pose à terre (pour ne pas mouiller le lit). On essuie vite le malade; on le recouche; on le couvre.

Chambre et salle de bain doivent encore être bien chaudes.

L'avis du médecin spécialisé est indispensable dans tous les cas de ce genre.

***

Les grands bains en piscine et en rivière

Tous les gens bien portants, et tous ceux qui sont simplement faibles doivent prendre des grands bains en rivière, ou, au pis, en piscine. Le bain en piscine vaut généralement moins que le bain en rivière, l'eau étant le plus souvent moins courante, moins propre, moins vivante. Les piscines tièdes (23°, 24°) sont presque toujours néfastes. L'eau étant plus chaude que l'air, on n'y a pas de bonne réaction, quand on en sort.

Si la température approche de 30°, la réaction, à la sortie, est nulle.

Dans les piscines tièdes, l'air est impur et trop chaud; j'ai dit déjà que les eaux de piscine sont moins vivantes que celles de rivière; « même aérées à l'aide de pompes, elles ne valent pas les eaux vives, les rivières, les lacs, la mer. Celles-ci ont des propriétés toniques spéciales, dues à leur teneur en gaz, à la vie animale des êtres qui y pullulent, à leur grande richesse en minéraux radio-actifs (Heckel). Toutes ces actions vitalisantes sont absentes de l'eau des piscines. »

Une eau de piscine est comparable à une eau thermale mise en bouteille: toutes deux sont des eaux mortes ou malades; elles ne contiennent qu'un minimum d'énergies vivantes.

Il n'en est pas moins vrai qu'il vaut encore mieux prendre

des bains en piscine quand on n'a pas de rivière à proximité, dans certaines grandes villes, par exemple, ou quand on est encore trop malade pour affronter le choc des éléments atmosphériques naturels.

Les affaiblis feront quelquefois mieux d'apprendre à nager en piscine tiède; la prise de contact avec l'élément liquide, neuf pour eux, en sera plus douce.

Le grand bain en rivière devrait être pour tous une nécessité vitale. Les grands tarés qui ne le supportent pas doivent se faire à cette idée qu'ils arriveront un jour à le tolérer, quand ils iront mieux; le jour où il les tentera, il leur fera du bien, s'ils le prennent avec science. Qu'on veuille bien relire ce que j'ai dit précédemment sur l'usage de l'eau froide et l'appliquer au bain en rivière.

Choisir la saison chaude pour prendre les premiers bains, et les réduire à une simple immersion qu'on fera suivre d'un bain de soleil.

Quand on est bien portant ou simplement faible, il faut se baigner en rivière quand on le peut et nager. Le bain sera toujours court; c'est commettre une faute vitale que de rester une heure dans l'eau froide, ou alors c'est un exercice pour hercules gras.

LE BAIN EN MER

───────

L'eau de mer est vitalisée par les sels qu'elle contient, par le brassage du flux et du reflux; elle est la plus grande réserve qui soit d'énergie solaire et magnétique.

Le bain en mer est un tonique remarquable pour les tares petites et moyennes; ceux auxquels il ne convient pas; pourquoi? — Ce qu'il faut faire pour que le bain en mer vous convienne.

Bains de mer partiels pour les grands fatigués. — Bains de mer avec exercice de pêche.

**
***

Le bain en mer est un des plus puissants toniques naturels. Par sa richesse en iode, en chlore, en magnésie, l'eau de mer est un splendide stimulant de la peau. Le sel marin, produit d'origine vitale, fait de l'eau de mer un véritable liquide vivant. Combien d'animaux marins (l'oursin, par exemple) n'ont, comme liquide sanguin, que de l'eau de mer, dans laquelle se mêlent quelques matières alimentaires venues de l'estomac. L'eau de mer n'est pas que vitalisée par les sels minéraux qu'elle tient en dissolution, elle est vitalisée encore par le soleil et par le brassage constant que lui donnent le flux et le reflux. La mer est la plus vaste réserve d'énergie solaire qui soit; et le flux et le reflux, créateurs d'énergies électriques et magnétiques viennent encore lui apporter des énergies supplémentaires.

Hector Durville a démontré que le mouvement que l'on imprime à une eau communique à celle-ci des qualités neuves qu'un individu sensitif découvre sous forme d'une saveur bien spéciale, acidulée ou fade, suivant la technique employée.

La puissante vitalisation de l'eau de mer fait son action curatrice. Le bain en mer est un tonique remarquable contre les faiblesses, les anémies, les tares petites et moyennes.

A tout âge on bénéficie de la cure marine; mais il est certain que la mer est le spécifique merveilleux des enfants. Pourquoi des enfants? parce que l'enfant a des organes plus neufs, donc mieux disposés à réagir, et aussi parce que l'enfant sait mieux profiter que l'adulte de la mer. Il s'ébat sans répit sur le sable et dans l'eau; il bénéficie au maximum de l'eau, de l'air, du soleil, alors que les adultes craignent les éléments atmosphériques et s'en cachent (voir cure d'eau pour l'enfant).

Le bain de mer passe, auprès de bien des gens, même des médecins, pour ne convenir qu'aux gens vigoureux. On l'accuse d'agiter les nerveux, de fatiguer et de congestionner les arthritiques.

Il est exact que nous voyons très souvent de véritables accidents survenir après le bain de mer, chez nombre de personnes. Qu'un individu à système nerveux intoxiqué et hypersensible ou à nutrition très lasse, arrivant de la grande ville, qu'un tuberculeux insuffisamment guéri, aillent se plonger dans la mer, comme leurs amis sains et déjà entraînés, ils s'en trouveront très mal.

Tel arthritique qui, à la suite d'un bain, même très court, manque de calorique, grelotte, a la face et les mains pâles et les ongles violets, a dépassé la puissance réactionnelle de son foie et de ses muscles.

J'ai présent à la mémoire le cas d'un garçon tuberculeux que des naturistes convaincus, mais inexpérimentés, avaient amené à la thérapeutique par l'eau: il voulut prendre lui aussi, un « bon » bain de mer; le résultat fut quinze jours de lit avec une température très élevée et le mal empira notablement.

Quand on a eu de tels accidents, ou simplement quand on a ressenti de légers malaises, on conclut: « le bain de mer ne me vaut rien. » Cette conclusion, qui au premier examen semblerait logique, est fausse cependant. Il ne faut pas dire: le bain de mer ne me vaut rien, mais, il ne me vaut rien, tel que je l'ai pris. Le fait qu'on a été malade pour avoir trop mangé n'indique pas qu'il est dangereux de manger!

Si deux minutes de séjour en eau de mer font mal, ceci veut dire que, pour cet individu, un bon bain de mer doit, momentanément, durer moins de deux minutes; je dis momentanément, parce que, dans un mois, ou deux, ou trois, le bon bain sera peut-être le bain de 3 minutes; bien entendu, la température extérieure est un facteur qu'on ne perdra pas de vue.

Il m'a souvent fallu, chez de gros tarés, chez de grands névropathes, plusieurs mois, pour les mettre en état de bénéficier du bain de mer de une ou deux minutes. Je peux dire qu'en faisant ce qu'il faut, on parvient toujours au résultat. Des gens à qui on avait toujours déconseillé le bain de mer, et qui le toléraient mal, arrivent à s'en trouver fort bien.

L'affection dans laquelle il faut être le plus prudent, c'est la tuberculose pulmonaire, parce la déchéance nutritive est à son maximum dans cette affection.

Il faudra d'abord commencer la régénérescence par la cure alimentaire et la cure d'air, puis quand le niveau vital s'élève, cure solaire progressivement dosée et mise progressive au mouvement; la cure d'eau douce vient ensuite; la cure d'eau de mer vient enfin, quand les lésions sont guéries. Avant de laisser prendre le grand bain, on fait prendre le bain partiel avec exercice de pêche.

Le vent et l'insuffisance de mouvement dans l'eau, sont souvent en partie responsables de l'insuffisance de réaction du patient; l'exercice de pêche est excellent parce qu'il supprime ces deux facteurs: Le pêcheur est vêtu et fournit un effort musculaire; son vêtement le protège du contact du vent; son effort aide à la création des énergies thermiques réactionnelles.

La cure de bains de mer partiels avec exercice de pêche constitue une excellente préparation au bain de mer total.

L'équipement dont on se munira est le suivant:

Pour l'homme, chapeau de toile souple ou vieille casquette, veste et pantalon de salopette, sandales dites espadrilles; c'est tout: pas de chemise, pas de caleçon, pas de chaussettes.

Pour la femme, chapeau de piqué, vieille jupe de toile très courte, veste de salopette d'homme, espadrilles; c'est tout.

On se munit du grand filet à crevettes des pêcheurs normands, filet qu'on poussera au fond de l'eau, sur le sable, et du panier pour mettre le butin.

Choisir très beau temps pour les premiers essais, entrer dans l'eau à basse mer jusqu'à hauteur de genoux et marcher à allure régulière en poussant le filet devant soi.

Sous aucun prétexte on ne se laissera grelotter. Si le temps se refroidit, on s'en ira, même si la pêche est fructueuse. On ne restera pas dans l'eau plus de 10 minutes d'abord, on atteint ensuite 20 et 30 minutes, quand l'entraînement vient.

Il est bon d'avoir à proximité des vêtements secs qu'on enfilera au sortir de l'eau.

LES BAINS LOCAUX

Les bains locaux s'emploient chauds ou froids, sur le mal ou à distance du mal. Employés chauds sur le mal lui-même, ils sont émollients, calmants, sédatifs; employés chauds à distance du mal, ils décongestionnent; employés froids, et à distance du mal, ils dérivent le mal et endurcissent le corps.

Les Bains de pieds. — Le bain de pieds froid Kneipp. — Les bains de siège pour décongestionner la tête, le thorax, l'abdomen, et contre les affections du foie, du rein, de la vessie, etc...

⁂

Les bains locaux ont une action qui diffère de celle des grands bains.

On les utilise soit chauds, soit froids, sur le mal lui-même ou à distance de celui-ci.

Le bain local chaud utilisé sur le mal est un excellent émollient; il est calmant et sédatif. Peu de douleurs résistent à une cure hydrique locale chaude bien comprise. Par exemple, vous avez un accident rhumatismal à l'avant-bras, à la main, au pied, à la jambe, à l'œil...; vous avez un panaris en formation, faites du bain local chaud sur le mal. Dosez la température à votre convenance; on supporte souvent fort bien l'eau très chaude. Réchauffez l'eau si c'est nécessaire. Restez 10, 15, 20 minutes dans le bain local.

Utilisé à distance du mal, le bain local chaud est un *dérivatif puissant*. Avez-vous des troubles congestifs de la tête, vertiges, bourdonnements d'oreille, migraines; avez-vous des troubles congestifs de poitrine: fatigue cardiaque, battements de cœur, etc.; avez-vous des troubles congestifs abdominaux: pléthore hépatique, digestions lentes, congestion des reins, congestion du bas-ventre, hémorroïdes, varicocèle, congestion des organes génitaux créant une difficulté de la marche et de la station debout, employez le bain local chaud à distance. Il s'agit de dériver le sang de l'endroit où il vous gêne, en attendant que vous ayez modifié la cause elle-même du mal, utilisez le bain chaud de pieds ou de mains.

Les bains de pieds. — Asseyez-vous sur une chaise et mettez les pieds dans un baquet, dans un « bain de pieds », contenant de l'eau chaude où vous plongerez jusqu'à mi-jambe. Au début de la cure on doit utiliser l'eau aussi chaude que possible. Plus elle sera tolérée chaude, meilleure sera son action. Réchauffer l'eau qui se rafraîchit. Une couverture étendue sur le récipient, et s'enroulant autour des jambes aide à conserver la chaleur. Durée de ce bain, 15 à 30 minutes.

En en sortant, mouillez rapidement les pieds d'eau tout juste tiède, ou carrément froide si vous pouvez la supporter. On peut réaliser le bain de pieds quotidiennement.

Quand vous serez en meilleure santé, vous ferez carrément le bain froid Kneipp.

*
**

Bain de pieds froid Kneipp

Quand on a déjà amélioré sa santé, on s'accoutume peu à peu au bain de pieds Kneipp.

Dans une baignoire, ou dans une cuve quelconque ou tout simplement dans une cuvette profonde, on verse de l'eau froide de telle sorte qu'en s'y mettant les pieds, le niveau atteigne les chevilles. On se met debout dans l'eau (ayant les pieds chauds) et *on marche sur place*. La durée des premiers bains de ce genre ne dépassera pas soixante secondes. On prolongera ensuite progressivement jusque 2, 3, 4, 5 minutes. Pour obtenir un effet plus intense, on pourra mettre, dans la baignoire ou la cuve, de l'eau jusqu'à hauteur des mollets, et, plus tard, des genoux.

Après ce bain, n'essuyez pas les pieds, enfilez les chaussettes ou les bas, et marchez pour hâter la réaction.

**

Les bains de siège

Le bain de siège est un splendide décongestionnant de la tête et du thorax; par son action indirecte, il arrive vers l'ab-

domen les stases sanguines créatrices de vertiges, de bourdonnements d'oreille, de pesanteurs de tête, de migraines, etc.;
par son action locale directe, il agit favorablement sur le foie,
le rein, l'estomac, l'intestin, activant la fonction biliaire et urinaire, aidant la digestion et diminuant les fermentations intestinales; il décongestionne admirablement les organes génitaux,
diminuant les pertes blanches ou microbiennes venues du vagin, de l'utérus ou de la trompe, guérit les congestions ovariennes, et les encombrements péri-utérins, causes de tant d'im-
potences chez la femme. Il agit favorablement sur les congestions de la prostate, de la vessie et sur les hémorroïdes.

On peut prendre les bains de siège, soit dans l'instrument
spécial en zinc, dit bain de siège, soit dans la baignoire, soit enfin dans un vulgaire baquet.

Si vous disposez d'un bain de siège en zinc, vous prendrez
alors un vrai bain de siège: vos membres inférieurs resteront
au dehors de l'eau. Si vous prenez le bain de siège en baignoire
ou en baquet, vos membres inférieurs seront dans l'eau, à
moins que le baquet n'ait des bords assez bas pour que les jambes puissent rester dehors. Il est mieux que les jambes soient
dehors. La quantité d'eau doit être telle qu'elle atteigne presque le nombril.

A moins qu'on ne soit déjà endurci aux pratiques naturistes, je conseille de prendre *chauds* les premiers bains de siège.
Mais, n'oublions pas que le but à atteindre est *l'eau froide*:
l'eau chaude est un moyen de début; c'est une entrée en matière. — 37° est une bonne température de début; on baissera à
chaque bain de 3 ou 4 degrés la température. L'impression
ressentie sera le guide à suivre. Quand l'eau froide vous tentera,
c'est que vous serez devenu apte à la supporter. Aidez d'ailleurs votre organisme dans son évolution vers l'équilibre par
de bonnes auto-suggestions. Si vous avez peur de l'eau froide,
si c'est une impression toute morale qui vous glace, dites-vous
bien que j'arrive à faire supporter l'eau froide même aux gens
les plus douillets, et répétez-vous bien que, du moment que
vous suivez bien mes prescriptions, l'eau froide ne peut pas
vous faire mal.

Tenue. — Il n'est pas indispensable d'être entièrement nu
pour prendre le bain de siège; le torse peut rester vêtu; on relèvera la chemise au-dessus de la ceinture. Si les jambes sont
hors de l'eau on peut garder souliers et chaussettes ou bas. Si

la température est douce et qu'on soit déjà entraîné, on peut rester entièrement nu; on peut aussi, étant nu, envelopper soi et le récipient dans un grand peignoir.

Durée. — On ne reste pas dans un bain de siège froid le temps qu'on reste dans un bain chaud; dans le bain chaud restez 10, 12, 15 minutes. A mesure que vous avancerez dans votre cure, c'est-à-dire que vous diminuerez la température des bains, prenez ceux-ci de plus en plus courts. Dans le bain de siège froid, restez seulement de 1 à 2 minutes; une minute pour les premiers bains froids, 2 minutes pour les suivants. Pour apprécier la durée des bains froids inutile de regarder la montre: comptez lentement, régulièrement, et à très haute voix, jusqu'à 60 si vous voulez un bain froid d'une minute, jusqu'à 120 si vous en voulez un de deux minutes. Le fait de compter à haute voix fait passer le temps et crée une réaction calorifique salutaire.

Après le bain, pas d'essuyage complet: tamponnez-vous seulement avec une serviette pour retirer l'eau qui coulerait; laissez la peau humide. Si c'est le soir, couchez-vous ainsi. — Si c'est le matin, faites de l'exercice.

Kneipp, qui prescrivait beaucoup le bain de siège, le voulait rarement simple. Il y faisait généralement ajouter soit de la prêle, soit de la paille d'avoine, soit des fleurs de foin. Vous pourrez, de temps en temps, utiliser l'un ou l'autre.

La préparation est la suivante: versez une casserole d'eau bouillante sur la plante sèche (2 ou 3 poignées bien cassées), laissez cuire 10 à 15 minutes; puis versez le tout (eau et herbe) dans l'eau déjà préparée pour le bain de siège.

Kneipp vantait les bienfaits du bain de siège à la prêle dans les cas de rhumatisme des reins, de gravelle, dans les affections de vessie, et les embarras urinaires; il prescrivait le bain de siège à la paille d'avoine dans le rhumatisme et la goutte, le bain aux fleurs de foin dans toutes les congestions du ventre, dans les tumeurs abdominales, la constipation, les coliques et les hémorroïdes.

LES EMMAILLOTTEMENTS

Enveloppements mouillés du torse; drap mouillé, maillots. — Enveloppements mouillés inférieurs (autour du ventre et des jambes). — L'emmaillottement inférieur le plus simple. — Emmaillottement total et chemise mouillée. Le peignoir mouillé.

Emmaillottements locaux: Maillots de tête, de cou, de dos; maillot des reins et abdominal; maillot de pieds et de genoux.

Leurs indications; la technique à suivre.

※※

Les emmaillottements mouillés constituent d'excellents moyens d'améliorer la santé. Parmi les emmaillottements, je prescris: le *drap mouillé*, et les *maillots mouillés*.

※※

Le drap mouillé (enveloppement du torse)

On réalise de la façon suivante le drap mouillé enveloppant le torse:

Au moment où vous n'avez plus rien à faire et où vous voulez vous mettre au lit, prenez un vieux drap de grosse toile; pliez-le dans un seul sens en 3, 4, ou 5 épaisseurs, de telle sorte que vous obteniez une bande d'une hauteur de 60 à 65 centimètres qui puisse couvrir toute la hauteur de votre torse, depuis le dessous des bras jusqu'aux fesses, et qui puisse, d'autre part, s'enrouler autour de vous. Trempez tout ce drap dans l'eau. Tordez fortement pour que l'eau ne s'égoutte pas au cours de l'opération. Mettez-vous entièrement nu, et enroulez le drap autour du torse, sans serrer, vos bras restant à l'extérieur.

Prenez maintenant une couverture de laine; enroulez-là autour du drap, et mettez-vous vite au lit, chaudement. Restez

ainsi entortillé pendant un temps qui variera avec la température de l'eau, avec l'impression ressentie, avec votre degré d'entraînement et avec le désir que vous avez de dormir: 10 minutes, un quart d'heure, une demi-heure, trois quarts d'heure;
quand vous en avez assez, retirez la couverture, posez-là à
terre, retirez le drap mouillé, posez-le sur la couverture, et,
sans vous essuyer le moins du monde, prenez la chemise de
nuit que vous avez préalablement préparée sur votre lit, enfilez-
là rapidement, et dormez. — Le lendemain matin, en vous le-
vant, tordez votre drap aussi bien que possible, et mettez-le
sécher pour le retrouver le soir. Si vous avez un jardin, une
cour, étendez le drap à l'air, au soleil; s'il n'est pas encore sec
pour la prochaine séance, ce sera sans inconvénient.

Température du drap mouillé. — Le drap mouillé n'est
réellement très efficace que lorsqu'on le fait froid. Ne croyez
pas, d'ailleurs, que le contact du drap froid soit pénible: à la
première impression fraîche succède de suite une très forte et
très agréable réaction chaude; même, la réaction est d'autant
plus agréable et salutaire que l'eau est plus froide.

Je conseille le drap mouillé froid d'emblée même aux
grands nerveux, aux grandes nerveuses, à tous ceux qui ont besoin d'un tonifiant, à tous les fatigués de la nutrition, aux neurasthéniques qui dorment mal, à tous les agités de la pensée, à
tous les surmenés: le drap mouillé détend admirablement les
crispations nerveuses, calme les affolements de l'esprit, ramène le sommeil et supprime les cauchemars.

Les fermentations du tube digestif, les ballonnements d'estomac et d'intestin, les troubles cardiaques, les faiblesses nutritives, les paresses du foie et des reins, les congestions du bas
ventre, et les troubles génitaux (érotisme, impuissance, pros-
tatisme, etc.) sont rapidement modifiés par le drap mouillé.

Quand vraiment on a peur du froid, on commencera la
cure à température tiède; et, à mesure qu'on se familiarisera
avec les agents naturels, on tendra vers l'eau froide; on y arrivera rapidement. Trois, quatre, cinq draps tièdes suffisent le
plus souvent pour préparer au drap froid. On fera 10 à 15
séances de drap mouillé, on cessera 8 jours, et on recommencera.

*
* *

Le Drap mouillé (enveloppement inférieur)

Au lieu d'enrouler le drap sur le torse à partir des aisselles, comme je viens de dire, il est indiqué, dans les cas où les malaises cités plus haut se compliquent de troubles congestifs de la tête, ou du thorax, de faire l'enroulement à partir du nombril jusqu'au bout des pieds. Le drap, alors, sera plié seulement en 3. Après l'avoir mouillé et tordu, on se met nu (on peut garder la chemise qu'on relève au-dessus de la ceinture), debout et très près de son lit, de façon à pouvoir s'y glisser sans avoir à marcher, puisqu'on aura les jambes entortillées; on enroule alors le drap mouillé autour du ventre et des membres inférieurs, et de telle sorte que les pieds soient entièrement compris dans l'emmaillottement. On enroule autour du drap une couverture, puis on se couche chaudement. On peut rester dans ce maillot jusqu'à une heure. Au sortir de l'emmaillottement, pas d'essuyage. Pour la température de l'eau, mêmes données que précédemment; c'est le froid qui est l'idéal; si vous croyez ne pas pouvoir supporter celui-ci, commencez à température tiède et « tendez » vers l'eau froide. On m'objecte souvent: « l'emmaillottement mouillé va me donner des rhumatismes... me réveiller mes douleurs...» A cela je réponds: réveiller des douleurs, oui, mais créer des rhumatismes, jamais.

Kneipp conseillait une variante de cet emmaillottement inférieur, précisément contre les états de goutte et de rhumatisme.

Le réveil des douleurs sous l'action du traitement, loin d'être une mauvaise chose, en est une excellente. L'eau agit sur les déchets qui encombrent les articulations; elle les remue et c'est ce déplacement qui est douloureux; pour s'en aller, il faut bien que ces déchets remuent: la douleur est donc l'indice de la réaction qui s'opère. Il n'y a qu'à récidiver et à attendre. A la période douloureuse succédera une amélioration, puis après quelques récidives, désagréables encore, ce sera la guérison.

L'emmaillottement inférieur le plus simple

Au lieu de l'emmaillottement inférieur dans un drap, on peut le réaliser d'une façon plus rustique, dans un vulgaire sac.

Kneipp, qui le prescrivit le premier, disait: «Les pauvres et les paysans prendront un vieux sac à blé, déjà usé et par conséquent peu raide; ils le tremperont dans l'eau, le tordoront, et s'y enfonceront comme s'ils mettaient un pantalon. Dans ce costume primitif on s'étend sur une couverture de laine; on s'y enveloppe, puis on se couvre chaudement de l'édredon. »

**

L'emmaillottement total et la chemise mouillée.

On peut, en se servant du drap, réaliser l'emmaillottement total, ou plutôt sub-total, du cou aux jambes; c'est une question de pliage du drap.

Trouverait-on, par hasard, que l'organisation nécessaire pour faire le drap mouillé est trop compliquée? qu'on n'a pas de place pour mettre chaque jour sécher le dit drap, que celui-ci, étendu, tient trop de place dans l'appartement, etc.; on fera alors la chemise mouillée à la Kneipp:

Prenez une chemise, pas empesée, naturellement, et pas non plus une de ces coquettes chemises de femme sans manches, et qui ressemblent bien plus à du papier à cigarette qu'à du linge, et qui ne descendent qu'au tiers à peine de la cuisse: la chemise d'homme la plus ordinaire convient bien, ou mieux encore la chemise de nuit, parce qu'elle est plus longue et à manches. La femme moderne fera bien, pour la circonstance, d'emprunter une chemise à son mari. Si elle n'est pas en puissance d'homme, une chemise de sa grand-mère conviendrait mieux qu'une des siennes.

Trempez la chemise dans l'eau, tordez-là, enfilez-là, et couchez-vous sur une couverture de laine, dont vous vous envelopperez; couvrez-vous bien. Les malades les plus pressés, les moins bien installés, les moins riches, peuvent réaliser très aisément cet emmaillottement; jamais un patient ne m'a dit que le procédé soit trop compliqué.

Un malade de Kneipp trouvait encore trop difficile ce moyen. Il préférait se mettre en chemise dans la baignoire et se faire répandre un arrosoir d'eau sur la chemise, puis il s'enveloppait dans des couvertures de laine, se couchait et s'endormait ainsi pour toute la nuit: « Ah! comme il fait bon dormir là-dedans, disait-il à son réveil; cela rend gai, éveille l'esprit et rafraîchit le corps. »

J'estime suffisant de garder la chemise mouillée pendant une heure ou une heure et demie seulement, et de se remettre en tenue habituelle de sommeil pour le reste de la nuit: la présence de la couverture de laine autour du corps pendant toute la nuit serait désagréable, et gênerait la respiration de la peau.

La chemise mouillée fait merveille dans tous les états nerveux, et dans tous les états toxiques; les jeunes ou vieux, débiles, anémiques, fatigués, agités, s'en trouvent fort bien.

Si la nutrition a besoin d'un petit coup de fouet, l'eau dans laquelle on tempera la chemise pourra être légèrement salée.

Pour la température de l'eau, même règle que précédemment: il faut tendre vers l'eau froide.

**

Le peignoir mouillé.

Au lieu d'une chemise on peut utiliser un peignoir quelconque (peignoir d'appartement ou mieux peignoir de bain), une robe de chambre.

Procédez comme précédemment. Restez dans le peignoir mouillé une demi-heure ou une heure.

Après chaque application, il faut passer dans l'eau la chemise ou le peignoir. On sera souvent étonné de constater combien ces vêtements sont salis par les produits exhalés par la peau, ce qui est la meilleure preuve de l'effet désintoxiquant du procédé. Kneipp signale le cas où un maillot de toile blanche était devenu « tout jaune », d'un jaune qu'un simple savonnage n'avait pu éclaircir; il fallut une lessive en règle.

Contre la fièvre, les maladies articulaires et toutes les intoxications, le peignoir mouillé fait très bien.

**

Les emmaillottements locaux.

Maillots de tête. — Je les emploie contre les éruptions de toutes sortes au cuir chevelu, contre les pellicules, et les sueurs trop abondantes de la tête; dans certaines variétés de maux de tête névralgiques, ils donnent aussi de bons résultats.

Il y a deux façons de procéder:

Ou bien on lave la tête, ou bien on ne la lave pas.

1. — On lave la tête quand les cheveux ne sont pas trop longs (ce mode de procéder convient par conséquent plutôt à l'homme). On savonne bien au savon de Marseille. — On rince; et, sans sécher la tête, on entortille autour de celle-ci une serviette (serviette éponge de préférence), de telle sorte que le crâne soit bien recouvert, et le front jusqu'aux sourcils; bien adapter la serviette sur le crâne. Rester la tête entortillée pendant une demi-heure. Au bout de ce temps la tête d'un homme est sèche.

Si l'on fait ce traitement le soir, en se couchant, on ne fait qu'une fois l'opération; on parachève le desséchement en frottant bien la tête (ne pas s'endormir avec la tête humide).

Si l'on fait le traitement pendant le jour, on peut renouveler l'opération 2 ou 3 fois de suite.

2. — Si les cheveux sont longs, ne pas laver la tête, en raison du temps qu'elle demande pour sécher; cette façon de faire conviendra mieux à la femme.

Mouillez une première serviette; (serviette éponge de préférence); tordez pour que l'eau ne coule pas dans le cou; entortillez le crâne comme il a été dit plus haut, et, par-dessus, entortillez d'une seconde serviette, *sèche celle-ci*. — Restez ainsi comme précédemment.

Celles qui ont la tête très chaude, et séchant aisément, peuvent, avant d'appliquer la serviette mouillée, mouiller les cheveux superficiellement.

Maillot du cou. — Le maillot du cou donne d'excellents résultats dans les cas de torticoli, dans les maux de gorge les plus variés: laryngites, pharyngites, extinctions de voix. J'ai, par ce moyen, en le complétant d'exercices vocaux et de massages du larynx, guéri des chanteurs professionnels devenus complétement aphones.

Procédé:

Trempez dans l'eau froide une serviette de toilette ordinaire (pas une serviette éponge, car elle serait trop grosse); tordez; faites-en une bande de la hauteur du cou; entortillez autour du cou, sans serrer. Par dessus, enrouler une autre serviette bien sèche aussi mince que possible. Gardez ceci une demi-heure. Faites tous les soirs, en vous couchant, pendant 10 ou 12 jours; si vous n'êtes pas guéri au bout de ce temps, interrompez 5 à 6 jours, et recommencez pendant une nouvelle période de 10 à 12 jours.

Maillot de dos. — Le maillot de dos est excellent contre les douleurs siégeant dans les omoplates ou dans la colonne vertébrale (région dorsale); il est spécialement recommandable contre les névralgies intercostales, et contre le zona. Il est efficace également contre les phénomènes congestifs du poumon: catarrhe, rhumes chroniques; il fait bien contre l'emphysème et l'asthme. Il dérive heureusement les congestions de la tête chez ceux qui sont sujets aux bouffées de chaleur.

On peut utiliser comme maillot de dos le vulgaire fichu de laine des paysannes. En choisir un grand, on le trempe dans l'eau froide; on tord; on l'applique à même la peau, de la même manière qu'on le met d'ordinaire sur le vêtement. On recouvre d'un vêtement sec; on se couche. On garde une demi-heure. Spécialement contre les douleurs intercostales et contre le zona, on emploiera de préférence une grande serviette (petite nappe de table par exemple); on en fera, en la pliant, une bande large d'une quinzaine de centimètres. Tremper dans l'eau froide. Tordre. Appliquer sur le thorax, de telle sorte qu'il y ait croisement en X, devant et derrière.

Maillot des reins et abdominal. — Contre le «tour de reins», le lumbago, les courbatures, douleurs rhumatismales, névralgies lombaires, contre les congestions du ventre, créant des difficultés de la marche, contre la paresse intestinale, l'entérite, les douleurs menstruelles, les douleurs d'ovarite, de salpingite, ce genre de maillot est excellent.

Prendre une grande serviette (la petite nappe de table indiquée précédemment convient très bien); plier en une bande large de 25 centimètres. Mouiller d'eau froide. Tordre. S'enrouler (sans serrer), de telle sorte que l'enveloppement englobe bien tout le ventre, jusqu'au dessus de l'ombilic. Enrouler par-dessus une étoffe de laine; se coucher. Rester ainsi une demi-heure.

Les femmes, les jeunes filles, souffrant au moment des règles, les femmes qui souffrent de la ménopause pourront, si elles redoutent l'eau froide, utiliser l'eau chaude. *L'eau très chaude fait même souvent très bien dans ces cas.*

Maillot de pieds et de genoux. — Les maillots de pieds et de genoux constituent d'excellents décongestionnants de la tête; d'excellents dérivatifs contre les congestions abdominales. Le maillot remontant jusqu'aux genoux est plus efficace que le simple maillot de pieds.

Pour réaliser le maillot de genoux, prenez deux longues bandes de vieille toile (largeur 12 à 15 centimètres); mouillez d'eau froide, tordez. Enroulez (sans serrer), une par jambe, depuis le pied jusqu'au dessus du genou. — Quand les deux jambes seront entortillées, enveloppez les deux ensemble dans une couverture de laine, et couchez-vous.

Le maillot de pieds a une importance secondaire. Kneipp l'employait contre les inflammations des pieds, et le faisait faire ainsi:

Prenez tout bonnement des chaussettes mouillées, et enfilez par-dessus des bas de laine bien secs. Mettez-vous au lit, et couvrez-vous chaudement. Restez ainsi une heure, une heure et demie, deux heures. Celui qui procède ainsi, dit Kneipp, « ne perdra pas son temps, dormira magnifiquement; et s'il se réveille dans la nuit, il se débarrassera de l'appareil ». Il ajoute: « Si vous êtes sujet au froid aux pieds, essayez donc ce maillot de nuit. »

LES LOTIONS

La lotion pour les malades alités. — La lotion pour les gens debout.

Les lotions partielles: lotion inférieure sur les jambes, les genoux, les cuisses; lotion supérieure sur le cou, le thorax, les bras. Lotion des reins, lotion du dos.

Quand et comment employer les unes ou les autres.

***

La lotion est un moyen puissant pour réparer les usures, déchéances, débilités organiques.

Là comme dans toutes les autres prescriptions hydrothérapiques, il faut n'opérer que quand le corps est bien chaud.

Au saut du lit, quand le corps est bien réchauffé, la lotion est excellente.

L'été, quand la température extérieure est élevée, on éprouvera du plaisir à prendre la lotion dès le lever; et on la fera suivre de la séance de gymnastique de chambre (voir Cure de Mouvement).

Pendant la saison moins chaude et pendant l'hiver, quand la lotion ne tente pas, il faut, au saut du lit, faire de suite la séance de gymnastique. Ainsi l'organisme se réchauffe, commence à transpirer; alors la lotion qui ne tentait pas, tente maintenant; elle devient nécessaire.

On peut prendre aussi la lotion le soir, quand on n'a pas le temps de la prendre le matin, mais cette façon de faire est moins heureuse: il peut en résulter un peu d'animation nerveuse, qui risque de troubler le sommeil, chez les nerveux. Ceux qui ne sont pas trop nerveux pourront s'en trouver bien.

***

La lotion pour les malades alités

Contre la fièvre, contre l'agitation, l'anxiété, le délire des maladies aiguës, la lotion est excellente.

Si le malade peut se déplacer, on lui préférera le drap mouillé — mais si ce procédé n'est pas applicable (malade absolument impotent, ou trop lourd, etc), on appliquera la lotion de la façon suivante :

1er temps. — Faites asseoir le patient dans son lit ; quelqu'un tient les mains s'il faut ; relever la chemise sur la tête ;

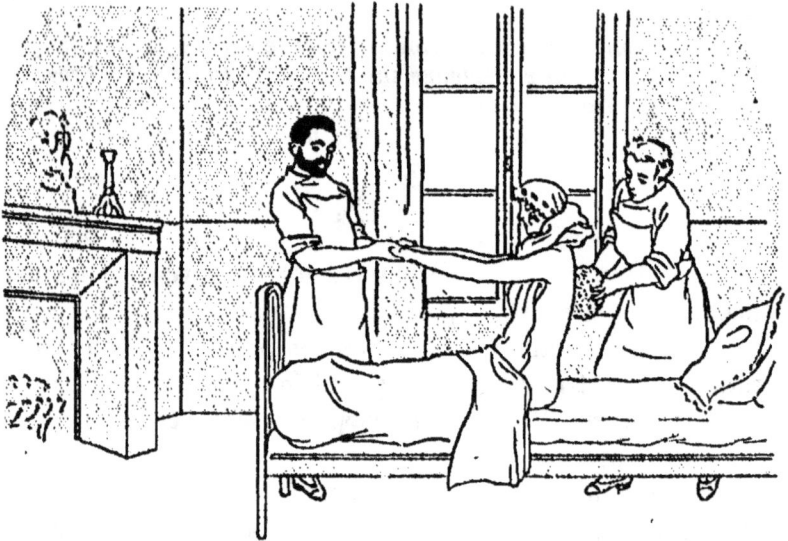

Fig. 47. — La lotion pour les grands malades alités (1er temps)

On assied le malade dans son lit ; on relève la chemise sur le cou. Un aide, éponge en mains, mouille rapidement le dos. Un second aide tient les bras en avant.

prendre une grosse éponge, ou une serviette éponge ; mouiller ; exprimer, de façon à ne pas inonder le lit ; passer rapidement, et en frottant un peu fort, l'éponge ou la serviette sur la colonne vertébrale, du cou au siège, puis sur le trajet des côtes ; sans essuyer, rabattre la chemise et allonger de nouveau le patient sur le dos.

2e temps. — Le malade est couché à plat sur le dos ; relever la chemise sur le menton, de façon à découvrir le devant du corps ; mouiller (en frottant) le thorax, l'abdomen ; rabattre la chemise. Mouiller enfin le devant des deux membres inférieurs. Recouvrir des draps et couvertures.

Toute l'opération ne doit pas demander une demi-minute.

Température de l'eau: Dans les affections chroniques, on peut commencer à l'eau tiède, et quand l'accoutumance vient, on arrive à l'eau froide.

Dans les affections aiguës, il y a intérêt à utiliser l'eau froide. Plus il y a de fièvre, plus l'eau peut être froide; mais alors l'opération doit être très rapide.

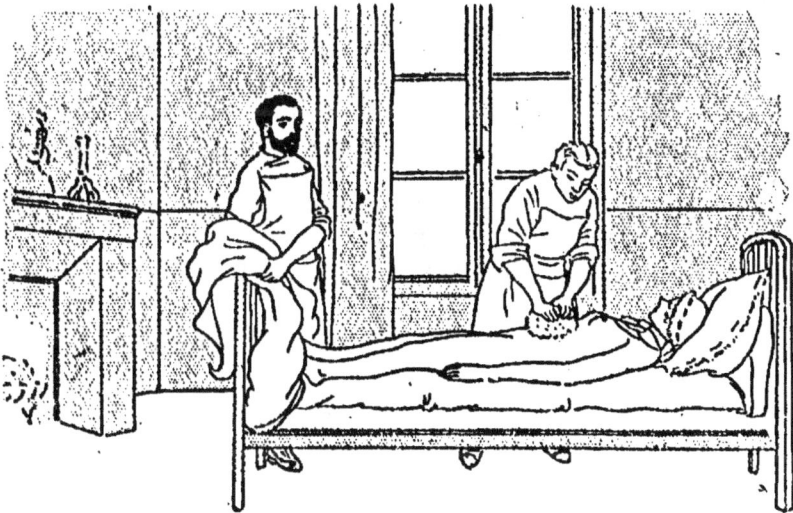

Fig. 18. — La lotion pour les grands malades alités (2ᵉ temps)
On a allongé à nouveau le malade; on relève la chemise sur le cou. On mouille rapidement la face ventrale. Le second aide est prêt à recouvrir.

La lotion pour les gens debout.

La lotion doit faire partie de la toilette; il faut donc se défaire de cette idée que la lotion n'est qu'un remède. C'est un remède tant qu'on est malade; c'est un excellent moyen qui contribue à entretenir la santé quand on l'a recouvrée.

Pas besoin d'éponges, de gants spéciaux, de serviettes.

1°. — Avez-vous une baignoire? — Dès le lever, vous vous êtes préparé une petite ration d'eau chaude; ouvrez grand le robinet « froid »; quand vous aurez de quoi vous mouiller jusqu'au 1/3 à peine de la jambe, ajoutez votre eau chaude; vous aurez un mélange tiède qui ne vous épouvantera pas. Retirez la chemise de nuit et mettez-vous dans l'eau.

Procédez alors de la façon suivante:

1er temps. — Sans vous accroupir complètement, penchez-vous en avant, et, prenant l'eau avec les mains, aspergez copieusement les jambes, des chevilles jusqu'aux genoux. — Avez-vous frais? claquez solidement, et frottez les régions mouillées.

2e temps. — Les jambes étant bien mouillées, accroupissez-vous, mettez les genoux dans l'eau; arrosez les cuisses. Claquez-les et frottez.

3e temps. — Avec une main, mouillez l'autre bras; claquez et frottez.

4e temps. — Mouillez le thorax et l'abdomen; claquez, frottez.

5e temps. — Avancez-vous jusqu'au pied de la baignoire, et étant toujours accroupi, les genoux calés sur la baignoire, portez les mains derrière vous et aspergez le dos; claquez les reins.

Inutile d'arroser la tête.

Le tout a duré de une à deux minutes. Dès que l'accoutumance vient, que l'eau que vous ajoutez soit de moins en moins chaude, et, dans le plus bref délai, prenez la lotion absolument froide.

⁂

Les lotions partielles

Pour les lotions partielles, Kneipp conseillait de faire usage de l'arrosoir de jardinier. Il prescrivait la lotion des jambes, des genoux, celle des cuisses, celle des reins, celle du dos. Ce sont des moyens d'endurcissement auxquels on pourra s'exercer quand on sera déjà plus fort.

La lotion des jambes, des genoux, des cuisses est indiquée dans les cas de troubles circulatoires dans la tête: pesanteur de tête, maux de tête, vertiges, congestion des yeux, bourdonnements d'oreilles. Kneipp la conseillait « aux convalescents, aux personnes débilitées et anémiques, à tous ceux dont les os des pieds et des jambes ne portent que des muscles chétifs, de pauvres fuseaux de chair ». Il voulait cette lotion toujours froide. « Les personnes délicates ou maladives, disait-il, ne

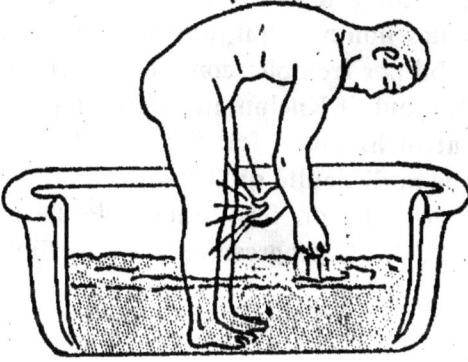

I

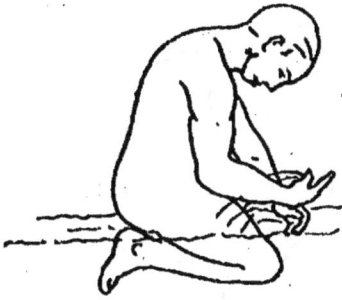

II

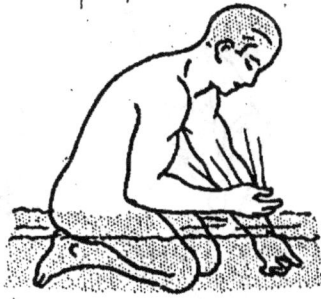

III

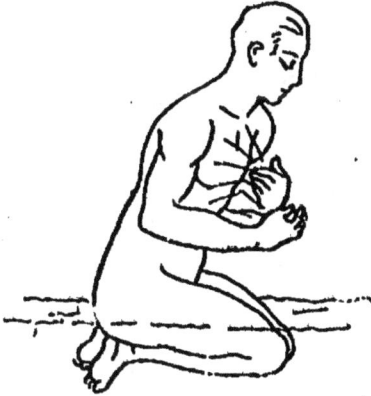

IV

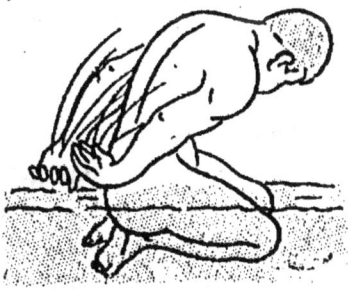

V

Fig. 49 à 53. — Pour les gens valides: comment se lotionner

1ᵉʳ TEMPS: aspergez les jambes. — 2ᵉ TEMPS: accroupissez-vous genoux dans
l'eau, mouillez les cuisses. — 3ᵉ TEMPS: mouillez les bras. — 4ᵉ TEMPS: mouillez
le thorax et l'abdomen. — 5ᵉ TEMPS: mouillez le dos. — Claquez-vous.

supportent,au premier abord,cette affusion (froide) qu'à grand
peine. J'ai vu des hommes qui, après avoir plaisanté de cette
bagatelle, ont fini par trembler comme une feuille et pleurer de
douleur. Voilà, ajoutait Kneipp, la meilleure preuve de la vertu
électrisante, rafraîchissante, fortifiante de l'affusion. »

En raison de la difficulté qu'il y a souvent à supporter froide la lotion partielle, on fera mieux de l'exécuter d'abord
à température tiède et, progressivement, on diminuera la chaleur.

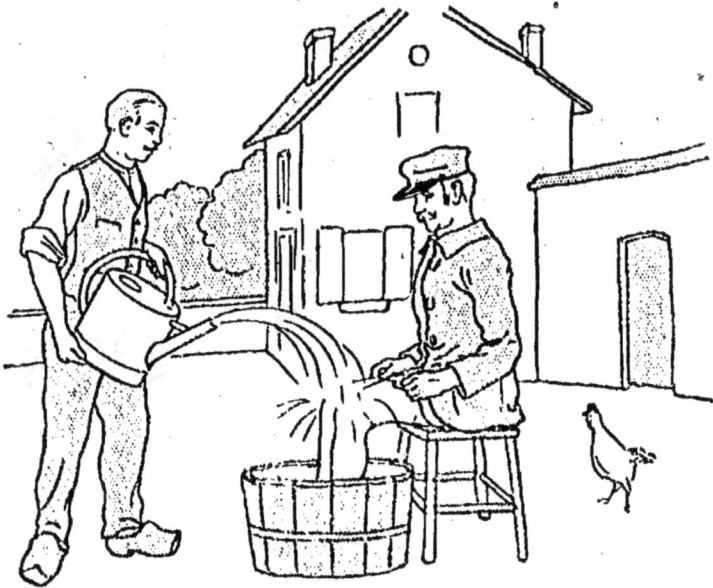

Fig. 54. — La lotion des genoux.
Le procédé rustique avec baquet et arrosoir.

Procédé. — On découvre les genoux largement pour la lotion des jambes et des genoux; on découvre jusqu'à la racine
des cuisses pour lotion des cuisses; au-dessus de la région à
arroser, on met une serviette pour protéger de l'eau les vêtements. On s'assied sur une chaise, et *l'on pose les pieds dans un
baquet, une cuve, un bain de pieds contenant de l'eau.*

La lotion s'effectue avec un vulgaire arrosoir de jardinier.

Un premier arrosoir arrose les pieds, *rapidement.*

Un second arrose doucement la jambe seule, ou la jambe et
le genoux, ou la jambe, le genou et la cuisse.

Un troisième arrose *rapidement et amplement* toute la partie à lotionner.

Quand on commence à faire froide ce genre de lotion, il convient de n'employer que 2 arrosoirs. Les jours suivants on en utilise 3; puis 4 ou 5. Kneipp allait jusqu'à 10. « Après 8 ou 10 affusions des genoux, disait-il, tout sentiment de douleur aura disparu; c'est avec un certain bien-être qu'on désire l'application prochaine, tant l'affusion a fortifié en peu de temps les pieds et les jambes. »

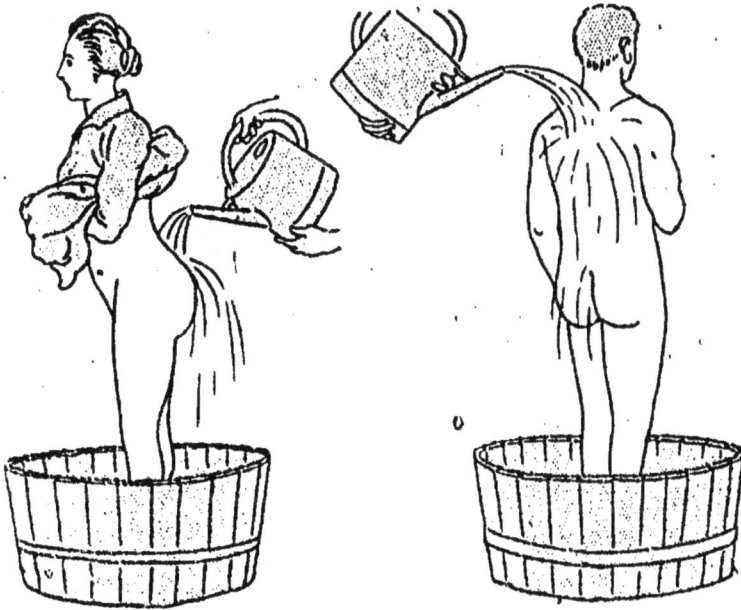

Fig. 55 et 56. — La lotion des reins et du dos.
Procédé rustique avec baquet et arrosoir.

La lotion des reins est avantageusement prise en position debout, pieds trempant dans l'eau. Elle est indiquée contre les congestions de la tête, le lumbago, les congestions abdominales, les hémorroïdes.

Plus l'eau est abondante, plus elle tombe de haut, plus l'action est forte.

La lotion du dos s'exécute en position debout, le patient étant entièrement nu; les pieds doivent encore tremper dans l'eau.

L'eau du premier arrosoir sera versée sur les pieds, les jambes, les fesses, les reins.

L'eau du second arrosoir sera versée sur le trajet de la colonne vertébrale, en remontant jusqu'à la racine du cou.

Le patient étant entièrement nu, il est bon pour éviter qu'il ne se refroidisse, d'avoir les deux arrosoirs pleins, près de soi, avant le début de l'opération.

Pour la température de l'eau, mêmes prescriptions que pour la lotion des jambes, et cuisses.

L'affusion dorsale tonifie la colonne vertébrale; elle est indiquée chez les enfants rachitiques dont la colonne vertébrale se dévie; elle m'a donné de bons résultats chez des blessés de guerre atteints à la colonne vertébrale, elle fait bien chez les malades atteints d'inflammation de la moelle, de tendance à l'ataxie, à la paraplégie. Quand l'entraînement viendra, on pourra employer 3, 4, 5 arrosoirs; le difficile est de ne pas laisser le patient se refroidir pendant qu'on remplit les arrosoirs.

La durée de toutes ces lotions ne dépassera pas 3 minutes.

Dès qu'elles sont finies, bien essuyer si l'on s'habille, et marcher; ne pas essuyer, si l'on se couche.

Pas de vinaigre, pas d'alcool sur la peau.

La lotion supérieure (cou et région supérieure du thorax) était employée par Kneipp après le bain de vapeur de la tête; il la conseillait froide, pour rafraîchir l'organisme.

Elle est utile, surtout lorsqu'on l'exécute parallèlement à la lotion inférieure (des genoux, des jambes, des cuisses).

On commence par la lotion supérieure; quand celle-ci est terminée et qu'on a revêtu le haut du corps, on exécute la lotion inférieure, ainsi qu'il a été dit précédemment.

Procédé. — Le thorax est nu. On l'incline en avant fortement, de façon que la tête soit à la hauteur du siège ou même plus bas que lui; on dirige les bras vers la terre, et on fait tremper les mains dans l'eau d'une grande cuvette profonde qu'on a préalablement posée sur un petit banc, sur un escabeau.

Remarquer que l'immersion des mains dans l'eau au cours de la lotion supérieure correspond à l'immersion des pieds dans la lotion inférieure; elle a le même but.

Si le patient est un gros congestionné, ne pas baisser la tête exagérément, de façon à éviter l'afflux sanguin au cerveau.

La position étant prise, on peut couvrir d'une serviette la région fessière pour éviter de la mouiller.

Un aide, alors, verse l'eau d'un arrosoir sur la région dorsale supérieure, aussi régulièrement que possible, et assez vite; l'eau coule vers les côtes, sur les bras et tombe dans la cuve. Après avoir bien lotionné le haut du dos, mouillez le cou, jusqu'à la nuque. Terminez en arrosant largement cou et dos.

Il vaut en général mieux ménager la tête, à moins que les cheveux ne soient très courts.

Les gens à système nerveux trop impressionnable s'abstiendront de la lotion supérieure tant qu'ils ne seront pas bien améliorés.

Si, au cours de la lotion supérieure, la réaction tardait, l'aide frictionnerait de la main droite la région lotionnée pendant que, de la main gauche, il continuerait à arroser. Frictionner encore quand l'arrosage est terminé.

Avec un peu d'habitude, on peut réaliser sans aide la lotion supérieure (à plus forte raison peut-on exécuter seul une lotion inférieure).

« Je connais, disait Kneipp, des hommes qui, tous les matins, au saut du lit, s'administrent eux-mêmes les deux affusions (lotion supérieure et lotion inférieure). Ils pratiquent d'abord l'affusion supérieure en maniant avec dextérité l'arrosoir, dont ils se font couler le contenu sur le dos; après cela ils s'arrosent les genoux. Au bout de 5 minutes tout est fini, et le corps entier a reçu un grand bienfait. »

LES DOUCHES

La douche en pluie intéressant ou non la tête. — La douche au jet. Comment se doucher chez soi sans installation spéciale.

Douches locales: La douche hépatique en pluie et au jet; la douche de la rate. La douche abdominale. La douche périnéale. La douche vaginale et utérine. La douche oculaire.

Puissants effets thérapeutiques, sans frais.

***

Les douches, même sous leur forme la plus douce, (douche en pluie), constituent un des moyens hydrothérapiques les plus puissants. C'est dire qu'il n'en faut pas user à tort et à travers. On soumet souvent inconsidérément des névrosés à la douche froide; ainsi on violente leurs nerfs trop facilement excitables. Là où la douche froide fait du mal, la douche tiède aurait pu faire mieux, et la simple lotion aurait pu faire mieux encore. La douche au jet, et la douche au seau, surtout froides, ne conviennent qu'aux organismes qui peuvent tolérer les rudes secousses. Ce sont des procédés pour gens guéris, ou en imminence de guérison.

Il n'y a que les établissements hydrothérapiques qui puissent réaliser les douches savantes: douche à colonne, douche à lames concentriques, douche en nappe, douche en poussières, ces procédés ont leurs indications spéciales; je n'en parlerai pas, puisque personne ne peut les exécuter chez soi. La douche en pluie et la douche au jet sont les deux seules qui soient utilisables pour tous, chez soi.

***

La douche en pluie.

La douche en pluie peut intéresser ou non la tête.

La douche en pluie intéressant la tête

a). **Procédé de luxe.** — Il est réalisé dans les salles de bains luxueuses: la pomme est placée au-dessus de la baignoire.

b). **Procédé de fortune.** — N'avez-vous pas de salle de bain luxueuse? Vous pouvez réaliser aisément le procédé: à la ville, on pourra le faire dans la cuisine; à la campagne on donnera la préférence au jardin, et on choisira le plus gros robinet, qui crache l'eau à la plus forte pression: le robinet qui sert à l'arrosage est généralement le plus indiqué.

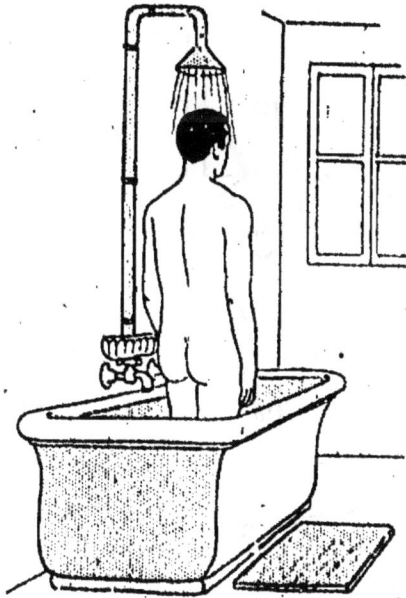

Fig. 57. — La douche en pluie intéressant la tête.
(Procédé de luxe)

Se munir d'une banale pomme d'arrosoir qu'on adaptera à un gros caoutchouc long de 1 m. 70 à 1 m. 80; adapter au robinet; fixer la pomme au mur à 1 m. 80 ou 1 m. 90 du sol.

Sous la pomme, à terre, on placera un « tub » en zinc, si c'est l'organisation de cuisine qu'on choisit; de la sorte, on mouillera moins le sol. Dans le jardin, tout récipient est inutile.

✳
✳ ✳

La douche en pluie n'intéressant pas la tête.

On la réalise facilement avec le *collier douche*. On trouve cet appareil dans le commerce. Il se compose d'un collier métallique creux et percé de trous relié à un tuyau de caoutchouc. Celui-ci peut s'adapter sur n'importe quel robinet: robinet de baignoire, robinet de cuisine, robinet de jardin.

L'installation de ce système est fort simple, puisqu'on n'a rien à manipuler, rien à fixer au mur.

On pose le collier sur les épaules.

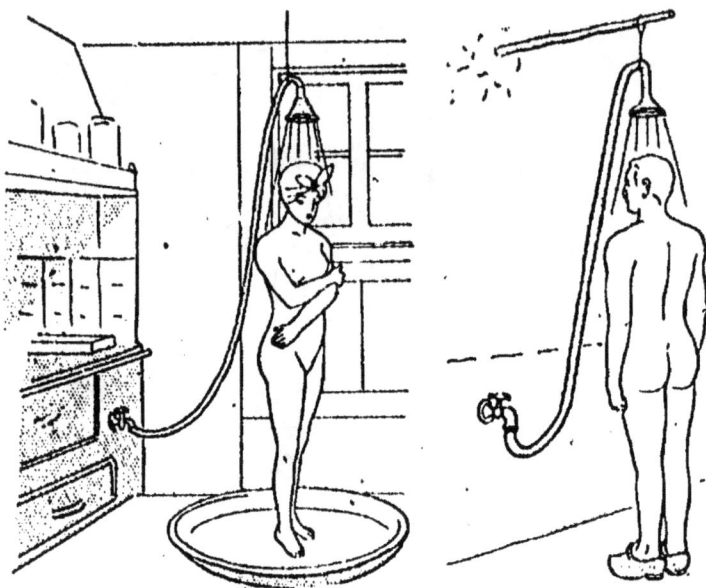

Fig. 58 et 59. — La douche en pluie intéressant la tête.
A gauche, procédé de fortune en cuisine. — A droite, procédé de fortune au jardin pour naturistes entraînés.

La douche au jet.

La douche au jet classique n'est guère réalisable que dans les établissements hydrothérapiques; mais j'en signale une qui, toute brutale qu'elle semble, n'en a pas moins de merveilleux effets pour ceux qui sont aptes à la tolérer.

A la saison chaude, on choisit dans le jardin, dans la cour, un coin abrité des regards des voisins, près du puits, ou de la pompe, ou d'un robinet d'eau quelconque.

Un aide tire un seau d'eau, ou deux (deux c'est mieux); vous vous mettez nu devant lui, et, à distance de 1 m. 50 ou 2 m

il vous lance le contenu: un seau ou un demi-seau par devant,
au niveau du tronc, le second par derrière, sur les reins. Crier
fort et s'agiter, pendant qu'on reçoit l'eau. S'entortiller vite
dans un peignoir; bien se claquer, s'essuyer, s'habiller et marcher.

J'ai toujours gardé le meilleur souvenir de ce procédé que
mon père nous appliquait, à mon frère Henri et à moi, lorsque
nous étions âgés de 7 et 8 ans. Mon père, se souciait fort peu

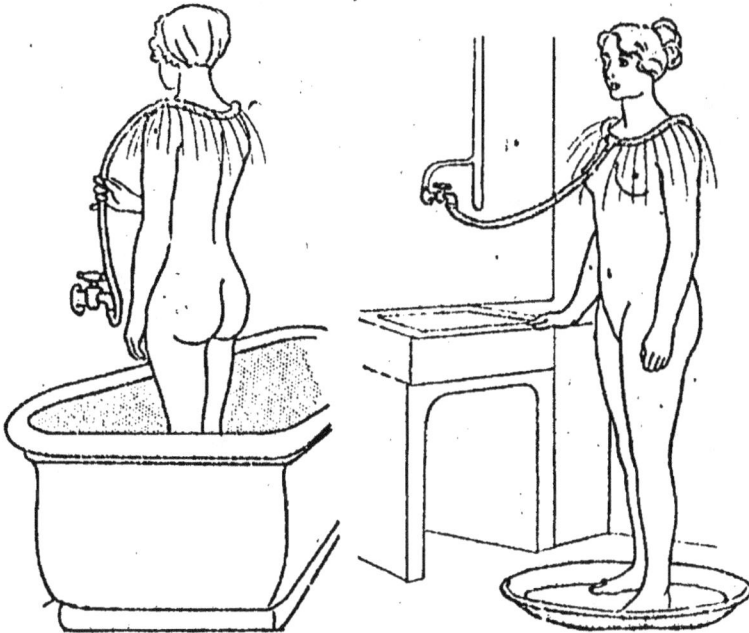

Fig. 60 et 61. — La douche au collier.
A gauche, procédé de luxe en baignoire. — A droite procédé de fortune en
cuisine.

des voisins. Je me rappelle que quelques commères attendries
levaient très haut les bras, derrière leurs rideaux et ne se gê-
naient pas pour dire qu'assurément ce père voulait tuer ses enfants. Eh bien ces enfants adoraient le procédé et s'en trouvaient au mieux; ils réclamaient leur seau d'eau, et pourtant,
cette eau était glaciale, même au mois d'août, car elle provenait
d'un puits profond.

Les douches locales

Moins violente que la douche totale, la douche locale est un excellent moyen de réveiller les activités locales : le foie, la rate, l'estomac, l'intestin, la prostate, le vagin et l'utérus, l'œil... bénéficient de la douche locale.

La Douche hépatique. — Elle est à la fois stimulante et résolutive, c'est dire qu'elle réveille la fonction ralentie du foie, avive les échanges de la cellule hépatique, supprime les congestions passives arthritiques, hâte les écoulements biliaires,

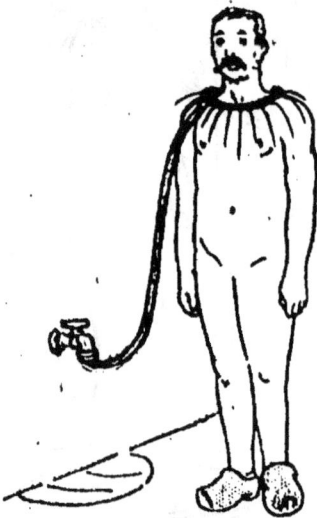

Fig. 62. — La douche au collier. Procédé de fortune au jardin pour naturistes entraînés.

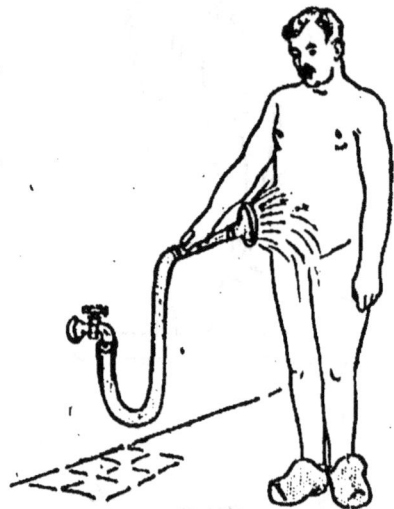

Fig. 63. — La douche hépatique en pluie (contre la congestion du foie). Procédé de fortune au jardin pour naturistes entraînés.

débarrasse la vésicule de ses stases et résout les empâtements péri-vésiculaires; dans les insuffisances hépatiques héréditaires (tempéraments bilieux, cholémiques), elle donne de beaux succès. J'associe souvent la douche hépatique au massage vibratoire manuel du foie.

La douche hépatique peut être donnée en pluie ou au jet, chaude ou froide. Chez les gros tarés de la nutrition je prescris la douche hépatique chaude; chez les autres elle vaut mieux froide.

Il est difficile de réaliser chez soi la douche hépathique chaude; mais tout le monde peut aisément la réaliser froide.

a). — *Douche hépatique froide en pluie.* — Prenez une vulgaire pomme d'arrosoir, un caoutchouc de 1 m. de long qui s'adaptera d'un bout à la pomme, et de l'autre à une prise d'eau de la salle de bain, de la cuisine ou du jardin. Tenez la pomme d'arrosoir à 20 ou 30 centimètres de votre peau et dirigez l'eau de telle sorte qu'elle arrose la région droite de votre thorax, juste au-dessous du mamelon.

Durée de la douche 20 à 30 secondes.

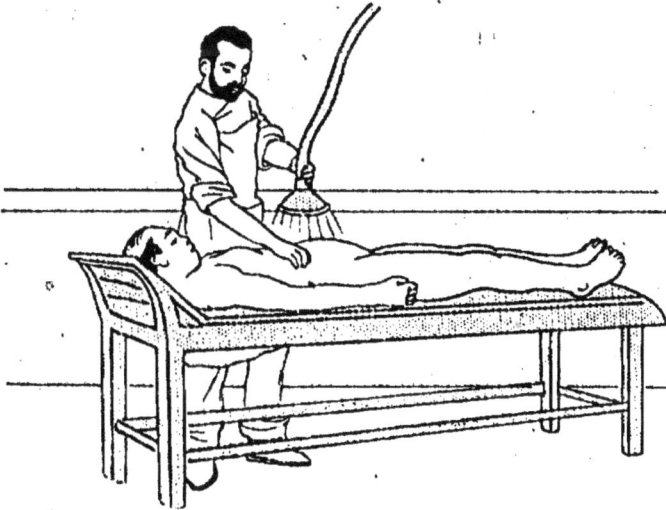

Fig. 61. — La douche hépatique en pluie (contre les affections du foie) avec massage.

b). — *Douche hépatique froide en jet.* — Le tuyau d'arrosage du jardin convient parfaitement pour réaliser la douche hépatique froide au jet. A la rigueur on peut même se passer de celui-ci. Un paysan des Ardennes, atteint de coliques hépatiques et qui avait déjà considérablement amélioré l'état de son foie, en suivant mes prescriptions naturistes, acheva de se guérir par la douche hépatique au jet. Comme il n'avait pas de tuyau d'arrosage, voici comment il réalisa ma prescription:

Il se couchait par terre, chaque matin, torse nu, sous le robinet de sa cour, le côté droit en l'air, et il ouvrait le robinet tout grand. Pour apprécier les 20 ou 30 secondes, il comptait lentement à haute voix, jusqu'à 20 ou 30; puis il se relevait, se claquait le flanc droit, le frottait vigoureusement, s'essuyait et s'habillait.

Vous pouvez comme lui aisément réaliser cette cure.

Les arthritiques, sans lésions tuberculeuses, ceux atteints de gravelle urinaire et hépatique, de congestion hépatique, et, en général tous les arthritiques en période de pléthore, se trouveront très bien de la douche hépathique.

La douche splénique. — Les malades atteints de paludis-

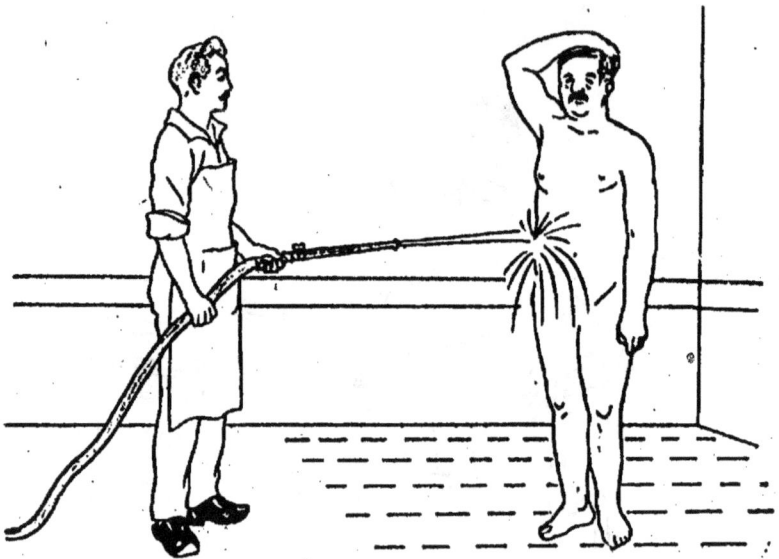

Fig. 65. — La douche hépatique au jet.
(Procédé de luxe).

me, les gens qui viennent de guérir d'une typhoïde, les lymphatiques et anémiques à grosse rate bénéficient de la douche splénique.

On la réalise exactement comme la douche hépatique (en pluie ou en jet, chaude ou froide). Au lieu de diriger la pluie ou le jet sous le mamelon droit, c'est la région placée en-dessous du mamelon gauche qu'on arrose.

La douche abdominale. — Elle a pour but de tonifier l'estomac ou l'intestin. Que la maladie soit d'ailleurs à l'estomac ou à l'intestin, je suis d'avis de doucher tout l'abdomen, et non pas uniquement l'estomac ou l'intestin. Les dilatations d'estomac, dyspepsies, gastrites, névralgies d'estomac, les inflammations d'intestin, entérites, inflammations du colon, constipation, etc., se trouvent bien de cette pratique. On complète naturellement par une cure alimentaire, et de mouvement (spécialement cure abdominale, et de massage ou d'auto-massage abdominal).

Le mieux est d'employer la douche au jet. Le jet doit être moins fort que celui de la douche hépatique en jet, car ici l'eau frappe non pas sur les côtes, mais sur la paroi molle.

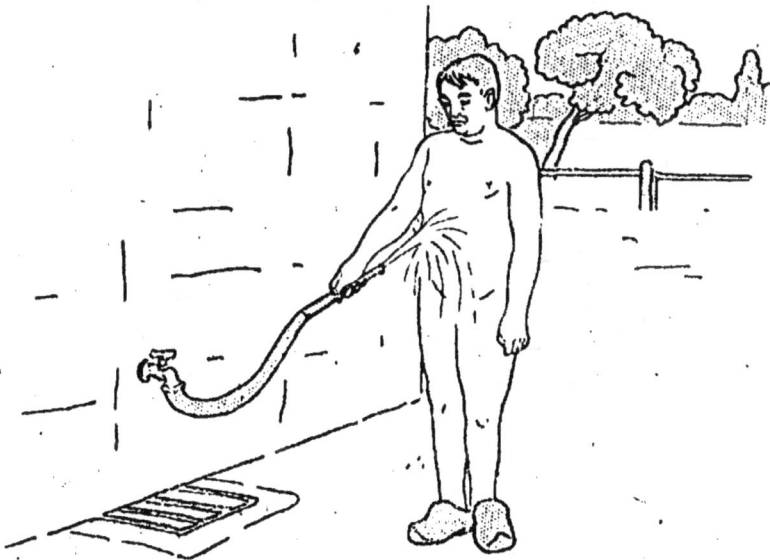

Fig. 66. — La douche hépatique au jet.
(Procédé de fortune au jardin pour naturistes entraînés).

La douche périnéale. — Dans l'hypertrophie de la prostate des vieillards, dans les congestions prostatiques qui suivent la blennorragie, dans les prostatites aiguës ou chroniques, dans les névralgies périnéales blennorragiques, dans les rétrécissements de l'urèthre et pour lutter contre les hémorroïdes, la douche périnéale fait très bien.

On la fait au jet. Le tuyau d'arrosage est tout indiqué. Tenir les bourses à pleine main pour les protéger du jet et les ramener en avant; se baisser en avant; de la main restée libre on tient le tuyau entre les jambes et on arrose le périnée pendant 10 à 30 secondes.

La douche vaginale et utérine. — Les voies génitales de la femme ne sont pas faites pour être systématiquement douchées; l'injection est donc une médication et non un moyen physiologique; il ne faut la faire que tant que les voies génitales de la femme sont malades. Une femme saine n'a pas à prendre d'injections, pas plus qu'elle n'a à injecter les profondeurs de son nez.

Contre les suppressions de règles (aménorrhée) je conseille souvent les douches vaginales froides.

1°. — Prendre un bock de 2 litres, un caoutchouc de 1m.20 et une canule à ouverture terminale aussi grande que possible. Si l'on ne trouve pas des canules à petits trous, il n'est pas

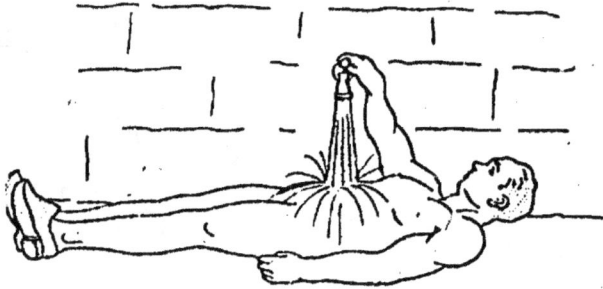

Fig. 67. — La douche hépatique au jet
(Procédé de fortune au jardin pour naturistes entraînés).

difficile de donner un coup de rape à bois sur le bout de la canule pour obtenir un trou large qui donne un bon débit.

La femme se couchera à terre sur un bassin d'émail et accrochera le bock à 1 mètre au-dessus d'elle.

Quand le bock est vide, un aide le remplit. Durée maximum deux minutes. Eviter qu'un choc trop grand ne produise des douleurs dans l'utérus ou de trop fortes poussées congestives dans l'organe.

2°. — Si ce procédé éveille des douleurs trop fortes, employer le suivant:

Le bock, le caoutchouc, la canule étant les mêmes que précédemment, la femme s'assied dans un bain de siège, dans l'eau tiède; si elle n'a pas de bain de siège, la baignoire ou un baquet conviennent également (voir bains de siège). Pour plus de commodité, on peut mettre au fond un petit banc. Étant assise dessus, fesses dans l'eau tiède, la femme prendra le lavage froid décrit plus haut.

J'ai souvent employé ce procédé chez des femmes atteintes de blennorragie: alors que l'examen microscopique, fait avant la cure, indiquait absence de réactions de défense (pas ou très peu de globules blancs), un autre examen microscopique, fait après 12 ou 15 de ces lavages, montrait l'apparition copieuse de globules blancs, indice que l'organisme se défendait désormais contre les microbes.

Contre les congestions du bas-ventre, contre la métrite, la

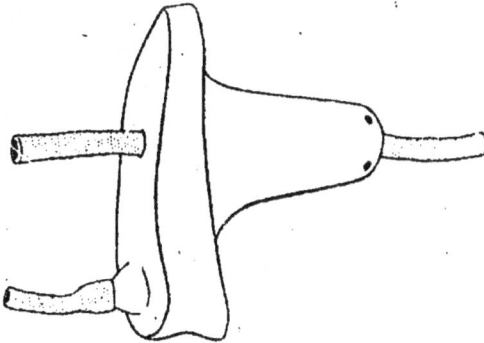

Fig. 68. — Canule à double courant pour douches vaginales et utérines très chaudes.

salpingite, l'ovarite, contre les hémorragies des fibromes, la douche vaginale est efficace: il faut alors la prendre *très chaude*. Comme instrumentation, se munir d'un bock de 2 litres, avec caoutchouc de 1 m. 20, d'une canule ordinaire, d'un bassin émaillé et d'une *canule à double courant*. La canule à double courant est un instrument en porcelaine ou en caoutchouc durci qu'on trouve dans le commerce, chez les bandagistes (avant la guerre le prix en était de 3 à 6 francs, suivant les maisons vendeuses). Elle permet de prendre les douches vaginales très chaudes, sans brûler le périnée. La douche vaginale chaude se prend à 40°. Vérifier la température avec un thermomètre. Avoir soin, pour ne pas brûler le périnée, de bien adapter dans le vagin la canule à double courant.

La douche oculaire. — La douche oculaire a été mise à la mode par Chassaignac, qui l'employa contre les affections chroniques de l'œil et de ses annexes. Ce praticien se servait d'un réservoir de vingt à trente litres fixé à deux mètres de haut, et muni de deux tubes de caoutchouc percés à leur extrémité de quinze à vingt orifices de quelques millimètres. Le malade approche lui-même les tubes de ses yeux pendant qu'un aide tient les paupières écartées.

On peut réaliser un dispositif plus simple avec un bock à injections vaginales, muni de son caoutchouc et de sa canule (laquelle doit être percée d'un seul orifice terminal).

Le lavage d'un œil ne doit pas utiliser plus d'un tiers de litre d'eau. L'eau tiède vaut mieux, au moins au début. Quant l'œil va mieux, il bénéficie de l'eau froide.

Contre les faiblesses oculaires, contre les sensibilités exagérées de l'œil aux courants d'air, contre les mouches volantes, les névralgies oculaires, les fatigues de l'œil dues au surmenage, au travail à la lumière, la douche oculaire est très bonne. Dans ces cas simples, il n'est pas utile d'avoir recours au bock: lavez seulement 3, 4, 5 fois par jour l'œil grand ouvert à l'eau froide, pendant 2 ou 3 minutes: on prend l'eau froide dans le creux de la main et on asperge l'œil.

LES COMPRESSES

Compresses chaudes et compresses froides contre les engorge-
ments douloureux et les douleurs de toutes sortes. Comment les réa-
liser.

**

On emploie les compresses chaudes ou froides. Il est à noter
que la compresse très chaude a sensiblement le même effet que
la froide. Fort souvent, là où un médecin prescrit la compresse
chaude, un autre prescrira la froide.

La compresse chaude est surtout décongestionnante; elle
fait bien dans les cas d'engorgements douloureux du bas-ventre, chez la femme (règles douloureuses, congestion ovarienne,
douleurs de salpingite); elle agit bien contre les douleurs de
congestion hépatique, contre les empâtements douloureux de la
vésicule biliaire, contre les douleurs articulaires; elle calme
vite les douleurs névralgiques (douleurs d'estomac, coliques intestinales, etc.)

La compresse froide calme bien les douleurs appendiculai-
res, les douleurs de tête, etc.

Pour réaliser la compresse chaude, on se munira d'une
grande serviette, d'une casserole pleine d'eau très chaude, et
d'un imperméable. Plier la serviette à la grandeur voulue; la
mouiller, tordre, se coucher, appliquer sur l'endroit malade,
recouvrir de l'imperméable, qui gardera la chaleur.

Pour prolonger l'application, on fera bien d'avoir près du
lit, non pas seulement la casserole d'eau chaude, mais aussi,

sous celle-ci une lampe à alcool qui l'entretienne chaude; et, au lieu d'une seule compresse, deux seront mieux, dont l'une sera sur la peau et l'autre dans l'eau.

Pour réaliser la compresse froide, on prendra, suivant l'endroit à soigner, ou un grand mouchoir (pour la tête), ou une serviette (pour le ventre). On plie; on trempe dans l'eau froide; on tord; on applique; on se couche. Quand la chaleur du corps à réchauffé la compresse, on retrempe celle-ci dans l'eau froide. Une cuvette, mise près du lit, permet de ne pas se relever; en ayant deux compresses, une sur le mal et une dans l'eau, on ne laissera jamais la région nue.

On peut faire des compresses froides ou chaudes pendant un temps prolongé; souvent il peut être indiqué d'en faire pendant une heure ou plus.

LA MARCHE NU-PIEDS
DANS L'HERBE MOUILLÉE, DANS LA NEIGE

Moyens d'endurcissement naturiste pour ceux qui sont plus forts: la marche nu-pieds dans l'herbe mouillée; la marche nu-pieds dans la neige et dans l'herbe givrée.

**

La marche nu-pieds dans l'herbe mouillée et dans la neige constituent un excellent moyen d'endurcissement naturiste, pour ceux qui ont déjà amélioré leur santé et qui se libèrent des craintes du rhume de cerveau et du froid aux pieds; malheureusement le procédé n'est applicable qu'aux gens de campagne, ou aux citadins qui sont en vacances.

Le matin, il est excellent de se promener dans la rosée d'un pré, les pieds chaussés d'une simple semelle de cuir.

« Je connais, dit Kneipp, une série de personnes de rang élevé qui, pour affermir leur santé, essayèrent de marcher nu-pieds dans leurs promenades matinales en forêt ou dans un pré... l'un d'eux m'avoua que cette promenade l'avait pour toujours débarrassé des rhumes qu'il avait antérieurement presque chaque semaine de l'année. »

Peu importe que l'herbe ait été mouillée par la pluie, par la rosée ou qu'on l'ait arrosée à l'arrosoir.

Le succès sera d'autant meilleur qu'on répètera l'exercice plus souvent. Kneipp dit que cet exercice peut durer jusqu'à trois quarts d'heure. C'est trop; même quand on est entraîné, vingt ou vingt-cinq minutes sont largement suffisantes.

La promenade nu-pieds finie, on essuie bien les pieds, on met chaussettes ou bas et souliers, et on fait une marche à pied. Il est important de ne pas faire ladite marche avec les semelles de cuir qu'on a promenées dans l'herbe mouillée: la chaussure de marche (ainsi que les bas ou chaussettes) doivent être parfaitement secs.

La promenade nu-pieds dans la neige fraîche vaut mieux peut-être encore que la promenade dans l'herbe mouillée. Il faut choisir de la neige fraîchement tombée, et non celle qui, tombée depuis plusieurs jours est, ou bien en fonte, ou bien gelée. Choisir un beau temps ensoleillé pour faire cet exercice.

Quand la couche de neige est mince, on doit rester chaussé

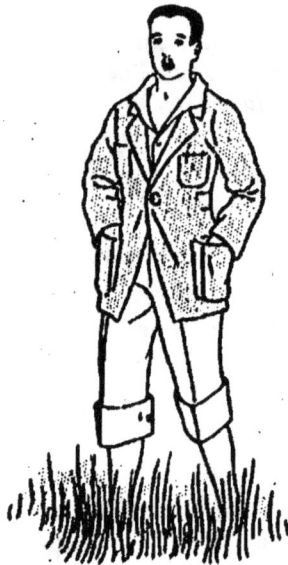

Fig. 69. — Un procédé d'endurcissement naturiste: la marche nu-pieds dans l'herbe mouillée.

de la semelle de cuir (à cause des cailloux qu'on pourrait sentir); si elle atteint une quinzaine de centimètres, la semelle de cuir est inutile; les pieds seront absolument nus; l'effet obtenu est ainsi considérablement augmenté. On marche vite. — Durée de la marche 3 ou 4 minutes, pas davantage.

Il peut arriver qu'au premier exercice de ce genre, les orteils durcissent, gonflent, rougissent très fort et soient douloureux. — Ne vous effrayez pas. Ne lavez pas les pieds à l'eau chaude sous prétexte de les guérir; lavez-les, au contraire, dans l'eau de neige et frottez-les, de temps en temps avec de la neige. Essuyez bien avec serviette sèche. Après l'opération marchez.

En automne, on peut remplacer la promenade dans l'herbe mouillée ou dans la neige par la promenade dans l'herbe givrée. « Dans ce cas, dit Kneipp, la sensation de froid est plus forte, car, à cette époque, le corps est encore un peu habitué à la chaleur de l'été. »

On essaiera donc cet exercice quand on sera déjà bien accoutumé aux pratiques naturistes; et on ne le fera pas durer plus de 2 ou 3 minutes. On marchera très vite, le corps étant bien couvert.

La promenade nu-pieds dans l'herbe, dans la neige, dans l'herbe givrée étant, je le répète, des exercices d'endurcissement, on ne les exécutera pas, par excès de zèle, dès le premier hiver, surtout si l'on a commencé la Cure Naturiste près de l'hiver, et étant bien malade. Il faut savoir attendre, si c'est nécessaire: l'hiver prochain, quand on sera plus fort, le pré, la neige, le givre seront encore là.

Qu'on ne vienne pas qualifier les pratiques précédentes d'imprudentes, excentriques, dangereuses; qu'on ne vienne pas me dire qu'elles donnent des rhumatismes, des névralgies, des douleurs! A un médecin de province qui avait été bien malade et que j'avais déjà considérablement amélioré en le mettant au naturisme, je prescrivis la marche nu-pieds dans l'herbe mouillée et dans la neige, comme fin de cure. Comme il s'étonnait de ma prescription et hésitait à me dire qu'il allait l'exécuter, je lui dis: « vous hésitez à mettre pendant 3 minutes vos pieds dans la neige, vous qui êtes maintenant en possession de presque tous vos moyens de défense organique, et vous n'hésitez pas à poser pendant de longues heures un sac de glace sur le ventre pourtant si enflammé et si plein de microbes d'un malade atteint d'appendicite. » Mon malade n'hésita plus; il m'écouta, et s'en trouva fort bien.

LA CURE D'EAU POUR L'ENFANT

Pour le nourrisson: les bains chauds quotidiens. — Contre l'entérite aiguë, les convulsions, la fièvre: le bain tiède. — Contre les coliques: la compresse abdominale.

Le bain de mer pour l'enfant. — Laissez seulement patauger les tout petits. A partir de 4 ans, le bain très court est excellent. Attention aux enfants arthritiques, entériteux, trop nerveux et tuberculisables. Guérissons les petits tuberculeux avant de les baigner à la mer.

***

La cure d'eau du nourrisson doit n'être constituée que de *bains chauds et tièdes.*

Un nourrisson doit être baigné *tous les jours.* La température convenable de l'eau est 37°; la petite baignoire de zinc et le thermomètre sont deux ustensiles indispensables dans toute chambre d'enfant. Le bain sera toujours pris dans une pièce chaude; il durera de 5 à 8 minutes. Au sortir de l'eau, enveloppez bébé dans une grande serviette éponge, et séchez-le bien; frottez tout le corps.

Quand l'enfant est indisposé, on peut, sans inconvénients, lui continuer l'usage des bains quotidiens.

Au cours de certaines maladies (entérite aiguë, convulsions), on aura recours, pour combattre la fièvre, à la balnéation *tiède.* Le bain ne dépassera pas 35°. Il ne durera que 2 à 4 minutes. S'il y a tendance à la défaillance, on sinapisera les bains.

Contre les coliques, la compresse abdominale chaude fait très bien. S'il y a, en même temps que des coliques, de la fièvre, il vaudra souvent mieux employer la compresse abdominale froide.

La lotion, la douche, même chaudes, sont désagréables aux tout petits, et ne sont pas utiles. Je ne suis pas partisan de baigner trop tôt en rivière ou en mer les tout petits, même normaux.

Le contact de l'eau froide sur la totalité de leur peau les choque trop violemment.

Le bain en rivière ou en mer ne peut leur convenir qu'à la condition qu'il soit *partiel* et exécuté par très beau temps.

Laissez vos bambins, à 18 mois, patauger, au mois d'août, jusqu'à hauteur des genoux, dans les flaques d'eau chaude que le reflux laisse sur la plage; vous les verrez retrouver leur gaîté, leur sommeil, leurs couleurs, leur vigueur; leurs glandes, s'ils en ont, disparaîtront bien vite, à mesure que se basaneront leurs bras et jambes. Laissez-les glaner les algues dans l'eau salée; surveillez-les, pour qu'ils ne se mouillent pas le haut du corps, ou, s'ils se mouillent, soyez là pour leur mettre un vêtement de rechange; laissez les grands faire émerger des flots leurs frêles châteaux de sable, laissez-les canaliser en des tranchées le filet d'eau qui retourne à la mer.

Avant 4 ans, je ne prescris pas le grand bain de mer. Vers cet âge, l'enfant peut se mettre à l'eau, entièrement; le bain doit n'être que fort court: 1, 2, 3 minutes; on s'abstiendra s'il fait frais. Mamans, ne tolérez jamais que votre bambin, avide d'imiter ses grands frères ou ses camarades plus âgés reste dans la mer 15, 20, 25 minutes; vous l'exposeriez à de sévères accidents nutritifs, la puissance réactionnelle du foie et des muscles de l'enfant de cet âge n'autorisant pas les grosses pertes de calorique.

Quand les enfants seront plus grands, vers 7 ou 8 ans, laissez-les, quand il fait chaud, pêcher la crevette avec le grand et lourd filet du pêcheur, celui qui nécessite, pour être poussé au fond de l'eau, un réel effort musculaire. Cet exercice sera court.

Si l'enfant normal, ou simplement faible, soumis à une cure de bains de mer devient nerveux, fait de l'insomnie, s'il perd l'appétit, la faute n'en est pas à la mer, mais à vous, qui n'avez pas su doser la cure.

La grande puissance thérapeutique du bain de mer le rend périlleux dans un certain nombre de cas précis, et s'il est employé sans méthode. Il est des enfants arthritisés, entéritiques, tuberculeux ou tuberculisables, névrosés, hyperexcitables pour qui le contact de l'eau de mer crée un choc trop brutal: ayant quitté l'eau même depuis longtemps, et après n'y être restés que 2 ou 3 minutes, ils grelottent, ont les mains glacées, la face livide; la nuit ils sont agités et fébriles. — Prudence, pour ceux-là; s'ils ont une fois cette mauvaise réaction après un bain complet, ne renouvelons pas l'expérience, tant que leur niveau vital ne sera pas relevé: à ceux-là, il faut ne leur faire prendre que le bain partiel, jusqu'aux genoux. Quand ils seront restés à la mer 5, 6, 7 semaines, prenant ces bains partiels, et profitant amplement de l'air, du soleil, leur état organique s'étant amélioré, ils deviendront susceptibles de bénéficier alors des grands bains; les premiers seront si courts qu'ils se limiteront à une simple immersion, et on aidera à la réaction par la friction, le bain solaire ou la marche.

L'enfant tuberculeux n'est justiciable du bain de mer total que lorsque ses lésions sont cicatrisées.

LA CURE DE MOUVEMENT

———

« Ami lecteur, veuille que ton corps soit plus
harmonieux, plus fort, plus souple. — Au travail. Surtout *ne crains pas l'effort*, et persévère.
Les premières difficultés passées, quel plaisir tu
ressentiras. Chaque jour tu découvriras en toi-
même de nouvelles raisons de vivre. »

Henri DURVILLE
Cours de Magnétisme personnel, 5ᵉ édit. p. 91.

LES MÉFAITS DE LA SÉDENTARITÉ

« La laideur, l'infirmité, la maladie, la vieillesse prématurée procèdent directement de la
paresse physique. »

RUFFIER.

*La sédentarité, plaie de la société moderne; elle détruit la forme
du corps; elle fait les gras et les maigres; elle tue le muscle; elle
rend laid et malade. — On meurt par sédentarité.*

*Nous ne savons plus ce qu'est un beau corps. Le sport chez les
Grecs a créé la beauté grecque. La forme élégante et la grande vigueur des animaux sauvages sont entretenues par l'exercice qu'ils
prennent. Les fauves en captivité dégénèrent. Les femmes de France si sédentaires, cessent d'être prolifiques. — Le sédentarisme
donne le goût des stimulants et des boissons fortes.*

*A toutes les affections chroniques correspond un appareil mus-
culaire insuffisant, dégénéré ou inactif.*

*Si l'on rend à l'appareil musculaire son développement normal,
si l'on reconstitue la forme du corps, on rend à l'organisme la santé.*

La médecine du mouvement dans l'antiquité.

⁂

La sédentarité est une des grandes plaies de la société
moderne; elle crée deux types bien opposés de malades:
les gras et les maigres, les uns comme les autres, types
de déchéance; le premier, type de pléthore; le second, type
d'usure.

Les gras sont des déchus à la première période: leur organisme résiste encore au sédentarisme en entassant de la
graisse dans les tissus, en congestionnant le foie et les viscères, en hypertendant la circulation sanguine; de temps à autre, quand leur organisme est par trop plein, ils ont une sou-

pape qui, en s'ouvrant, déverse le trop plein: c'est la crise d'eczéma, de furoncles, d'entérite, de saignement hémorroïdaire, utérin, nasal, etc., la crise de gravelle, de rhume, de toux, etc. Par cette crise de nettoyage, toujours considérée comme une mauvaise chose, alors qu'elle est un sauveur, le gras retrouve pour un temps des conditions plus normales de vie; il a puisé en lui l'énergie de réagir. Comme il va récidiver à la même existence, une nouvelle crise reviendra un jour, mais sans doute sera-t-elle moins efficace, car l'organisme prend de l'âge, et s'use; il arrivera même, peut-être, que l'organisme laisse ouvrir la soupape là où il ne faut pas. Au lieu des veines hémorroïdaires, si une artère cérébrale s'ouvre, parce que devenue durcie, cassante, artério-scléreuse, ce sera l'apoplexie, mortelle peut-être.

Les maigres sont des types plus déchus de sédentarisés. Ce sont souvent des sédentaires héréditaires; leurs ascendants furent généralement des sédentaires gras, c'est-à-dire des sédentaires qui se défendaient bien; eux, fils de sédentaires gras, n'ont plus la force de faire de la graisse. Même s'ils mangent « bien », c'est-à-dire trop, « rien ne leur profite plus ». Leur nutrition est trop tarée pour qu'ils puissent fabriquer de la graisse, ou bien, s'ils en fabriquent par moment, s'ils prennent par hasard du poids, leur embonpoint est fugace. En quelques semaines, ils l'ont reperdu; ils sont redevenus ces êtres jaunes, faibles, à ventre flasque et vide, gastritiques et entéritieux, sans muscles et sans ressort.

La sédentarité a fait cela.

La sédentarité détruit la forme de l'être. Or, quand l'être perd sa forme, il devient non seulement laid, mais malade.

Avez-vous déjà remarqué quelle forme inesthétique ont les névropathes, les déprimés de toute sorte, les tousseurs, les anémiques, tous voûtés, leurs pommettes saillantes, leur corps sans tenue, sans ligne? Et le triste contour que celui des gros ventrus!

En France, pour être jugé bien portant par beaucoup, il faut avoir le ventre en besace et les membres en jambon. Les mères sont navrées si leur rejeton n'a pas le corps bien tapissé de graisse. Si elles savaient que les formes arrondies de l'enfant de 12 ans sont le prélude d'un arthritisme qui apparaîtra bientôt, elles seraient moins empressées à les vouloir pour leur fils.

L'être est-il simplement normal, c'est-à-dire musclé et sans graisse, tout le monde s'écrie qu'il est maigre!

« Voulez-vous rire un dimanche, dit Ruffier, rire doulou-reusement? Allez au Louvre — au musée — dans la galerie des Antiques. Repaissez vos yeux des immortels chefs-d'œu-vre de la statuaire grecque. Et, quand votre vision sera im-prégnée de la ligne normale du corps humain, allez vous ins-taller à la terrasse d'un café des boulevards. Regardez alors défiler la foule, en cherchant à retrouver sous le vêtement les académies acceptables. La majorité des grotesques sera écrasante. D'où provient cette déchéance? Il se passe que le muscle s'en va, et avec lui la forme du corps.

Le muscle a une mauvaise réputation. Dans l'opinion des meilleures familles, il souffre de ce que les bateleurs en vi-vent et de ce que les brutes s'en servent. »

Pendant plus de mille ans, la Grèce sut imposer au monde sa suprématie, grâce à sa splendide conception de l'élevage humain. L'idéal de beauté, c'était alors « le discobole » ou « le gladiateur », admirables de vigueur et d'optimisme.

Il est navrant qu'à la saine conception de la beauté grec-que ait succédé celle qui donnait en modèle un Christ amaigri, crucifié et renonçant, symbole de contemplation passive et de désintéressement vital. Si le christianisme avait pris au pa-ganisme non seulement ses autels, mais aussi son amour de la beauté naturelle, le Moyen-âge eût été une époque de lu re.

Il y a parallélisme entre la vigueur d'un muscle et la beau-té de sa ligne, car la Nature est essentiellement logique. Beau-té et Santé sont les deux faces d'une même médaille, ou, plus exactement, la beauté est l'extérieur de celle-ci, et la santé l'intérieur.

L'athlète naturiste Muller, vainqueur de 132 prix dans les sports les plus différents, est justement celui auquel un pein-tre danois disait: « Vous êtes le plus bel être humain que j'aie jamais vu. »

Et la splendide cage thoracique des statues de l'ancienne Grèce signifie maximum de force et de résistance des pou-mons et du cœur.

Un abdomen couvert de jolis muscles est la meilleure des garanties contre les constipations, l'entérite et l'appendicite.

Et le muscle, que des cérébraux taxent de bestialité, s'ac-corde parfaitement avec l'intelligence.

Socrate et Platon ne furent pas seulement des génies de la pensée, ils furent aussi des athlètes s'exerçant nus sous le soleil.

Aurions-nous décidément perdu toute notion de beauté?

Les modes s'efforcent encore de fausser nos conceptions de la beauté humaine: pendant un temps, on relevait les seins en plateforme; et il les fallait énormes; aujourd'hui, il est beau de n'en plus avoir. Tantôt la taille doit être celle d'une guêpe, tantôt elle s'élève sous les aisselles, ou bien elle disparaît tout

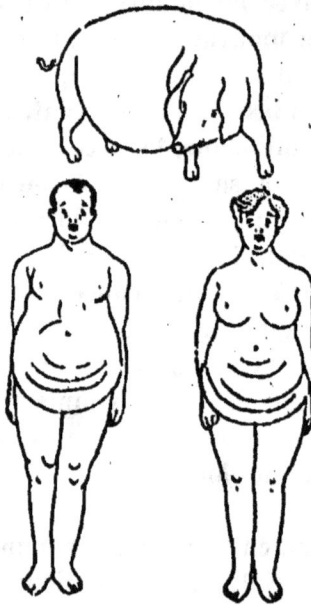

Fig. 70. — Les gros arthritiques modernes sont comme les animaux domestiques: déformés par le sédentarisme.

à fait; et le ventre, qu'il convenait d'avoir en bateau, doit maintenant s'épanouir exagérément.

L'homme seul conserve encore quelque amour pour la forme naturelle du corps; il se contente de s'étriquer parfois dans des faux-cols trop hauts; il fait ouater par son tailleur sa poitrine trop creuse; il admire son ventre « de propriétaire ». Un gros malade pléthorique à qui je disais que mon premier soin allait être de faire fondre son ventre, me répondit stupéfait: « Fondre mon ventre! mais docteur, on n'est jamais trop gros. »

Les arabes pensent comme mon gros patient; la femme n'est belle à leurs yeux que si elle est tellement alourdie de graisse qu'elle ne puisse qu'à peine marcher.

En immobilisant le corps, on se débilite, on se neurasthénise, et on tue sa descendance; en tuant sa descendance, on trahit son pays. Soigner son corps est un beau patriotisme. Quand l'Amérique gagne les jeux olympiques d'Anvers, elle prouve qu'elle peut être le premier pays du monde. De ses

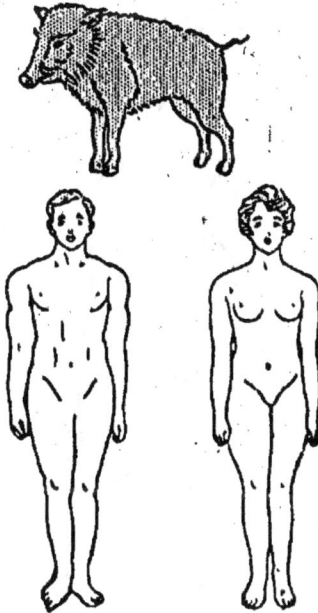

Fig. 71. — L'homme de sport est comme l'animal sauvage: dans sa forme naturelle.

victoires sportives on pouvait déduire sa belle tenue à la guerre. Les sportifs sont les meilleurs soldats en campagne.

La grande vigueur et la forme élégante des animaux sauvages sont entretenues par le sport intensif qu'ils sont obligés de faire ou bien pour échapper à leurs ennemis, ou bien pour trouver leur nourriture. Ce sport intensif conserve splendide la ligne de leur corps, alors que la vie domestique affaiblit l'organisme des animaux, tue leurs résistances à la maladie et déforme leur corps.

Les maladies des étables n'existent pas dans les bois. Les

ruminants sédentaires sont éthiques ou hypertrophiés, laids et tuberculisables. Quelle merveille de ligne et de vigueur que celle du cheval sauvage des steppes, comparé aux pauvres bêtes des fiacres parisiens. Et le loup, dont les pattes et l'abdomen sont si sèchement musclés, est capable de fournir un effort à la course qui a toujours stupéfié les zoologistes. Heckel dit qu'on a vu des loups courir, sans arrêt, toute une nuit, couvrant d'une seule traite, des espaces supérieurs à cent kilomètres, et retourner le lendemain à leur gîte, sans fatigue

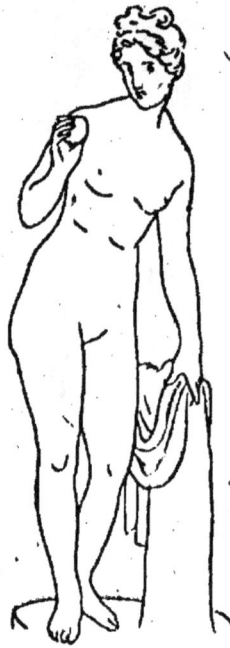

Fig. 72. — La Vénus de Thorwaldsen, modèle de corps de femme antique.

apparente, et prêts encore à saisir un mouton et à l'emporter dans leurs mâchoires puissantes pendant de longues heures. Nos chiens d'appartement, suralimentés, sédentaires, arrondis de graisse, arthritisés et vieillis avant l'âge, seraient loin de semblables performances.

Les fauves mis en captivité subissent, du fait de leur sédentarisme forcé, de telles dégénérescences organiques que leur existence en est abrégée de moitié. Ils tombent rapidement dans un état d'inertie qui dure de longues périodes, et d'où ils ne sortent que pour entrer dans un état d'inquiétude fébrile avec trépidation violente.

Les animaux non domestiqués arrivent naturellement à leur plein développement, parce qu'ils vivent une vie intense.

Il a fallu la ménagerie pour faire apparaître la tuberculose chez le singe.

On a souvent insisté sur la rapidité avec laquelle les fonctions de reproduction s'abolissent chez les animaux mis en captivité. Branca a montré que chez les lémuriens mis en

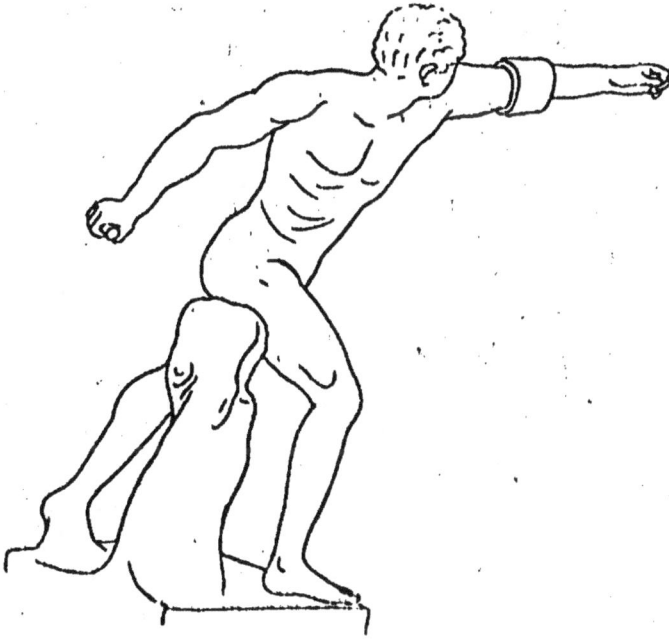

Fig. 73. -- Le gladiateur combattant, modèle de corps d'homme antique.

cage, jeunes ou adultes, il y a toujours rapidement non seulement stérilité, mais même absence d'éléments fécondants dans le sperme.

Si nos femmes de France reprenaient l'amour du plein vent, du soleil, du mouvement, elles redeviendraient rapidement prolifiques. Combien de femmes stériles par vice nutritif ai-je rendu fécondes en en faisant des pratiquantes de la Cure Naturiste. Des jeunes filles pas ou très mal réglées, donc à ovaires insuffisants, voient leur flux menstruel s'installer régulièrement, quand elles se sont remises dans la loi naturelle. Et des jeunes femmes, gravement atteintes en couches et privées par la suite de leurs règles, les ont vu revenir après une cure sportive. J'ai actuellement sous mes yeux, dans mon entourage familial le plus proche, un frappant exemple du genre parmi tant d'autres.

Il est bien certain que, dans les grandes villes on meurt par sédentarité: angine de poitrine, syncope, urémie, apoplexie, œdème pulmonaire, congestion pulmonaire, congestion cérébrale, etc., sont dues, en grosse partie, à la sédentarité.

Chez les peuples sauvages, qui vivent à l'état de nature, presque tous les hommes sont vigoureux, et ils sont beaux: « Dans certaines peuplades sauvages, dit Hébert, tous les sujets sont presque semblables, et de plus, bien proportionnés; si les individus des races civilisées sont si différents, cela tient à ce que, dans les races civilisées, les individus se sont de plus en plus éloignés d'une existence conforme à la nature. »

Noé se trompe quand il nous présente la sédentarité comme « une étape indispensable pour le perfectionnement du type, favorisant la constitution et la permanence des sociétés civilisées, apportant l'élément indispensable à la continuité du progrès, et à ce titre, devant être considéré comme un progrès. » Au lieu de perfectionner le type, la sédentarité le déforme; je ne vois pas que l'apparition du gros ventre, des bajoues et du troisième menton soit un embellissement du type humain. Regardez attentivement « le discobole », et comparez-le au gros marchand de vin à face lunaire, vous n'hésiterez pas à dire quel est le plus beau. Et, si vous ne voulez pas tenir compte de la beauté, mais seulement de l'utilité, demandez-vous lequel peut rendre le plus de service à la collectivité, à son pays: le vigoureux discobole ou le marchand de vin poussif et gros ventru!

Les trois cents Grecs de Léonidas n'ont arrêté aux Thermopyles l'avalanche persane que parce qu'ils étaient de beaux et solides gaillards.

La sédentarité enlaidit, encrasse et atrophie; l'atrophie peut être masquée par la graisse, elle n'en existe pas moins. Le gras qu'on considère généralement comme musclés, sont toujours des insuffisants musculaires.

Raoul-le-B., masse de graisse et champion de lutte n'a pas été capable de faire un soldat.

La sédentarité ralentit les échanges nutritifs; elle crée l'acide urique en excès. On a signalé l'augmentation de l'acide urique dans les urines des animaux sauvages conservés en captivité. On a noté aussi chez des oiseaux (les perruches) l'apparition de dépôts d'urates dans les pattes. Virchow avait déjà observé l'éclosion de la goutte chez les prisonniers sédentarisés et ne recevant qu'une maigre alimentation. On a constaté la même chose chez nos prisonniers revenant d'Allemagne.

J'ai moi-même observé que des jeunes chiens (race St-Germain) claustrés dans une cage de trois mètres de côté, devenaient rachitiques malgré une alimentation normale et une aération également normale (la cage était en plein jardin, près de la Loire, et faite de treillage métallique très ajouré); les pattes se déformaient, s'élargissaient, s'incurvaient, la colonne vertébrale s'effondrait; j'ai vu ces mêmes chiens guérir en quelques semaines, sans qu'on eût rien changé de leur régime, rien qu'en les rendant à la vie libre.

Le sédentarisme congestionne le ventre, et tout particulièrement le foie; il empâte et obstrue le rein; il épaissit et intoxique le sang, fatigue le cœur, perturbe la fonction nerveuse.

Non seulement le sédentarisme fait du mal par lui-même, directement, mais il en fait aussi indirectement; rendant l'être lourd, il le rend paresseux, et inapte à l'action; s'il doit agir quand même, le sédentaire est obligé d'user de stimulants; il prend donc aisément le goût des produits dit toniques, et des boissons fortes. En remettant le sédentaire à la vie de mouvement, il perd automatiquement son amour pour les stimulants artificiels. Jusqu'en 1800 les Suédois souffraient des ravages de l'alcoolisme et de ses conséquences (la tuberculose spécialement); l'officier Ling parut, qui réussit à donner à toute la Suède l'amour de la gymnastique à l'air; partout, dans le pays, on fit de la gymnastique « suédoise »; immédiatement la consommation de l'alcool baissa. Et l'on put dire que Ling avait recréé la race suédoise.

Qu'on sache bien *qu'à toutes les maladies de la nutrition, à toutes les affections chroniques, à tous les amoindrissements de la vitalité correspond un appareil musculaire insuffisant, dégénéré ou inactif.*

Toute atteinte à la forme normale du corps humain est aussi une atteinte à sa beauté et à sa vitalité, et, dans la très grosse majorité des cas, les déchéances de la santé se traduisent par une dégradation de la forme.

Réciproquement, *toute reconstitution de la forme du corps détermine un retour vers la santé*. Et il est à peine exagéré de dire, avec Ruffier que: « Comme c'est la musculature qui maintient le corps dans sa forme, développer harmonieusement les muscles revient à doter le corps de sa forme la meilleure, donc de sa plus belle santé et de sa plus grande force. »

Si l'on rend à l'appareil musculaire son développement normal, en même temps que l'on se soumet aux autres prescriptions du Naturisme, on rend à l'organisme toutes ses possibilités de santé; on le remet dans sa loi naturelle, et on prolonge son existence.

Pour rendre à l'appareil musculaire son développement normal, que faut-il? — Du mouvement, du mouvement conforme aux possibilités naturelles.

« Les muscles humains, dit Heckel, sont capables de retourner à l'état de vigueur primitive, à la condition que l'on retourne aussi aux modes naturels de leur développement. — Ces possibilités d'énergie musculaire, l'homme moderne ne les a pas perdues, elles sont seulement effacées, et les méthodes d'exercices physiques sont le chemin pour revenir à cet état normal. »

Le mouvement, dit Muller « accroît et entretient les forces jusqu'aux limites tardives de l'existence normale. »

Oui, le mouvement accroît et entretient les forces; c'est pour cela qu'il convient à tous, bien portants ou malades; l'éducation physique apparaît comme étant l'indiscutable base sur laquelle doit reposer toute éducation humaine.

L'éducation physique s'adresse aux forts comme aux faibles; « c'est la régénératrice » dit Tissié. Les forts seront plus forts; et les autres, tous les débiles, les malades, les vaincus héréditaires ou non, ils gagneront en vitalité et en résistance. Même les grands malades, même des tuberculeux (je ne dis pas tous les tuberculeux), bénéficient du mouvement.

« Quels que soient notre âge, notre situation, notre tempérament, notre force, il faut, dit Ruffier, lutter tous les jours par la culture physique, contre nos impitoyables ennemis, la laideur, la maladie et la mort. »

Bien entendu ce n'est pas le même mouvement qu'on prescrira à tous, bien portants ou malades. Toute Cure Naturiste doit être proportionnée à la vigueur de l'être; la dose de mouvement qui entretient l'athlète en vigueur pourrait tuer le déchu.

La fatigue qui tonifie l'un peut user l'autre. Le succès d'une cure de mouvement dépend essentiellement du dosage de celui-ci.

⁂

Ce n'est pas d'aujourd'hui que le mouvement est considéré comme un remède puissant: Dans l'ancienne Rome, Asclépiade fut, de tous les médecins, celui qui recommandait le plus à ses malades l'usage de l'exercice, et il l'appliquait à lui-même. Pline assure que ce médecin avait déclaré publiquement qu'il consentait à passer pour un charlatan, si jamais il avait une maladie, ou s'il mourait d'autre chose que de vieillesse ou d'accident. Il tint parole: il vécut plus d'un siècle, ne fut jamais malade et mourut des suites d'une chute violente.

Le célèbre médecin Galien, infirme jusqu'à 30 ans, vécut très vieux grâce à l'exercice assidu auquel il s'astreignait; et Hérodicus, précepteur du grand Hippocrate, père de la médecine, très faible dans sa jeunesse, arriva à la plus grande vieillesse, grâce au même procédé.

Le Docteur Salgues, dans son Hygiène des Vieillards, nous dit que Socrate et Agésilas étaient si convaincus des bienfaits que procure l'exercice qu'il ne dédaignaient pas d'aller à cheval sur un bâton, dans leurs jeux avec les enfants; que Scipion Lælius et le pontife Scœvola jouaient au palet et faisaient des ricochets dans la mer pour conserver la plénitude de leurs forces.

Platon n'hésitait pas à dire que « la gymnastique est la partie la plus salutaire de la médecine. »

Pirius, roi de Perse, ordonnait à tous ses sujets de faire avant leurs repas, un exercice proportionné à leur âge et à leur force, parce que « je veux, disait-il, des sujets forts et robustes et non des invalides.»

A Rome les exercices physiques relevaient plus de l'éducation militaire que de la médecine.

Avec l'avènement du christianisme et le décret d'abolition des jeux olympiques, sous Théodose, la gymnastique entra dans une très longue phase d'oubli.

Rabelais, Ambroise Paré, Luther préconisèrent fortement

l'usage du mouvement. Mais c'est surtout Mercurialis (1569) qui le remit à la mode.

Au xviiie siècle, Tronchin, médecin de Voltaire emploie, pour toute médication, les frictions, les mouvements, la marche, associés au vin et à la viande froide.

Puis, en France, Audry (1723), Tissot (1780); en Suisse Pestalozzi, en Allemagne Basedow, contribuent à la renaissance du sport. Ce dernier médecin essaya à Worlitz (1771) de re-créer les jeux olympiques; il fut suivi par Clias et Amoros.

Avec ces derniers nous voyons apparaître l'aurore de l'époque actuelle, illustrée par Ling, l'auteur de la gymnastique suédoise.

OBJECTIONS A LA CURE DE MOUVEMENT :

La fatigue

Remuer! je suis déjà si fatigué.

On croit bien faire en cherchant à ne pas se fatiguer. La chaise longue pour les grands nerveux, les dyspeptiques, les cardiaques, et pour certains tuberculeux est déplorable. — La fatigue est bonne tant qu'elle tonifie.—C'est en se fatiguant qu'on devient infatigable.

La cure de mouvement doit être progressive: le mouvement pour les grands névrosés, pour les arthritiques à organes éliminateurs sales. Les tuberculeux n'établiront pas eux-mêmes leur cure de mouvement. L'entraînement; la forme; le repos.

Le mouvement ne va-t-il pas me faire maigrir? — Il fait maigrir les trop gras; il augmente le poids des maigres; il met l'organisme dans sa Loi. Il crée du muscle; le muscle donne la ligne élégante. L'exercice développe rapidement les maigres.

Le mouvement ne va-t-il pas me faire des muscles trop gros? — Non.

Je fais déjà du mouvement; je n'en suis pas moins malade. — S'il en est ainsi, votre mouvement est mal dosé, mal choisi; il faut faire mieux; c'est facile.

Vous n'avez pas le temps de faire du mouvement; je vous prouverai le contraire.

*

Que demande l'organisme pour prospérer? L'action intense, l'effort.

Mais voici les objections! Je relève celles qui m'ont été faites le plus souvent.

Agir, remuer; mais je suis déjà si fatigué!

Oui. Notre siècle est celui du machinisme, c'est-à-dire du moindre effort humain. Partout où c'est possible, on remplace le muscle humain par une mécanique; au lieu de faire tourner la roue à la manivelle, on l'actionne par un moteur. Le rendement en est supérieur, et l'homme ne se fatigue plus. C'est que la fatigue est devenue notre grand ennemi: personne ne veut plus se fatiguer. On ne veut plus se fatiguer parce qu'on estime que la fatigue est un danger pour la machine humaine, parce qu'elle fait vieillir trop vite, parce que l'effort est fastidieux..... Notre génération en arrive à appliquer à elle-même le vieux proverbe oriental: « Il vaut mieux être assis que debout, et couché qu'assis. » Les médecins d'ailleurs ont accru encore ces tendances: sédentaires eux-mêmes, ils ont vanté les effets bienfaisants du repos. Notre génération se croit faite pour la chaise longue. On met à la chaise longue le nerveux à idées sombres, l'asthénique, sous prétexte de remplir ses accumulateurs nerveux, le dyspeptique à estomac gargouillant, le cardiaque, sous prétexte de reposer son cœur, le tuberculeux même non fébrile, etc. Que le malade ait n'importe quoi, n'importe où, le médecin tend à dire: cela c'est de la fatigue, et le traitement qui convient, c'est le repos.

Pour tout le monde la fatigue impose le repos. On empêche de remuer même les gens sains, sous prétexte d'économiser leur bagage d'énergie vitale: l'enfant qui s'ébat librement au jardin, courant et suant sous la poussée de ses instincts naturels, ne peut guère le faire que hors la vue des siens. L'aperçoit-on, on se précipite, on l'enchaîne; on lui fait promettre de ne plus recommencer.

Cette opinion qu'on a de la fatigue dérive d'une mauvaise compréhension de ce qu'est l'organisme. On raisonne comme si le corps était une machine inerte dotée d'un certain capital fixe d'énergie. Ce capital fixe une fois dépensé, ce serait la mort. Cette conception est inexacte: l'organisme n'est pas une sorte d'inerte accumulateur qui, en fonctionnant, vide sa charge; il est *vivant, c'est-à-dire qu'il crée des forces par lui-même, et il en crée, notamment, en fonctionnant: l'activité est dynamogène.*

Dans ses *Leçons sur les phénomènes de la vie, communs aux animaux et aux végétaux,* Claude Bernard a expliqué que les organes s'usent, se détériorent au cours de leurs périodes d'activité, et se réparent pendant leurs périodes de repos. C'est juste: chez les êtres compliqués, comme les vertébrés et spécialement l'homme, l'activité de l'organisme crée des déchets qui encombrent le corps; leur accumulation conduit à la fatigue, qui est inhibitrice; au bout d'un certain temps d'activité, le milieu intérieur se trouvant saturé de déchets, toutes les fonctions se ralentissent obligatoirement; c'est le repos forcé, le sommeil.

Mais par contre, si l'activité organique encrasse, si elle ralentit la fonction et oblige au repos, elle développe les organes. Quand nos muscles, nos glandes travaillent beaucoup, ils se fortifient, grossissent, s'hypertrophient; si, au contraire, ils se reposent exagérément, ils s'affaiblissent et s'atrophient. Le Dantec, dans son étude sur *La matière vivante* et dans sa *Théorie nouvelle de la vie*, a bien développé cette thèse; pour lui la matière vivante peut se présenter sous trois états: état de vie manifestée, état de vie latente, état de destruction. L'état de vie manifestée est caractérisé par l'*activité;* l'état de vie latente, par l'*activité ralentie* (c'est la vie des graines par exemple); l'état de destruction est celui du cadavre, désormais *incapable d'agir*.

Cette conception de Le Dantec conduit à la conclusion que *l'action est une nécessité vitale;* et, pour prendre de la conclusion de Claude Bernard ce qu'elle a de bon, je dirai: *l'activité est une nécessité vitale, à la condition qu'on assure le parfait drainage des déchets créés par cette activité.*

La fatigue est bonne tant qu'elle tonifie; elle devient mauvaise si elle surmène. Et ce qui surmène l'un est absolument insuffisant même pour entretenir en bonne santé un autre. L'expérience personnelle est le seul vrai guide; elle vaut mieux que la décision d'un médecin qui vous connaîtrait mal.

On se souviendra que ce qui fatigue aujourd'hui ne fatiguera plus demain, et on ne perdra pas vue que c'est en se fatiguant qu'on devient infatigable.

Quand on sera infatigable, on sera « en forme ». L'entraînement est le seul moyen d'obtenir la forme.

La cure de mouvement, comme toute cure bien comprise, doit être progressive.

La vitesse de la progression doit être dosée d'après l'état de santé. Plus on est près de la santé, plus on pourra aller vite, c'est bien naturel; c'est naturel, et pourtant, beaucoup de gens, même prévenus, ont des inconvénients parce qu'ils vont trop vite. Ainsi, certains névrosés à système nerveux meurtri de toxines sont tellement hyperexcitables que, s'ils se mettent à la cure de mouvement avec un zèle trop grand pour eux (zèle qui pourrait être de la paresse pour un autre), ils voient grossir leurs troubles au lieu de les voir diminuer; ils sont las, de mauvaise humeur, voient noir et faux, dorment mal, ont des cauchemars. Ils sont allés trop vite. Qu'ils s'arrêtent, se reposent, et recommencent plus doucement.

Il y a aussi des arthritiques qui doivent faire leur entraînement doucement; s'ils ont des organes «sales», c'est-à-dire encombrés de déchets, un foie gras, pléthorique, à circulation profonde obstruée, un rein encrassé d'acide urique, de phosphates, lésé, enflammé dans la muqueuse de ses tubes urinifères, une peau sèche, éliminant mal, des combustions profondes insuffisantes, ils sont particulièrement vulnérables à la fatigue. Combien de fois a-t-on constaté l'apparition d'un accès de goutte après une marche forcée; combien de fois l'arthritique, à la suite d'une fatigue, éprouve-t-il des malaises pénibles: troubles au cœur, dédoublement plus ou moins accentué de la conscience, etc. Ces malaises sont dus: ceux du cœur à un débordement du foie, incapable de suffire à la surcombustion; le foie fait de la congestion passive par surmenage; il en résulte des douleurs au creux de l'estomac, s'étendant ou non au cœur; parfois ces douleurs ne sont ressenties qu'au cœur, sous forme de griffe serrant l'organe, de pincements désagréables.

De ces incidents il ne faudrait pas conclure que la cure de mouvement ne réussit pas: il faut savoir qu'on est allé trop vite. Arrêter pour se reposer est une nécessité. Et puis on recommencera avec plus de douceur. Le repos est nécessaire après le mouvement, comme une application d'eau froide est nécessaire après une chaude.

On constate que les animaux sauvages n'éliminent pas leur excès d'acide urique pendant leur exercice le plus intensif; ils ne l'éliminent que lorsqu'ils se sont reposés.

J'ai vu des arthritiques venir à moi et me dire: « je me suis soumis très sérieusement à votre cure de mouvement; j'espérais voir vite disparaître toutes mes douleurs, mes raideurs, et aussi ces vilaines boules, qui déforment les articulations de mes doigts; or, je souffre davantage de mes douleurs, mes articulations sont plus raides, les boules de mes doigts me font souffrir davantage et j'ai très mal aux reins. » — Tout cela n'est pas étonnant: il faut aux déchets le temps de s'évacuer à travers les organes éliminateurs, surtout s'ils sont de qualité mauvaise; il leur faut du temps pour se réparer; quant aux vilaines boules des doigts, des tophis, comme nous les appelons, ce sont les derniers bobos qui disparaîtront. Ils sont

surtout constitués d'acide urique. Que faut-il pour que cet acide urique s'évacue? Il faut qu'il se dissolve dans le sérum du
sang, avant de s'en aller au rein. Or, pour dissoudre un gramme d'acide urique à 37 degrés (température du corps humain)
il faut, d'après Bunge, sept à huit litres d'eau; il en faut moins
si l'eau est alcaline; mais l'eau du sang des arthritiques est
insuffisamment alcaline. Il faut donc d'abord désacidifier les
humeurs de l'arthritique avant qu'il puisse espérer voir se dissoudre ses tophis, d'autant plus que l'acide urique des tophis a
une affinité particulière pour les tissus cartilagineux articulaires (Almaglia l'a prouvé); et il s'y fixe de façon très énergique.

Les tuberculeux feront encore plus attention au mouvement que les autres malades. Le thermomètre doit être le guide de l'entraînement. Si la température, après la séance de
gymnastique de chambre ou de marche ne s'élève que de quelques dixièmes de degrés, on peut généralement continuer.

*Dans tous les cas de tuberculose, je prie les malades de ne
pas établir eux-mêmes leur cure de mouvement;* j'ose croire
qu'ils ne m'accuseront pas de penser à mon intérêt personnel,
si je leur conseille de me demander avis avant de se mettre à
l'exercice.

Je signale que les Anglais ont remplacé par la cure de travail la déplorable méthode allemande de traitement de la tuberculose par le repos. Le Dr Paterson, entre autres, soumet à
la cure de travail, dehors, ses tuberculeux convalescents. Au
dire de Démarest, Paterson obtient 80 pour cent de guérisons.

Carton trouve que ce chiffre correspond à la réalité; comme le médecin anglais, il a été frappé de l'excellence des résultats ainsi obtenus.

Je partage, moi aussi, cet avis; alors que je ne connaissais
pas les travaux de Paterson, je soumettais déjà les tuberculeux
qui n'avaient plus de fièvre à la cure de jardinage et j'en obte-
nais les meilleurs résultats.

L'objection de la fatigue n'est pas la seule qu'on fasse à la
Cure de Mouvement; combien de fois m'a-t-on dit: mais, docteur, *le mouvement va me faire maigrir;* je ne veux pas perdre
ma graisse, parce que j'aurais des rides, des « salières », des
peaux flasques; ou je ne veux pas maigrir, car je suis déjà trop
maigre.

L'être humain moderne pense qu'il peut être beau sans gagner sa beauté par l'effort; au lieu d'avoir une jolie ligne grâce à un vigoureux contour musculaire, il en a une pâle imitation grâce à une nappe graisseuse qui enduit et masque ses muscles insuffisants. Cette beauté-là est celle de nos femmes, elle est un château d'argile que la moindre perturbation organique fera crouler: une maladie survient-elle, même bénigne, elle amaigrit, déforme, ravine ce qui était si beau. La vraie beauté, celle que donne le muscle, résiste aux intempéries vitales.

Le mouvement fera fondre la graisse; oui, si l'on est trop gras. Les trop gras perdront non seulement la graisse qu'ils ont en excès, mais aussi de l'eau d'infiltration qui était retenue dans l'organisme et déposée dans le tissu cellulaire, pour maintenir en dissolution des produits toxiques. Le mouvement éliminant ces produits toxiques, l'eau qui les dissolvait, n'ayant plus raison d'être, s'éliminera elle aussi; de sa disparition résultera une diminution de poids qui s'ajoutera à celle qui provoque la disparition de la graisse.

Les maigres qui se soumettent à la Cure de mouvement perdent souvent, eux aussi, du poids au début. J'ai souvent constaté chez eux une chute de poids atteignant 1 kg., 1 kg. et demi, exceptionnellement 2 kg. Faut-il s'alarmer de ce phénomène? Nullement. Il n'est nullement dû à ce que l'organisme souffre; il est dû, au contraire, à ce que l'organisme se débarrasse, grâce au mouvement, de l'eau d'infiltration, la même qui existe chez les gras, tenant en dissolution des produits toxiques. Les produits toxiques s'éliminant grâce à la cure, l'eau disparaît elle-même; et sa disparition, si elle se traduit sur la balance par un allègement, coïncide néanmoins avec une amélioration de l'être. Le patient est plus fort. D'ailleurs la période d'élimination toxique passée, le poids réaugmentera, et cette augmentation ne sera pas factice et illusoire; elle sera de bonne nature, puisque créée par le tissu le meilleur qui soit: le muscle.

Les gens grêles qui voudront se donner la peine de travailler seront surpris de constater combien le mouvement développe vite. En quelques séances, on sent et on voit les muscles grossir. Mensurez-vous pour pouvoir comparer.

Les os eux-mêmes se développeront; les attaches deviendront saillantes, on a même affirmé que les os s'allongent et se renforcent par la culture physique.

Heckel dit avoir constaté chez des adultes, entre la 40° et la 70° année, un élargissement des épaules, parfaitement manifeste, et se mesurant par un écart de plusieurs centimètres entre des points osseux symétriques.

Combien de malades qui n'ont voulu voir, au cours d'un traitement, que ce qu'indique la balance, ont accumulé dans leurs tissus des produits toxiques et de l'eau pour dissoudre ceux-ci: embonpoint illusoire et néfaste qu'ils ont perdu dès que leur organisme a eu la force de le jeter dehors.

Donc, répétons: *Au début de la cure de mouvement les gras perdront de leur poids, parce qu'ils brûleront de leur graisse et élimineront l'eau d'infiltration qui les encombre; les maigres pourront baisser aussi de poids, si leur organisme contient — ce qui est le cas presque général — de l'eau d'infiltration qui les fait paraître plus lourds qu'ils ne sont en réalité.*

Cette première période passée, période que j'appelle période de nettoyage organique, on prendra du poids, parce qu'on fera du muscle.

La diminution va-t-elle créer des rides, bajoues, peaux molles? Non — La cure de mouvement doit être dosée de telle sorte que les gros ne maigrissent pas trop vite; d'autre part, la peau gagnant, comme le reste du corps, en vitalité, sera plus souple, plus vivante, plus vigoureuse; elle n'aura pas tendance à se friper. D'ailleurs, on l'aide à se retendre: on la masse, on la frictionne, on la bat.

Des femmes élégantes m'ont parfois dit qu'elles avaient déjà tenté des cures d'amaigrissement, qu'elles s'en étaient trouvées enlaidies ou qu'ayant maigri sous l'action d'une maladie quelconque, d'une crise nutritive, crise d'estomac, de foie, d'intestin..., elles avaient eu ensuite des chutes d'organes (utérus, reins...), dont elles avaient eu beaucoup de peine à se remettre. Ceci est très naturel.

Tout droguage qui fait maigrir est néfaste: il supprime, mais ne rajoute rien. La cure de mouvement elle, supprime ce qui est inutile; et elle le remplace par du tissu utile: à une nappe graisseuse abdominale, poids mort pour l'organisme, succède une sangle musculaire puissante, garantie de contention et de bon fonctionnement pour les organes du ventre.....

La cure de mouvement fera perdre l'inutile, le superflu, le mauvais; mais elle ne fera perdre que cela: *c'est l'équilibratrice;* aux trop lourds, elle ôtera; aux trop maigres, elle donnera; c'est pour cela qu'elle convient à tous.

Mais, m'a-t-on objecté encore, « si je fais travailler mes muscles, ne vont-ils pas devenir trop gros? C'est laid le muscle, c'est bon pour les lutteurs de foire. Je tiens à rester mince, car la minceur est à la mode. »

Avoir des muscles trop gros! Vous ne risquez pas de travailler, pour les avoir simplement normaux. D'ailleurs, vous n'avez pas tort de considérer les lutteurs de foire comme trop gros et laids; mais ce qui est laid chez eux, ce n'est pas du muscle, c'est surtout de la graisse. Ces gens-là sont des anormaux qui aiment leur anomalie et qui en vivent; nous, nous ne tendrons pas à les imiter: c'est vers l'équilibre harmonieux que nous évoluerons.

— Vous me prescrivez du mouvement, m'a-t-on dit aussi, mais j'en fais beaucoup chaque jour! Je vis au grand air, je suis cultivateur, je suis jardinier, je suis menuisier; je travaille manuellement...; je marche beaucoup: je suis facteur, médecin...; je fais du ménage...

Faites-vous un métier manuel de plein vent, tant mieux; c'est déjà un gros avantage, et qui facilitera certainement ma tâche pour vous guérir; seulement, dites-vous bien qu'il n'y a que fort peu de professions qui développent harmonieusement l'organisme: l'une fait travailler l'avant-bras, l'autre le bras, l'autre un bras seulement, l'autre un bras et une épaule; l'autre les reins ou les jambes; la répétition des mêmes gestes, des mêmes efforts muscle, c'est vrai, mais désaxe, déforme. Aux temps anciens où le même homme faisait tout, il se développait harmonieusement. Maintenant avec les nécessités de la production intense et rapide, chacun tend à ne répéter qu'un minimum de gestes toujours les mêmes: ainsi on arrive à plus de précision, à plus de perfection, à plus de vitesse, mais c'est au détriment de l'harmonie organique. Autrefois on voyait de merveilleuses anatomies de travailleurs, maintenant on voit, au contraire, une foule de déformations professionnelles dues à la spécialisation outrancière. Le menuisier développe ses épaules, il s'atrophie des membres inférieurs; le garçon de café, toujours debout, muscle ses reins, il atrophie ses bras; le facteur a des jambes solides, mais son thorax s'étrique.....

Quant au bureaucrate, à la ménagère qui me disent: du mouvement, j'en prends toute la journée! je vais et viens toute la journée d'une pièce à l'autre, je leur réponds que déambuler d'une pièce à l'autre avec des cartons sous le bras, ou manier le balai, le plumeau, le chiffon, dans un appartement sans air et sans lumière, c'est s'intoxiquer et non se muscler.

Le travail professionnel, s'il est parfois une bonne et saine cure de mouvement, n'est généralement qu'un inharmonieux, insuffisant et incomplet moyen de développement. *Il faut, dans tous les cas, le compléter par une culture physique rationnellement comprise.*

— Mais cette culture physique rationnelle, c'est ennuyeux, et cela prend du temps!

— Ennuyeux! au début, peut-être, parce que vous ignorez encore ce qu'elle vous apportera de bien-être; mais, quand vous aurez senti que vos muscles se font, que vos énergies augmentent, que vos maladies disparaissent, vous prendrez plaisir à faire ce qui vous était fastidieux.

Quant à l'objection du temps qui vous manque, elle est sans valeur. Si vous ne voulez pas prendre le temps de vous soigner, il vous faudra prendre le temps d'être malade; et ceci prend beaucoup plus de temps que cela. Si donc vous n'avez pas de temps à perdre, ce que vous avez de mieux à faire, c'est de trouver le temps de m'écouter; avec un peu de bonne volonté, vous réaliserez le programme.

CE QUI COMPOSE MA CURE DE MOUVEMENT

———

La cure de mouvement, telle que je la comprends et que je la conseille, comporte:

I. Le dérouillage, la remise en activité de l'organisme par une série progressive et méthodique de pratiques dont l'ensemble constitue ce qu'on pourrait appeler la *toilette interne:* toilette des articulations, des muscles, des vaisseaux, etc.; puis le développement systématique des muscles.

Toilette interne et développement systématique des muscles seront assurés par la gymnastique de chambre, à laquelle s'associeront la friction, la lotion et la respiration profonde.

II. La remise progressive de l'organisme, désormais vigoureux et musclé, à ses conditions naturelles de la vie de mouvement, *grâce à la gymnastique sportive (stade chez soi, jardinage...) aux jeux et aux sports.*

Après le repas, on ne fera pas d'exercices vigoureux.

Les malades à nutrition très mauvaise, et à estomac dilaté feront mieux, ou bien de s'étendre un peu après le repas, s'ils en ont le temps, ou bien de rester assis confortablement.

Si la nutrition est passable, on peut marcher après le repas; encore faut-il mieux ne marcher que doucement. Amyot, qui avait bien apprécié les effets mauvais de la marche rapide après le repas nous dit, d'après Plutarque, qu'il ne faut se promener après le repas que si « l'on se promène à l'ayse tout bellement, et non que l'on s'escrisme à outrance. »

Quand on est vigoureux, on peut remuer activement, même sitôt le repas.

———

L'IDÉAL DES PROPORTIONS HUMAINES

---

1). — L'être humain bien fait possède une musculature solidement développée et si peu enduite de graisse qu'on voit
nettement les saillies des masses superficielles, bien individua-
lisées les unes des autres par les sillons inter-musculaires.

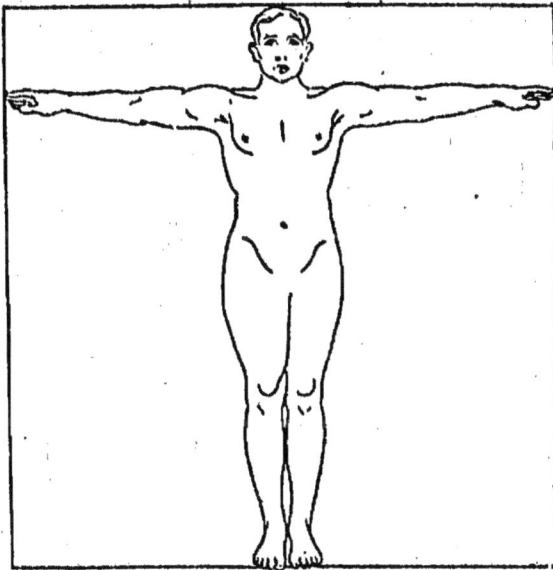

Fig. 74. — L'homme bien fait est inscriptible dans un carré.

Les muscles vigoureux ont un bon tonus qui se traduit,
pour l'être lui-même, par une impression de vigueur et de maîtrise musculaires, et, pour quelqu'un qui les palpe, par une du-
reté élastique particulière, qui n'a rien de commun avec la
flaccidité qu'ont toujours les masses graisseuses, même denses.

La puissante musculature crée la forme harmonieuse de l'être; elle accroche solidement ses omoplates au gril des côtes; elle fait que le ventre, bien sanglé, ne déborde nullement le plan des côtes, que la taille est fine et que les plis fessiers forment, en se joignant, un angle largement ouvert en bas.

2). — L'être humain bien fait possède une charpente osseuse sans déviations, une cage thoracique largement ouverte.

S'il étend les bras en croix, il doit tenir dans un carré.

LA GYMNASTIQUE DE CHAMBRE

———

Associée aux autres pratiques naturistes
(alimentation saine, air, soleil, eau), la gymnastique méthodique de chambre, faite avec
persévérance, et absorbant chaque jour cinq,
puis dix, puis quinze minutes, est capable de
réparer même les grosses déchéances organiques, musculaires, nutritives, nerveuses. Elle
suffit à remettre dans sa vigueur primitive l'ê-
tre humain déchu de ses résistances vitales.
Grâce à elle, l'être se prépare à la pratique
des sports et s'ouvre la voie athlétique.

Dr G. D.

*La vraie gymnastique suédoise est compliquée et prétend à trop
de précision physiologique. La gymnastique de chambre est plus
aisément réalisable par tout le monde. Créant du muscle là où il n'y
en a pas, intensifiant les combustions profondes, resanglant les organes amollis, elle influence les échanges vitaux les plus secrets.*

*La durée des séances suivant les maladies et les âges. La dose
de mouvement à exécuter doit être proportionnée à la facilité avec
laquelle on élimine ses déchets: à élimination imparfaite, séances
courtes. — Le critérium qui doit servir de guide, c'est votre fatigue.*

*Comment je procède pour obliger mes patients à persévérer
dans l'effort.*

*Combien de fois répéter chaque mouvement. — Pourquoi la
répétition méthodique des mêmes mouvements est une nécessité.*

*La cadence et l'amplitude des mouvements. Plus vous êtes faible
plus la cadence doit être lente.*

Faut-il prendre des poids, des exercisers?

⁂

Fort souvent les gens qui font chez eux des mouvements de gymnastique disent qu'ils font de la gymnastique suédoise. Ils se trompent.

La gymnastique suédoise (méthode de Ling) est un ensemble compliqué et méthodique de mouvements amples qui prétendent réaliser des buts précis, trop précis. Ainsi la séance de suédoise commence par une savante gradation de mouvements de tête, qui prétend accélérer la circulation céphalique(?); d'autres mouvements suivent, pour «agrandir le champ de la circulation pulmonaire», puis d'autres pour «activer la circulation de retour». Il est très beau de mettre la physiologie à la base de la thérapeutique, mais encore faut-il ne pas vouloir par trop préciser. A trop vouloir passer au crible de la précision, on dit des inexactitudes. La circulation céphalique se modifie non pas seulement quand on agite la tête, mais aussi quand on agite n'importe quelle partie du corps. Celse, déjà, qui avait compris cela, conseillait de mobiliser les doigts de pieds, pour dériver le sang de la tête dans la congestion cérébrale. Et, le champ de la circulation pulmonaire s'agrandit aussi bien quand on fait la danse du ventre que quand on fait des mouvements respiratoires. Ce qui importe pour que le sang fixe dans le poumon, sur ses globules rouges, plus d'oxygène qu'auparavant, ce n'est pas surtout qu'on ouvre fortement la cage thoracique pour y faire entrer plus d'air, c'est essentiellement qu'on crée, par le mouvement en général du corps, une augmentation des combustions organiques profondes nécessitant plus d'oxygène.

Ceci, pourtant, ne veut pas dire que la culture respiratoire soit sans effet, loin de là, puisque je la préconise; ceci signifie simplement que tout mouvement est salutaire et concourt à l'amélioration de l'être. C'est pour cela, d'ailleurs, qu'il ne faut pas se moquer de méthodes, même burlesques, qui ont prétendu guérir telle ou telle maladie par des exercices spéciaux: la marche à quatre pattes, par exemple. — Quand l'enfant s'ébat acrobatiquement à tort et à travers, il « active, accélère sa circulation céphalique, agrandit le champ de sa circulation pulmonaire et active sa circulation de retour » parfaitement bien.

Tout ceci, d'ailleurs, ne retire rien à l'excellence de la gymnastique suédoise. Comme nous prétendons à moins de précision physiologique, nous appellerons tout prosaïquement du nom de *gymnastique de chambre* l'ensemble des mouvements décrits plus loin.

« Méthode d'armoire à glace », a-t-on dit. Oui, si l'on veut. Je ne trouve pas que ce terme déshonore ou étrique la méthode. Dans la chambre, devant l'armoire on est admirablement bien pour réaliser la cure. Pas besoin de se déranger, pas besoin d'aller dans un établissement spécial, pas besoin d'un professeur, pas besoin de dépenser le moindre sou. La méthode d'armoire à glace a bien des avantages; et elle guérit, ce qui n'est pas son moindre.

Méthode pour poules mouillées, direz-vous, qui ont peur des sports, méthode pour jeunes filles pâles, méthode pour vieillards, méthode insuffisante pour ceux qui veulent devenir forts. Ces arguments là ne sont donnés que par des ignorants.

N'allez pas croire que la gymnastique de chambre ne s'adresse qu'aux poules mouillées, aux jeunes filles pâles, aux vieillards désireux de reverdir; d'ailleurs, si elle n'était utile qu'à ceux-ci elle serait déjà une belle chose; mais elle fait mieux. *Tonifiant tout l'appareil musculaire, créant du muscle là où il n'y en a pas, intensifiant les combustions profondes, hâtant l'évacuation des déchets, resanglant les organes amollis, elle influence d'une façon considérable les actes nutritifs et les échanges vitaux les plus secrets.*

Sait-on que les meilleurs champions des sports de compétition ne doivent leur grand succès qu'au fait qu'ils créent et entretiennent leur « forme » c'est-à-dire leur entraînement, par la gymnastique de chambre?

Jeffries, Tommy Burns, Joe Jannette, Carpentier, sont des fervents de la gymnastique d'appartement.

On se guérit bien plus sûrement, en faisant *rationnellement* de la gymnastique de chambre qu'en faisant des sports à tort et à travers.

Combien ai-je vu de ces malades, des jeunes gens en général, à qui l'on avait dit: « faites du sport », et qui, s'étant adonnés avec ferveur à la bicyclette, au foot-ball, à la natation, ou à autre chose, sans avoir rien compris au Naturisme, sans avoir réglé leur alimentation, leur entraînement, etc., ont abouti à de vrais désastres.

Commencer par le sport la cure d'une grosse maladie, c'est généralement commettre une faute lourde. Le sport est excellent; mais c'est par lui qu'il faut finir. Quand on sera devenu ou redevenu vigoureux par la gymnastique de chambre, il sera aisé d'aiguiller l'activité physique vers le sport qui plaira le mieux.

Faire du sport d'abord, c'est forcément accroître sa désharmon¹ puisqu'on choisira forcément celui pour lequel on a d'avance le plus de dispositions.

Il faut faire du muscle d'abord: la gymnastique de chambre réalise ce programme; elle donne à l'organisme sa forme normale; celle-ci acquise, la voie sportive et athlétique est ouverte.

Durée des séances. — Fixer pour tout le monde, c'est-à-dire pour toutes catégories de santés ou de maladies, pour tous âges, pour tous tempéraments, une durée fixe pour les séances, serait commettre une grosse faute.

Heckel conseille des séances de 30 à 40 minutes; c'est bien pour des hommes adultes vigoureux et bien entraînés; c'est beaucoup pour des adolescents même solides; c'est exténuant pour les débilités; c'est inexécutable ou même dangereux pour de vrais malades.

Ce qu'il faut ne pas oublier, c'est que la cure de gymnastique de chambre doit être applicable non pas seulement aux forts qui veulent devenir plus forts, mais aussi aux plus déchus qui veulent venir à la normale. Que Carpentier fasse plusieurs fois par jour une demi-heure de gymnastique violente, cela ne lui sera que très profitable; mais que des tarés de la nutrition, des porteurs de foie gras, d'estomac dilaté, d'intestins entériteux, de reins graveleux, que des tuberculeux fébriles, des neurasthéniques, de vrais asthéniques fassent plusieurs jours de suite trente minutes de gymnastique, ils iront à des accidents certains, parce qu'ils dépassent leur pouvoir d'éliminer les poisons libérés par le mouvement. Rappelons-nous que le mouvement crée des déchets: en outre, il en libère qui étaient relégués dans les muscles, dans les articulations, dans le tissu cellulaire; tout cela est brutalement jeté dans le torrent circulatoire, et veut s'éliminer. Si les organes éliminateurs (peau, rein, etc.) sont normaux, l'élimination se fait vite et bien; le patient ne ressent qu'un minimum de fatigue. Si, au contraire, les organes d'élimination sont insuffisants, ce qui est la règle dans toutes les maladies de nutrition, l'organisme est débordé par tous ces poisons qui ne peuvent sortir; le débordement se traduit par un malaise pénible: le tuberculeux « débordé » fera de a fièvre; l'arthritique, l'entériteux, l'asthé-

nique feront de la courbature, qui peut même être fébrile. Et,
dans tous ces cas, en même temps qu'il y a fatigue physique, il
y a dépression morale parallèle. L'individu, en même temps
qu'il est exténué, voit noir, incrimine la méthode, conclut que la
gymnastique lui est préjudiciable, qu'il n'est pas taillé pour
faire semblable agitation. Et il renonce à la Cure.

J'ai vu de nombreux cas de ce genre. Des malades sont bien
souvent venus me trouver, qui me disaient: de la gymnastique!
oh! j'en ai fait, ça ne me réussit pas du tout! Ça m'a courbaturé atrocement, ça me donne de la fièvre! j'ai dû cesser!

En examinant à fond ces malades, je trouvais une nutrition déplorable et des organes éliminateurs congestionnés, encombrés: ces gens avaient dépassé la faculté d'élimination de
leur peau et de leur rein; et c'était la raison de l'insuccès. L'insuccès n'était dû qu'à un défaut de méthode.

La dose de mouvement à exécuter doit être établie parallèlement à la perfection des éliminations. A élimination parfaite
doit correspondre bonne ration de mouvement (séances pouvant aller exceptionnellement jusqu'à la demi-heure). Pratiquement, ce cas ne se trouvera guère réalisé, ainsi que je l'ai
dit déjà, que chez un vigoureux athlète.

A élimination imparfaite doit correspondre séance courte,
d'autant plus courte qu'il y a plus d'imperfection.

Mais qu'est-ce que séance courte? Et comment doser l'imperfection des fonctions éliminatrices?

J'appelle séance courte une séance de 5 minutes. L'organisme le plus déchu peut faire, sans risquer de se surencombrer,
cinq minutes de gymnastique. Je soumets à cette dose la majorité des tuberculeux même fébriles (après avoir soigneusement mis au point leur ration alimentaire): si le tuberculeux
n'est pas au point, au point de vue alimentaire, s'il est suralimenté, il fait infailliblement de la fièvre. — J'y soumets également les plus grands névropathes, même ceux dont on dit qu'il
leur faut le repos absolu, et les plus grands malades de la nutrition.

Si, au bout de 7, 8, 10 jours de cette séance, ils font de la
courbature, de la dépression morale, on interrompt les séances
jusqu'à disparition des malaises, *puis on recommence;* la dépression peut se reproduire encore après quelques jours, on
interrompt encore, *puis on recommence.* Il faut recommencer
dès qu'on le peut et *continuer.*

Quand le patient sent que cinq minutes de gymnastique ne lui suffisent plus, il en fait 7, puis 10, puis 15.

Plus on est taré, plus on mettra de temps à arriver à la séance de quinze minutes. Il en est qui y seront en quinze jours, d'autres en trois semaines. Pour les tares moyennes il faut bien quatre semaines, ou cinq pour arriver à supporter aisément 10 à 15 minutes, c'est-à-dire pour n'être plus susceptible de courbature excessive.

Le critérium qui doit servir de guide, c'est la courbature. Dites-vous bien qu'aucun examen médical ne vaudra mieux que ce que vous sentirez vous-même.

Sachez comprendre que vous devez atteindre à chaque séance, une fatigue légère. Une fatigue légère tonifie, mais défiez-vous! la fatigue d'un jour, si elle dépasse vos facultés d'élimination, comptera encore pour le lendemain; le reliquat des déchets non éliminés s'ajoutera aux déchets produits par la nouvelle séance; une quantité de déchets plus une autre quantité de déchets, cela fait deux quantités de déchets; vous croirez que tout va bien, vous voudrez augmenter la dose, et vous irez à une courbature déprimante. Gare alors au désespoir!

Évitez la fatigue qui risque de vous désespérer. Pour cela, n'allez pas trop vite dans l'augmentation de la durée de vos séances. *Votre fatigue est votre guide.* Elle est une nécessité, puisque grâce à elle vous vous créez du muscle, grâce à elle vous éliminez vos poisons, grâce à elle vous devenez fort; mais elle ne doit pas être excessive.

C'est en vous fatiguant, mais en vous fatiguant rationnellement que vous deviendrez infatigable.

« Les dieux, disait Hésiode, ont placé le travail au devant de la vertu; si le chemin qui y conduit l'homme est scabreux et difficile dès l'entrée, il devient plus uni, plus doux, à mesure qu'on y avance. »

Le jour où vous serez devenu infatigable, vous serez guéri. La « fatigabilité » dose, dans une large mesure, l'état de santé: « Dis-moi comment tu te fatigues, écrit Tissié, je te dirai ce que tu vaux. »

Pour aider les évacuations de déchets, on usera de l'eau à l'extérieur (lotion. Voir Cure d'eau), de la friction (voir plus loin) et des boissons diurétiques, tisanes de queue de cerise, chiendent, orge (pour les reins).

On commencera, ai-je dit, par faire cinq minutes de séance quotidienne, c'est bien peu. Puis on augmentera insensiblement: 7, 8, 9 minutes pendant un certain nombre de jours.

Cinq minutes de gymnastique chaque jour, allez-vous dire, c'est un jeu d'enfant. — Pas tant qu'on se l'imagine.

Ainsi que je l'ai écrit dans mon *Art de devenir énergique*, « faire chaque jour cinq minutes de gymnastique est un véritable travail, qui demande de la persévérance et un réel effort! Le plus souvent le patient exécute dix jours de suite, vingt jours, trente jours l'exercice qu'il s'était imposé, puis un beau matin, quelque affaire « urgente » le fait remettre sa séance au lendemain — de la meilleure foi du monde, on pense que le dommage sera de réparation facile, qu'on le compensera demain largement... Au fond, ces arguments ne sont le plus souvent que de petites lâchetés envers soi-même: la volonté, l'intelligence se font, en s'en apercevant à peine, les complices des instincts de paresse qui sommeillent dans le subconcient. Un peu de courbature aidant, on oublie les beaux engagements pris, et le résultat final est compromis... On dira ensuite: la gymnastique ne m'a rien fait!

Pour empêcher ces déconvenues, ces défections, voici comment je procède:

S'agit-il d'un malade à nutrition très débilitée, lymphatique de tempérament, sans ressort; je m'aperçois au cours de l'examen médical et de l'interrogatoire que je lui fais subir, que son apathie ne lui permettra pas d'être fidèle aux engagements qu'il pourrait prendre, même de la meilleure grâce du monde. Je m'efforce alors, en conversant avec lui, de pénétrer sa psychologie; je cherche quel est le sentiment qui est capable de le faire vibrer davantage: amour-propre, fierté, amour, etc. Est-il sensible à l'amour-propre, par exemple; est-il quelque peu envieux de son ami X., plus vigoureux, plus actif que lui? Alors, avec toute la puissance de conviction nécessaire, je lui dis, lui répète, lui enracine dans l'esprit quelque chose comme ceci: « X. est fort, actif, plus fort, plus actif que toi. Tu peux l'égaler, le surpasser. Prends aujourd'hui l'engagement formel de te soumettre de ton plein gré aux exercices qui vont faire de toi l'homme que tu envies. Ne cache à personne les résolutions que tu prends; dis à tous hautement que tu sais maintenant la route que tu dois suivre, et mets-toi à l'ouvrage. Dans deux mois tu seras le plus vigoureux, le plus agissant... » Soutenues, vivifiées qu'elles sont par l'amour-propre, les bonnes résolutions s'incrustent dans le subconscient de mon sujet, et, tout naturellement, elles tendent à s'exécuter. Comment, en outre, mon patient oserait-il ne pas tenir sa promesse alors que tout le monde la connaît: la crainte du ridicule est un bon ressort contre l'apathie. Mais l'apathique est apathique avant tout: ce n'est pas tout d'éveiller en lui des sentiments moteurs, encore faut-il les tenir en éveil, sinon ils s'émoussent rapidement. J'y parviens de la façon suivante: Je fabrique, spécialement pour mon patient, une grande pancarte qu'il accrochera tout près de son lit, de telle sorte qu'il lui soit impossible d'entrer dans son lit ou d'en sortir sans l'avoir bien vue. Sur cette pancarte j'inscris d'abord, très lisiblement, quelques mots précis ayant trait à la passion qui doit servir de moteur, par exemple:

Parce que j'ai beaucoup d'amour-propre...

Remarquons que la phrase est libellée de telle sorte que je n'ai pas l'air d'avoir donné d'ordre. Je ne dis pas: « Parce que *tu* as beaucoup d'amour-propre, etc...» C'est le sujet qui se parle à lui-même. Il n'a pas l'air d'être commandé, aussi n'en obéira-t-il que mieux.

Je fais suivre les mots précédents de quelques autres indiquant, dans le même style, la ....me précise d'exercice qui sera faite matin et soir, et j'ajoute une phrase stimulante; ainsi:

Je fais 5 minutes d'exercice

J'ai à cœur de ne pas faillir à ma promesse.

A la stimulation visuelle, j'ajoute fort souvent la stimulation auditive. Je fais placer un réveil sur la table de nuit de mon sujet, non sans avoir au préalable suggéré à celui-ci que: chaque matin, dès que la sonnerie se déclanchera, immédiatement, l'idée lui viendra de regarder sa pancarte; alors d'un seul bond il sera hors du lit et commencera son exercice.

Enfin, je recommande aux parents, aux amis, aux domestiques dévoués d'aider l'individu de leur mieux, soit en l'encourageant, soit même en lui montrant l'exemple, et en faisant la gymnastique avec lui.

***

Combien de fois faut-il répéter chacun des mouvements?

Un mouvement fait une fois, deux fois, cinq fois ne sert pas à grand chose, car il ne fait travailler que les fibres les plus vigoureuses des muscles, celles qui ont précisément le moins besoin de gymnastique; et les fibres moins développées restent inactives. « Comme on n'impose pas au muscle, dit Ruffier, dès le premier mouvement exécuté, un effort maximum, il est certain qu'à la première exécution, ce seront les meilleures fibres qui se chargeront de la besogne; elles accompliront sans la moindre difficulté un travail auquel leur force et leur développement sont adaptés. — Trois ou quatre répétitions du même mouvement ne changeront guère les conditions d'exécution. A partir de ce moment les fibres qui ont agi jusqu'alors ressentiront une certaine fatigue; leur aptitude à la contraction sera descendue au niveau de celle de fibres moins développées, plus paresseuses. Pour qu'elles soient excitées, il faudra que l'influx nerveux leur arrive avec plus d'intensité, avec une intensité qui excitera en même temps qu'elles ces fibres paresseuses qui ne réagissaient pas à l'influx de tout à l'heure. C'est pourquoi, quand nous répétons un mouvement dix, quinze, vingt fois de suite, il faut que nous mettions de plus en plus d'énergie, de volonté dans la commande nerveuse. Nous mobilisons successivement de nouvelles classes de fibres, plus jeunes, plus faibles, plus paresseuses, mais qui viennent en aide aux meilleures et aux plus vigoureuses, dont la puissance contractile s'épuise de plus en plus à chaque contraction. »

La répétition du même mouvement est donc une nécessité.

Dans la seconde moitié du dernier siècle, Paz, Laisné, Triat, accordaient déjà un rôle capital à la répétition; Schrœber voulait qu'on répétât 50 à 60 fois chacun des mouvements qu'il prescrivait; ceci n'est faisable que pour des gens déjà très vigoureux, c'est donc trop.

Paz exigeait seulement 12 à 20 répétitions. Voici une bonne moyenne. Mais le mieux à mon sens, c'est de ne fixer aucun chiffre.

Si vous n'êtes capable de faire que cinq minutes de séance, il ne faudra faire que 5 ou 6 répétitions de chaque mouvement. Tout le monde peut faire cela, même en débutant, puis on augmentera; on arrivera à 10, puis à 20, puis à 25. Il n'est pas utile de dépasser jamais ce chiffre.

Ruffier estime que, à la vingtième répétition, si la résistance est bien réglée, on éprouve (il parle d'un individu sain) la sensation que la totalité du muscle a travaillé, et qu'on ne peut poursuivre l'exercice qu'à la condition de faire appel à l'aide des muscles voisins, à des suppléances, qui interviennent grâce à des changements d'attitude plus ou moins conscients. Dès ce moment la «localisation» n'est plus assurée; il n'y a donc pas lieu de continuer le mouvement.

Une fois devenu vigoureux, on pourra une fois de temps en temps, quand on se sentira bien en forme et qu'on aura le temps (le dimanche par exemple) pousser jusqu'au chiffre de 25 répétitions.

✻✻

La cadence des mouvements

Faut-il exécuter les mouvements lentement ou vite?
Hébert impose:

Une demi-seconde pour les déplacements des membres *fléchis* (flexion et extension des avant-bras et des jambes);

Une seconde pour les déplacements des membres *étendus* (élévation des bras et des jambes);

Deux secondes pour les déplacements d'une partie importante du corps (fentes, flexion sur les membres inférieurs, mouvements du tronc).

Le conseil n'est pas mauvais.

Je préfère néanmoins fixer la cadence des mouvements, non pas uniquement d'après le mouvement à exécuter, mais plutôt d'après la vigueur de mon patient. Et je dis:

Si vous êtes très malade, très affaibli, très las, faites doucement, très doucement même, vos mouvements; mettez 2, 3, 4 secondes pour chacun d'eux. *Si vous n'êtes pas très amoindri dans votre vigueur, ou si vous vous êtes déjà entraîné par une série d'exercices lents, faites plus vite votre cadence,* mais, en tout cas, ne profitez pas de la vitesse plus grande pour escamoter quoique ce soit de l'amplitude ou de la perfection des gestes. Mettez de 1 à 3 secondes, suivant le mouvement exécuté (une seconde par exemple par mouvement de bras, trois par mouvement de tronc). Quand vous serez fort, allez aussi vite que possible.

Que vous en soyiez à la cadence lente du début, ou à la cadence rapide qui succédera, remuez toujours avec une vitesse

*uniforme, sans raideur, sans secousses, sans arrêts, et vigou-
reusement.*

Ne faites pas de pose entre chaque répétition.

⁂

*Faut-il prendre en mains des poids?
Faut-il se servir d'exercisers?*

Certains auteurs prônent l'usage de l'haltère, de l'exerciser
de caoutchouc, de l'extenseur, d'autres n'en veulent pas, Henri
Durville n'en veut pas. — Il est bien certain qu'il n'est jamais
indispensable de se charger de poids. Il n'est pas douteux que
le poids lourd est un non-sens; il déforme; il hypertrophie; il
fatigue. L'être humain peut aisément parvenir à un plein épanouissement physique par la seule utilisation de lui-même.
D'ailleurs les gens débilités peineront assez en faisant leurs
exercices à mains vides; l'emploi des haltères, des exercisers
leur serait un surmenage.

Mais, quand on sera devenu vigoureux, je ne vois aucune
espèce d'inconvénient à utiliser l'haltère léger, ne dépassant
pas le kilogr., ou un appareil quelconque donnant une résistance équivalente. L'haltère léger ou l'exerciser à faible résistance a un avantage qui peut être intéressant dans certains
cas: il économise du temps. Quel est le but immédiat que poursuit, en effet, la séance de gymnastique? Celui de produire dans
les muscles une fatigue salutaire. Or, plus l'être se développe
musculairement, plus de temps il lui faut pour fatiguer le muscle. Les mouvements faits à vide, devront donc, chez l'être
déjà vigoureux, être répétés un grand nombre de fois avant de
produire l'effet voulu. Or, la répétition demande du temps. Il
peut être intéressant pour un individu très occupé, de gagner
3 ou 4 minutes sur sa séance, tout en obtenant le même résultat. L'haltère de 1 kilogr. ou l'exerciser peut permettre cela.
J'ajouterai aussi que le poids léger favorise le travail des muscles antagonistes.

Il n'est d'ailleurs pas antiphysiologique, antinaturiste d'exécuter des mouvements de bras en tenant des haltères. Nos bras
sont faits pour porter le corps tout entier dans l'acte de grimper. Quand ils soulèvent ainsi tout le corps, ils ne travaillent
que très naturellement, et la charge est combien de fois plus
lourde que celle de l'haltère de un kilogr. Et ne vous êtes-vous

jamais dit que quand on exécute les mouvements du membre inférieur, on les fait avec, dessus, le poids de tout le tronc, de la tête et des bras. « S'accroupir et se relever vingt fois, dit Ruffier, c'est soulever vingt fois, à l'aide des quadriceps fémoraux, tout le poids du corps. Étant couché sur le dos, se relever dans la position assise, c'est soulever à l'aide des muscles abdominaux, tout le poids du tronc. »

Pour faire travailler les membres supérieurs en proportion des inférieurs, il faudrait donc leur ajouter une lourde résistance artificielle; mais contentons-nous d'en ajouter une légère et encore, pour cela, attendons d'être déjà devenu plus fort.

En tout cas, on n'emploiera aucune espèce d'haltère ni de résistance élastique avant l'âge de huit ans.

⁎

L'amplitude des mouvements

Faites tous les mouvements avec la plus grande amplitude possible. « Le muscle, dit Hébert, doit fournir toute la course dont il est susceptible ». Tout mouvement incomplet, étriqué prend autant de temps qu'un mouvement bien fait, il fatigue autant, et n'est que d'un effet médiocre. Le débutant en culture physique, rouillé, maladroit et faible, a tendance à escamoter une partie du geste: il faut s'exercer, dès le début, à déployer à fond, à contracter à fond et à faire large.

Les mouvements faits à fond et vigoureusement sont au point de vue du développement, très supérieurs aux autres, parce qu'ils obligent au travail les muscles antagonistes.

Les boxeurs, d'instinct, appliquent cette donnée; pour faire leurs mouvements à fond, ils les font à vide.

Carpentier s'exerce autant en boxant le vide qu'en boxant son manager. Il estime même que boxer à vide fait travailler ses bras davantage.

COMBIEN DE JOURS, DE SEMAINES
DURERA LA CURE DE GYMNASTIQUE DE CHAMBRE

J'ai quelquefois surpris des malades qui me demandaient: Combien de jours, de semaines devra durer ma cure de gymnastique? en leur répondant: votre cure de gymnastique, vous la ferez tous les jours, et pendant toute votre vie. — Mais c'est effroyable, répondait-on, un traitement qui dure toute la vie! Toute mon existence je serai donc obligé de faire le pantin devant ma glace; je n'aurai jamais le courage de m'éterniser ainsi à cette monotonie. — A cela j'ajoutais: Vous me demandez mon avis, je vous le donne; libre à vous de ne m'écouter pas. Si vous vous contentez de faire de la gymnastique pendant un mois, deux mois, en même temps que vous vous soumettez aux autres pratiques du Naturisme, vous modifierez sûrement vos lésions: en deux mois un être se transforme d'une façon remarquable, incroyable même pour bien des gens; d'une loque humaine, vous aurez fait un humain présentable, ayant goût à la vie et à l'action. Si vous vous trouvez satisfait du résultat, personne ne vous oblige à obtenir davantage; mais,en cessant,vous montrerez que vous n'avez pas encore bien compris le Naturisme. Le Naturisme ne peut être assimilé à une boîte de pilules qu'on absorbe en tant de jours et dont on attend ensuite tranquillement l'effet. — Cet effet de la boîte de pilules il viendra ou ne viendra pas; s'il ne vient pas, vous demandez au pharmacien une autre marque d'une autre drogue et vous recommencez une cure... Le Naturisme, dis-je, n'est pas cela: c'est un genre de vie, c'est la vie conforme aux lois de Nature, c'est la Vie Saine, qui donnera la vie heureuse. Pourquoi donc vouloir ne vivre sainement qu'un mois, ou deux? Comprenez et de vous-même vous vous direz: c'est pendant toute ma vie que je me conformerai à la Loi, parce qu'il est beau, bon et utile d'être dans la Loi. — Quand on a senti tout le bienfait de la méthode naturiste, quand on a déjà gravi quelques échelons de l'échelle de la régénérescence, et vaincu les fatigues, franchi les crises de retour, ce devient un réel plaisir d'exercer son corps, de le voir devenir toujours plus sain, toujours plus fort. Votre gymnastique fait partie de votre toilette. Ne vous lavez-vous qu'un mois ou deux dans votre vie, à l'occasion d'une maladie?

LA SÉANCE DE GYMNASTIQUE DE CHAMBRE
d'après Henri DURVILLE

———

Henri Durville, dans la 5e édition de son excellent *Cours de Magnétisme personnel,* donne ses conceptions de l'exercice fait en chambre. Il dit :

1°. — L'exercice doit être doux.

2°. — L'exercice doit être fait sans appareil. Pas d'haltères simples ou à ressorts, pas d'extenseurs.

3°. — L'exercice doit être rythmé.

4°. — L'exercice doit fixer notre attention.

5°. — L'exercice doit être à la portée de chacun.

Voici une bonne conception. Je ne suis pas, néanmoins, aussi décidé à supprimer tout appareil, j'ai dit pourquoi.

Henri Durville conseille de faire les exercices le soir, parce qu'il pense que ses adeptes, gens presque tous occupés, auront plus de loisir le soir.

L'exercice du soir est, en effet, une nécessité pour quantité de gens, parce que dès le réveil, ils courent à leurs affaires. S'il n'est pas possible de trouver, le matin au saut du lit, le temps nécessaire à la séance, il faudra bien se résoudre à exécuter celle-ci le soir. La séance du matin cependant vaut mieux: elle achève les éliminations toxiques que la nuit n'a pu parfaire, et elle prépare admirablement à l'action. La séance du soir, outre qu'elle est faite par l'être fatigué par le labeur du jour, peut, chez les malades à nutrition très mauvaise, et nullement en forme, troubler le repos de la nuit.

Lisez dans le *Cours de Magnétisme personnel* de Henri Durville le détail des quinze exercices que cet auteur conseille; je dois me contenter, ici, d'en donner, à titre documentaire, le tableau résumé que voici:

EXERCICE	MOUVEMENT A EXÉCUTER	DURÉE MOYENNE
n° 1	Elévation parallèle et abaissement des avant des membres supérieurs....	20 secondes
2	Elévation parallèle et abaissement des membres supérieurs de chaque côté du corps	20 —
3	Extension et flexion des avant-bras dans un plan horizontal..........	20 —
4	Rotation des deux bras............	20 —
5	Flexions et extensions simultanées des membres inférieurs: 1°. — Jambe droite............. 2°. — Jambe gauche.............	 20 — 20 —
6	Rotation des membres inférieurs: 1°. — Jambe droite............. 2°. — Jambe gauche.............	 20 — 20 —
7	Extension et flexion des genoux, mains aux hanches	20 —
8	Extension et flexion des coudes en position accroupie	20 —
9	Projection du corps de côté, bras élevés de chaque côté de la tête: 1°. — Projection à droite......... 2°. — Projection à gauche........	 20 — 20 —
10	Redressement et flexion du corps....	20 —
11	Mouvement de rotation du buste: 1°. — Rotation à droite......... 2°. — Rotation à gauche.........	 20 — 20 —
12	Position d'escrime: 1°. — A droite................. 2°. — A gauche.................	 20 — 20 —
13	Etant allongé à terre, relever et abaisser les jambes: 1°. Elévation de la jambe droite... 2°. Elévation de la jambe gauche.. 3°. Elévation des deux jambes.....	 20 — 20 — 20 —
14	Extension et flexion des reins.......	20 —
15	Soulèvement et abaissement du corps sur les bras	20 —
	Frictions avec une serviette sèche sur le dos, la poitrine et les reins et effleurages avec les mains sèches sur les autres parties du corps........	2 minutes 1/2
	TOTAL, environ....	10 minutes

Tableau des 15 exercices physiques (Méthode Henri Durville)

à exécuter dans sa chambre avant de se coucher et au saut du lit.
Ces exercices, et les frictions qui doivent suivre, demandent 10 minutes.

RÉSUMÉ DES PRINCIPES A NE PAS OUBLIER

Les séances seront courtes d'abord (cinq minutes par exemple si l'on est bien malade), puis de plus en plus longues (jusqu'à quinze minutes), à mesure qu'on deviendra plus fort.

On répètera le même mouvement jusqu'à atteindre, dans le groupe musculaire mis en jeu, la fatigue légère, celle qui tonifie et qui laisse l'impression que les muscles ont travaillé juste comme il faut.

Savoir qu'un certain degré de lassitude n'est pas une mauvaise chose, et que de la courbature surviendra forcément un jour au l'autre; bien se dire qu'une courbature moyenne ne veut nullement dire que la cure ne réussit pas. Ne pas forcer cette courbature exagérément sous prétexte de hâter le résultat final. Si la courbature est désagréable, suspendre pendant 2, 3, 4 jours les exercices pour attendre que les organes éliminateurs aient évacué les déchets. Quand la courbature s'est atténuée, recommencer.

Exécuter les mouvements lentement d'abord, puis plus vite quand l'entraînement vient; les exécuter vigoureusement, pour créer des contractions de résistance dans les muscles antagonistes, bien amplement, harmonieusement, et en se répétant mentalement l'auto-suggestion salutaire: « je guéris ».

Ne pas désespérer si le résultat se fait attendre; il ne peut pas ne pas venir.

Ne pas s'emballer non plus d'un zèle excessif, lors des premières séances, car ceux qui s'enthousiasment trop vite se découragent les premiers. La patience et la persévérance dans l'effort sont les vertus fondamentales du vrai naturiste.

TECHNIQUE DE LA GYMNASTIQUE DE CHAMBRE
suivant la méthode de l'auteur

---

*Les préliminaires de la séance: la glace pour se voir, la montre
sur la table, l'ouverture de la fenêtre, l'auto-suggestion: je guéris.*

*La séance: série méthodique de mouvements des membres supé-
rieurs; série méthodique de mouvements des membres inférieurs;
série méthodique de mouvements abdominaux; vastes mouvements
combinés pour finir.*

***

Préliminaires. — Installe dans ta chambre une grande
glace où tu puisses te voir en entier, ou presque. Cette glace
te sera d'un secours précieux: tu t'en convaincras tout à
l'heure.

Près de la glace, prends le soin de placer, bien en vue,
une pendule. Elle te servira à doser avec précision le temps
de la séance. Ne va pas croire que semblable objet soit superflu. On ne saurait croire combien on s'illusionne aisément sur
la question du temps. Si les heures sont courtes quand on
s'amuse, les minutes sont interminables quand on exécute un
effort. Or, la séance de mouvement n'est pas sans nécessiter,
au moins au début, l'emploi d'une certaine énergie, ni sans
provoquer une certaine fatigue musculaire. Celui qui va se
soumettre au régime est toujours tenté de dire que: « cinq
minutes de gymnastique, ce n'est rien... », mais celui qui s'y
est soumis est tout surpris d'avoir constaté que ces cinq minutes ne sont pas si fugitives qu'il se l'était imaginé, et qu'il
aurait singulièrement écourté la séance, si le temps ne lui
avait été exactement dosé.

Ouvre maintenant ta fenêtre. La saison régnante et ton
degré d'entraînement personnel règleront l'angle d'ouverture
de celle-ci.

Que ce soit le matin au réveil, même si des occupations urgentes s'imposent, ou que ce soit le soir avant de te coucher, même si tu es las du labeur du jour, retire rapidement tout vêtement (1), et va-t-en au milieu de ta chambre, devant ta glace, sur un tapis, et dans un espace libre suffisant pour que tu puisses t'y ébattre librement.

Là, joins bien exactement les talons. Rectifie, grâce à la glace, les positions asymétriques et inesthétiques de ton corps. Cherche sur toi-même, comme l'artiste les cherche sur son modèle, les lignes harmonieuses moulées sur une musculature vigoureuse. Découvre aussi les points défectueux de ta charpente, ceux qui ont particulièrement besoin d'être améliorés, ceux sur lesquels tu porteras plus tard spécialement tes efforts. Grave-toi bien dans l'esprit qu'elle est capitale, cette œuvre que tu entreprends. Elle l'est véritablement: c'est une œuvre de régénérescence pour toi et ceux qui te suivront, c'est une œuvre pleine de noblesse. — Tiens la tête haute et fière. Ne crispe pas les traits de ton visage dans l'expression de l'effort; non: déride bien ton front, garde les sourcils bas, et efforce-toi de donner à tout ton être l'attitude que tu voudrais voir à une statue représentant le « calme souverain ».

Maintenant, le moment est venu de commencer l'exercice. Pendant que tu l'exécuteras, surveille sans répit tes membres dans la glace; règle, rythme, cadence chacun de tes gestes, et bientôt tu sentiras combien est réconfortante une vigoureuse et élégante harmonie.

Regarde l'heure et fais ce qui suit:

Position de départ. — La position de départ, « clé d'exécution de tous les mouvements », ainsi que le dit justement Hébert, est la station droite.

Cette position de départ qui précède tout mouvement doit être d'une correction absolue.

Je prends comme position de départ l'attitude verticale, talons joints, bras en croix.

Il n'y a bien entendu aucun inconvénient à choisir comme position de départ, une autre attitude: celle du soldat au garde-à-vous, par exemple.

---

(1) Les Grecs avaient bien compris que la gymnastique doit être exécutée nu. Le mot gymnastique vient du mot gumnos, qui veut dire nu.

La séance. — La séance de gymnastique doit comprendre:

1°. — *Une série méthodique de mouvements des membres supérieurs.*

2°. — *Une série méthodique de mouvements des membres inférieurs.*

3°. — *Une série méthodique de mouvements abdominaux.*

4°. — *De vastes mouvements combinés pour finir.*

Quand on est très pressé, on peut faire, pour gagner du temps, certains mouvements des membres supérieurs en même temps que certains des membres inférieurs; mais *il vaut beaucoup mieux sérier les mouvements: membres supérieurs d'abord, membres inférieurs ensuite.* Quand le haut du corps travaille, il vaut mieux que le bas se repose, et inversement; c'est là une application de la grande Loi du rythme (voir p. 38 chap. *Comment guérit la maladie*).

Pour ce qui est des mouvements des membres, *je conseille, pour ne pas s'embrouiller au cours de la séance, pour ne rien oublier, de procéder avec méthode: mouvements avec flexion du coude ou du genou d'abord; mouvements sans flexion du coude ou du genou ensuite.*

Pour plus de sûreté, le mieux est d'avoir sous les yeux, pendant l'exécution, les tableaux ci-joints. D'un coup d'œil, et sans perdre de temps, on verra où l'on en est.

Placez donc le présent livre bien ouvert, tableaux en vue, devant vous, sur une chaise ou une commode, et à l'œuvre.

Mouvements des membres supérieurs

L'adepte en position droite de départ, bras en croix, a à exécuter de 5 à 25 fois, suivant son état de santé: *six mouvements avec flexion du coude; cinq mouvements sans flexion du coude.*

a). *Mouvements avec flexion du coude:* latéralement, en bas, en avant, en arrière, en haut, à terre.

b) *Mouvements sans flexion du coude:* en avant, en arrière, en haut, en bas, de haut en bas.

Je ne vois aucune utilité à rechercher quels muscles ou groupements musculaires fait plutôt travailler tel ou tel mouvement. L'ensemble de l'action a pour but de développer les muscles de la poitrine, du dos et tout le membre supérieur; on fabrique de solides attaches d'épaule qui permettront de bien respirer.

Croirait-on que la forme normale de l'épaule n'est guère

conservée que chez quelques athlètes, chez les représentants des races primitives (nègres), et à titre exceptionnel chez quelques ouvriers manuels; Heckel signale que les vanneuses sont parmi ces exceptionnels, en raison de la répétition de leurs gestes spéciaux et traditionnels.

Dans les grandes villes, la mesure circulaire du bras, au milieu du biceps, varie de 17 à 19 centimètres chez la femme adulte, de 19 à 22 chez l'homme. Cette atrophie qui est presque un arrêt de développement, est due à un fonctionnement insuffisant du membre. Et quand le bras a une circonférence normale, il est généralement empâté de graisse. La jolie ligne du bras antique est introuvable, avec ses saillies musculaires bien marquées, son deltoïde encapuchonnant puissamment l'épaule, son biceps en beau fuseau, s'attachant en bas de façon visible à son puissant tendon, son triceps nettement divisé en deux masses, et tous ces muscles bien séparés l'un de l'autre par des sillons. Les gros bras de nos contemporains hommes ou femmes ne sont guère que des caricatures de bras. Heckel dit que « le plus beau bras et les plus belles épaules féminines chez les citadines ne sont que des sacs informes fourrés de graisse... sur ce point comme sur tant d'autres le goût moyen est complètement altéré. »

Mouvements des membres inférieurs

L'adepte est en position droite de départ, mains aux hanches, pouces en arrière, coudes bien rejetés en arrière, poitrine large-ouverte; il exécute de 5 à 25 fois suivant son état de santé:

Cinq mouvements avec flexion du genou; cinq mouvements sans flexion du genou.

a) *Mouvements avec flexion du genou:* en avant, de haut en bas, et trois fentes (en avant, en arrière, sur le côté).

b) *Mouvements sans flexion du genou:* en avant, en arrière, de haut en bas sur les pointes de pieds, latéralement.

Ces mouvements font travailler tous les muscles des pieds, jambes, cuisses, des fesses, du dos, et aussi la sangle abdominale.

En général, les membres inférieurs, avec la fesse qui en dépend, sont mieux conservés que les membres supérieurs et plus voisins du type de la beauté antique, en raison de la nécessité dans laquelle ils se trouvent de porter le corps, et en

raison de la station debout. Ils doivent être puissamment musclés et dépourvus de réserve graisseuse. Lorsque le sujet est
debout dans la position du « garde-à-vous », il doit exister, si
le membre est bien fait, trois interstices ovoïdes entre les deux
membres inférieurs: un interstice fémoral, peu marqué, vers
le milieu de la cuisse, un interstice jambier supérieur et un
interstice jambier inférieur, ces deux derniers séparés l'un de
l'autre par la masse musculaire des mollets. Quand les deux
chevilles se touchent, les deux condyles des genoux devraient
se toucher. Cette disposition normale est rare (Heckel).

Tous les mouvements des membres doivent être faits vigou-
reusement, régulièrement, harmonieusement, bien à fond, len-
tement tant qu'on est faible, plus vite ensuite.

Sitôt finie la gymnastique des membres, on fait la gymnastique abdominale.

LA SÉANCE DE GYMNASTIQUE DE CHAMBRE

Fig. 75 à 81. — Exécuter d'abord les six mouvements des membres supérieurs avec flexion des coudes. On répétera chaque mouvement de 5 à 25 fois, suivant le degré d'entraînement.

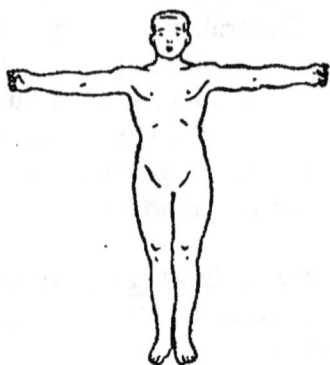

Position de départ.

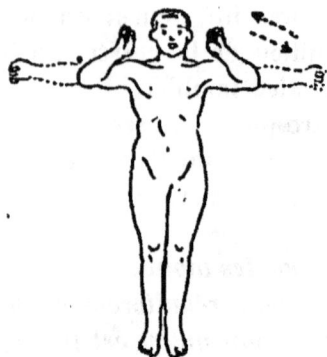

1. — Flexion et extension latérale.

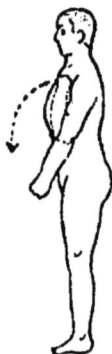

2. — Flexion et extension en bas.

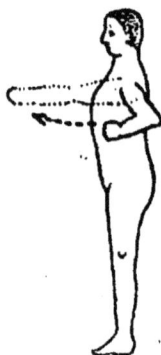

3. — Flexion et extension en avant.

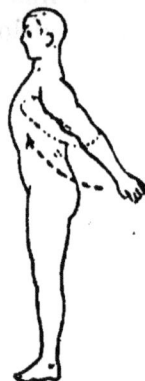

4. — Flexion et extension en arrière.

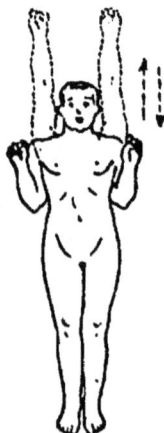

5. — Flexion et extension en haut.

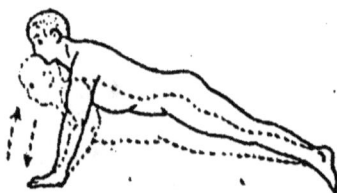

6. — Flexion et extension à terre.

Fig. 82 à 87. — Exécuter ensuite *les cinq mouvements des membres supérieurs sans flexion des coudes.* On répétera chaque mouvement de 5 à 25 fois, suivant le degré d'entraînement.

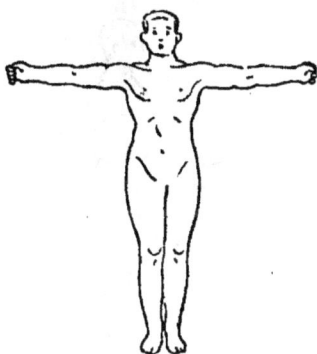

Position de départ

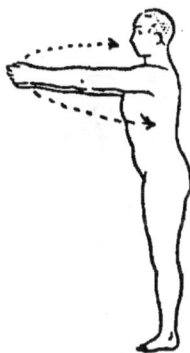

1. — Jeter les bras en avant comme pour cogner les poings

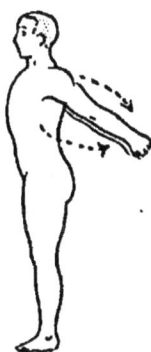

2. — Jeter en arrière

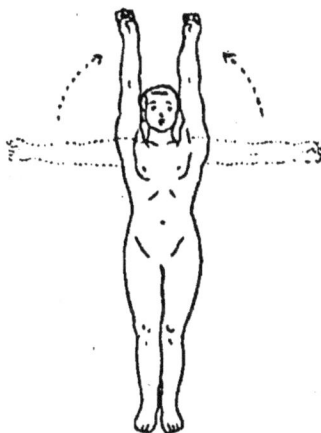

3. — Jeter en haut.

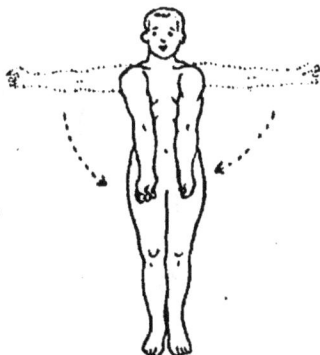

4. — Jeter en bas.

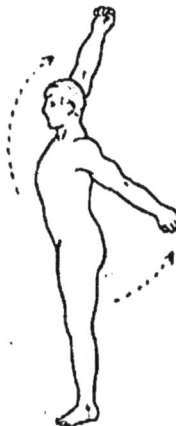

5. — Jeter alternativement en haut et en bas.

Fig. 88 à 93. — Exécuter maintenant *les cinq mouvements des membres in-férieurs avec flexion du genou*. On répétera chaque mouvement de 5 à 25 fois, suivant le degré d'entraînement.

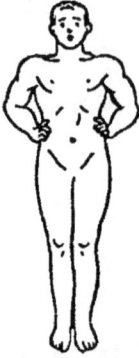

Position de départ

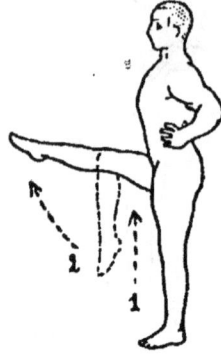

1. — Flexion et exten-sion en avant.

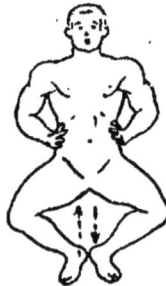

2. — Flexion et ex-tension de haut en bas.

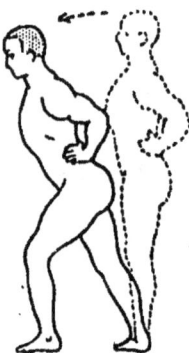

3. — Fente en avant   4. — Fente en arrière   5. — Fente latérale.

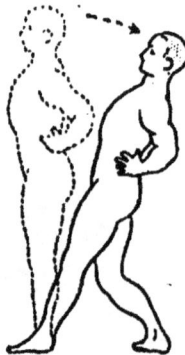

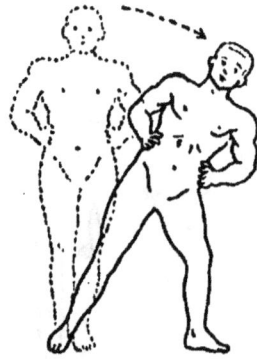

On se fendra alternativement sur un pied et sur l'autre.

Fig. 94 à 99. — Exécuter maintenant *les cinq mouvements des membres inférieurs sans flexion du genou*. On répétera chaque mouvement de 5 à 25 fois, suivant le degré d'entraînement. (Pour la suite de la séance de gymnastique, voir les tableaux pages 416 et 417).

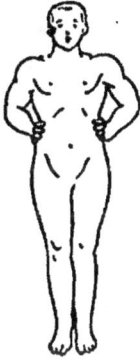

Position de départ

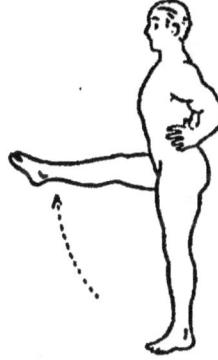

1. — Jeter le membre en avant.

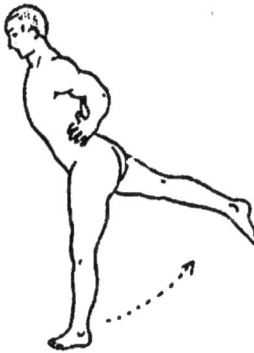

2. — Jeter le membre en arrière.

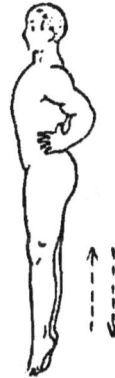

3. — Se soulever sur les pointes de pieds

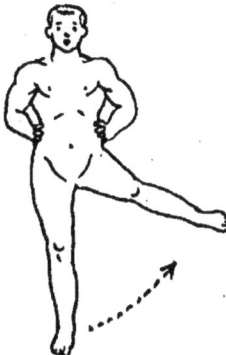

4. — Jeter le membre à gauche.

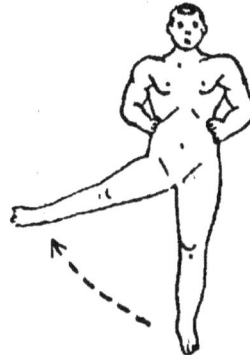

5. — Jeter le membre à droite.

LA CULTURE ABDOMINALE

Le ventre humain normal n'est pas une bosse débordante de graisse qu'il faut contenir dans une ceinture ou un corset, et pas davantage une molle et vide besace qui fait le bateau quand on s'étend sur le dos; il ne déborde pas le plan des côtes; il n'est enduit que d'un minimum de graisse, et il est solidement ficelé par une sangle musculaire qui se dessine sous la peau dans la station droite et au moindre renversement du tronc.

Dr G. D.

Les ventrus sont des malades; ils meurent avant leur tour. Misères auxquelles le gros ventre prédispose.

Le ventre en bateau, à peau flasque, cache un estomac dilaté, dyspeptique, un intestin entériteux. Constipation et appendicite. Névrose.

Un ventre bien musclé n'a jamais de hernies. L'abdomen des statues antiques.

La culture abdominale, alliée à l'hygiène naturiste, est un puissant moyen de réparer les tares digestives, nutritives, nerveuses.

Les indications et les effets de la culture abdominale.

Ce n'est pas par la culture abdominale qu'il faut commencer une cure de mouvement.

⁂

Les gens de notre génération sont tellement accoutumés à voir des gros ventres qu'ils considèrent volontiers qu'il est normal d'avoir un ventre rebondi; et ils regardent comme maigre, donc comme laid, l'individu au ventre normalement fait.

Combien de gens, qui croient la graisse indispensable à la santé, en voudraient voir sur leur abdomen une bonne couche, s'imaginant qu'avec cela « on a des réserves en cas de maladies ». S'ils savaient que les ventrus meurent avant leur tour,

ils seraient moins tentés d'acquérir les mêmes contours qu'eux.
Cet amour pour la graisse est si fréquent que, pour bien des
gens, la santé est proportionnelle au poids. N'ai-je pas cité déjà
le cas de ce gros homme congestionné et ventru qui m'avait
fait cette étonnante répartie: « mais on n'est jamais trop
gros! » Celui-là ne voulut pas m'entendre; il garda son abdomen, ses varices, ses hémorroïdes, son foie diabétique et mourut d'une congestion pulmonaire.

Avec du ventre, on en impose peut-être aux ignorants,
mais on se prépare des misères sans nombre: le ventre dit
« de propriétaire » est un ventre qui ne vaut pas cher; le ventre qui grossit traduit le fléchissement des énergies vitales,
l'amoindrissement des combustions vitales, la fatigue et l'encombrement du foie et du rein. Sous la couche de graisse d'un
gros ventre se cachent un foie congestionné et plus ou moins
dégénéré, un rein enflammé, gros, insuffisant et souvent gra-
véleux. Le foie trop gros fonctionne mal et comprime le voisinage. Perturbation de la fonction biliaire, perturbation de la
fonction glycogénique (d'où possibilité de diabète), perturbation de la fonction antitoxique, (d'où empoisonnement de l'organisme par les produits nocifs que le foie aurait dû arrêter et
détruire) sont les principales misères qu'occasionne la lésion
hépatique. Et parmi les troubles de compression, je citerai
seulement ici ceux déterminés par la compression de la veine
cave inférieure, laquelle est comprise dans l'épaisseur même
du foie; cette situation à l'intérieur de l'organe favorise sa
compression. Le foie gros formant obstacle sur le trajet de la
veine cave, il résulte de cela une difficulté de la circulation
sanguine de retour dans les veines tributaires de la veine cave,
d'où congestion dans le rectum et hémorroïdes (par stase dans
les veines hémorroïdales), congestion dans les voies génitales
créant, chez l'homme le varicocèle, les poussées érotiques, les
congestions prostatique, vésicale etc., chez la femme, les règles douloureuses, trop copieuses, les varices vaginales, les
poussées de cystite ou d'incontinence urinaire, les pertes blanches, la vaginite, les métrites et périmétrites. Si des microbes
comme le streptocoque, le staphylocoque ou le colibacille des
suites de couches, ou comme le gonocoque de la blennorragie,
viennent se surajouter à ces troubles de stase sanguine, le tableau se complique, et on se trouve en présence des misères
multiples qui font de la femme une impotente, une déséquili-
brée du ventre.

La graisse du gros ventre se loge partout; elle s'accroche aux replis des épiploons y faisant des tabliers parfois si gros que le chirurgien veut les retirer au couteau. Cette solution est déplorable, car l'organisme, non guéri de son adipose par l'opération, refabrique de nouvelle graisse, qu'il faudra retirer encore. J'ai vu dans les hôpitaux de ces malades auxquels le chirurgien retirait périodiquement des kilogs de graisse sans pour cela les guérir. La graisse s'entasse sous la peau, dans le tissu cellulaire; elle y constitue une couche gênante, inerte et sans vie; elle s'infiltre dans l'épaisseur même des muscles, entre les fibres; or, là où entre la graisse, le muscle disparaît. Malgré leur vigoureuse apparence, les gros ventres sont mal musclés; ils sont mous, tolèrent mal un coup de poing; ils tolèrent mal aussi la poussée intestinale et graisseuse qui se fait derrière eux, si bien que, fort souvent, ils laissent se créer des hernies. *Un ventre bien musclé n'a jamais de hernies.* Combien de ventrus sont atteints de cette affection; combien d'entre eux sont porteurs de bandages, de ceintures!

La syncope, l'angine de poitrine, l'urémie, l'essoufflement, l'asthme, l'emphysème, les congestions au poumon et au cerveau, l'apoplexie, sont les rançons des gros ventres.

Et les varices, les phlébites ont toujours à leur base un engorgement du ventre.

La graisse étant un produit de mauvaise qualité, l'organisme ne cherche qu'une occasion: celle de s'en débarrasser. Aussi arrive-t-il souvent que les gras, pour une raison qu'on peut ne pas découvrir, maigrissent brusquement. C'est parfois une réaction de défense heureuse, c'est d'autres fois l'indice d'un amoindrissement des résistances vitales; il résulte presque toujours de cette fonte un véritable écroulement abdominal: ouverture plus grande des trajets herniaires, descente de matrice, chute du rein, de l'estomac, de l'intestin... tout cela ne serait pas arrivé si l'abdomen n'avait été trop gras.

Ceux qui sont trop maigres du ventre ont à redouter d'autres misères. Le ventre dit «d'affamé» (qui n'est pas toujours, tant s'en faut, un ventre de jeûneur, car quantité de gens à ventre creux sont au contraire de gros mangeurs), ce ventre à peau flasque, comme trop ample, cache bien souvent un estomac dilaté, fermentant; il cache la dyspepsie, l'entérite, l'entéro-colite, l'appendicite; il crée et entretient des troubles circulatoires et nerveux variés comme le vertige d'estomac, facteur d'idées noires et de phobies; combien de migraineux, d'asthéniques, d'impuissants, de névrosés de toutes sortes, sont des gens à abdomen trop mou!

Le jeune homme mal musclé du ventre est incapable de fournir un effort physique; il se courbature pour rien, fait du lumbago dès qu'il se baisse.

La femme qui est dans le même cas, outre qu'elle a les mêmes ennuis, a, en plus, un périnée de mauvaise qualité, qui se déchire quand elle accouche; et la femme déchirée s'infecte.

Considérez l'abdomen d'une statue antique, pour vous faire une idée de ce qu'est un abdomen normal. Point de rotondité proéminente, point non plus de concavité famélique: un bon mur de muscle, bien sec, accrochant convenablement la masse intestinale au dos. Avec cela on respire librement, on est capable de fournir un effort à la course, on peut tolérer un coup de poing au creux de l'estomac, on digère comme il convient, on est équilibré du ventre.

Pourtant, une objection s'impose: l'existence de maladies du foie, de l'estomac, de l'intestin, n'est pas exceptionnelle chez des athlètes possesseurs de solides muscles grands droits abdominaux, grands obliques et transverses. J'ai vu souvent de tels malades qui venaient à moi s'étonnant de leurs misères et me disant: « voyez ce ventre! et pourtant je suis malade. » Eh bien, j'ai toujours constaté que ces gens n'étaient malades que parce qu'ils n'étaient pas naturistes: ils faisaient de l'athlétisme, mais aussi des fautes à l'hygiène. C'étaient ou des carnivores enragés, ou des végétariens mangeant beaucoup trop, ou des alcooliques. *La culture athlétique n'autorise pas à vivre d'une manière antiphysiologique. L'athlète croit trop volontiers que son corps peut supporter les excès alimentaires ou de boissons, ou bien il croit que ce qui est excès pour autrui est ration normale pour lui. C'est une grave illusion.*

De merveilleuses charpentes ont sombré par suite de semblables errements. L'organisme d'un athlète peut tolérer un peu plus que celui d'un moins fort, mais c'est tout. J'ai constaté que, même à la guerre, avec la vie pénible du plein vent de jour et de nuit, la ration alimentaire trop copieuse ou trop riche est toujours un facteur de mort. La suralimentation et l'alcoolisme sont un danger pour l'athlète comme pour le débile.

*L'hygiène naturiste étant bien observée, la culture abdomi-
nale se présente comme un puissant moyen de réparer les
tares digestives.*

En musclant un abdomen trop mou, en faisant fondre un
abdomen trop gras, on hâte dans des proportions inespérées le
retour à la santé.

Sous l'action d'une culture abdominale bien comprise, la
température du corps s'élève, les oxydations profondes augmentent, les échanges respiratoires s'intensifient, le poumon
hâte l'expulsion des gaz toxiques contenus dans le sang; le
foie subit une sorte de massage qui dégorge ses cellules encom-
brées, qui hâte l'évacuation de la bile; la vésicule biliaire, dont
le fond touche à la paroi du ventre, est exprimée; elle déverse
son contenu dans l'intestin; l'estomac est stimulé; s'il est dilaté, il s'habitue à se débarrasser des stagnations qui fermentent
dans son bas-fond; l'intestin, hâtant son péristaltisme, lutte
victorieusement contre la constipation; le rein évacue son sable, ses graviers; le bas-ventre se décongestionne par suite de
la décompression de la veine cave.

Heckel a signalé l'action profonde qu'exerce le mouvement, spécialement abdominal, sur le cours du sang: chez un
sujet dont la pression artérielle est insuffisante et la pression
veineuse trop grande, après une courte séance abdominale, les
deux tensions reviennent à la normale, l'une monte, l'autre
descend, ce qui indique que la puissance contractile du cœur
augmente.

Les indications de la culture abdominale

Bacon déjà recommandait le jeu de boules aux personnes
souffrant des reins.

Le célèbre Adison, fatigué, se mettait tous les matins en
devoir de tirer une cloche sans battant; quelquefois il rempla-
çait cet exercice en secouant vigoureusement et circulairement
deux gros bâtons garnis de plomb; c'est ce qu'il appelait se
battre avec son ombre. Cet exercice est puissamment efficace
pour muscler un abdomen.

Muller considère la culture abdominale comme particulièrement efficace pour réparer la santé.

Mon père, Hector Durville, a beaucoup vanté les bienfaits
de la danse du ventre comme moyen de lutter contre les misè-

res d'origine abdominale, d'aider à la respiration profonde et de développer l'énergie en général.

Et Hébert donne, avec raison, comme un des signes principaux de la force, une musculature complètement développée, en particulier dans la région abdominale, et sans aucune trace de graisse.

Je recommande la culture abdominale à tout le monde: elle doit faire partie de la séance quotidienne de gymnastique de chambre; elle fera suite à la gymnastique des membres.

On se dira bien que le but qu'on poursuit est d'acquérir un ventre normalement musclé: quand l'abdomen aura trouvé sa forme normale, les organes qui y sont contenus seront ou normaux, ou bien près de l'être.

Ce n'est jamais par la cure abdominale seule qu'il faut commencer une cure de mouvement. La cure abdominale courbature intensément. On commencera par quelques répétitions seulement. Quand l'entraînement vient, quand on devient moins susceptible de lumbago, on fait hardiment la cure abdominale complète, telle qu'elle est décrite ici, et qui durera de 4 à 5 minutes.

La Séance de culture abdominale. — L'adepte est en position droite de départ, mains aux hanches, pouces en arrière, coudes bien rejetés en arrière, poitrine large-ouverte; il exécute:

1 et 4. — Mouvement de flexion en avant et de renversement du tronc. Les premiers essais, seront exécutés doucement, sans forcer l'amplitude. Quand on sera devenu moins courbaturable, on fera le même mouvement, les bras suivant l'axe du tronc.

2. — Mouvement de flexion du tronc, à droite et à gauche, les mains venant toucher le pied quand le tronc est incliné.

3. — Mouvement de rotation du tronc autour d'un axe vertical, talons joints, mains aux hanches. Quand on sera entraîné, on pourra faire le mouvement, mains jointes derrière la nuque.

5. — Mouvement de flexion du tronc en avant, le membre inférieur s'élevant en arrière. Les reins doivent être bien cambrés.

6. — Mouvement à terre: les pieds étant engagés sous un meuble, s'asseoir sans s'aider des mains.

Fig. 100 à 105. — Après avoir exécuté les mouvements des membres (voir pages 406 à 409), *on pratique la Culture abdominale*. On répétera chaque mouvement de 5 à 25 fois, suivant le degré d'entraînement.

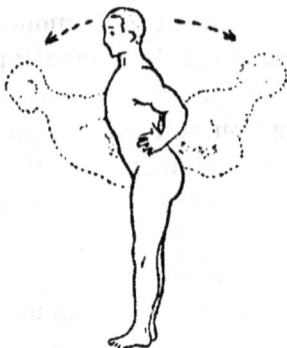

1. — Flexion et extension du tronc
Mains aux hanches

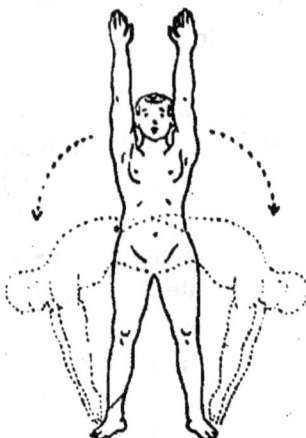

2. — Flexion du tronc à droite
et à gauche.

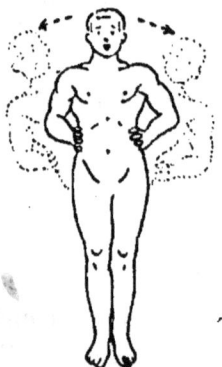

3. — Rotation du tronc.

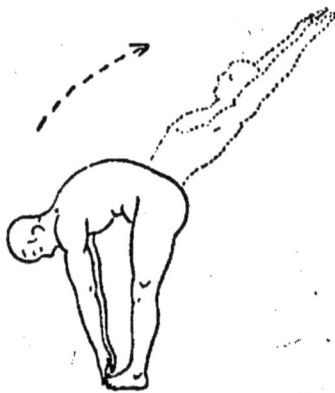

4. — Grands mouvements du tronc,
d'avant en arrière, avec mouvements
de bras.

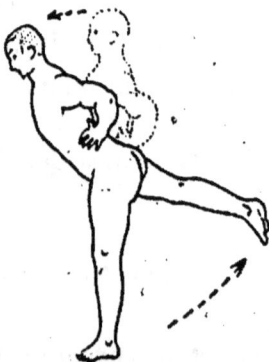

5. — Élévation de la jambe
en arrière pour cambrer les
reins.

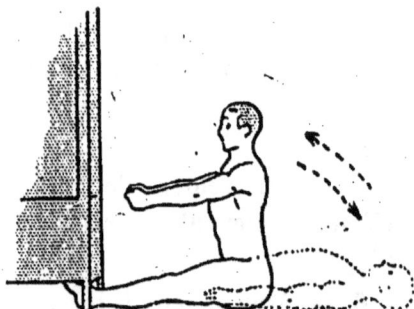

6. — Redressement du tronc, les pieds
étant engagés sous un meuble.

Fig. 106 à 113. — On exécute, pour finir, quelques grands mouvements de bras, quelques mouvements combinés des bras et des jambes, on boxe à vide, et on se frictionne avec les mains.

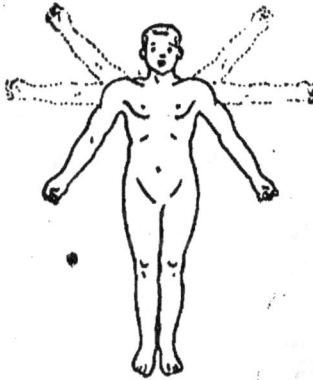

Grands mouvements de bras.

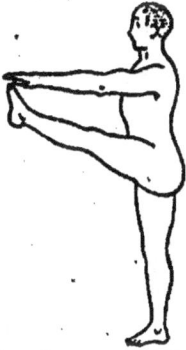

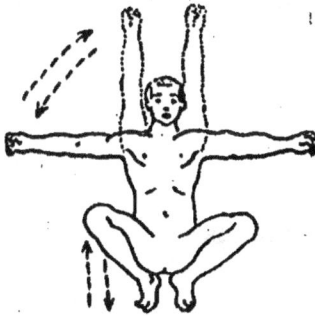

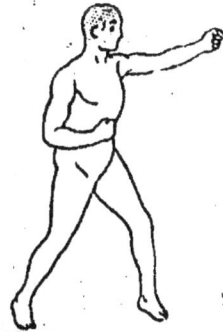

Grands mouvements combinés des bras et des jambes

Mouvements de boxe à vide.

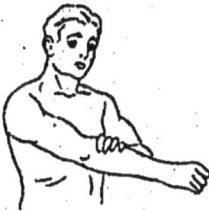

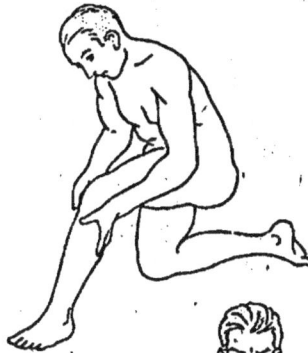

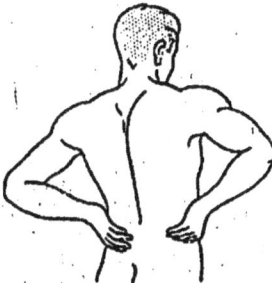

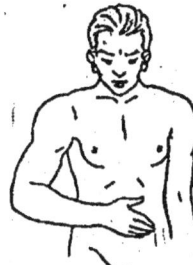

La Friction.

On peut terminer par quelques mouvements de danse du ventre (procédé recommandé par Hector Durville).

⁂

Pour terminer la séance de gymnastique de chambre grands mouvements combinés et auto-massage.

Lorsqu'on a terminé les mouvements des membres et la gymnastique abdominale, on exécute rapidement quelques grands mouvements combinés de bras et de jambes (voir le tableau), en respirant amplement; on boxe à vide et on se frictionne les bras, les jambes, le dos, l'abdomen, avec les mains nues (voir figures).

La boxe est un excellent exercice. Elle est considérée par Carton comme « le complément de culture physique, indispensable au maintien de la guérison de l'arthritisme. Il reste bien entendu, dit-il, que le sujet ne devra jamais « encaisser », ni se livrer aux assauts, mais se contenter de devenir un fervent du punching-ball et du sac de sable. »

Les tuberculeux rendus à la vie normale feront bien de se munir d'un ballon et de compléter leurs exercices du matin par cent ou deux cents coups de poing, et au besoin de s'entraîner chez eux avant l'heure du dîner, les jours où des occupations sédentaires ou le mauvais temps les auront empêchés d'accomplir leur période obligatoire de marche.

Les femmes gagnent à être soumises, elles aussi, à ce mode d'entraînement, qui est remarquablement efficace.

La boxe, en effet, développe tous les muscles abdominaux, tous ceux de la région fessière, lombaire, dorsale, tous les muscles respiratoires, tous les muscles du membre supérieur. « Par la projection et le retrait saccadé des épaules, il se fait une expression et un remplissage énergiques des tissus pulmonaires, qui activent les courants aériens et sanguins. En même temps, la rapidité et la force des contractions entraînent le muscle cardiaque, tonifient sa fibre musculaire, et le rendent capable de résister sans essoufflement aux efforts les plus pénibles. Par l'obligation d'accompagner le coup avec la moitié supérieure du corps, et d'accomplir ces incessants mouvements de balancement du tronc pour appuyer ou esquiver, qui font ressembler l'individu à un marteau à manche flexible, il s'ensuit une culture de la sangle abdominale si intensive qu'elle fait dire aux boxeurs que le corps de poing se porte avec le ventre.»(Carton).

Après la séance, la lotion est utile pour rafraîchir le corps (voir Cure d'eau; lotion).

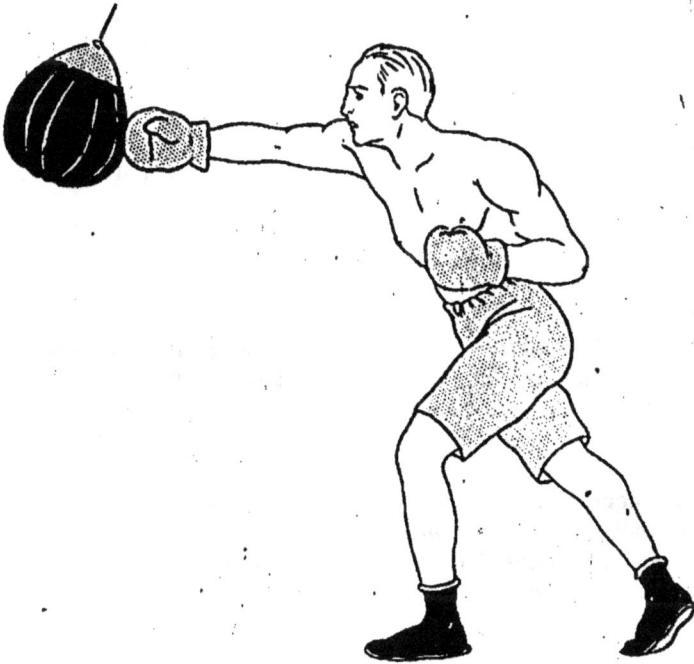

Fig. 111. — Le Punching-ball.

C'est un splendide exercice pour tout le monde; même les tuberculeux, quand leurs lésions sont guéries, s'en trouvent fort bien.

LE SPORT

———

« Le sport développe peu; il éduque. »

Dᴿ G. D.

Il ne faut se mettre aux sports que quand on s'est constitué, par la gymnastique de chambre, une bonne anatomie musculaire. Faire du sport sans s'y être préparé, c'est augmenter la désharmonie organique. L'être remis dans la Loi par le Naturisme n'est pas apte à tel ou tel sport, il est apte à tous les sports. Le sport, même violent, est accessible à tous: ce n'est qu'une question de temps.

La méthode Hébert pour les hommes jeunes et valides. Les épreuves auxquelles doit satisfaire le garçon de 18 ans.

Ce que l'adulte doit réaliser.

✳✳

Dès que la série des moyens naturistes, dont nous avons fait l'étude jusqu'ici, aura réparé une bonne partie de vos tares, et lorsque vous vous serez constitué une harmonieuse musculature par la gymnastique de chambre, vous serez prêts à faire utilement la cure sportive.

J'insiste sur ce point capital; je répète: *avant de s'adonner aux sports du plein vent, il faut s'être constitué, par la gymnastique de chambre, une bonne anatomie musculaire.*

Quiconque prétend faire du sport sans avoir du muscle ne peut que récolter de piètres résultats; il se voue au surmenage, et risque le découragement.

L'organisme ne peut bénéficier du sport que si le muscle est à la hauteur de l'effort à fournir, que si la nutrition peut tolérer le choc que lui impose le mouvement violent.

C'est pour avoir cru pouvoir escamoter l'étape de musculation que bien des gens ont échoué dans la pratique des sports, les ont trouvé exténuants, et ont dû y renoncer. Des jeunes gens, surtout, insuffisamment développés, sans muscles, ont cru bien faire en s'adonnant à la course à pieds; d'autres, des gras, ont cru pouvoir faire de la boxe, de la lutte; ils se sont trouvés en présence de plus puissants qu'eux qui les ont battus; ils en ont conçu du dépit et ont abandonné; ou bien ils ont voulu continuer quand même; ils ont forcé; ils ont dépassé ce qui était pour eux la saine limite; ils ont fait du surmenage.

Ce n'est pas tout; faire du sport sans y être préparé, c'est tendre à augmenter la désharmonie organique, car on s'adonnera nécessairement au sport pour lequel on se voit des prédispositions: on fera travailler les groupes musculaires qui sont naturellement les plus forts, et on délaissera ceux qui sont faibles: ceux qui ont les bras forts pencheront vers la gymnastique d'appareils; ceux dont les jambes sont plus solides préfèreront la course à pieds, le foot-ball; les gros, qui ne se sentent pas d'aptitude pour la course, inclineront vers la boxe ou la lutte; ainsi l'être se désharmonisera davantage.

Au contraire, celui qui a systématiquement fait de la gymnastique méthodique de chambre a accru ses résistances organiques; il est à l'abri du surmenage; il a harmonieusement développé tous ses groupes musculaires, il peut donc exécuter avec un maximum de rendement tous les mouvements dont l'être humain est capable; il est donc devenu apte à tous les sports.

L'être remis dans la Loi par le naturisme n'est donc pas apte à tel ou tel sport: il est apte à tous les sports.

L'officier de marine Hébert a été un des premiers en France qui aient voulu essayer de remettre l'être humain dans sa loi naturelle; il a cru pouvoir atteindre le but en soumettant d'emblée ses adeptes au sport de plein vent. Ainsi comprise la méthode ne pouvait s'appliquer qu'à des gens déjà capables de pouvoir supporter l'exercice au plein vent, c'est-à-dire à une élite: la méthode d'Hébert est splendide, mais seulement pour la belle jeunesse; c'est une méthode pour les conscrits, pour les soldats. Certainement, en faisant agir ces jeunes hommes, pendant quelques heures par jour, comme l'homme primitif, on leur fait un bien considérable: ils peuvent tolérer la nudité au plein vent et au soleil, les marches, la course, les sauts; ils peuvent grimper, nager, attaquer et se défendre.

Mais ceux qui n'ont pas de muscles ne peuvent pas faire

des exercices demandant un effort musculaire: il faut avoir des muscles pour pouvoir s'en servir.

Étant donné qu'il est aisé de se fabriquer des muscles par la gymnastique de chambre, chacun peut au moins entrevoir le jour où le sport lui sera devenu réalisable. Le sport, même violent, est accessible à tous: ce n'est qu'une question de méthode et de temps; je parviens à y soumettre même les gens qui furent atteints des plus grosses lésions: des tuberculeux purent, en se guérissant, arriver à faire de la course à pieds et j'ai présent le cas, particulièrement typique, de ce garçon de trente ans, réformé du service militaire, avant la guerre, pour tuberculose à la troisième période, qui, s'étant guéri par ma méthode naturiste, en était arrivé à être un bon joueur de foot-ball; quand la guerre arriva, il voulut s'engager. La caverne qui trouait son poumon gauche étant cicatrisée, il fut jugé apte, fut pris comme fantassin, et fut tué à la bataille de la Marne.

Qu'on ne se dise donc plus que la pratique des sports n'est accessible qu'à une élite, ou seulement à l'adolescence, ou seulement aux hommes; si loin qu'on soit de l'idéal équilibre, il faut incruster en son âme la ferme conviction qu'on arrivera à ce but: le sport de plein vent. Et quand on pourra s'y adonner, ce sera un moyen splendide d'achever sa guérison, d'entretenir sa vigueur, sa souplesse, sa résistance aux maladies; ce sera un des meilleurs moyens de développer la volonté et le courage.

Quand on arrive au sport, on doit, ai-je dit, être musculairement prêt. C'est qu'en effet le *sport développe peu; il éduque surtout.*

Mettez au sport un garçon débile, assurément, si vous le guidez bien, vous lui ferez du bien, mais vous n'en ferez jamais un gaillard; ses muscles seront plus forts, mais ils ne seront jamais forts, et s'il échappe à votre contrôle, s'il veut prendre part aux concours, qu'il se méfie du forçage, car le forçage conduit à l'arrêt de développement.

Ceci dit, revenons à Hébert. Il classe huit groupes d'exercices utiles: la marche, la course, le saut, le grimper, le lever, le lancer, la défense naturelle (par la boxe et la lutte), et la natation. Et en dehors d'eux, il ajoute quelques exercices secondaires: escrime, équitation, aviron, jeux et sports. Hébert se place uniquement au point de vue utilitaire; il veut que l'être « puisse se tirer d'affaire dans toutes les circonstances de l'existence », et il ajoute que ce qui est utile est justement ce pourquoi l'être est fait. Une telle manière de voir correspond à la réalité.

D'après Hébert, tout individu, simplement « débrouillé », au point de vue physique, et âgé d'au moins 18 ans, doit pouvoir :

Faire en 16 secondes une course de 100 mètres, en terrain plat et en ligne droite; une course de 500 mètres en 1 minute 40; une course de 1500 mètres en 6 minutes; sauter 0 m. 80 en hauteur, sans élan, par dessus une barre de bois rigide et parfaitement droite, posée sur des taquets d'où elle peut tomber aisément si on la touche; sauter 1 m. en hauteur avec élan par-dessus la même barre; sauter 2 m. en longueur sans élan, et 3 m. 50 avec élan (le terrain de départ ou d'élan étant parfaitement dur et horizontal, le terrain de chute pouvant être mou); le sauteur doit retomber sur ses pieds, ou au moins toucher le sol de ses pieds avant toute autre partie du corps; grimper 5 m. à une corde lisse, le départ ayant lieu assis par terre, les jambes écartées et allongées, et la montée s'effectuant sans l'aide des jambes, qui doivent rester écartées et immobiles, dans la position fléchie ou allongée; la descente s'effectue à volonté; lever à deux mains, une fois, à bout de bras, une barre à sphères de 40 kgr; lancer un poids de 7 kgr (exactement 7 kgr. 257) à 6 m. par un jet d'épaule, avec un seul bras, avec élan pris dans un carré de 2 m. de côté; nager 100 m. en 3 minutes, en nage libre, départ par plongeon de tête, et enfin, nager sous l'eau 10 secondes.

Tous les adolescents, tous les adultes, hommes ou femmes devraient aisément réaliser ce programme qui, croyez-le bien, n'a rien d'athlétique ou d'acrobatique.

Or, combien de nos modernes déchus, combien de nos jeunes gens amollis, gras ou maigres, combien de nos filles, de nos femmes sédentaires, dyspeptiques et névrosées sortiraient de l'épreuve avec la mention « passable »? Et parmi ceux-là même qui se croient normaux, combien réaliseraient convenablement l'entière série des exercices? L'un, qui enlèverait bien plus de 40 kgr, et qui se croit fort, est incapable de courir ou de sauter, parce que son ventre le gêne, parce qu'il est à court de souffle. Il s'imagine que la course est un sport d'enfants! L'autre, qui, à la rigueur, courrait encore ou sauterait dans les conditions voulues, serait incapable de réaliser le grimper. Et combien s'effareraient de l'épreuve de natation, qui n'a pourtant rien d'une performance!

Quoique les épreuves d'Hébert puissent paraître irréalisables pour bien des gens qui croient avoir des droits au repos physique, je puis assurer qu'il n'est pas d'adolescent, garçon ou fille, qui ne puisse parvenir à les exécuter toutes correctement: il suffira de se mettre correctement, et pendant un temps suffisant au Naturisme.

Pour les adultes, il serait certainement plus difficile d'atteindre le but; mais, comme on n'envisagera la cure sportive qu'après s'être déjà remis dans la Loi par tout ce que j'ai dit précédemment, comme on n'abordera l'exercice violent du plein vent qu'après avoir acquis du muscle, musclé son ventre, guéri en partie ses tares, on ne se heurtera pas d'emblée à une impossibilité. Si le marchand de vin arrivait devant la barre avec son gros ventre, il est bien sûr qu'il ne pourrait la franchir et il ne manquerait de décider que le saut est une acrobatie pour militaires; si la femme amaigrie, entériteuse, rhumatisante, raide des genoux et frileuse était mise d'emblée devant l'épreuve du plongeon et de la nage, elle en pâlirait de frayeur, incapable qu'elle est de faire deux brasses. Comment plongerait-elle, elle qui non seulement n'a jamais mis la tête sous l'eau froide, mais qui prétend même qu'elle ne peut se laver les mains qu'à l'eau chaude, parce que l'eau froide lui donne des rhumatismes! Quand elle se sera mise au point sous le rapport alimentaire, quand elle se sera endurcie par des mois d'entraînement à l'air, au soleil et à l'eau et musclée par la gymnastique de chambre, elle verra le jour où l'épreuve de natation lui semblera au moins réalisable. J'ai vu des femmes ayant dépassé la cinquantaine, et dont j'avais entrepris la guérison alors qu'elles étaient bien malades, me demander d'elles-mêmes si le moment était venu pour elles d'apprendre à nager pour parachever leur régénérescence.

L'adulte qui a été très malade, qui s'est mis tard au naturisme, n'a pas besoin de réaliser des performances: qu'il se rapproche de la normale; qu'il tende à réaliser les exercices décrits plus haut, c'est tout ce qu'on peut exiger de lui; s'il approche des chiffres indiqués, il pourra déjà être satisfait du résultat.

Il n'est pas indispensable d'amener tout le monde, jeunes ou vieux, à réaliser des prouesses, ce qu'il faut, c'est les amener à la santé.

Nous n'avons pas besoin d'atteindre une « forme » parfaite, un demi-entraînement est suffisant. Dans cet état, « l'homme est bien portant, gai, courageux à la besogne, bienveillant, incapable de se laisser aller à des découragements de longue durée. A cause du sentiment de sa vigueur et de sa force il est exempt de méchanceté, si souvent d'ordre pathologique. Le fonctionnement régulier de ses appareils, le retour rythmique des phases de repos et d'activité, le nettoyage continu de ses cellules nerveuses, débarrassées des toxines qui en diminuent si souvent le rendement, déterminent en lui le goût de la vie, la confiance dans le lendemain et l'endurance dans les épreuves morales ». (Heckel).

Le sport par lequel il faut commencer, c'est la marche.

LA MARCHE

L'homme est un animal taillé pour la course
et il ne sait même plus marcher.

Dr G. D.

*Nous ne marchons pas assez, nos promenades sont trop courtes
et trop lentes. — Ce qu'il faut pour qu'un exercice de marche soit
suffisant et salutaire. Les performances à établir pour l'enfant et
l'adulte normaux.*

*Combien de temps les malades doivent-ils marcher? La prome-
nade pour les grands affaiblis, transition pour arriver à la vraie
marche.*

*La « Cure de terrain » pour les cardiaques, les obèses. La mar-
che pour les tuberculeux.*

La marche est le sport accessible même aux plus malades.

*La marche sportive (marche en flexion, marche avec extension,
marche sur les pointes). Comment réaliser l'exercice de marche
sportive.*

**

Il fut un temps, bien lointain, mais heureux, où l'homme
n'eut pour tout moyen de véhiculation que ses jambes. Aujour-
d'hui, la multiplication des moyens de transports, la cherté
du temps ont fait que l'on ne marche plus.

Quand je demande à mes malades: marchez-vous assez?
Presque invariablement on me répond « oui », et quand je demande de préciser, on me détaille: je marche 10 minutes ou 15
ou 20, pour aller à mon travail, et autant pour en revenir, à
moins que je ne sois pressé; dans ce cas je prends le tramway...; en outre je vais et viens sans arrêt, toute la journée,
je suis presque toujours sur mes jambes; j'en suis bien fatigué
le soir... Et le dimanche je fais une grande promenade. »

Eh bien tout cela, qui vous satisfait, est insuffisant. Une, deux, trois séances quotidiennes de dix ou quinze minutes de marche, c'est beaucoup moins qu'il n'en faut pour aviver les échanges nutritifs, pour entretenir la vigueur et la souplesse des muscles, pour doter l'organisme de l'énergie calorifique dont il a besoin. Avec cette dose insuffisante de mouvement, on congestionne le ventre, la tête, on s'intoxique, on s'arthritise. Quant à la prétendue marche que vous croyez prendre en allant et venant chez vous, en passant d'une pièce à l'autre, ou en maniant le balai, ce n'est pas de l'exercice salutaire, ce n'est que de la station debout qui vous prédispose aux varices, et qui vous fatigue sans bénéfice pour la santé.

D'autre part votre promenade du dimanche, la seule qui pourrait être utile dans ce que vous m'indiquez, comme vous la faites à une vitesse moyenne de 3 kilm. à l'heure, elle ne donne qu'un bien maigre rendement utile. Si vous la faites sur le boulevard, parmi la foule et les poussières, elle a un rendement moindre encore. La marche, faite ainsi, vaut mieux que l'immobilité, mais elle est notoirement insuffisante.

Pour que la marche soit utile, il faut:

I. — *Qu'elle soit rapide et régulière, ce qui implique qu'elle soit faite sur une grand'route.*

II. — *Qu'elle dure au moins une heure d'une seule traite.*

Je donne, à titre indicatif, les chiffres qu'Hébert considère comme constituant les performances minima à accomplir.

	Performances minima à accomplir					
	de 8 à 10 ans	de 10 à 12 ans	de 12 à 14 ans	de 14 à 16 ans	de 16 à 18 ans	à partir de 18 ans
Marche d'une heure . . .	5 k	5 k 500	6 k	6 k 500	6 k 750	7 k
Marche de 10 klm. . . .	2 h 10	2 h 20	2 h 10	2 h	1 h 50	1 h 40
Marche de 20 klm. . . .	6 h	5 h 30	5 h	4 h 40	4 h 20	4 h

Pendant tout l'âge mûr on s'en tiendra aux chiffres indiqués comme convenant à partir de 18 ans.

A mesure qu'on avancera dans la vieillesse, on prendra les chiffres dans l'ordre décroissant, au lieu de les prendre dans l'ordre croissant.

Le tableau d'Hébert est établi pour gens normaux ou sensiblement normaux.

Les malades s'en tiendront à des chiffres inférieurs, et tendront progressivement vers les chiffres indiqués.

L'entraînement à la marche vient vite, quand on fait tant soit peu de préparation par la gymnastique de chambre.

D'ailleurs, il n'est pas nécessaire de faire des mois de naturisme avant de commencer l'entraînement à la marche. Dès que les grosses misères organiques sont améliorées, il faut commencer la marche.

Les plus malades commenceront par de la simple promenade. Qui ne peut faire 20 minutes de promenade pour débuter? Et on augmentera insensiblement de jour en jour: 25 minutes, 30, 40; quand on en sera là, on commencera à faire vraiment de la marche utile, c'est-à-dire de la marche rapide.

Au besoin, pour pouvoir faire les premiers essais à la vitesse qui convient (6 à 7 klm. à l'heure), *on les fera plus courts:* 20 *minutes,* 25, 30, *puis on passera à* 40, 50, *et à l'heure.*

Les grands intoxiqués seront fatigués par les premières vraies marches; il se peut que leurs pieds enflent, que leurs reins deviennent douloureux, qu'ils aient mal à la tête. Qu'ils fassent alors, en rentrant, une bonne friction sur les jambes et une bonne application d'eau, et qu'ils recommencent le lendemain; l'entraînement viendra et avec lui la santé.

La marche doit être prescrite au tuberculeux, lorsqu'il devient moins fébrile. Conseillée d'abord en chemin plat, elle sera ordonnée en terrain plus accidenté quand le tuberculeux sera aguerri. Ce sera alors la «cure de terrain» analogue à celle imaginée par Œrtel, de Munich, pour les cardiaques et les obèses. Elle permettra, en quelques mois, une véritable résurrection cardio-pulmonaire; les plus rudes montées seront gravies sans essoufflement.

La marche se présente comme le sport de début le plus merveilleux qui soit: elle est accessible au plus malades; elle peut se faire partout; elle n'entraîne pas des frais spéciaux, si ce n'est le coût de la paire de souliers, car il faut se munir de bons souliers: bonnes semelles de cuir, talons bas, tiges montantes maintenant la cheville sans la comprimer. Marcher avec des talons Louis XV est se condamner à trouver la marche fatigante; il ne faut pas, non plus, faire des marches avec des chaussons. « Avec une bonne paire de souliers, dit Carton, et il ajoute avec de l'eau et du pain, on fait des miracles. »

Le seul inconvénient de la marche est en ce qu'elle exige du temps. Les travailleurs auront souvent de la difficulté à trouver une heure chaque jour pour s'entraîner à la marche. A ceux-là, lorsqu'ils sont vraiment désireux de guérir, je n'hésite pas à dire: *levez-vous une heure plus tôt pour pouvoir faire votre marche avant votre travail.* — Mais je vais me priver d'une heure de sommeil; je suis déjà si peu reposé quand je dois me lever, me répond-on parfois.

Quand on est encore fatigué à l'heure où l'on se lève, c'est en général que les organes nutritifs sont insuffisants; pendant la nuit ils n'ont pu éliminer tous les déchets créés par le travail de la veille; cela veut-il dire qu'il faille rester au lit davantage? Pas forcément. — Souvent, au contraire, un lever précoce fera les évacuations toxiniques que le repos n'avait pu faire. Levez-vous tôt, courageusement. L'oiseau reste-t-il tard sur sa branche? Il saute, vole et chante avant le premier rayon de soleil. A l'aube des clairs matins, l'air est chargé d'un magnétisme qui inonde la terre de vie, qui ranime les êtres engourdis par la nuit.

Le laboureur doit en partie sa vigueur à ce qu'il est au sillon quand le soleil se montre.

N'hésitez pas à faire de bon matin votre exercice de marche. Simplement habillé de vêtements amples et légers, partez seul sur la route, vous étant fixé à l'avance le parcours que vous allez faire, et chantonnez gaiement. Vous gagnerez en santé, en bonne humeur, en optimisme, bien plus que ce que vous donneraient les plus coûteuses potions du monde. Quand on se sera entraîné à la marche banale (après être passé, s'il le fallait, par la phase provisoire de promenade), on commencera à faire de la marche vraiment sportive.

Il y a deux types de marche sportive: la *marche en flexion*, et la *marche en extension*.

Dans la marche en flexion, on plie sur les jambes légèrement à chaque pas, et le corps est un peu fléchi en avant. Cette marche est la meilleure pour la durée; c'est la marche des grandes randonnées, c'est la marche de fond; c'est celle qui donne le meilleur rendement, c'est-à-dire qui permet de couvrir le maximum de distance avec le minimum de dépenses organiques. Pour accélérer l'allure, on incline davantage le corps en avant, et on allonge le pas.

Dans la marche en extension, on tend les jambes à chaque

pas, et on tient le torse bien vertical; celle-là ne pourrait pas être faite pendant un nombre considérable de kilomètres: elle est fatigante, mais elle constitue un sport puissant: elle exige une plus grosse dépense d'énergie, c'est la marche très rapide, la marche de concours. Elle se fait à petits pas se succédant rapidement.

Au cours des exercices de marche sportive on pourra varier la façon de marcher; on exécutera par exemple, alternativement l'un puis l'autre des procédés suivants:

I. Marche lente (promenade) 4 kilm. à l'heure avec mouvements de respiration profonde.

II. Marche ordinaire en flexion, avec pas moyens, et allure moyenne (5 à 6 kilm. à l'heure).

III. Marche ordinaire, en flexion, avec grands pas, corps bien penché et allure vive (7 à 8 kilm. à l'heure).

IV. Marche en extension, rapide (8 à 9 kilm. à l'heure) pendant quelques minutes seulement d'abord, puis plus ensuite.

V. Marche sur la pointe des pieds (5 à 10 minutes).

LE STADE CHEZ SOI

Comment réaliser, dans son jardin, un stade pour s'exercer. — *Le stade chez soi permet aux naturistes déjà aguerris de réaliser la gymnastique en plein vent, le saut, le lancement et le lever du poids, la suspension, etc.*

Les performances minima à accomplir pour les enfants et les adultes.

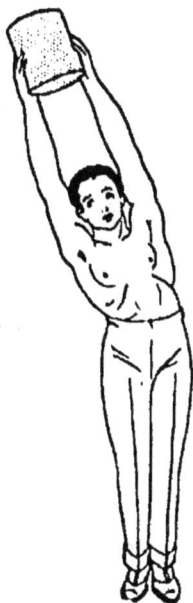

Fig. 115. — Un exercice du « stade chez soi ». Un homme torse nu, fait des mouvements avec un rondin de bois.

Par « stade chez soi » j'entends un espace, pris dans le jardin, spécialement pour s'y exercer aux exercices athlétiques. Cet espace sera situé à l'abri des regards curieux des voisins; il n'est pas nécessaire qu'il soit grand: un carré de 4 mètres de côté peut suffire; la proximité d'un grand arbre ne sera pas nuisible; grâce à lui on aura le soleil ou l'ombre, suivant l'heure. Des haies, au voisinage, serviraient à arrêter les grands vents. On sablera copieusement de sable fin.

C'est là que, chaque matin, avant les occupations, ou, au pis, chaque soir avant de se coucher, on se soumettra à l'entraînement athlétique, *quand on sera déjà endurci par les procédés antérieurement décrits.*

Le stade chez soi permettra de réaliser, outre la gymnastique de plein vent, le saut (en hauteur, en longueur, avec élan ou sans), le lancement du poids, le lever du poids, le grimper à la corde, et la suspension.

On peut se contenter d'un matériel de fortune: deux soli-

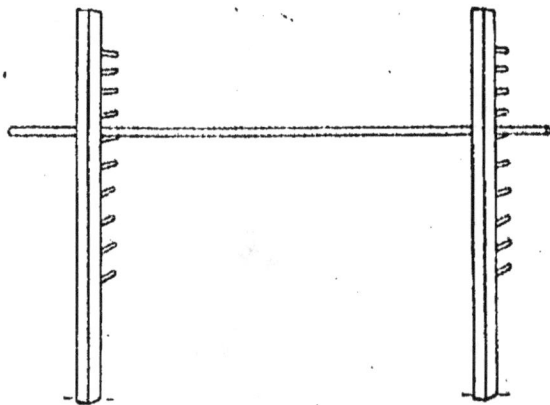

Fig. 116. — Chacun peut se confectionner l'appareil qui permet le saut.

des poteaux de deux mètres de long et, une barre de bois bien droite de même longueur, plus grêle, pour le saut en hauteur; quelques masses de bois équarries de poids divers, pour les exercices de gymnastique, un poids de 5 kilogr. (il est mieux d'avoir, si l'on peut, le poids réglementaire de 7 k. 257), pour les exercices de lancer; enfin une grosse corde lisse de 3 à 4 cm. de diamètre, pour se suspendre et grimper, complèterait le matériel.

Les deux poteaux seront munis, à intervalles réguliers, de taquets, ou simplement de clous sans tête; on les plantera verticalement à 1 m. 80 environ l'un de l'autre; la barre plus grêle sera posée horizontalement sur les taquets ou les clous, elle devra pouvoir tomber au moindre contact. La corde sera suspendue à une solide branche d'arbre et pendra à distance suffisante du tronc pour permettre l'évolution du grimpeur.

On fera les exercices dans une tenue aussi sommaire que possible.

Voici, à titre documentaire, les chiffres donnés par Hébert, dans son Code de la Force; on pourra s'efforcer de les atteindre:

Epreuves	Performances minima à accomplir					
	de 8 à 10 ans	de 10 à 12 ans	de 12 à 14 ans	de 14 à 16 ans	de 16 à 18 ans	à partir de 18 ans
Saut en hauteur sans élan	0 m 45	0 m 50	0 m 55	0 m 60	0 m 70	0 m 80
» » » avec élan	0 m 50	0 m 60	0 m 70	0 m 80	0 m 90	1 m
Saut en longueur sans élan	1 m 20	1 m 40	1 m 60	1 m 80	1 m 90	2 m
» » » avec élan	2 m	2 m 50	2 m 75	3 m	3 m 25	3 m 50
Grimper à la corde lisse	2 m 50	3 m	3 m 50	4 m	4 m 50	5 m
Lever de poids à 2 mains	»	15 kgr	20 kgr	25 kgr	30 kgr	40 kgr
Lancer du poids de 7 k 257	»	3 m	4 m	5 m	5 m 50	6 m

L'adulte prendra les chiffres fixés « à partir de 18 ans ».

LA COURSE

Il faut avoir réparé ses tares avant de s'entraîner à la course.
Le pas gymnastique. — Ne forcez pas!
Les performances minima à réaliser suivant l'âge.
Comment constater la fatigue chez le coureur.

⁂

La course est un sport fondamental; quiconque veut faire n'importe quel sport doit pouvoir et savoir courir.

Il faut, de toute nécessité, avoir réparé ses tares avant de s'entraîner à la course.

Quand on se sera déjà préparé par la gymnastique de chambre, la marche, les exercices du stade chez soi, on tentera les premiers essais de course méthodique.

Les premiers essais de course seront d'abord un simple et lent « pas gymnastique » que l'on fera, au cours de l'exercice de marche, sur un parcours de quelques centaines de mètres.

Que votre « pas gymnastique » soit souple, à grandes foulées, les bras demi-fléchis oscillant rythmiquement le long du tronc, les mains fermées sans crispation. Respirez amplement.

L'essoufflement venant, on reprendra le pas de marche jusqu'à être bien reposé. Si l'on ne sent pas le cœur battre, si l'essoufflement est bien calmé, si l'on se sent bien à l'aise, on pourra récidiver une seconde fois, au cours de la même marche, le même exercice de course. Ne forcez pas! Votre volonté ne doit pas intervenir pour outrepasser vos possibilités. Ne risquez pas le malaise, la défaillance, qui usent et découragent.

L'adulte — homme ou femme — s'en tiendra au « pas gymnastique », qu'il pourra faire plus ou moins prolongé; en aucun cas, il ne forcera son cœur.

Le vieillard s'abstiendra; la marche lui suffit.

Les jeunes gens pourront mieux faire; ils pourront s'entraîner *progressivement* à courir en vitesse le 100 mètres, le 500 mètres, le 1500 mètres. Les courses de plusieurs kilomètres, surtout les courses rangées, ne seront pas faites avant l'âge de 17 ou 18 ans.

Voici, à titre documentaire, les temps considérés par Hébert comme étant les performances minima à réaliser:

Epreuves	Performances minima à accomplir				
	de 10 à 12 ans	de 12 à 14 ans	de 14 à 16 ans	de 16 à 18 ans	à partir de 18 ans
Course de 100 mètres	20"	19"	18"	17"	16"
Course de 500 mètres	2' 30"	2' 10"	2'	1' 50"	1' 40"
Course de 1000 m.	8'	7' 30"	7'	6' 30"	6'

Le coureur ne doit ni être pâle, ni avoir du vertige, ni sentir sa mentalité se perturber, ni sentir le cœur battre trop fort. La défaillance ne doit pas être atteinte; elle est souvent annoncée par une douleur au côté droit (point de côté), qui indique de la congestion passive du foie, et par une constriction pénible au cœur; les spectateurs verraient le coureur très pâle, lèvres bleues et avec des tâches violacées sur les pommettes.

Le repos immédiat s'impose. Il produit en général, une détente rapide des symptômes.

**

La natation est un sport merveilleux pour gens en bon état (voir cure d'eau). Elle fait travailler tous les muscles.

Voici les chiffres qu'Hébert considère comme les performances minima à obtenir (pour jeunes gens vigoureux).

Epreuves	de 8 à 10 ans	de 10 à 12 ans	de 12 à 14 ans	de 14 à 16 ans	de 16 à 18 ans	à partir de 18 ans
Natation: parcours 100 m.	5'	1' 30"	1'	3' 10"	3' 20"	3'
Natation: plongée sous l'eau	5"	6"	7"	8"	9"	10"

**

Le tennis, le canotage, l'escrime, l'équitation, la boxe sont de bons sports pour gens déjà améliorés.

Le tennis développe la décision, le coup d'œil; il fait travailler les 2 membres inférieurs harmonieusement, le tronc, l'abdomen; il est regrettable qu'il ne fasse travailler vigoureusement qu'un seul bras.

LE JARDINAGE

« Fortunatus ille deos qui novit agrestes ».

VIRGILE

Il n'y a pas de plaisir plus salutaire que celui que procure le jardinage: les femmes qui jardinent perdent l'amour du fard et gagnent l'amour du muscle.

Comment réaliser progressivement la cure de jardinage: ratissage, sarclage, élagage; le béchage pour les plus forts.

**

Quel avantage que la vie à la campagne, surtout pour ceux qui avancent en âge, pour ceux dont la santé est frêle! On a la vue du ciel, on respire les effluves vitalisés de l'air pur; on goûte le beau soleil, la fraîcheur exquise des vallons, des ruisseaux et des bois. Douce sérénité! Dans un jardin, parmi les arbres et les fleurs et, parmi les oiseaux qui chantent, on sent la majesté de la nature et on est heureux (1).

Epicure pensait qu'il n'y a pas de plaisir plus salutaire que celui que procure un jardin. Homère, Horace, Virgile ne pensèrent pas autrement.

Chaque plante qui pousse est un regain de santé pour l'homme. Un arbre qui s'épanouit au soleil vaut mieux, contre la tuberculose, qu'un dispensaire anti-tuberculeux: l'air des sapins vaut mieux que toutes les pastilles.

---

(1) Voir l'ouvrage de Mulford *Les Lois du Succès* (trad. de l'anglais par André Durville), spécialement le chapitre intitulé Dieu dans les arbres. Nouvelle édition en préparation (Henri Durville, Imprimeur-éditeur).

Cincinnatus faisait preuve d'une saine philosophie, quand il lâchait les rênes de l'état pour revenir à sa charrue.

Et Candide n'avait pas tort, quand, s'installant aux environs de Constantinople, il s'écriait: « Cultivons notre jardin! »

De nos jours, après avoir dévalé inconsidérément vers les entassements des grands centres, nos citadins commencent à regretter la campagne; nos soldats à la guerre ont repris l'amour de l'espace libre: on veut revoir son champ; on s'en va en vacance, à la campagne, à la plage. Les dirigeants montrent l'exemple, et ils font bien.

Feu Roosevelt avait coutume de passer chaque année ses vacances dans une ferme, où il aidait aux travaux de la moisson; après avoir porté les lourdes responsabilités de l'état, il montait sur les fourragères. Il est encore des parisiens pléthoriques et coutumiers du calfeutrage qui n'oseraient imiter l'illustre américain, par crainte du rhume des foins. Qu'ils sachent, ceux-là, que le pollen des graminées, auteur du rhume des foins, n'irrite que les muqueuses des congestionnés sédentaires, et qu'à manier des bottes de foin, rudement, sous le soleil, on se garantit des coryzas, quels qu'ils soient.

Le Sénat vient enfin de voter une loi qui oblige tous les jeunes français, toutes les jeunes françaises à faire du sport au plein vent; c'est déjà un réel progrès. Qui donc, maintenant, prendra l'initiative de trouver chaque année, parmi les citadins, des volontaires pour s'en aller aider aux travaux des champs? Le notaire, le médecin, l'avocat, le marchand de vin, l'épicier et les autres, ne seraient-ils pas mieux à manier la pelle, la fourche, à tenir la charrue sur le sillon, qu'à jeter sur le tapis vert de Deauville leurs billets de banque, en s'imaginant qu'ils se ragaillardissent à la mer. Au fond, ce ne serait qu'une mode nouvelle à lancer. Le grand chic, pour les femmes anglaises de la meilleure aristocratie a été, pendant la guerre, de remplacer, à la ferme, sabots aux pieds, fourche à la main, le valet d'écurie parti aux tranchées. Elles y ont gagné d'honorables ampoules et de la santé. Et nos paysannes de France ont bien mérité du pays en conduisant les attelages à la grange, en répétant pour la moisson future, le geste large de la semeuse, quand leurs maris étaient là-bas!

Aux femmes des villes à imiter leur exemple, dans la paix, pendant les vacances; elles y perdront l'amour du fard, elles y gagneront l'amour du muscle.

La cure de jardinage complète avantageusement la cure de marche. Elle est surtout précieuse aux citadins débilités, aux malades de la nutrition, hommes ou femmes, et aux nerveux. On la fera pendant ses vacances, si on n'a pas, comme c'est la règle, de jardin en ville.

Le vêtement pour le jardinage se composera d'une chemise, d'un pantalon large et de sandales Kneipp, s'il s'agit de l'homme; d'un corsage léger, d'une jupe courte de toile, et des mêmes sandales Kneipp, s'il s'agit de la femme.

Le ratissage des allées est le procédé par lequel il faut commencer la cure de jardinage. Un rateau à long manche en mains, on tire à soi, régulièrement, sans précipitation, les feuilles sèches, les saletés, qui encombrent les allées; on régularise la couche de cailloux. N'y a-t-il pas de cailloux dans les allées, ratissez les pelouses; n'y a-t-il pas de pelouses, aplanissez, affinez la terre des massifs, crevez la couche superficielle qui s'oppose à l'entrée de l'air et de l'eau vers la profondeur.

Cet exercice fait travailler les membres supérieurs symétriquement, harmonieusement, le dos et la sangle abdominale; les membres inférieurs eux-mêmes s'occupent doucement, au cours des fentes successives.

Le ratissage ne peut prétendre remplacer la gymnastique de chambre, parce qu'il ne fait pas travailler équitablement tous les groupements musculaires; il en est un bon complément; il accoutume au plein vent, et on ne peut lui reprocher la monotonie de la gymnastique de chambre.

Le sarclage des mauvaises herbes est déjà plus pénible à faire; il nécessite une attention peut-être plus soutenue (?); en tout cas il oblige à se pencher en avant davantage, car les instruments qu'on emploie pour ce travail sont plus courts de manche que le rateau. On fera donc du sarclage après s'être déjà entraîné par le ratissage.

L'élagage des arbustes est encore un bon sport de jardin; il nécessite sensiblement la même dépense que le sarclage des herbes. On le fera à la cisaille.

L'arrosage est moins utile, parce qu'il exige une dépense musculaire inharmonieuse.

Le béchage des plates-bandes constitue un travail merveilleux pour ceux qui sont entraînés à l'effort; il exténuerait les débutants non encore accommodés à la vie saine.

Il sera agréable aux naturistes déjà endurcis de réaliser la cure de jardinage en prenant un bain de soleil. Pour cela, si l'on n'est pas vu des voisins, on se mettra torse nu pendant l'exercice.

Parmi les autres exercices à faire au jardin, je recommande, pour ceux qui se sont déjà aguerris, l'acte de scier du bois, ou d'en fendre à la cognée.

LES SPORTS D'HIVER

La neige, bienfait du ciel, donne à la montagne un aspect féérique; l'altitude, raréfiant l'air, intensifie les échanges vitaux et donne la joie de vivre. On ne peut pas être triste quand on fait du sport d'hiver. On s'attendait à geler, on a chaud; l'atmosphère est d'une pureté incomparable.

Le mal de montagne, le vrai, le faux. Comment l'éviter. L'ascension par étapes pour les affaiblis, les cardiaques, les congestionnés.

Où faire des sports d'hiver? La France a tout ce qui convient.

⁂

Tous ceux qui ont goûté aux sports d'hiver en deviennent de véritables apôtres.

Pour s'y adonner, il n'est pas besoin de s'expatrier en des contrées lointaines. La France ne manque pas de ces régions merveilleuses, où l'on peut s'ébattre en pleine nature sur les vastes espaces de neige.

La neige, bienfait du ciel, que nous maudissons dans nos grandes villes parce qu'elle se transforme en boue, fait le charme de la montagne en hiver. Quand on n'est pas prévenu, on s'imagine volontiers que les champs de neige sont d'une tristesse effroyable. Nullement. L'immense manteau blanc est un manteau de fête qui sourit au voyageur. A l'aube, il émerge de la brume, comme voilé de mousseline; il prend sous le clair soleil de midi des teintes de nacre irisées d'or, ou bien il parcourt la gamme des bleus, se fixe un temps au bleu d'acier le plus pur, puis, à mesure que le soleil descend à l'horizon, il se fait rose, rouge, pourpre ou violet. Le vert noirâtre des pins marque la couche blanche de longues ombres noires qui s'allongent quand descend le soir.

L'œil éprouve à ce spectacle un véritable enchantement. A la féerie de l'œil s'ajoutent, de loin en loin, le tintement des sonnettes du traineau qui frôle la neige, le chant du skieur que répète l'écho; puis c'est le calme magnifique.

A le goûter on se sent tout heureux. Ce bonheur, il n'est pas tout entier fait de plaisir externe, une satisfaction interne s'y ajoute et le complète. Car l'altitude réalise cette merveille que, raréfiant l'air, elle intensifie les échanges vitaux, la respiration, la circulation, la nutrition: de cette stimulation naît l'euphorie, la joie de vivre. On ne peut être triste sur les tapis de neige. Les plus neurasthéniques y oublient leurs papillons noirs.

Le skieur qui, son sac de montagne au dos, suivi d'un bon ami, ou de la femme qu'il aime, serpente sous les sapins vers la cime, éprouve un plaisir que dépasse seulement celui qu'il éprouve en redescendant la pente, fouetté de vent et de soleil.

Le patin, qui est bien loin de réaliser le charme du ski, donne pourtant une joie intense à ses adeptes.

Lamartine, qui pourtant ne connaissait pas les beautés de la montagne en hiver, s'écriait: « Se sentir emporté avec la rapidité de la flèche et avec les gracieuses ondulations de l'oiseau, sur une surface plane, brillante, sonore, perfide; s'imprimer à soi-même, par un simple balancement du corps, et, pour ainsi dire, par le seul gouvernail de la volonté, toutes les courbes, toutes les inflexions de la barque sur la mer, ou de l'aigle planant dans le bleu du ciel, c'était pour moi et ce serait encore, si je ne respectais pas mes années, une telle ivresse des sens et un si voluptueux étourdissement de la pensée que je ne puis y songer sans émotion.

Combien de fois n'ai-je pas fait des vœux pour que l'hiver, avec son brillant soleil froid, étincelant sur les glaces bleues des prairies sans bornes de la Saône, fut éternel comme nos plaisirs! »

Qu'eût dit Lamartine, si le brillant soleil froid de la Saône avait été remplacé par le brillant soleil chaud des hauteurs, évoluant dans une atmosphère d'une transparence cristalline.

« L'homme des villes, dit Magnus, transporté dans cette féerie s'en émerveille et marche de surprise en surprise.

Craignant les rigueurs de l'hiver, il est chaudement couvert, souvent de façon exagérée. Il s'attendait à geler, et il étouffe de chaleur. La puissance du soleil, la pureté de l'atmosphère qui assure à ses poumons encrassés un parfait fonctionnement, tout cela le ravit. Il n'a plus de préoccupations, mange avec appétit, dort, se réveille sans fatigue, de bonne humeur, l'esprit gai et dispos.

Il bénit cette neige qui lui procure des joies infinies, cette bonne mère qui adoucit les chutes en servant de matelas à sa témérité naturelle, qui lui fait connaître une volupté insoupçonnée: celle d'être libre, presque un Dieu. »

Le sport d'hiver c'est la détente, le vrai calme pour les grands crispés, pour les agités, pour ceux que les préoccupations rongent. Combien une cure dans les neiges vaut mieux pour ceux-là qu'une cure de claustration et de chaise longue. Peu d'angoisses résistent à la cure de neige. Quant aux anémies, aux faiblesses de toutes sortes, même accompagnées de lésions tuberculeuses (quand les dites lésions ont été déjà améliorées), aux troubles digestifs, nutritifs, circulatoires, respiratoires les plus divers, ils bénéficient dans une proportion insoupçonnée de la cure d'altitude hivernale.

L'objection qui ne manque pas de venir à l'esprit: Comment supporterai-je le froid, moi qui suis si frileux! doit définitivement disparaître. Quoi qu'il ne soit pas rare qu'à Chamonix, pendant la saison des sports, le thermomètre descende la nuit à vingt degrés au-dessous de zéro, je répète qu'on n'a pas froid. Cette atmosphère si incomparablement pure laisse aller vers le voyageur un maximum de rayons solaires, maximum doublé lui-même par la réverbération qui s'exerce sur la couche blanche. On a le soleil non seulement d'en haut, mais d'en bas; et les rayons qui viennent d'en bas sont aussi intenses que ceux venus d'en haut; ils sont même si intenses qu'ils donnent lieu à de véritables coups de soleil: le coup de soleil des glaciers, dont le siège est surtout à la face inférieure du menton, est bien connu. En patinant au soleil par dix degrés au-desous de zéro on transpire fortement, on se débarrasse de ses lainages. Les frileux peuvent aller sans crainte faire du sport d'hiver; je leur garantis qu'ils n'auront pas froid sur la neige ou la glace, s'ils prennent la précaution d'avoir un vêtement à remettre sur les autres ou de rentrer à l'hôtel quand le soleil disparaît.

Croirait-on que lorsqu'on redescend des solitudes neigeuses vers la plaine, on trouve celle-ci glaciale. Combien de fois, revenant de Chamonix, en février, ai-je dû, en arrivant à Paris, à la gare, enfiler un pardessus dont je n'avais jamais fait usage sur les hauteurs!

Le mal de montagne. — On parle souvent du mal de montagne; beaucoup de gens redoutent l'altitude à cause de lui. Qu'en faut-il penser?

Disons d'abord qu'il y a deux variétés du mal de montagne: le vrai et le faux.

Le vrai mal de montagne est constitué par une série de malaises fort pénibles, très comparables à ceux du mal de mer: vertiges violents accompagnés de bourdonnements d'oreilles, de mal de tête en casque, de nausées pénibles accompagnées ou non de vomissements. Le malade, harrassé, accablé non seulement physiquement, mais aussi moralement, se laisse tomber à terre, choisissant à peine son endroit de chute; il reste inerte, les yeux hagards, tenant en mains son front en sueur, incapable de faire un pas de plus; il respire difficilement; il est oppressé, ses ailes du nez battent, parfois il saigne du nez; des coliques apparaissent.

Cet état peut ne durer qu'un moment, de même que peut ne durer qu'un moment une crise de mal de mer; il peut se prolonger jusqu'à ce qu'on ait reporté le patient à son lit bien chaud.

Ce vrai mal de montagne reconnaît pour cause le défaut d'adaptation de l'organisme à l'altitude. Pour qu'un organisme vive en santé, il faut qu'il soit adapté à son milieu, c'est-à-dire en harmonie avec les éléments (air, soleil, pression barométrique etc.) parmi lesquels il vit. La plante de plein vent qu'on claustre en appartement s'étiole et meurt; la plante de serre qu'on transporte au grand vent, souffre, devient malade; de même pour les animaux et pour l'homme. L'homme des plaines, brusquement transporté à 2.000 mètres de haut, subit du fait du changement brutal un choc occasionné surtout par la nécessité où se trouve son organisme de multiplier hâtivement le nombre des globules rouges du sang pour compenser la raréfaction de l'oxygène. Si l'être est normal, il supporte ce choc organique sans s'en apercevoir; l'organisme trouve en lui l'énergie réactionnelle nécessaire à l'adaptation; l'être est-il déchu de ses moyens de réaction nutritive, il ne peut s'accommoder immédiatement aux exigences vitales nouvelles; l'harmonie de la santé se perturbe. Le mal de montagne vrai est une des manifestations de cette inadaptation; il apparaîtra à l'occasion d'une marche, plus fatigante que les autres.

Ce sont surtout les arthritiques et certains nerveux très intoxiqués qui peuvent être victimes du mal de montagne vrai.

Pour ceux-là on ne manque pas de conclure que l'altitude ne leur vaut rien. C'est là une grave erreur. Ce qui ne leur vaut rien, ce n'est pas l'altitude, c'est la façon violente dont on la leur impose. Si au lieu de jeter d'un seul coup dans la zone des neiges un organisme affaibli, vous le transportez d'abord à 500 m., puis à 1.000, puis à 1.500, et enfin à 2.000, vous donnerez aux réactions d'adaptation le temps de se produire, et vous garantirez votre patient contre toutes les fatigues.

On prétend que les cardiaques ne tolèrent pas la cure d'altitude; on cite des cas où de vraies crises d'asystolie ont succédé à une cure en montagne. La faute n'en est pas à la montagne, mais à celui qui a mal exécuté la cure. A cœur faible il faut une ascension progressive. Le cardiaque, non mis au naturisme, qui, parti le soir de Paris, arrive le lendemain à midi à Chamonix, chausse des skis et va faire une excursion avec des skieurs entraînés, risque un accident grave. Qu'il se soit préparé, au contraire, par un entraînement à la marche; puis partant pour les neiges, qu'il s'arrête deux fois en cours d'ascension, passant 8 jours à 600 m., autant à 1.500 m. et qu'à chaque étape, il marche selon la mesure de ses énergies, il arrivera superbe à la hauteur: non seulement il ne forcera ni son foie, ni son cœur, ni son rein, mais ceux-ci s'en trouveront à merveille. Il ne commencera d'ailleurs sa cure de neige que par des sports doux, très doux, d'autant plus doux que la lésion cardiaque est plus grave: promenade en traîneau d'abord, s'il faut, puis marche, puis patin, et enfin, s'il va bien, ski, prudemment.

Je connais de vrais cardiaques, dont la lésion, arrivant à être parfaitement compensée, permet les grandes randonnées en ski. Pour arriver à un tel résultat, il faut que toute la façon de vivre ait été parfaitement réglée pendant de longs mois.

Le mal de montagne vrai doit donc ne survenir jamais.

A côté de ce mal de montagne vrai, il y en a un autre, beaucoup plus banal, beaucoup plus fréquent: le faux.

Combien de nerveux qui se croient victimes du mal de mon-

tagne, ont en réalité tout simplement un peu de phobie: phobie
des grands espaces, phobie du vide.

Leur malaise se caractérise par du vertige, assez fort pour
leur faire croire qu'ils pourraient tomber; s'ils montent une
pente, ils n'osent se retourner par crainte de la chute; s'ils passent à proximité d'un trou, ils longent le rocher par crainte du
précipice.

Cela n'a rien de commun avec le mal de montagne; c'est
un trouble non d'adaptation organique, mais d'idées. Il n'y a
rien de physique dans le malaise: c'est moral. Ils auraient le
même mal, dit de montagne, sur l'arc de triomphe, ou simplement sur leur balcon ou sur le quai de la Seine. Qu'on
n'aille pas conclure de ce malaise que la montagne ne réussit
pas.

Où faire les sports d'hiver

Il n'est pas utile d'aller à l'étranger pour faire des sports
d'hiver.

Il n'est pas utile, non plus, d'atteindre les hautes altitudes.
Chamonix (Haute-Savoie), qui n'est qu'à 1034 mètres d'altitude est une station fort agréable. Les hôtels n'y manquent
pas; il y en a beaucoup de moyens, et deux ou trois sont plus
que confortables, ils sont luxueux; la patinoire n'est pas merveilleusement aménagée, mais elle est belle; les environs offrent une multiplicité remarquable de promenades en skis;
le promeneur pédestre a aussi de belles excursions à faire, longues ou courtes. Un seul inconvénient, à mon avis, à Chamonix:
le soleil s'y lève tard; il n'apparaît que vers 10 h. 30 ou 11
heures, retardé qu'il est, dans son apparition, par les très hautes montagnes.

J'ai dit ailleurs que Cauterets (Hautes-Pyrénées), Super-
Bagnère, le Mont-Dore (Puy-de-Dôme), le Lioran (Cantal) sont
également des lieux intéressants pour le sport d'hiver.

Gérardmer (668 à 1366 m.), dans les Vosges, est le point
de départ de belles excursions en ski au col de la Schlucht,
au Honeck, au ballon d'Alsace. On y patine sur le lac, et on y
fait du patinage à voile.

Le Revard (Savoie) 1600 m., au-dessus d'Aix-les-Bains, offre
au skieur un champ idéal long de 15 kilomètres et large de 3.

Actuellement, on lance, dans les Pyrénées, une station d'hiver, qui semble devoir répondre à tous les désirs des sportsmen: Font-Romeu, à 1800 m. d'altitude.

En Suisse, je citerai Les Avants, Caux, Davos et Saint-Moritz.

LA MARCHE EN MONTAGNE

Le costume pour la marche en montagne. — Comment organiser les excursions. — Les accidents en montagne sont dûs à l'incompétence du guide.

✣✣

Supposons l'individu mis au point, au point de vue santé par plusieurs mois de naturisme; le voici arrivant dans les neiges.

Par quoi va-t-on commencer la cure?

La promenade en traîneau est un bon moyen de début, qui alternera avec les promenades à pieds. La promenade en traîneau exige qu'on soit bien couvert de lainages.

La promenade à pied, d'abord courte et placide, s'allongera peu à peu, pour devenir enfin de l'excursión, véritable sport.

Pour la marche sportive de montagne, il faut être spécialement équipé: chemise flanelle, pantalon de cheval à fond renforcé, (pas de ceinture), veston de type « sport », ample, à col pouvant se relever s'il fait froid et se fermer avec des patelettes; guêtres de cuir (type militaire), chaussettes en grosse laine, pas trop ajustées, ni trop grandes. Souliers solides de gros cuir à clous, à semelle épaisse et débordante. Sac d'alpiniste sur le dos, dans lequel maillot de laine, chaussettes de rechange, pantoufles, fourrure pour le cou. Comme vivres: bonnes conserves de fruits, pain ou biscuit, fromage sec, œufs durs, quelques morceaux de sucre (on les brûlera aisément). Café à n'employer qu'en cas de défaillance. Pas d'alcool. Pas de surcharge inutile.

La femme aura les mêmes brodequins que l'homme, gros bas de laine, chemise flanelle d'homme, veste de sport fermée,

culotte de cheval ou jupe courte. Lainage et fourrure de réserve.

Louis Magnus, le champion de France de patinage, donne
les conseils suivants, pour la grande excursion:

I. Ne jamais s'aventurer seul dans la montagne. Trois est
le minimum. L'alpiniste isolé est un fou.

II. L'un des membres de l'expédition au moins doit être
bon grimpeur et de grande expérience.

III. Tous ceux qui partent ensemble doivent être d'adresse
et de vigueur égales.

Le chef d'équipe doit avoir l'œil et l'oreille sur les autres;
il doit exiger une parfaite obéissance de ceux qui l'accompa-
gnent.

L'alpiniste doit avoir un but, ne pas s'en départir; l'effort
à exécuter est une merveilleuse école d'énergie.

Si l'un des membres de l'expédition se sent fatigué, il doit
le dire franchement, et ne pas chercher à triompher de sa défaillance; la fatigue le reprendrait plus haut, plus gravement,
et mettrait la caravane dans l'impossibilité d'avancer ou de
reculer.

La plupart des accidents de montagne sont dus à l'incompétence du guide.

On ne s'improvise pas alpiniste; on le devient en pratiquant.

Pas d'étapes trop longues. Informez-vous auprès d'indigè-
nes, demandez-leur jusqu'où les chemins sont frayés, et où
sont les couloirs d'avalanches.

A la montée, le plus fort passera le premier; à la descente,
il doit rester le dernier.

L'ennemi le plus terrible est le brouillard; aussi ne devez-
vous vous mettre en route que par le beau temps. Si le baromètre baisse, même s'il fait beau, abstenez-vous.

Avant l'excursion, bien dormir. Au départ, marcher lentement. Espacer régulièrement les haltes. Respirer constamment
par le nez. (Magnus).

Les vieillards n'iront pas jusqu'à faire de l'excursion lointaine; qu'ils s'en tiennent à la promenade aux environs de leur
résidence; les gros tarés devront, naturellement, avoir réparé
leurs tares avant de se lancer dans le grand alpinisme. Le
traîneau, la promenade à pieds, un peu de patinage, la luge,
les prépareraient à faire mieux.

LE PATINAGE

**
*

Le patinage est un sport délicieux; c'est aussi un sport difficile.

Il faut d'emblée se munir de bons patins qu'on fera visser à demeure sur de bonnes chaussures montantes.

Pas de patins mobiles qu'on fixe avec des courroies; avec ceux-là on ne patine jamais bien. Il y a trois modèles de patins à visses: le patin suédois, type Salchow, le patin américain Barney et Berry, le patin anglais Hill's. Le Salchow est mon préféré. Le seul inconvénient de ces trois patins est leur prix élevé; mais on ne fait la dépense qu'une fois.

La chaussure doit bien maintenir la cheville sans la serrer, elle ne doit pas serrer non plus les orteils; le cuir doit être bien souple; la semelle n'a pas besoin d'être épaisse, le talon doit être de moyenne hauteur.

Le costume pour patiner sera léger: culotte de cheval ordinaire, chemise quelconque, chandail de laine, leggins ou bandes molletières.

Pour la femme, corsage quelconque, même léger, jupe courte, bas de laine, guêtres de laine.

Le vestiaire n'est pas loin de la patinoire, ayez-y une bonne veste ou un bon chandail que vous enfilerez quand la séance sportive sera finie.

Pour apprendre à patiner il faut tomber. La chute fait partie de la science du patinage. Même les plus forts patineurs tombent, parce qu'ils s'essayent à des figures difficiles.

Il faut apprendre à tomber.

Les bons sportsmen et les enfants tombent bien naturellement, en souplesse. Gens raidis, attention à vos chutes! Tombez
toujours sur le côté, les bras faisant ressort, ou accroupissez-
vous et asseyez-vous sur la glace; la grande chute en arrière
est la plus mauvaise par l'ébranlement qu'elle donne au cerveau.

Plus on patine jeune, mieux cela vaut; néanmoins, il n'y
a pas d'âge pour apprendre. — N'ayons pas peur du ridicule
quand nous verrons que ce sport ne va pas tout seul et qu'il
n'est pas aussi facile qu'on avait cru à voir les autres.

LE SKI

Un sport merveilleux: le ski. — Comment choisir vos skis. —
Le costume du skieur.

**

Les skis sont de longues lattes de bois, généralement pin,
sapin, ou frêne, avec lesquelles on glisse sur la neige. Le ski de
frêne est bon, il est élastique, léger; il est, par contre, assez
cassant.

Un bon ski n'a pas de nœuds, car les nœuds favorisent la
casse; ceux du milieu sont les plus dangereux, car l'instrument a déjà tendance à se casser au milieu.

Pour savoir quelle longueur le ski doit avoir pour bien
aller, se mettre debout et lever un bras verticalement, main
ouverte; le ski posé verticalement à terre, doit atteindre le
bout des doigts.

Il vaut mieux, surtout pour les débutants, ne pas fixer les
skis aux pieds par des attaches métalliques; les attaches de
cuir prenant le talon sont préférables: avec l'attache métallique, le ski ne peut se détacher, en cas de mauvaise chute, et
l'on risque de se fracturer la jambe. Il n'en est pas de même
avec l'attache de cuir; elle lâche le talon si la chute est violente,
et le ski s'en va.

Les Norvégiens recommandent au skieur d'avoir en chaque main un bâton de bambou, court, muni, à un bout, d'une
dragonne de cuir pour le tenir, et de l'autre, d'une pointe métallique et d'une petite raquette, pour ficher dans la neige.

L'emploi des bâtons est bon au développement des bras, il
fait du ski un sport faisant travailler tous les muscles du

corps. L'usage d'un seul bâton n'est pas recommandable, parce qu'il désaxe le skieur.

A la descente joignez les deux bâtons sous le même bras. Pour le saut, pas de bâtons. Pour l'excursion lointaine, n'oubliez pas de vous en munir.

Pour monter en face les pentes (au lieu de faire des lacets), il faut munir le dessous des skis d'appareils métalliques dits cliquets qui, mordant la neige, vous empêchent de redescendre à reculons. Avant l'usage des cliquets, on employait la peau de

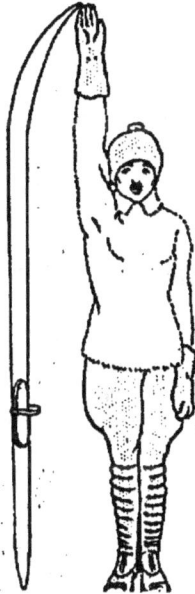

Fig. 117. — Comment calculer la longueur de vos skis.

phoque. Quand on glissait en arrière, le poil se redressait et, mordant la neige, arrêtait le ski.

Le meilleur costume du skieur est le costume de toile: la neige n'y adhère pas. Si l'on craint la réverbération solaire sur la neige, on peut se munir de lunettes à verres jaunes.

Parmi les autres sports de montagne, citons la luge, bon exercice pour les débutants en sport d'hiver et le bobsleigh, sport dangereux à ne pratiquer que lorsqu'on est vigoureux et décidé.

LA GYMNASTIQUE DU NOURRISSON

> « A la fragilité du tube digestif du nourrisson on remédie mieux par des exercices que par des aliments spéciaux, des laxatifs et des ferments. »
>
> RUFFIER.

Le cri modéré est la gymnastique du tout petit: il développe sa cage thoracique.

N'empêchons pas les ébats du nourrisson: provoquons-les. L'emmaillottement est détestable parce qu'il immobilise le nourrisson; la constipation a souvent pour cause le ligotage.

Comment habiller le nourrisson pour qu'il puisse aisément remuer.

Comment faire faire aux nourrissons de véritables séances de culture physique.

Même chez le nourrisson, un ventre bien musclé est la meilleure garantie des bonnes digestions.

Une préparation précoce de l'enfant à la marche ne tord pas les membres inférieurs, ne rend pas rachitique. C'est l'alimentation mal comprise qui rend rachitique.

Ne bercez pas les petits.

*
* *

Le nourrisson normal doit, plusieurs fois par jour, pousser de petits cris. Je dis petits cris et non pas hurlements. Les hurlements indiquent ou bien maladie, ou bien habitude vicieuse.

Le cri modéré, c'est la gymnastique du tout petit; par lui, la cage thoracique se développe; l'enfant qui a le cri puissant a des chances d'avoir de bonnes bronches; et, en criant, il les développe.

Je ne dis pas qu'il faut, comme on le fait dans certaines maternités, laisser systématiquement crier les tout petits sans se soucier d'eux, sous prétexte que ce leur est très profitable; mais, en tout cas, il ne faut pas se précipiter vers eux dès qu'ils pleurent, pour les prendre, surtout si l'on sait qu'ils sont repus et n'ont besoin de rien.

Le nourrisson, s'il est bien portant, doit non seulement crier, mais il doit s'agiter activement; s'il remue peu, c'est qu'il est débile.

Non seulement il ne faut pas empêcher les ébats du nourrisson, mais il faut les encourager, les provoquer. A plus forte raison faut-il renoncer à la *détestable pratique de l'emmaillottement*. En ligotant les pauvres petits dans des langes, en les boudinant, on annihile totalement le jeu de leurs membres inférieurs; on crée une atrophie non seulement des muscles des jambes, des cuisses et des fesses, mais aussi des muscles abdominaux. Mamans qui, sans savoir ce que vous faites, martyrisez ainsi ce que vous avez de plus cher, dites-vous bien que les petits des animaux remuent dès qu'ils le peuvent. Ne cherchez pas à faire mieux que la Nature! Laissez remuer vos tout petits.

La constipation, chez le nourrisson, a souvent pour cause le ligotage; il suffit de laisser gigoter l'enfant pour obtenir, bien souvent, une selle.

Limiter les mouvements du nourrisson, c'est restreindre, non pas seulement l'activité de l'intestin, mais aussi celle de l'estomac et du foie; c'est restreindre la respiration; c'est fabriquer un sédentaire, c'est-à-dire un être non conforme à la loi, qui, à peine au monde, aura à s'adapter à la vie immobile.

Si je m'élève contre l'emmaillottement ordinaire, c'est-à-dire celui qui immobilise l'enfant jusqu'au thorax, est-il nécessaire de dire combien je réprouve les pratiques inhumaines de l'emmaillottement total?

En Bretagne, en Auvergne, dans les Alpes, on enferme dans des langes même les bras des pauvres nourrissons! Que les parents qui seraient tentés de continuer d'aussi barbares pratiques veuillent bien réfléchir que leur enfant « n'est pas un fou qu'il faut réduire à l'impuissance en l'enfermant dans une camisole de force. » (Ruffier).

Comment habiller le nouveau-né pour qu'il puisse remuer?

Comment faut-il vêtir l'enfant? Si je ne l'emmaillotte pas, diront les mamans, comme il urine, il prendra froid.

Je puis assurer que jamais un des nourrissons que j'ai soignés n'est tombé malade, ne s'est refroidi, enrhumé, du fait de l'habillement que j'ai prescrit.

Voici comment je comprends cet habillement:

I. Mettre sur la peau une couche en tissu « tétra ».

II. Par dessus cette couche, placer une étoffe en tissu éponge de forme triangulaire, dite « pointe », qui absorbera l'urine.

III. Par-dessus le tout, enfiler une culotte de laine tricottée, faite sur le modèle des culottes d'hommes, descendant à mi-jambe, mais sans ouverture à l'entre-jambe.

Tout cela se trouve dans le commerce. La tenue de nuit est exactement la même que celle de jour; l'enfant veille et dort en culotte. Là-dedans il peut remuer à son gré.

Quand l'enfant a bien remué, il dort de grand cœur.

La culture physique du nourrisson

Ruffier conseille de soumettre le nourrisson à de véritables séances de culture physique. Voici ce qu'il conseille.

Quand l'enfant est tout petit, pendant ses trois premiers mois, il ne s'agit que de le laisser gigoter à son gré, tout nu, étendu sur un lit, dans une pièce bien chauffée. Si, dès ses premiers jours, on lui a offert régulièrement cette séance quotidienne de gymnastique spontanée, il n'y a guère qu'à le regarder faire, car il remuera bras et jambes avec énergie et persévérance.

Il faudra l'aider et le stimuler un peu, si l'habitude de l'immobilisation a déjà détruit son besoin naturel de mouvement. Pour cela, on lui saisit *avec la délicatesse nécessaire*, successivement les pieds et les mains, et on étend et on replie ses petits membres; l'enfant résiste, tire ou pousse, mais ne reste jamais inerte et passif; par là même, il travaille musculairement, et le but est atteint.

La séance durera cinq à dix minutes.

A mesure que le bébé avance en âge, l'exercice lui est plus

nécessaire et on peut lui imposer des mouvements qui fassent
intervenir plus activement la contraction musculaire. Voici ce
que toute mère pourrait faire exécuter à partir de trois ou
quatre mois:

1°. — Bébé est étendu tout nu ou à peine vêtu au travers
du grand lit de ses parents. Placée devant lui, sa maman lui
prend les deux mains et le soulève jusqu'à ce qu'il soit assis;
après quoi elle le laisse redescendre jusqu'à la position couchée;
puis répète le mouvement de cinq à dix fois. L'essentiel est
que la mère ne mobilise pas l'enfant comme une masse inerte;
elle *doit* sentir qu'il s'aide à la montée et se retient à la descente. Un enfant robuste, vers six mois, arrive à se redresser
par ses seules forces. L'appui des mains maternelles ne sert
qu'à le guider.

2°. — Dans la même position, la mère saisit les chevilles
de l'enfant, et, en poussant *légèrement*, fait fléchir les genoux,
puis se replier les cuisses contre le ventre; après quoi, tirant
à soi, elle étend de nouveau les membres inférieurs; comme
tout à l'heure, répéter cinq à dix fois le mouvement et obtenir
que l'enfant s'aide le plus possible.

3°. — Tenant toujours les chevilles, mais maintenant les
genoux tendus, dresser les jambes et les ramener contre le
ventre et la poitrine; la souplesse du bébé permet de lui amener sans difficulté ni danger les pieds jusqu'à la tête.

Ces trois mouvements bien faits suffisent à la gymnastique
du nourrisson de 4 à 6 mois.

Il importe, naturellement, que ce soit la mère, le père ou la
nourrice qui donne la leçon, avec le tact et la gaîté nécessaires
pour que cela constitue un jeu et amuse bébé; si cela l'effraie
et le fait pleurer, c'est que le professeur ne sait pas s'y prendre.

On remarquera que ces mouvements agissent presque exclusivement sur la paroi abdominale. C'est que le ventre est la
plus importante partie du corps du jeune enfant. Le nourrisson n'est qu'un tube digestif au service des autres organes en
formation.

Même chez le nourrisson, un ventre bien musclé est la
meilleure garantie des bonnes digestions (Rüffler).

Après six ou huit mois, Ruffier conseille d'adjoindre aux précédents exercices, des mouvements plus énergiques et qui fassent intervenir plus nettement la volonté. Par exemple ceux-ci:

4°. — L'enfant est assis en amazone sur un genou de son père ou de sa mère; on lui tient les deux mains et on le renverse en arrière, ses pieds étant retenus entre les genoux du professeur; aussitôt renversé, en se cramponnant des mains, il s'efforce de se redresser, ce à quoi il faut l'aider dans la mesure nécessaire.

Pour *habituer bébé à cet exercice*, il faut d'abord ne le renverser qu'à peine; mais il s'habitue très vite à se renverser complètement; et, si on lui présente toujours sa gymnastique comme un jeu, il y met bientôt de l'ardeur et y trouve un grand plaisir. Dans ce mouvement, les jambes, le ventre, les reins, les bras, les mains, presque toutes les parties du corps de l'enfant travaillent de notable façon. A lui seul cet exercice peut suffire.

On peut encore faire celui-ci:

5°. — L'enfant est assis, ou plutôt accroupi sur les genoux de sa mère, lui faisant face. En lui tenant les deux mains, tandis qu'il s'arc-boute sur ses pieds, on le redresse (doucement) dans la position verticale; puis on le laisse s'accroupir de nouveau. Cet exercice constitue une excellente préparation à la marche.

« Mais voici, dit Ruffier, que j'entends des protestations! Préparer à la marche un enfant si jeune! le faire tenir debout! c'est lui tourner les jambes, en faire à coup sûr un cagneux ou un bancal! Car c'est une opinion encore universellement répandue que tant de gamins et de gamines qui trottinent en canards sur leurs jambes en cerceaux doivent leur disgrâce à ce qu'on les a fait marcher trop tôt.

Mais cette façon fantaisiste d'expliquer une déformation d'origine rachitique, en détournant certaines mères de permettre la marche à leurs enfants, a pour effet plutôt d'augmenter le nombre des jambes tordues que de le diminuer. Car le rachitisme, affection qui ramollit d'abord les os puis les déforme, a sa cause essentielle dans les troubles digestifs du jeune âge. »

N'ai-je pas dit déjà que j'ai vu des jeunes chiens devenir

cagneux en cage, c'est-à-dire parce qu'on les empêchait de courir, et guérir spontanément dès qu'ils s'ébattaient librement.

Quand Jean-Jacques Rousseau mettait son Emile à quatre pattes sur l'herbe, attendant qu'il voulût bien se lever seul, le laissant chanceler et rouler, il ne redoutait pas le rachitisme et il avait raison.

Mères, laissez faire la nature; quand l'enfant marche, c'est qu'il peut marcher; ne le retenez pas. Ne cherchez pas non plus à devancer l'heure des premiers pas en mettant vos tout petits, dans ces sortes de paniers d'osier qui les soutiennent sous les aisselles; de semblables engins sont au moins inutiles.

A propos de mouvement chez le nourrisson, laissez-moi encore vous dire que la pratique du bercement est déplorable. L'enfant qu'on berce devient un maniaque qui entend ne plus s'endormir sans être bercé. L'habitude est déplorable pour l'enfant; elle l'est autant pour la famille qu'elle astreint à une fastidieuse occupation. Ne bercez pas vos enfants. Si votre enfant ne s'endort pas c'est que quelque chose va mal en lui: ou bien il est mal réglé dans ses heures de sommeil, ou bien son alimentation n'est pas au point (presque toujours il est trop alimenté).

LE MOUVEMENT POUR L'ENFANT DE 2 A 8 ANS

De 2 à 8 ans, la cure de mouvement, c'est le jeu. N'imposez aux enfants qui jouent ni règles, ni méthode; surveillez-les et modérez les transports excessifs. — Les bons jeux; ceux à éviter.

Dans les jeux d'enfants on reconnaît les futurs chefs. L'enfant le plus fort se garantit le succès dans la vie.

Faire comprendre à l'enfant qu'en jouant il prépare un citoyen à la patrie.

Comment combiner le jeu et l'étude. Ne cherchons pas à faire trop tôt des intellectuels. La matinée réservée aux exercices; l'après-midi au cerveau.

※※

La gymnastique sera faite chez le tout petit, jusque vers 2 ans.

De 2 à 8 ans, la cure de mouvement est constituée par le jeu.

Pourquoi le très grand nombre de nos bambins sont-ils si pâles, si frêles, si « anémiques »? D'abord parce qu'on les alimente mal, et trop; ensuite parce qu'on les condamne à un meurtrier sédentarisme.

Combien de parents, même à la campagne, sont constamment à l'affût de leur enfant, pour brider son activité: ne cours pas ainsi; tu vas attraper chaud! Te voilà encore en sueur! « L'idéal des parents est souvent qu'ils restent bien sages sur une chaise, à feuilleter des images, dorloter des poupées ou sucer leur pouce. » (Ruffier).

Il faut réformer ces conceptions; il faut comprendre que l'enfant, avec sa vitalité intense a besoin d'aller et venir, de courir, de chanter, de rire très fort; l'enfant aime se rouler, s'ébrouer, et aller jusqu'au bout de sa réserve énergétique...

Surveillez, parents, et ne modérez que les transports qui pourraient dégénérer en crispation nerveuse, chez les petits névropathes, et qui risqueraient de produire l'insomnie. A part cela, regardez et laissez faire!

N'imposez ni règles, ni méthodes. L'enfant n'aime pas la contrainte; contraignez-le, il ne s'amuse plus. Il se complaira toujours bien mieux aux jeux qu'il aura organisés lui-même qu'à ceux où vous voudriez l'embrigader.

Tandis que l'adulte a besoin de raisonner, de faire des théories, de calculer pour s'intéresser, l'enfant, au contraire, aime à se laisser aller au gré de son imagination; courir, pousser ses voisins, faire des constructions en sable, seront pour lui d'un intérêt bien plus grand que la marelle, les quatre coins, ou collin-maillart. Néanmoins, si ces jeux intéressent bambin, laissez faire.

Quand on constate qu'à jouer librement l'enfant ne s'énerve pas trop, ne perd pas le sommeil, ne fait pas de fièvre, on l'autorise à des jeux plus vifs: poursuite à la course, natation (bains très courts), patinage, saut en hauteur, en longueur, jeu de ballon, jeu de paume au mur, lutte à la corde. Le cerceau, les barres sont d'excellents exercices pour l'enfant déjà grand. L'enfant peut suer sans inconvénient. Veiller seulement à ce qu'il n'excède pas la limite de ses forces, car il s'anime aisément, et use vite son bagage d'énergie. Epongez le corps à la serviette éponge, après l'exercice, et exigez un repos suffisant pour que le cœur soit bien calmé.

Un bon somme réparera tout cela, et demain, les éliminations étant bien faites dans des organes tout neufs, on recommencera.

Evitez tous les exercices violents qui peuvent « forcer » le cœur, fatiguer à l'excès les poumons, tirailler à l'excès les muscles et articulations encore délicats: ainsi, les suspensions prolongées, les rétablissements sur les bras, les sauts périlleux, les « reins cassés » sont contraires à une saine physiologie. L'acrobatie est une désharmonie fonctionnelle.

Les jeux doivent être tels qu'ils préparent à l'enfant, au physique une anatomie et une physiologie normales, et au moral un esprit énergique, décidé à l'action. L'émulation entre les camarades d'un même âge est une merveilleuse école de volonté. On reconnaît, dans un groupe d'enfants qui jouent, quels sont ceux qui seront des chefs plus tard.

L'enfant, déjà plus fort, plus allant que les autres, se garantit le succès dans la vie.

Il faut, d'ailleurs, diriger l'activité de l'enfant de telle sorte qu'il arrive à accomplir « presque sans effort, de façon naturelle et par suite élégante, les actes auxquels l'homme a recours pour garantir sa sécurité ou celle des autres, et pour se procurer rapidement et sans secours étranger ce qui peut assurer la sécurité de ses besoins. Il est bon de lui faire comprendre qu'en jouant, il prépare un citoyen pour la patrie. » (Bouchard).

La poursuite, le saut, la balle au chasseur, saute mouton, au voleur et le jeu de la bataille, sont de splendides moyens d'éducation physique et morale. Le saut à la corde est excellent pour les filles.

Il est bien certain que, dans les villes, surtout les grandes, il n'est pas aisé de laisser l'enfant librement s'ébattre. Les rues sont poussiéreuses mal odorantes et l'on en redoute la fréquentation mauvaise et les voitures qui écrasent. Le jardin n'existe pas et les squares publics peuvent être loin; le temps vous manque pour y conduire l'enfant. Et puis, il y a les études! car on veut bourrer l'enfant dès son plus jeune âge d'histoire, de géographie, de calcul, toutes choses pour lesquelles son cerveau n'est pas fait encore et qui le fatiguent pour rien. On veut faire de bébé un « intellectuel » muni de diplômes; on en fait un freluquet tout en crâne et sans muscles, candidat aux infections et aux névroses.

Si encore on jouait aux récréations, et qu'elles soient longues! Mais dans nombre d'établissements d'instruction, les récréations sont à peine existantes, et on y joue peu, parce que l'article 1384 du code civil rend les maîtres responsables, vis-à-vis des familles, des accidents qui surviennent aux élèves placés sous leur surveillance!

Ne faut-il donc pas mettre en classe nos enfants?

Faut-il mettre systématiquement en pratique ce principe formulé par Ruffier: « Le bambin et la bambine devraient passer à jouer tout le temps qu'ils n'emploient pas à manger ou à dormir »?

C'est peut-être beaucoup, par les temps qui courent, où il faut bien trouver une place dans la vie.

Tissié proposait au Congrès international de la tuberculose (Paris 1905) une solution mixte du problème du travail chez l'enfant; il voulait: « La matinée réservée au cerveau; l'après-midi réservé aux poumons », c'est-à-dire à l'exercice.

J'aime mieux le contraire: la matinée réservée à l'exercice, l'après-midi réservé au travail de l'esprit.

Rien ne vaut l'exercice du matin, parce qu'à ce moment du jour l'atmosphère est puissamment vitalisante; c'est le matin que les plantes poussent et que les animaux s'ébattent et chantent. Imitons la Nature.

Laissons courir les filles comme les garçons. Elles feront des femmes splendides qui donneront le jour à de solides gaillards.

On mettra à la marche systématique les enfants par trop chétifs et nerveux que le jeu choque; la marche, d'ailleurs, ne sera qu'un moyen provisoire pour parvenir à faire tolérer le jeu.

JEUX & SPORTS D'ENFANTS DE 8 A 17 ANS

> « Ce sont les poumons, les muscles, les os
> que nous devons développer chez nos enfants,
> filles et garçons, et non les joues, la tête et la
> graisse. »
>
> MULLER.

De 8 à 17 ans, la cure de mouvement, c'est le jeu intensif. Vers 17 ans, c'est le sport.

Mamans ne vous alarmez pas de voir fluets vos enfants entre 8 et 13 ans: un organisme qui se fait est d'abord mince. Les enfants joufflus sont des arthritiques en herbe qu'il faut soigner.

Marche, saut, natation, bicyclette, tennis, spirobole, course. — Attention au forçage.

Pas de sports de compétition trop tôt.

La gymnastique de chambre pour préparer au sport.

※
※※

D'une façon générale, on peut dire:

De 2 à 8 ans, jeux ordinaires.

De 8 à 15 ou 16, ou 17 ans, jeux intensifs surveillés.

Vers 17 ans, sport.

Il est entendu que ces classifications suivant l'âge, n'ont rien d'absolu, et que la question personnelle doit dominer la décision à prendre.

Mamans qui voulez faire de vos enfants des êtres vigoureux au physique comme au moral, n'oubliez pas que, de 8 à 13 ans, c'est l'âge ingrat, phase de transition et d'inesthétisme.

Vos bambins à cet âge sont longs, minces sur leurs jambes trop grêles, et leurs bras sont fluets. Ne vous alarmez pas! Regardez le jeune chat, le jeune chien, à l'âge correspondant, ils sont bien maigres, eux aussi.

« Combien de parents s'inquiètent de voir l'échine saillir au dos de leur fillette, et l'omoplate montrer sa pointe sous la peau, et les côtes faire des échelles sur les flancs. Ils voudraient les voir ronds, gras, dodus; ils voudraient qu'ils fussent des réductions de la Vénus de Milo et de l'Apollon du Belvédère. A force de gymnastique et de sports on parviendrait à leur faire, avant l'âge, un corps parfaitement harmonieux, un corps d'athlète en miniature; mais le corps arrêterait prématurément son développement. On aurait commis la même erreur

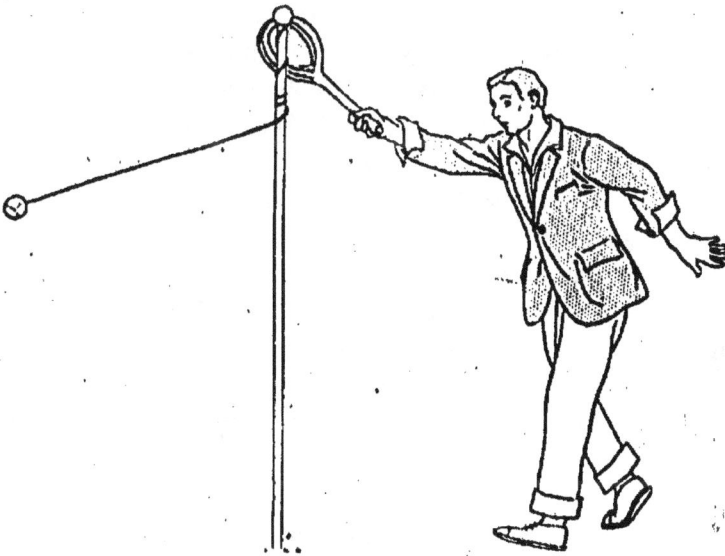

Fig. 118. — Un excellent sport de jardin, le spirobole.
En jouant à deux, on intensifie l'effet utile.

que l'éleveur qui aurait mis à l'entraînement un poulain de moins d'un an. » (Ruffler).

Il faut comprendre que l'organisme, avant d'atteindre la perfection de sa forme, doit évoluer.

Le bambin doit être mince, dégingandé. Tous les gros jouflus qui voilent leur vraie forme sous une couche de graisse sont des trop nourris, des arthritiques en herbe, des candidats au gros ventre, au rhumatisme, à la goutte; ce sont des malades en puissance qu'il faut soigner rapidement et faire fondre.

L'enfant est pris par ses études. Peu importe. Qu'on lui réserve la matinée pour le jeu, que les dimanches et jeudis lui soient acquis pour le plein vent. Et donnez-lui le plus de vacances possible, et quand il reprendra ses études, ne permettez pas les veillées à la lampe.

A partir de 8 ou 9 ou 10 ans jusqu'à 17, les jeux s'intensifieront. On pourra demander à l'enfant, sinon un effort physique intense et soutenu, au moins un effort physique intense et rapide, mais de courte durée. L'enfant de cet âge doit marcher, courir, sauter, nager, faire de la bicyclette et du tennis; le spirobole est pour lui un excellent sport de jardin qui exige à la fois de la vigueur et du coup d'œil.

Surveillez bien les enfants de cet âge pour qu'ils ne se surmènent pas exagérément, en voulant imiter de plus grands.

Les sports ne seront pas pratiqués avant 16, 17 ou 18 ans, à moins qu'ils ne soient très surveillés et encore faudra-t-il que ces sports n'exigent pas un formidable effort physique. La course à pieds, merveilleuse quand elle est faite rationnellement, deviendrait un forçage si on la laissait faire de longue durée et en concours par le garçon de 18 ans. *J'ai déjà dit et je répète que pour faire des sports violents et de compétition, il faut avoir des muscles; il faut être fait.*

Le sport de compétition réalisé trop tôt ne ferait, je l'ai dit déjà, que désharmoniser l'organisme, chaque adolescent allant naturellement au sport pour lequel il se sent d'avance un maximum d'aptitudes.

Prenons bien soin de fabriquer une charpente vigoureuse à nos jeunes gens, avant de les laisser faire des sports violents en concours. Qu'ils fassent du muscle grâce à la gymnastique de chambre, et alors, quand ils seront bien harmonisés dans leur musculation, qu'ils fassent ce qu'ils voudront, car ils pourront faire tout.

LE MOUVEMENT POUR LES JEUNES FILLES
& LES FEMMES

« Pas de sérieuse amélioration physique de
la race, si le corps de nos filles n'y participe
autant que celui de nos fils. »

Victor MARGUERITE.

Dans la classe ouvrière, la fille manque d'hygiène. Dans la classe bourgeoise et riche, on la condamne souvent à un meurtrier sédentarisme. — C'est le sédentarisme qui crée les maux des femmes. — La femme n'est pas spécialement faite pour souffrir.

La femme qui prend du muscle gagne en beauté. — La beauté des filles de Sparte.

La jeune fille, si elle est très faible, commencera par faire de la gymnastique rythmique. — La danse; ce qu'en pensait le sage Socrate.

Jeune homme, sache que ton devoir est de fortifier le corps de la femme.

Gymnastique de chambre. — Comment relever les seins qui tombent.

✻
✻✻

Dans la classe ouvrière la fille manque d'hygiène, elle se lave trop peu; elle s'anémie à l'atelier ou à l'usine; souvent elle se surmène, et le surmenage arrête son développement.

Dans la classe bourgeoise et riche, on la condamne en général à un déplorable sédentarisme; on la laisse s'atrophier. « Dès qu'elle ne porte plus sa natte dans le dos, dit Ruffier, une jeune fille doit être sérieuse, ne plus jouer, ne plus remuer, se bien tenir et passer tout son temps à s'instruire de toutes les connaissances humaines et de tous les arts d'agrément. » Avec semblable façon de faire, nos jeunes filles sont grêles et pâles; quand elles sont arrondies et replètes, leur embonpoint n'est qu'un cache-misère. Elles ont des migraines, elles sont incapables de fournir un effort, elles ont mal au ventre. La débilité est tellement devenue fréquente dans le sexe féminin qu'on en est venu à la considérer comme naturelle. — La femme est faite pour souffrir, dit-on... pour souffrir chaque mois, lors des règles, pour souffrir quand elle accouche, pour souffrir quand elle mange, quand elle boit. La femme qui n'est pas constipée est regardée comme un phénomène.

Dites-vous bien, mesdames, que de telles conceptions ne répondent à rien: la femme a les mêmes droits que l'homme à être forte; n'est-elle pas de la même essence? Qu'elle soit moins puissante musculairement, c'est là une chose naturelle; dans toutes les espèces animales la femelle est moins forte que le mâle, mais différence de force musculaire ne veut pas dire différence de santé. La force est un des attributs de la santé, mais deux êtres de santé équivalente peuvent avoir des capacités musculaires très différentes: la femme a les mêmes possibilités que l'homme de vivre d'une existence agréable et saine.

La femme pèche par sédentarisme; les travaux de couture, de broderie, etc, s'ils sont utiles au home, sont singulièrement nuisibles à la santé. A rester des heures sur une chaise, la femme détraque son ventre bien plus qu'en faisant de la bicyclette. Et pourtant, si la couturière se livre, le dimanche, à ce sport de plein vent, ce n'est pas la couture qu'on accusera d'être responsable des malaises à venir, mais bien la bicyclette. D'ailleurs, il est réel que chez ceux qu'amollit le sédentarisme, n'importe quel exercice peut devenir dangereux, même si cet exercice n'est pas la bicyclette. La couturière sédentarisée fait-elle une placide promenade, si un cailloux désaxe son pied sur la route, il en résulte une entorse. Le caillou est-il le vrai responsable? Non, c'est le sédentarisme, qui a amoindri la vitalité des tissus articulaires.

Les jeunes filles modernes veulent avant tout être belles. Elles croient que si elles se fatiguent au vent, elles rideront leur front, hâleront leur teint et perdront la rondeur de leur contour. Et elles vous citent volontiers l'exemple du vieux loup de mer, dont la face de bronze est hachée de sillons profonds.

Avez-vous jamais réfléchi, mesdemoiselles, que ce loup de mer a passé les jours entiers de sa longue carrière à tous les vents, à tous les soleils, à toutes les intempéries; il a grimacé, il a tiré la voile, il a lutté contre les éléments déchaînés; l'effort a raviné ses traits.

Vous pouvez vous mettre hardiment au mouvement, mesdemoiselles; comme vous n'aurez ni à tirer le pesant filet, ni à braver la tempête, vous ne froisserez pas vos beautés; vous les rendrez plus réelles et plus durables.

Même vous gagnerez en beauté en acquérant de la santé: « La santé d'abord, dit Raymond Delattre (1), la beauté viendra ensuite ».

Croyez-vous qu'elles n'étaient pas jolies, ces filles de Sparte, qui faisaient dire à Properce (élégie XIV, l. III):

« Heureuse Lacédémone, nous admirons les jeux où se forment les jeunes filles. Sans honte elles paraissent nues au milieu des lutteurs. Tour à tour on les voit couvertes de poussière, attendre l'heure de la lice et recevoir les rudes coups du pancrace.

Elles attachent le ceste à leurs bras, lancent le disque, ou bien elles font décrire un cercle à un coursier rapide, ceignent d'un glaive leurs flancs et couvrent d'un casque leur tête virginale.

D'autres fois, les cheveux couverts de frimas, elles pressent sur les sommets du Taygète le chien de Laconie. »

✻
✻ ✻

Par quels exercices doit débuter la cure de mouvement de la jeune fille.

Si la jeune fille est extrêmement affaiblie, elle commencera par faire de la gymnastique rythmique: grands mouvements cadensés en souplesse, combinés à des mouvements respiratoires.

Cette gymnastique de début sera surtout esthétique; on aura plutôt le souci de prendre des positions harmonieuses et de faire des mouvements amples, souples et rythmés. Elle a pour but d'accoutumer l'organisme encore débile au mouvement. Elle accoutume l'esprit aussi de la néophyte à cette idée que l'air et le mouvement sont des amis auxquels on peut se confier sans crainte, sans grelotter, sans se contracter nerveusement.

La gymnastique rythmique était connue des anciens; ils l'appelaient *eurythmie*.

Elle ne doit pas provoquer la sueur. Elle doit simplement

---

(1) Delattre (R.): *Respirez bien, vous vous porterez bien* (franco 1 fr. 75) et *Comment obtenir Beauté, Force, Santé* (franco 1 fr. 75). — Henri Durville, imprimeur-éditeur.

réchauffer. Elle ne doit pas provoquer une vraie courbature, puisqu'elle n'est pas une gymnastique de force. On peut compléter l'exercice harmonieux par un *exercice vocal* adapté à l'exercice musculaire, c'est-à-dire lent: on peut par exemple, avec chaque mouvement compter à haute voix, profondément, doucement, en articulant bien et en respirant bien; un, un, un.. deux, eux, eux... trois, a, a, a. etc.

Après cette cure de début, la jeune fille se mettra hardiment à la gymnastique de chambre décrite aux pages précédentes (voir gymnastique de chambre).

La danse est aussi un bon exercice pour la jeune fille, à la condition, bien entendu, que celle-ci ne soit pas le prétexte de veillées tardives dans l'air confiné, d'excitation génitale où de flirt, lesquels fatigueraient son système nerveux et tendraient son imagination. C'est aux parents à savoir surveiller et modérer. Ceci dit, dansez, mesdemoiselles, raisonnablement; la danse est pour vous un bon sport d'appartement; et si vous pouvez ouvrir grandes vos fenêtres, faites-le.

Socrate lui-même était partisan de la danse, il est vrai que ce sport n'avait rien de commun avec le fox-trot ou le tango. « Un jeune danseur, dit Ruffier, s'était produit devant lui et ses amis; dès qu'il eut terminé, le grand philosophe lui demanda de venir régulièrement lui donner des leçons de danse: « Eh quoi! s'écrièrent ses disciples, le sage Socrate va-t-il se livrer à un exercice aussi frivole? » — « Ne voyez-vous pas, répartit le philosophe qu'en un quart d'heure de danse, ce jeune homme a exercé tous ses membres, et qu'il est ruisselant de sueur? En si peu de temps, il a ce résultat que nous obtenons à grand peine en passant deux heures au gymnase. Quand nous saurons danser, débarrassés rapidement des soins à donner à notre corps, il nous restera beaucoup plus de temps pour philosopher. »

La femme doit arriver à faire à peu près autant de mouvement que l'homme; elle mettra seulement plus de temps pour atteindre le résultat. C'est à l'homme à la guider, à lui montrer l'exemple, à l'entraîner.

« Jeune homme, dit Michelet, sache que ton plus sacré devoir est de profiter tout d'abord de la foi naïve de ta jeune épouse, de ses dix-huit ans, du luxe admirable de bonne volonté qu'elle apporte, pour l'emparer d'elle, entièrement, au moral et au physique, prenant son corps, prenant son âme, son âme pour la féconder, l'éclairer, la grandir, son corps pour le fortifier, le préparer à la grande bataille qu'il lui faudra bientôt soutenir, je veux dire au dur travail de la maternité. » (*La femme*).

Heureux qui délivre une femme, qui l'affranchit de la fatalité physique, de la faiblesse! Heureux qui l'initie, l'élève, la fortifie!

⁂

Au cours de la séance de gymnastique de chambre, la femme fera bien de consacrer à ses seins quelques minutes de soins spéciaux.

Si le sein tombe, voici ce qu'il convient de faire.

Comment relever les seins qui tombent. — Chaque matin, au lever, au cours de la séance de gymnastique et d'hydrothérapie, et pendant 2 à 3 minutes en tout, claquez vos seins, mains à plat, en respirant bien amplement; puis aspergez-les copieusement d'eau froide au-dessus de la toilette, tout en continuant à claquer. Si vous n'aimez pas que l'eau coule sur votre ventre, au lieu d'asperger avec les mains, faites-le avec une serviette-éponge; mouillez, fouettez; séchez bien. Puis exécutez 10 à 20 mouvements de projection en avant de vos bras bien tendus, armés d'un haltère d'un kilogr. Ce mouvement fait spécialement travailler le muscle grand pectoral, sur lequel le sein est posé. Pour que le mouvement soit plus efficace, créez un travail de résistance dans le muscle en faisant comme si vous vouliez choquer fortement vos deux mains l'une contre l'autre, et arrêtez le mouvement avant le choc. La résistance produit une contraction énergique du muscle pectoral; vous sentirez le sein remonter à chaque contraction.

Faites enfin des mouvements de renversement de la tête en arrière, en essayant de faire travailler le muscle peaussier du cou, lequel, fixé en haut au bord libre de l'os maxillaire inférieur (mâchoire inférieure), s'attache d'autre part dans la peau du sein. En renversant la tête en arrière, en contractant le muscle peaussier, on travaille au relèvement du sein.

L'EXERCICE POUR LE VIEILLARD

———

Avis de quelques médecins célèbres de l'antiquité.
La marche quotidienne, active, au bon air, et la gymnastique
de chambre lente, douce, suivie d'une bonne friction.

**

Dans l'antiquité, Celse, Galien, Orybase, Antyllus, ont vanté l'exercice modéré comme très favorable aux vieillards. Salgues nous dit que ces médecins célèbres conseillaient aux vieillards de se faire secouer dans leur lit et explique ainsi le procédé: « on place un corps solide sous deux pieds du lit obliquement opposés, et on fait pousser le lit alternativement de l'un et de l'autre côté par une main étrangère; la personne qui est placée sur le lit reçoit des secousses plus ou moins fortes, qui augmentent la vigueur du système vivant... »

Charcot n'a donc rien inventé quand il a soumis ses vieux malades parkinsonniens aux secousses de son fauteuil trépidant.

Malgré l'autorité de Celse, Galien et Orybase, je ne conseillerai pas aux vieillards de se faire agiter sur leur lit.

L'exercice le plus salutaire au vieillard, c'est la marche, marche quotidienne, active, au bon air.

A elle, on fera bien d'ajouter la gymnastique de chambre; celle-ci sera lente, douce, courte, juste comme il convient pour conserver aux tissus, et spécialement aux tissus articulaires, leur souplesse. La séance ainsi comprise sera quotidienne; on la fera suivre d'une friction prolongée, avec la main nue ou armée d'un gant en tissu éponge.

Alors que, pour l'adolescent et l'adulte, la formule doit être: bonne séance de gymnastique et friction courte, elle s'inverse pour le vieillard: bonne friction, séance de gymnastique courte.

Bacon voulait moins de mouvement encore: pour économiser l'usure des vieillards, il voulait les laisser constamment couchés, surtout en hiver! Nous savons au contraire que rien n'est plus dangereux au vieillard que le lit. Le vieillard est-il malade, il faut penser à le faire lever dès qu'il ira mieux! Combien de vieux, mis au lit par un accident, une fracture par exemple, sont morts alors même que l'accident était bénin, uniquement parce que le lit, amoindrissant leurs résistances déjà diminuées, à permis l'éclosion d'une insidieuse pneumonie, à peine ou pas constatée par le médecin.

Que la vieillesse veuille, ainsi que le dit Salgues, « un travail plus que modéré »; qu'elle ne veuille que « des plaisirs doux et honnêtes », voici qui est exact; les vieux ne sont plus à l'âge de l'action intense; l'activité turbulente leur serait ou impossible ou désastreuse.

A la marche, ou à la séance douce de gymnastique, à la friction, au travail modéré, aux plaisirs « doux et honnêtes », qu'on ajoute, si l'on veut, quelques exercices vocaux; ils facilitent la respiration et activent la circulation. Plutarque indiquait déjà comme très profitable aux vieillards « les lectures à haute voix, le chant, et ces conversations douces et tranquilles où président l'amitié et la confiance, où l'ennui n'aborde jamais, mais où la gaîté et la franchise semblent reporter aux plus beaux jours de la vie. »

Heureux le vieillard qui rassemble
De bons, de vrais amis d'un âge égal au sien!
Un babil éternel nourrit leur entretien.
Ils goûtent le plaisir d'être, de vivre ensemble,
Et de parler sans fin.

Saint-LAMBERT
Consolation de la vieillesse.

LE MASSAGE

Un admirable complément de la Cure de mouvement: le Massa-
ge. — Massage hygiénique, orthopédique, chirurgical, médical.
Le Massage hygiénique contre la graisse, la fatigue, le surmena-
ge, le rhumatisme.
Le massage orthopédique et chirurgical contre les déviations
osseuses, les luxations, entorses et fractures.
Le massage médical contre les faiblesses, anémies, troubles di-
gestifs, nutritifs, respiratoires, circulatoires, nerveux.
On peut se masser soi-même.
Effets de la friction, du pétrissage et de la malaxation, de la
vibration manuelle.

✻

Un admirable complément de la cure de mouvement, c'est
le massage.

Le massage est ou simplement *hygiénique,* ou *orthopédique*
et chirurgical, ou *médical.*

Le massage hygiénique est pratiqué par les masseurs; il
se donne surtout pour but de faire maigrir les gens trop gras,
et de combattre la fatigue et le surmenage physiques, le rhumatisme.

Le massage orthopédique et chirurgical est pratiqué par
quelques médecins spécialisés; il se donne pour but de redresser les déviations osseuses (scolioses, rachitisme, etc.), de rendre à des articulations entorsées ou luxées leur fonctionnement
normal, d'aider à la guérison des fractures et de refaire des
masses musculaires atrophiées par l'immobilité dans le lit ou
le plâtre.

Quant au massage médical, malgré ses très puissants effets,
on peut dire qu'il n'est pas encore employé à l'heure actuelle.

Les malades ne soupçonnent pas que toutes les faiblesses, les anémies, les insuffisances musculaires, les troubles digestifs et nutritifs, circulatoires et respiratoires, les défectuosités nerveuses, les obstructions rénales, les insuffisances de développement, etc., sont en général vite et profondément modifiés par le massage.

Parfois les malades peuvent se masser eux-mêmes (voir Cure d'eau: la friction après l'application d'eau, et Cure de Mouvement: la friction après la séance de gymnastique de chambre).

Souvent, un parent adroit peut masser un patient qui ne peut se masser lui-même. J'ai ainsi, bien des fois, montré à un père, à une mère, à un fils, comment masser un des leurs souffrant, leur évitant de la sorte des frais médicaux superflus.

A l'École pratique de Massage (23, rue Saint Merri, Paris), mes collaborateurs et moi enseignons le massage médical aux étudiants désireux de se spécialiser dans cette branche.

La friction bien faite, avec la main nue, a une action des plus efficace: elle assouplit la peau, la débarrasse des vieilles cellules et du vernis formé par l'accumulation des substances sébacées; elle engendre, au contact des papilles nerveuses du derme, des énergies dont s'enrichit le système nerveux; par son action sur ces mêmes papilles nerveuses, elle détend les crispations et régularise le cours du sang.

Le pétrissage et la malaxation des masses musculaires avivent la fonction des muscles, créent des fibres musculaires nouvelles, hâtent les combustions profondes, brûlent les vieux déchets, dont la graisse, et facilitent le retour du sang veineux vers le cœur; de l'intensification de la fonction circulatoire résultent un soulagement de travail du cœur, une activation de la fonction respiratoire; de l'augmentation des combustions profondes résultent une intensification de l'appétit, et un sentiment général de repos, de souplesse, de bien-être et de force.

J'ai déjà parlé (voir Cure alimentaire) de l'effet du massage vibratoire manuel. Je dis manuel parce que je n'ai jamais tiré de bons résultats du massage fait à l'aide de vibrateurs. La vibration manuelle fait merveille dans les affections (non tuberculeuses et non cancéreuses) du foie et du rein, de l'estomac, du cœur; dans l'asystolie, en massant vibratoirement le cœur, le foie et le rein, on fait rapidement uriner le malade, bien mieux que par la théobromine et la digitale. Je signale l'action très efficace de la vibration dans les surdités par sclérose de l'oreille moyenne; j'ai, par ce procédé, rendu l'ouïe à des gens qui étaient absolument sourds. Je signale également que la vibration digitale dans les trajets herniaires est le meilleur moyen de guérir les hernies (à moins qu'elles ne soient par trop grosses). Dans les strabismes de cause musculaire, la vibration des yeux remet les yeux droits.

Les déviations de l'utérus, les abaissements de cet organe, les congestions de l'ovaire et de la trompe, les reins flottants, les congestions de la prostate sont bien guéris par la vibration; il est capital qu'elle soit très bien faite.

LE BAIN DE CHALEUR

Le Bain de chaleur pour les rhumatisants chroniques, les trop gras, les arthritiques, les migraineux, les constipés, les malades du foie, du rein. Bains de vapeur simple et aromatique; grands bains de chaleur sèche en boîtes spéciales.
Comment réaliser le bain de chaleur chez soi.

✳
✳✳

Le bain de chaleur est puissamment désintoxiquant par le fait qu'il fait transpirer; il convient dans tous les cas où il faut rapidement évacuer de l'organisme, par la peau, les déchets nocifs. Les rhumatisants chroniques, les trop gros, les arthritiques, les migraineux, les constipés, les malades à reins insuffisants, trouvent dans le bain de chaleur un bon moyen d'expulser par la sueur ce qui, normalement, aurait dû être expulsé surtout par l'urine.

Outre ces indications d'ordre général, le bain de chaleur a des indications locales: empâtements et raideurs articulaires, ankyloses fibreuses, arthrites, congestions du foie et du rein, etc.

Lorsqu'il y a indication d'ordre général, le grand bain de chaleur convient bien. On le réalise soit dans les établissements spéciaux, soit plus simplement chez soi.

Dans les établissements spéciaux on réalise soit le bain de vapeur, vapeur d'eau simple ou vapeur aromatisée (goudron par exemple), soit le bain de chaleur sèche.

Le bain de vapeur intéresse généralement tout le corps, tête comprise: le patient va et vient nu dans la pièce; la vapeur d'eau pénètre dans les voies respiratoires, ce qui peut être un inconvénient dans certains cas, (quand il y a tuberculose par exemple), et un avantage dans quelques autres (quand il y a rhume par exemple).

On réalise le grand bain de chaleur sèche dans de grandes boîtes de bois, dans lesquelles on enferme le malade; la tête seule reste à l'extérieur; on chauffe l'air de la boîte soit par le gaz, soit par l'électricité. Un thermomètre indique la température de l'appareil: on atteint aisément 75° sans gêner le patient. La sudation est en général considérable. La séance terminée, on s'étend sur un banc dans des couvertures chaudes; la sudation s'y continue.

J'ai fait réaliser par un de mes collaborateurs des boîtes spéciales de bois pour bain de chaleur local: boîtes pour enfermer seulement la région lombaire (dans les cas de lumbago, d'insuffisance ou de congestion rénale), ou la région hépatique (dans les cas de congestion, de calculose hépatiques, etc,) ou les membres (contre les arthrites...).

Chez soi, on peut réaliser aisément le grand bain de chaleur sèche.

Voici comment je le conseille:

Prenez une vieille chaise de cuisine en bois (siège en bois également), une petite lampe à alcool chauffant vite (les petites lampes à trous, sans mèche, conviennent bien), et une grande couverture de laine.

Placez la chaise au milieu de la chambre; mettez la lampe dessous, allumée; asseyez-vous nu sur la chaise, et priez un aide de vous envelopper dans la couverture de telle sorte que, votre tête restant à l'extérieur, la couverture tombe à terre en formant un cône dont le cou est le sommet. La base du cône doit être assez large pour que la couverture ne puisse prendre feu. L'aide, d'ailleurs, surveille l'opération. Dans cette boîte improvisée, on atteint facilement 50 degrés. On cesse l'opération quand on a abondamment transpiré; on s'essuie bien.

LA CURE MORALE

En même temps que tu assainis ton corps
par la Vie Saine, tu dois assainir ton âme
par la Culture psychique.

Dr G. D.

NOTE CONCERNANT LA CURE MORALE

———

J'avais l'intention de faire entrer dans ma Cure Morale de nombreux documents préparés depuis plusieurs années. Mais, en raison du prix extrêmement élevé du papier, je me suis décidé, d'accord avec mon éditeur, à raccourcir considérablement mon travail, pour permettre au livre d'être vendu à un prix accessible à tous.

Telle qu'elle est présentée, j'espère que ma Cure Morale atteindra le but qu'elle se propose.

J'ai cru bon de comprendre La Magnétisation dans le cadre de la Cure Morale; ce n'est pas tout à fait sa place, puisque le magnétisme est, non pas un agent moral, mais un véritable agent physique, comparable à la lumière, au son, etc.; néanmoins, comme on ne peut pas magnétiser quelqu'un sans exercer en même temps sur lui une action morale, suggestive, le chapitre « magnétisation » ne sera pas tout à fait malvenu ici.

Pour ce qui est de la magnétisation, j'ai dû aussi être très bref. Pour compléter la documentation, le lecteur pourra se reporter aux ouvrages indiqués à la bibliographie.

———

LA MAGNÉTISATION

Le magnétisme a été discrédité par les ignorants, les fous et les charlatans; il cache cependant une vraie science.

Notre système nerveux crée et émet une énergie qui, à l'intérieur de nous, organise notre défense contre les microbes, assure l'intégrité de nos fonctions, de nos échanges, cicatrise nos tissus blessés et entretient le plan sur lequel nous sommes construits. — A l'extérieur de nous cette force rayonne; appelons force magnétique cette force extériorisée.

Cette force extériorisée se réfléchit, se réfracte, s'accumule, se conduit à distance; elle peut tuer les cultures microbiennes (exp. de l'auteur sur le bacille de la typhoïde, momification d'une main de cadavre etc.)

Le magnétisme agit non pas seulement sur les névroses, par suggestion, mais aussi sur les affections organiques, par une action physique.

✳✳

Le magnétisme a une mauvaise réputation; le mot a été déprécié aux yeux de combien de gens sérieux par les racontars extravagants des fous qui ne pensent qu'action psychique, par les affirmations prétentieuses des ignorants qui veulent tout guérir, par les illusions des mystiques qui voient partout Dieu ou le diable, par les exhibitions des charlatans qui associent magnétisme, passe-passe et tarots.

Certains, qui sentent que sous ce fatras, il y a quelque chose de réel, s'illusionnent sur ce qu'est ce quelque chose. On s'imagine que magnétiser, c'est vous faire faire ce que vous ne voulez pas, que c'est vous donner des suggestions, que c'est vous endormir!

D'autres s'imaginent que c'est une thérapeutique réservée aux névroses, aux affections de l'idée, et sont convaincus qu'une maladie organique, de l'estomac, du foie, du cœur, par exemple, n'est pas justiciable d'une cure magnétique.

Toutes ces conceptions sont fausses.

Par magnétisme il faut entendre une force physique, naturelle, création du système nerveux humain, force qui est peut-être de la même nature que la force vitale, qui est peut-être une forme de celle-ci. A l'intérieur du corps, elle dirige les fonctionnements organiques; à l'extérieur, elle rayonne de nous, créant, dans l'air, de véritables courants. L'utilisation de cette force par un individu sur un autre est la magnétisation.

A l'intérieur de nous, cette force organise la défense contre les envahisseurs microbiens. C'est elle qui envoie là où il faut et quand il faut nos globules blancs à l'assaut des microbes, c'est grâce à elle que se livre le salutaire combat d'où résulte l'abcès par où s'élimine l'ennemi. C'est elle qui assure l'intégrité de nos fonctions, de nos échanges, pendant que nous dormons; c'est elle qui assure la cicatrisation de nos tissus blessés, et qui entretient le plan de notre organisation anato-

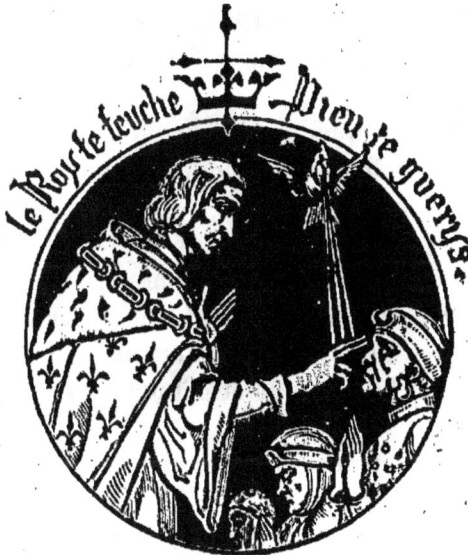

Fig. 119. — Saint Louis impose la main sur les malades.

La faculté de guérir par l'imposition des mains a été attribuée à plusieurs rois de France.

mique, toujours un et semblable au plan primitif sur lequel nous avons été créés?

Cette force, elle n'est pas seulement à l'intérieur de notre corps; elle est aussi hors de nous; elle rayonne autour de nous, comme la lumière rayonne autour des foyers lumineux. C'est elle que Mesmer appelait la *force magnétique*, que Reichenbach nommait *od*; c'est la *force neurique* du Docteur Baréty, le *nervisme* du Docteur Luce, la *force psychique* des Docteurs Maxwell et Charles Richet; c'est le *Magnétisme* de Hector Durville.

Quoi d'étrange à ce que le corps humain soit le siège d'une

émission de force? Tous les corps de la nature radient, même ceux qui semblent les plus inertes; pourquoi refuserait-on aux corps supérieurs, les humains, une propriété élémentaire de la matière?

Et si on accorde que le courant électrique, que la lumière solaire guérissent, pourquoi la *force humaine*, qui est, elle aussi, un agent naturel, n'aurait-elle pas aussi des propriétés curatrices?

Certes, il n'est pas aussi facile de mettre la force humaine en évidence qu'il est facile de prouver la réalité de la lumière ou du son. Mais de délicats travaux de laboratoire peuvent prouver au chercheur que cette force est bien réelle, et qu'elle possède des propriétés qui sont toujours les mêmes dans les mêmes conditions.

Hector Durville, mon père, a prouvé rigoureusement que cette force se réfléchit, se réfracte comme la lumière; qu'elle s'accumule dans certains corps absorbants, qu'elle se dégage par les pointes, comme l'électricité statique; qu'elle peut se transmettre à distance sur un fil, comme l'électricité dynamique. Il a montré aussi qu'elle peut influencer les phénomènes vitaux, provoquer le sommeil, indépendamment de toute action suggestive ou hypnotique et calmer ou exciter un organisme malade (1).

J'ai moi-même démontré dans de nombreux travaux publiés, les uns dans le *Journal du Magnétisme*, les autres dans ma *thèse de doctorat en médecine*, et dans une *Communication à l'Académie des Sciences* (Mai 1911), que la main de certaines gens, par les forces qu'elle émet, est capable de tuer les cultures microbiennes.

J'ai soutenu et prouvé à la Faculté de Médecine (Juillet 1911) que la main arrête le développement du Bacille subtil et du bacille de la fièvre typhoïde (B. d'Eberth).

Puis j'ai publié dans le *Journal du Magnétisme* de méthodiques expériences sur l'action qu'exerce la main sur les putréfactions.

J'ai présenté au 2e Congrès International de Psychologie expérimentale (1) une main de cadavre entière, provenant de

(1) Hector Durville: *Physique magnétique*, 2 vol, par poste: 12 fr. 90. — Henri Durville, imprimeur-éditeur.

(1) Voir le compte-rendu du 2e *Congrès International de Psychologie expérimentale*, très fort vol. III, par poste: 10 fr. 60. — Henri Durville, impr.-éditeur.

la morgue, dont j'ai empêché la décomposition par l'action de la magnétisation; en deux mois elle s'est momifiée et, depuis six ans passés, je la conserve intacte sur mon bureau de consultation où elle étonne les malades que je soigne.

J'ai ensuite complété ces travaux par l'étude de l'action qu'exerce la magnétisation sur des matières très aisément décomposables: des foies de cochons d'Inde et de pigeon.

Ces expériences confirment les affirmations, jusqu'alors indémontrées, qui accordaient à la main de certains individus une puissance curatrice.

Si en effet cette force qu'émet la main agit d'une façon certaine sur les êtres infiniment petits, c'est-à-dire sur de simples cellules, elle peut et doit agir sur un organisme tout entier. Les résultats obtenus sur mes malades m'ont montré qu'il en est ainsi.

Imagination, diront les sceptiques! Science pour gens crédules! Oui; les sceptiques disent cela tant qu'ils sont bien portants.

Un garçon de trente ans, qui venait d'être reçu docteur, vint un jour me voir, porteur, à la jambe droite, d'un ulcère syphilitique qui avait résisté à tous les traitements mercuriels et arsénicaux. La plaie était affreuse et émettait une odeur infecte. — Je ne fis pas enlever le pansement, et priai un de mes aides, M. B., d'imposer les mains vers la plaie pendant une vingtaine de minutes. Le lendemain, mon confrère revenait stupéfait me dire que sa plaie était complètement désodorisée. Coïncidence? Non, car les mêmes faits se reproduisent dans les mêmes conditions: la main a une action thérapeutique réelle, indépendante de toute action suggestive, imaginative. Qu'on invoque l'imagination quand il s'agit de bon nombre d'affections que la main guérit, c'est judicieux; l'imagination est une merveilleuse force curatrice, mais elle n'explique pas tout. A côté des faits qui sont dûs à une action psychique, il y en a d'autres qui sont dûs à une action physique directe; c'est pour cela que le magnétisme peut être appliqué à la cure, non seulement des maladies de l'esprit, mais aussi de celles du corps.

Mais le point capital sera de savoir à qui se confier; et dame, attention aux illuminés, aux ignorants et aux charlatans.

LA VOLONTÉ

L'harmonie dans la vie est la résultante de deux facteurs: la Santé et la Volonté; ce n'est pas tout d'apprendre à se bien porter, il faut aussi apprendre à vouloir.

La volonté n'agit pas seulement sur le domaine de la pensée, elle agit dans la profondeur de nos organes. Elle est le grand levier de toutes les réactions vitales. La volonté est la reine des forces vivantes.

Pourquoi n'enseigne-t-on pas à vouloir? Éducation de la volonté contre les débilités psychiques: neurasthénie, aboulie, éparpillement mental, tics, trac, timidité, bégaiement, délires, intoxication du système nerveux, etc.

La volonté a une prise même sur les maladies du corps. Rôle de l'émotion dans les maladies organiques. — L'art du médecin psychiste consiste à savoir créer chez ses patients des chocs émotionnels.

La suggestion est l'art de créer des chocs émotionnels. — Les nerveux à qui il faut dire: « Tu dois! », ceux à qui il faut dire « Tu peux! »; ceux à qui il faut dire: « Je veux! ». — Suggestion imposée, suggestion inoculée.

Quelques exemples qui prouvent l'action de l'idée sur les maladies des organes.

**

L'harmonie dans la vie est la résultante de deux facteurs: la santé et la volonté. La santé donne à l'homme l'épanouissement physique et une partie de l'épanouissement moral; la volonté fait de lui une force formidable attirant le succès et le bonheur.

Ce n'est pas tout d'apprendre à se bien porter, il faut aussi apprendre à vouloir.

Il ne manque pas de gens et de méthodes qui apprennent ou croient apprendre à être fort; mais personne n'enseigne à vouloir.

On meuble le cerveau de l'enfant d'une foule de connaissances qui font de lui un érudit; mais on ne songe pas à l'armer pour la lutte par l'éducation psychique; on ne lui enseigne pas à être un homme.

C'est qu'on ignore tout ce que de possibilités contient la volonté humaine.

On croit généralement que la volonté est seulement une fonction uniquement cérébrale, on s'imagine qu'elle n'a pour rôle que de coordonner nos pensées, de présider à nos libres décisions, de nous permettre le choix entre ce qui semble utile ou inutile, agréable ou dangereux, honnête ou malhonnête. Cette conception de la volonté est, à mon sens, beaucoup trop restreinte: *je considère la volonté comme étant, non pas seulement une faculté de l'esprit, agissant uniquement sur le domaine de la pensée, mais étendant encore son rôle dans la profondeur de nos fonctions organiques.*

La volonté doit être regardée comme le grand, le vrai, le seul levier de toutes nos réactions vivantes, que celles-ci soient des réactions de l'esprit ou des réactions du corps. La volonté est l'initial moteur de toute manifestation vitale (animale ou humaine): toutes les énergies vivantes sont une conséquence, une création, une transformation, une induction d'une énergie dont la forme la plus haute est la volonté consciente.

Toute réaction salutaire, dans un organisme malade, peut finalement être ramenée à une réaction de volonté; tout fléchissement maladif, où qu'il soit, et quel qu'il soit, doit, en dernière analyse, être attribué à un relâchement des énergies réactionnelles volontaires, à un amoindrissement dans la défense organique volontaire.

Volonté est le mot précis qui résume toutes les réactions vitales même les plus secrètes; *la volonté est la reine des forces vivantes.*

Chaque cellule de notre organisme, même la plus petite, est mue par une petite volonté élémentaire. L'expression « *petite volonté élémentaire* » n'est pas une métaphore: les cellules de notre corps n'ont pas que des propriétés physiques, elles ont aussi et surtout des propriétés psychiques: elle *savent* se nourrir, croître, se multiplier; elles *savent* résister à la mort, se défendre contre les envahisseurs, elles *savent* remplir le rôle pour lequel elles ont été créées; elles ont un but; elles pensent donc, et qui dit pensée dit volonté. Elles ont si bien leur pensée, leur volonté à elles, qu'elles peuvent, sous l'effet de causes diverses, se rendre indépendantes de l'organisme auquel elles appartenaient et s'en aller chercher une autre destinée.

Le spermatozoïde, l'ovule ne sont-ils pas de ces cellules qui se détachent de l'organisme qui les enfanta, pour s'en aller librement à des horizons nouveaux, pour réaliser leurs tendances et satisfaire leurs désirs? Car c'est un réel acte volontaire que cette longue poursuite qu'exerce le spermatozoïde vers l'ovule.

Et n'agissent-elles pas volontairement aussi, ces curieuses cellules de nos tissus conjonctifs qui, tout d'un coup, se transforment, se libèrent de leurs voisines, s'individualisent, et s'en vont à travers nos humeurs renforcer nos globules blancs, dans leur rôle de gendarmes de l'organisme, pour protéger celui-ci des attaques microbiennes?

Les globules blancs du sang eux-mêmes ne sont-ils pas aussi de ces cellules nettement volontaires? Ne savent-ils pas accourir, quand il faut, au point offensé par l'infection. On a beau me dire qu'ils y viennent en vertu d'une attraction toute chimique, d'une irritation qu'exercent sur eux les substances toxiques émises par les microbes, irritation créant ce qu'on a appelé un tactisme, l'explication ne me satisfait pas, et je me demande s'il y a, au fond, une différence réelle entre le tactisme et l'acte volontaire tel que tout le monde le connaît; je crois qu'il s'agit tout simplement de deux aspects, de deux degrés différents d'un acte commun, la volition. Quand le spermatozoïde s'en va dans les longs conduits génitaux de la femelle, cherchant souvent pendant plusieurs semaines l'ovule qu'il doit féconder, y a-t-il une différence entre son activité et celle du mâle qui va délibérément chercher sa femelle.

La plus petite cellule de notre corps a une vie, c'est-à-dire une pensée, une volonté à elle. En outre, elle obéit aux ordres que lui imprime la force pensante, volontaire de l'être entier; elle travaille ou se repose quand la force psychique d'ensemble le veut; elle se multiplie dans le sens qui lui est fixé, avec une vitesse donnée, sens et vitesse qui sont tels que l'organisme, malgré la variété, la multiplicité des travaux de nos innombrables cellules, conservera le plan sur lequel il a été construit.

C'est la force pensante d'ensemble qui assure l'entente entre les séries de fonctions diverses, l'entente entre les groupes d'organes; elle fait cela pendant qu'elle fait fonctionner tout l'organisme; elle fait cela pendant que nous travaillons, pendant que nous pensons à nos affaires, pendant que nous dormons. Qu'elle fléchisse, qu'elle oublie un instant ses rôles multiples, c'est la maladie; c'est peut-être la mort.

S'il est vrai que la volonté soit, en dernier ressort, la force des forces vivantes dont tout dépend, dans l'organisme, le problème de la Santé et de la maladie nous apparait sous un jour entièrement nouveau. Jusqu'à présent, on ne s'était nullement soucié de la volonté cellulaire et, si l'on admettait que la volonté commande quelque chose dans l'organisme, on admettait seulement qu'elle exerce son commandement sur l'esprit, sur l'esprit uniquement; et, comme l'expérience a depuis longtemps prouvé que la volonté peut être développée par l'effort personnel, quelques médecins spécialisés dans les affections de l'esprit préconisaient le développement de la volonté contre les maladies mentales et du système nerveux, ou, au moins, contre certaines d'entre elles. C'était déjà un beau progrès sur les temps, pourtant peu lointains encore, où les maladies de l'esprit n'étaient pas soignées du tout, et où l'on se contentait de dire des pauvres malades de la pensée qu'ils sont des gens qui font exprès de penser de travers!

J'ai dit assez dans mes leçons, mes cliniques, mes conférences, quel profit considérable tirent de la culture de la volonté tous les pauvres débiles de l'esprit, tous ces neurasthéniques, ces abouliques, ces éparpillés mentaux, ces ticqueurs, bégayeurs, traqueurs, ces timides, ces phobiques, ces délirants, ces intoxiqués du système nerveux, etc., qui viennent pour trouver l'aplomb, le calme, la gaîté, la confiance, la stabilité morale, le bonheur. De même que la culture physique donne des muscles aux amaigris, de même nous donnons par la culture psychique, de la volonté à ceux qui en manquent. Nous augmentons le contrôle volontaire chez ceux qui sont trop suggestibles, nous enchaînons leurs faiblesses morales, nous canalisons leurs réactions nerveuses déréglées; nous domptons leur émotivité maladive; tout cela sans heurt, sans violence, sans droguage; uniquement par l'action morale.

Mais ce n'est pas tout: la culture psychique doit voir son rôle s'étendre considérablement; il n'y a pas que les affections de l'esprit qui soient susceptibles d'être modifiées par elle, les affections du corps peuvent bénéficier considérablement de son action.

Souvenons-nous de ce que je viens de dire, à savoir que la force pensante d'ensemble, la force volontaire, ne limite pas son rôle strictement à l'esprit; et nous concevrons qu'il doit, logiquement, être possible d'acquérir par l'entraînement, une prise sur nos réactions même organiques, sur nos maladies non plus seulement morales, mais physiques.

La force pensante d'ensemble, volontaire, agit, je le répète, dans les profondeurs les plus cachées de notre organisme; elle y agit *à notre insu*. Il n'est pas exorbitant, croyez-le bien, que vous ignoriez tout des choses qui sont cependant du domaine de votre pensée; il n'est pas exorbitant qu'une quantité de nos pensées échappent à notre conscience. Un philosophe moderne a fort justement comparé la mentalité humaine aux icebergs qui flottent dans les mers: ce que nous connaissons de nos propres pensées ne représente guère que le dixième de celles qui meublent notre esprit, le reste, c'est-à-dire les neuf dixièmes, est caché, ignoré de nous, subconscient; et pourtant ce reste est là, parfaitement existant et vivant, déteignant sur toute notre mentalité, sur toute notre vie; de même l'iceberg ne laisse émerger de l'eau que le dixième de sa masse; le reste, pourtant partie intégrante de lui-même, étant enfoui sous les flots.

A mon avis, il faut délaisser cette vieille idée que la volonté n'agit que lorsque nous faisons un effort volontaire. Elle agit aussi sans que nous nous en doutions; autrement dit il y a fort souvent *volonté*, quoiqu'il y ait *inconscience*.

Si l'on veut bien me permettre une image, je représenterai la volonté comme ayant deux faces: une face externe, celle qui se laisse voir, celle dont tout le monde connaît les manifestations; c'est la face qui émerge des flots; c'est la face « psychique », volontaire, de la volonté; et une face interne, qui, celle-là, est insoupçonnée de la majorité des gens. C'est par sa «face interne » que la volonté joue dans l'économie son rôle de premier ordre dont j'ai parlé déjà, et que je redis à dessein: direction de toutes nos réactions vitales d'ensemble, réglage de nos échanges, de nos combustions cellulaires, équilibration de nos différentes fonctions; défense de l'être contre les maladies, cicatrisation, conservation à l'organisme de sa forme, de son plan, etc.

Mais, me direz-vous, n'est-ce pas par un abus de langage que vous appelez volonté cette force mystérieuse qui préside au bon entretien de l'organisme et à sa défense? Et n'est-ce pas un abus de langage plus osé encore de venir nous parler de *volonté inconsciente*, c'est-à-dire de volonté involontaire? C'est un abus de langage, en effet, si vous entendez par volonté uniquement la faculté qui est caractérisée par l'effort conscient

que vous savez faire. Mais soyez convaincus que l'effort volontaire que *vous* savez faire n'est pas le seul qu'*on* puisse faire.
Vous n'avez pas, vous, une prise directe et consciente sur votre
équilibre intérieur, sur votre santé générale; vous ne savez pas
commander à votre cœur de battre plus vite ou moins vite;
vous ne savez pas faire fonctionner votre intestin à volonté, ni
digérer vite ou lentement à votre gré; vous en concluez que
tout cela n'est pas du ressort volontaire. — Tout cela n'est pas,
chez vous, du ressort volontaire, voilà tout ce que vous pouvez
dire. Mais ce que vous ne savez pas faire d'autres peuvent,
d'autres savent le faire.

Il n'est pas nécessaire d'être fakir pour modifier par la
volonté sa propre circulation du sang; avec de l'entraînement,
nombreux sont ceux qui parviennent à ralentir ou à activer
leurs pulsations cardiaques, et ceux qui sont maîtres de leur
volonté sont les maîtres de leurs échanges nutritifs profonds:
leur volonté prend consciemment la direction des volontés cellulaires; au lieu de se cantonner à une action uniquement cérébrale, comme chez le vulgaire, la conscience « *descend dans
les organes* »; la pensée consciente prend la direction de tout
son domaine, au lieu d'en délaisser la plus grosse part aux
mains de la subconscience.

D'ailleurs, volonté psychique et volonté organique sont si
bien deux faces d'une même et unique volonté, qu'elles ont
l'une et l'autre les mêmes propriétés; les mêmes facteurs qui
sont utiles à l'une sont utiles à l'autre, et les mêmes ennemis
qui désorganisent l'une désorganisent l'autre aussi.

Quel est le grand ennemi de la volonté «psychique», quel
est le grand désorganisateur de notre synthèse cérébrale? —
L'émotion.

C'est l'émotion brutale, c'est le choc émotionnel, qui fait
chavirer les mentalités frêles, qui crée le détraquement mental,
la neurasthénie, les idées fixes, la dépression psychique. Eh
bien, de la même façon, quand la volonté organique est frêle,
quel est son grand ennemi? l'émotion.

Le même choc émotionnel qui atteint un individu à synthèse volontaire faible peut détériorer ou bien la face psychique
de sa volonté, ou bien la face organique de celle-ci, ou bien
alors les deux en même temps. Si c'est la face psychique qui
est spécialement atteinte, les troubles sont d'ordre névropathi-
que et mental; si c'est la face organique qui est spécialement

atteinte, les troubles sont surtout localisés aux organes: le choc émotionnel détériorera la vie nutritive, perturbera le rythme du sommeil et de la veille, arrêtera la fonction intestinale, le fonctionnement du foie, créera l'entérite, faussera la circulation du sang.

Combien de maladies organiques n'ont ainsi d'autres causes qu'une cause d'esprit.

Si nous faisons maintenant le raisonnement inverse, nous observerons ceci: Tous les individus à volonté solide, c'est-à-dire ceux qui peuvent résister au choc même violent des émotions, non seulement garderont, quand ce choc se produira, un moral équilibré et sain, mais aussi un physique vigoureux. Là face organique de leur volonté résistera comme la face psychique. Ainsi, voici deux individus en apparence semblables, avec le même état organique, le même âge, la même hérédité, etc., mais dont l'un a une volonté solide et l'autre une volonté débile; si tous deux se trouvent au milieu d'une même épidémie, il y a des chances pour que celui qui a une bonne synthèse psychique passe impassible et inattaqué parmi les microbes, tandis que l'autre, choqué par la crainte du mal, voit ses résistances profondes diminuer, sa défense leucocytaire se troubler; la contagion en résulte et peut-être la mort. Cela ne prouve-t-il pas que la volonté ne fait pas que commander à l'esprit, mais qu'elle a emprise aussi sur la vie organique?

J'ai dit que la volonté psychique et la volonté organique sont en réalité les deux faces d'une seule et unique fonction; qu'elles ont les mêmes propriétés, les mêmes amis, les mêmes ennemis. J'ai cité l'émotion qui, quand elle désorganise l'une, peut aussi bien désorganiser l'autre; de la même façon j'ajouterai que l'émotion, quand elle est capable de guérir l'une, peut guérir l'autre aussi.

Chacun sait que, si le choc émotionnel perturbe l'équilibre cérébral, il peut aussi le rééquilibrer. Combien de gens, dont une émotion avait troublé l'esprit, se sont vus guéris parce qu'une autre émotion les frappait: l'hystérique qu'une frayeur a paralysé peut guérir brusquement sous l'émotion que lui cause la piscine miraculeuse, ou sous la terreur que lui procure un incendie par exemple. Le fils de Crésus, atteint de mutisme hystérique, retrouve tout à coup la parole parce qu'un soldat va tuer son père, et s'écrie: « Soldat, ne tue pas Crésus! » Les faits de ce genre sont connus de tous; mais ce qui est moins connu, c'est que la face organique de la volonté peut, elle aussi, être guérie de la même façon: *chez un individu à synthèse psychique faible, une même émotion peut aussi bien guérir son esprit et guérir son corps.*

Faut-il citer, à travers l'histoire, quelques cas précis, où l'émotion a provoqué la guérison nette, incontestable de graves lésions organiques?

Pour ne pas remonter aux guérisons des aveugles et des paralytiques sous l'effet de la parole du Christ, parlerai-je de ce cas de tuberculose suppurée du coude qui guérit, sur la tombe du curé d'Ars? Vous parlerai-je de quelques-unes des gravures de ma collection d'estampes anciennes relatives au miracle? j'ai une série de gravures du XVIII° siècle, publiées par les Jansénistes, et qui représentent les guérisons survenues sur la tombe du diacre Paris, dans le petit cimetière de Saint Médard.

Pierre Gautier de Pezenas « presque entièrement privé de l'œil gauche depuis son bas âge par deux dragons (taies) qui couvroient sa prunelle, se perce l'œil droit au mois de janvier 1732 avec une alaine qui pénètre jusqu'au cristallin..... Par l'intercession de M. de Paris... on s'aperçoit le 14 may, en sortant de l'église, que les deux dragons qui étoient dans son œil gauche avoient disparu... »

La demoiselle Thibaut qui: « avoit le ventre enflé par un squire d'une grosseur énorme, les jambes grosses comme le corps d'un enfant, les pieds tout ronds gros comme la tête, le côté gauche en paralysie... se fait coucher au bas du tombeau de M. de Paris le 19 juin 1731 »; et la voici « guérie sur le champ le 19 juin 1731; tous ses membres hidropiques se désenflent à la vue des spectateurs; elle se lève, s'assied sur le tombeau et fait voir, en joignant les mains que son bras gauche cy devant paralitique et ses doigts... sont guéris. »

Voici la demoiselle Hardouin: « S'étant fait mettre sur le tombeau de M. de Paris le 2 aoust 1731, tous ses membres paralitiques se raniment... elle recouvre sur le champ l'usage de la parole »

La demoiselle Coirin « est guérie subitement la nuit du 12 au 13 aoust de sa paralisie et de son cancer; elle se lève, et s'habille...»

Mais laissons les documents historiques. Les pires lésions

anatomiques peuvent s'enrayer, se cicatriser et guérir quand
la volonté a reçu (par sa face organique) le choc émotionnel
suffisant qui redressera les défenses organiques faussées, qui
rendra l'élan vital à la force nerveuse défaillante, qui remettra en ordre l'armée des globules blancs, qui rythmera à nouveau le travail et le repos internes... Quand je dis les pires lésions, je n'exagère rien. J'ai vu de mes yeux, j'ai suivi médica-
lement des cas précis, incontestables, où l'émotion avait arrêté
net l'évolution fatale d'une tuberculose, d'un cancer. — C'est
là l'explication du miracle, que ce miracle soit religieux ou
profane. Et, disons-le, le miracle n'est pas seulement réel et
incontestable pour les maladies de l'esprit, il l'est aussi pour
les maladies du corps, parce que la même force, qui préside
aux réactions du corps, préside aussi aux réactions de l'esprit.

Sachons manipuler l'émotion; sachons créer à notre gré
l'émotion salutaire chez nos malades à synthèse psychique faible, et nous sommes les maîtres de leur esprit et de leur corps.

*Tout l'art du médecin « psychiste » consiste donc à savoir
créer chez ses patients le choc émotionnel qui convient.*

L'art de créer des chocs émotionnels, cela s'appelle, en terme courant, la *Suggestion.*

La suggestion consiste à imposer au subconscient d'un malade du corps ou de l'esprit une idée, pour que celle-ci se réalise, c'est-à-dire pour quelle se transforme en une force agis-
sante, capable de modifier l'esprit ou le corps.

S'agit-il de malades de l'esprit, faibles de volonté, timides,
traqueurs, paresseux, onanistes, gourmands, arriérés, hystériques, tiqueurs, phobiques, délirants, abouliques, intoxiqués,
etc., s'agit-il de ces pauvres êtres, intelligents souvent, mais
inaptes à l'action, victimes de la société parce que victimes
d'eux-mêmes, flottants entre mille idées incertaines, qui, cherchent un peu de stabilité mentale, un peu de réconfort, un
peu de bonheur? Il faut d'abord étudier ces malheureux êtres,
pour bien les comprendre. En les étudiant à fond, on découvre,
dans leur cerveau, la corde qu'on pourra faire vibrer, et dont la
vibration remettra en ordre la machine à vouloir.

Quand je me trouve en face d'un nerveux à guérir, je me demande de suite à quel mode d'émotion il sera sensible: est-il
sensible à l'idée du devoir? est-il sensible à l'amour-propre? ou
est-il vraiment incapable de penser par lui-même? Si l'émotion
du devoir a de la prise sur lui, la base de la méthode rééduca-

tive que j'emploierai pour lui est « Tu dois! » S'il réagit mieux à l'émotion d'amour-propre, je lui dirai: « Tu peux! » Si enfin je ne trouve chez lui aucun levier à manœuvrer, je donnerai un ordre impératif à son cerveau; je lui dirai: « Je veux! »

Tu dois, tu peux et je veux schématisent ma méthode de rééducation des maladies de l'esprit. Cette rééducation se fait à *l'état de veille* le plus souvent. Il n'y a guère que certains malades de la catégorie « Je veux » qu'il faut endormir magnétiquement ou par suggestion, pour aider au déclenchement de leurs réactions mentales.

A ces derniers, il faut « *imposer* » la suggestion, alors qu'aux précédents, il convient de l' « *inoculer* ». Imposer et inoculer définissent les deux modes de suggestion que j'emploie chez les débiles du système nerveux.

Quand tous ces nerveux ont été remis en possession d'eux-mêmes par la série des petits chocs émotionnels que représentent les séances rééducatives, ils n'ont plus qu'à coordonner eux-mêmes leurs efforts de contrôle psychique, à développer eux-mêmes leur volonté par des exercices spéciaux.

*
**

S'agit-il d'un malade du corps? l'action sur la volonté peut-elle quelque chose pour lui? — Oui. On aurait souri, il y a peu d'années encore, si quelqu'un était venu dire qu'on peut guérir par l'action psychique pure et sans le moindre médicament une hémorragie, un fibrome, une tuberculose. On aurait crié, ou bien miracle divin, et l'on aurait élevé des autels, ou bien action du diable, et l'église aurait jeté l'anathème, ou bien imposture, et l'on aurait réclamé la prison.

Aujourd'hui, les temps ont changé: on commence à comprendre que si vraiment l'esprit meut la matière, *il peut suffire d'un déclenchement approprié de l'idée pour produire de formidables changements dans un organisme.*

Je ne résiste pas au plaisir que j'éprouve à dire le cas de ce brave homme atteint d'une ankylose fibreuse du genou, et venu à moi appuyé sur deux cannes. Après avoir provoqué en son cerveau de vigoureux chocs émotionnels, je le vis jeter ses bâtons, marcher en clopinant autour de ma table, puis fléchir le genou, puis courir. Huit jours après, tous les dépôts, tous les exsudats qui empâtaient la rotule et l'interligne articulaire avaient disparu. Ces dépôts, ces exsudats, qui avaient résisté à 6 mois de massages, n'avaient pas résisté à une solide action morale: les globules blancs, électrisés par ma secousse psychique, étaient accourus au foyer malade, et avaient nettoyé les tissus.

Citerai-je aussi le cas de cette pauvre femme, en proie à une effroyable hémorragie utérine, et qu'un confrère, le Dr A., apporta un jour à ma clinique, en désespoir de cause. Cette femme était atteinte d'un fibrome de l'utérus; le sang coulait si fort que les piqûres d'ergotine et les tamponnements de l'utérus étaient inutiles. Mon confrère avait multiplié les injections de sérum; la malade était livide, incapable de se tenir debout; les lèvres étaient complètement décolorées, le pouls était filiforme, incomptable. Je fis installer la malade dans un fauteuil et, parlant à mes élèves, j'affirmai avec une solide conviction que l'utérus de cette femme allait se serrer immédiatement, devenir dur comme une pomme et que l'écoulement sanguin allait se tarir de suite. Je remarquai combien chacune de mes paroles portait sur l'esprit de ma patiente; j'insistai, répétai. Trois minutes ne s'étaient pas écoulées que l'hémorragie était arrêtée: la volonté de cette femme, galvanisée par mes mots, avait envoyé aux fibres de l'utérus un ordre de contraction, et les fibres musculaires de l'organe avaient obéi; elles avaient étranglé les artères béantes. La malade, soutenue sous les bras, fit le tour de mon salon, s'assura que le sang ne coulait plus et fut reconduite chez elle en voiture par le Dr A.; la nuit suivante, sous l'action de la chaleur du lit, un peu de sang reparut; le lendemain je recommençai ma suggestion pendant 4 ou 5 minutes et ce fut définitivement terminé. L'accident passé, le Dr A. me demanda de tenter la cure du fibrome par le même procédé; le fibrome disparut entièrement en un mois.

Mais, direz-vous, ces cas de guérisons sont exceptionnels!

Nullement; j'en citerai des centaines de semblables, et des milliers de tout-à-fait différents.

Cela veut-il dire que tous les cas maladifs sans exception soient susceptibles d'être guéris par une action sur la volonté; je ne dis pas cela.

Il est des cas où la lésion organique dépasse les possibilités psychiques, c'est évident; *il est des cas aussi où la perméabilité mentale de l'individu ne permet pas de créer en lui un choc émotionnel suffisant*, mais je dirai que, dans ce dernier cas encore, il y a une merveilleuse branche de salut.

Si l'être n'est pas susceptible de recevoir le choc émotionnel que la méthode psychique pourrait lui donner, c'est qu'il a lui-même une bonne synthèse psychique; c'est qu'il est admirablement équilibré, et volontaire lui-même. Au fond, tant mieux pour lui: il vaut mieux être fort que faible; mais je signale qu'ils sont *extrêmement rares* ceux qui ne sont pas réceptifs à l'action morale. Et, généralement, ils sont non réceptifs seulement tant qu'ils sont en bonne santé. Dès qu'ils deviennent malades, c'est justement que leurs énergies réactionnelles ont fléchi, et qui dit fléchissement des énergies réactionnelles dit perméabilité à l'action suggestive.

Et si vraiment on se trouve en face d'un de ces hommes comme j'en ai vu très peu, de ces hommes dont la synthèse psychique volontaire reste admirablement intacte malgré l'assaut du plus terrible mal, alors il n'est plus besoin d'une volonté étrangère qui se substitue à la leur: *leur propre volonté peut tout.* Elle peut tout, malgré la fièvre qui les brûle, malgré le flot microbien qui les inonde; elle peut vaincre.

Citerai-je le cas de mon propre père, Hector Durville? Cet homme, à 66 ans, atteint de la pleurésie purulente la plus effroyable qui soit, crachant à flots un pus infecte, n'urinant plus, ayant les membres inférieurs enflés jusqu'au ventre, le cœur et le pouls défaillants, condamné par tous les médecins et chirurgiens qui l'avaient vu (moi entre autres), me dit un matin: « J'ai décidé de ne pas mourir encore parce que je veux finir mon traité de Médecine Naturelle; je ferai le nécessaire; je vais me remettre. »

A partir de ce jour, le rein s'ouvre, le malade urine, ses jambes désenflent, la fièvre diminue.

Un an après, mon père ne crachait plus de pus; il lui restait au poumon une énorme caverne, mais cicatrisée. (Hector Durville a maintenant 73 ans et se porte bien (1).

(1) Hector Durville a publié le détail de sa guérison personnelle dans son *Magnétisme personnel*

LES NERVEUX

———

Pourquoi la médecine se désintéresse-t-elle des nerveux? Parce qu'elle les connaît mal. — Examinons avec soin les névropathes, pénétrons leur psychologie. Il faut connaître et comprendre les nerveux pour les guérir.

La rééducation à l'état de veille.

Les nerveux intoxiqués: toxicomanes volontaires et inconscients. Comment désintoxiquer les morphinomanes, les alcooliques. — Hallucinés, persécutés, envoûtés. Les nerveux de naissance.

La médecine de l'esprit par l'esprit est féconde en résultats.

N'isolons pas les nerveux: laissons les libres et distrayons-les.

***

Malgré les études médicales certainement intéressantes de quelques savants qui ont dévoilé ce qu'est véritablement le nerveux, on peut dire, d'une façon générale, que la majorité des médecins ne comprend rien à la névrose, ou se désintéresse des nerveux. C'est qu'en effet, pour bien des médecins, même des gens de cœur, instruits et compétents, le mot nervosisme ne signifie pas autre chose qu'affection de complaisance, et le seul traitement qui, selon eux s'impose, c'est le mépris. Le malade, disent-ils, serait guéri s'il travaillait davantage, s'il était moins fortuné, s'il écoutait moins ses malaises, si son milieu ne prêtait pas l'oreille à ses complaintes et ne se faisait pas son inconscient complice. Convaincus que leur patient n'est qu'un «imaginaire», ils épuisent néanmoins sur lui, mais sans conviction, la liste des médicaments à la mode, multiplient les potions valérianées et bromurées; puis, un jour vient où, las de tant d'insuccès, et fatigués d'entendre inlassablement répéter les mêmes désespoirs, ils se laissent aller à prononcer la parole vive et malheureuse qui incruste en une âme déjà meurtrie un clou fatal. Quelle chance encore, lorsque le clinicien s'est contenté de dire: « Allez vous-en, vous n'avez rien! » car le patient conclut tout simplement que le médecin n'a rien vu à son cas et court en voir un autre; mais quel désastre si a été prononcée d'un ton sacramentel la phrase: «Plus rien à faire pour vous! » Ah! quelle âpre tempête, quel infernal tourb'llon de pensées sombres déclenche dans un cerveau désorienté une telle sentence. Cette frêle mentalité, déjà ballotée, désarmée par le chagrin, par les émotions, par les poisons nés dans un tube digestif entériteux et constipé, chavire tout-à-fait sitôt qu'on lui retire cette planche de salut qu'était l'espoir secret qu'elle avait de guérir. Car, même dans ses lamentations navrées, dans ses désespoirs qu'il exprimait à son médecin en longues plaintes, le nerveux cachait une espérance, et, sans le savoir lui-même, il épiait sur la figure doctorale l'expression, le sourire, le regard qui veulent dire: « mais, non, tu n'es pas incurable; patience, tu guériras! » Si le médecin avait mieux connu le nerveux, s'il avait su quelles réactions formidablement vibrantes peuvent produire en lui une phrase, un mot, un geste, un regard, comme il aurait pesé son dire; avec quelle prudence il aurait manié sa phrase, ses expressions de figure.

Rien que dans un accueil, dans une poignée de mains, le nerveux lit l'arrêt qui le condamne, le jugement qui le guérit.

Mais, pour savoir ne pas terrasser le névrosé par une phrase maladroite, par une expression, par un geste, par un regard maladroits, il faut bien comprendre sa délicate et mouvante psychologie, deviner ses états d'âme, pressentir et savoir produire ses réactions psychiques; pour bien le comprendre, pour le pressentir, pour savoir créer en lui des états d'âme, il est indispensable de le connaître à fond; c'est dire qu'il faut l'avoir méticuleusement inspecté, palpé, percuté, ausculté. Il faut avoir sondé, scruté tous ses organes et fouillé les replis de son âme en de patientes observations. Même quand vous croyez à l'avance devoir ne rien trouver d'anormal, examinez tout de même. Le nerveux vous sera toujours reconnaissant du soin avec lequel vous l'aurez vu. Quelle joie pour lui, s'il apprend de vous que son œil n'a aucune des lésions qu'il accusait de produire ses mouches volantes, que son poumon n'a rien d'organique pour expliquer la boule qui lui remonte au cou à la moindre émotion, que son cœur est sain malgré les picotements, les battements, les douleurs qu'il y éprouve, que son estomac est normal malgré les gonflements, les ballonnements, les troubles de l'appétit qu'il éprouve, que ses membres sont vigoureux quoi qu'ils tremblent, flageolent, fourmillent.

Comme il respire béatement s'il apprend que ses pensées

irrésolues, flottantes, changeantes, ses phobies, ses troubles de
l'attention, de la volonté, de la mémoire, ses idées fixes, ses
visions, ses émotions disproportionnées aux causes, ses insomnies, ses troubles génitaux, ne sont pas causés par quelque lésion du cerveau ou de la moelle!

Mais pour qu'il ait foi en votre dire, il faut qu'il soit certain
que votre examen a été parfait et complet: il a guetté tous vos
gestes, il a suivi l'examen de tous ses organes un à un, car il
les connaît pour avoir lu des livres de médecine en des heures
où il était avide d'un diagnostic qu'il espérait faire lui-même,
et d'un traitement qu'il espérait découvrir; il a comparé votre
dire à ses lectures et à l'avis des médecins qu'il a vus avant
vous. Ah! si votre avis diffère de celui du traité de médecine
ou de celui d'un confrère, comme il s'empresse de demander
pourquoi! Comme il est avide de connaître la raison de la di-
vergence! Donnez-là lui; expliquez-vous. Il a besoin de connaître, il doit comprendre. Votre explication vaut mieux que tous
les bromures du monde. Il dormira cette nuit, paisible, et bercé
d'un bon rêve, en se répétant les raisons que vous lui avez
données.

Ne craignez pas de répéter, d'affirmer, d'appuyer: en ce
faisant vous faites bonne œuvre; votre temps est bien occupé.

C'est qu'il ne faut pas craindre de passer du temps avec
son nerveux: pressé ou non, vous devez le subir, et l'entendre,
et répondre. Mais alors vous sentez qu'insensiblement vous ga-
gnez sa confiance; vous la méritez. Et lui sent en vous un
grand cœur, il a conscience que vous le comprenez, que vous
l'aimez; alors il s'épanche.

A vous il dit ce que jamais il n'a dit à d'autres; vous devenez son confesseur; il sent qu'il peut parler, qu'il doit parler,
qu'il doit tout dire, et même il ne vous demande pas de garder
le secret de ses aveux, car il vous devine un tombeau où s'en-
ferment les misères humaines, pour n'en sortir jamais. Que
de misères vous apprenez alors, que de causes lamentables,
navrantes, ou simplement futiles et vaines se dévoilent à vous!
Comme vous sentez alors tout le bien que vous pouvez faire au
désemparé qui se lamente.

Votre parole devient parole sainte, verbe divin. A vous alors
de savoir faire que chacun de vos mots soit une cheville bienfaisante qui s'enfonce dans cette âme en peine, pour y apporter
le calme, le réconfort, l'équilibre; à vous de savoir suggérer
des idées roses pour remplacer les mornes désespoirs, pour fai-

re germer les espérances, les sourires. Douces et paternelles, vos phrases donneront la consolation au cœur qui saigne; réconfortantes, viriles, elles secoueront une torpeur néfaste, réveilleront des énergies qui sommeillaient, aviveront une volonté défaillante, un courage endormi; énergiques et tonnantes, elles feront jaillir du fond de la subconscience des réactions qu'on n'avait jamais vues, qui feront de l'être un autre être, mieux pensant et plus sain.

Et ne croyez pas qu'il faudra bien souvent hypnotiser, endormir. — Non, rarement; une solide rééducation à l'état de veille suffit généralement.

Il est une catégorie de nerveux qui voudraient bien pouvoir penser sainement, vouloir énergiquement, et ne s'émotionner jamais, mais leur nutrition déplorable dresse devant leur pensée un voile de toxines qui fausse leur jugement et leur raison, qui crée leur émotivité maladive, qui fauche leur volonté. Combien j'en vois de ces pauvres neurasthéniques dont la pensée essaie d'être saine tout de même, malgré les poisons que leur intestin lésé par l'entérite, jette dans leur torrent circulatoire, dans leurs articulations, dans leurs muscles! Ce sont ceux-là qui, ouvrant les yeux, le matin, après les nuits agitées de cauchemars et d'insomnie, sentent leur corps vaincu, brisé, enraidi, ceux-là dont l'haleine encore toute chargée des fermentations de la veille, leur donne la nausée à eux-mêmes, ceux-là dont la langue blanchie de cultures microbiennes ne se nettoiera qu'à coup de brosse à dents, ceux-là dont un casque de fer encercle le crâne endolori, rendant impossible l'effort volontaire, et obligeant l'être à une inactivité douloureuse dont il ne peut sortir.

Quelques-uns de ces nerveux intoxiqués sont responsables de leur état: ce sont tous les toxicomanes de plein gré: cocaïnomanes, morphinomanes, opiomanes, alcooliques, fumeurs, gourmets et gourmands.

Ah! le réveil du morphinomane, de l'alcoolisé, du gourmand qui ont encrassé leur machine, comme il est triste, comme il est noir; ce n'est que quand l'organisme fatigué aura pu éliminer enfin son trop-plein de toxines, que la volonté tendra à se ressaisir, que l'être retrouvera un peu de son aplomb. Ou bien alors il faudra une nouvelle dose de toxique pour relancer la cadence organique; c'est le cas du morphinomane, qui ne retrouve sa lucidité et ne redevient lui-même qu'avec une autre piqûre, c'est le cas du buveur enraciné qui a besoin d'un nouveau petit verre pour retrouver ce qu'il appelle sa santé.

A côté de ces nerveux par intoxication volontaire, il y a la séquelle de tous les nerveux intoxiqués, mais qui ignorent leur intoxication: ce sont tous ces tarés de la nutrition par erreur d'hygiène, et surtout par erreur alimentaire, tous ces organismes débiles, faussement appelés anémiques, qu'on a malmenés à coup de viandes crues, de fortifiants, de vins généreux, phosphatés, d'huiles de foie de morue, et dont a vidé les réserves nerveuses avec des cacodylates, ou supprimé toutes les réactions défensives avec les bromures; ce sont tous ces entériteux à muqueuse intestinale lésée, tous ces constipés à face jaune et creuse, tous ces dyspeptiques, traineurs de potions et de cachets, mangeurs de nouilles; ce sont ces intoxiqués héréditaires, fils de névrosés ou d'alcooliques, nés avec un système nerveux sans ressort et trop excitable, avec une volonté insuffisante, une mémoire défectueuse.

On est trop souvent porté à jeter la pierre à ces derniers. Ils ne la méritent pas cependant. Croyez-vous qu'ils soient responsables de laisser battre leur cœur au moment d'une entrevue délicate? Croyez-vous qu'ils soient coupables de ne pas savoir vouloir, alors que leur père, leur mère n'ont jamais su penser? Leur pauvre mécanique porte en elle la tare de l'ascendance. Fils d'alcoolique, tu as soif comme ton père! enfant de fou, la démence guette ton âme.

Comment un cœur né hyperexcitable résisterait-il au choc violent des émotions; comment un cerveau, né frêle, supporterait-il sans fléchir le torrent d'idées désorganisantes que lui jette le chagrin!

Les intoxiqués de naissance sont de frêles roseaux que le vent des chocs moraux agite éperdûment, et leur pensée assiste impuissante et navrée à la tempête qui recommence chaque jour. Et il en est parmi eux qui chaque jour, dans un nouvel effort, essaient de relever cette tête qui chavire, et qui luttent pied à pied contre leur faiblesse: ils sont à l'affut d'un médecin nouveau, d'un traitement inédit. Ils dépensent sans compter leur temps et leur argent! Combien de fois ai-je dit que, bien loin de mériter des reproches, ils gagnent à chaque heure des paradis par leur opiniâtreté dans l'effort. Et si j'osais, avec Tardieu je les appellerais des héros de la volonté, tous ces asthéniques, qui, conscients jusqu'au bout des ongles de leur état misérable, ne peuvent rien faire sans de terribles calculs. D'instinct, ils ont rayé de leur régime l'alcool, le café, le thé, le vin même; ils s'imposent un régime d'anachorète pour mériter le sommeil que tant d'autres obtiennent sans y songer. Ils vivent de désespoir et d'eau fraîche.

Et, pour éviter les chocs qui les désorganisent, ils n'hésitent pas à s'interdire les projets d'avenir et fuient l'effort. Renoncer, toujours renoncer, telle est la règle à laquelle ils s'astreignent, ces héros de la volonté.

Et ce sont pourtant ceux-là dont on rit! ceux-là qu'on qualifie de malades imaginaires, ceux-là dont on se débarrasse en les laissant lamentablement baigner dans leurs tares et dans leurs toxines!

C'est pour avoir méconnu le rôle des intoxications acquises ou héréditaires dans la production des névroses que la médecine a eu tant d'insuccès auprès des nerveux.

La médecine de l'esprit par l'esprit est la plus belle et la plus féconde qui soit, mais elle n'a pas en elle tout le secret de la thérapeutique des névroses: si l'idée bien conduite, bien suggérée est capable de faire virer une mentalité, de la ramener à l'équilibre, à la santé, au bonheur, *il faut aussi se souvenir que l'esprit ne peut demeurer définitivement sain que si le corps sur lequel il évolue est lui-même sain.*

Désintoxiquer un organisme où sévit la névrose m'apparaît comme un corollaire nécessaire, indispensable de la cure psychique.

Toute cure de l'esprit doit avoir comme parallèle une cure du corps.

C'est en ramenant doucement, progressivement, l'organisme taré, intoxiqué, vers sa voie normale, par une alimentation conforme aux besoins organiques, par une hygiène naturiste parfaite (lire les chapitres précédents), qu'on drainera le corps de ses poisons, qu'on nettoiera le cerveau et qu'on donnera un substratum solide aux idées. Cure alimentaire, cure d'air, d'eau, de mouvement, de soleil etc., sont indispensables à tout nerveux, porteur de troubles toxiques.

Combien de névropathes entériteux, constipés, sédentaires, amaigris et pâles, combien de danseurs de St-Gui, de goitreux tremblants et émotifs, ai-je ramenés à la vie en ajoutant à la solide rééducation morale l'effet salutaire d'un régime sain, d'une lotion, d'un bain bien compris, d'un bon exercice qui durcit le muscle et trempe l'âme; et le hâle du soleil d'été m'est un aide qui chasse bien des papillons noirs.

Chez les toxicomanes conscients (alcooliques et morphinomanes surtout)· une méthodique désintoxication s'impose. La
méthode que j'applique dans ces cas spéciaux est connue: je
prends en ma maison de santé les malades le plus atteints et
je diminue leur poison progressivement (ce qui ne veut pas
dire régulièrement). Les moins atteints peuvent vivre chez eux
et viennent chaque jour à ma visite.

Un morphinomane se fait-il trente ou cinquante centigrammes par jour, ou un gramme, ou même deux, comme je
l'ai vu parfois, j'enlève dès le premier ou le second jour, 10,
15, 20 centigrammes, sans prévenir le patient, et je soutiens
vigoureusement son moral par une solide action suggestive.
Jamais le malade ne s'aperçoit de cette première diminution.
Ensuite, et suivant la façon dont mon patient réagit, je lui
retire par jour 3, 2, 1 centigr, et si, un jour, je sens que le
système nerveux tend à fléchir, que l'affolement tend à venir,
que des douleurs de jambes voudraient paraître, ou bien des
vomissements, alors j'élève un peu la dose; je donne un centigramme ou 2, ou 3 en plus, et tout malaise s'enfuit. Et puis le
lendemain je recommence à diminuer la dose. Plus on approche de la fin, plus il faut surveiller le malade, soutenir le moral énergiquement et être là. Une bonne action psychique et
magnétique calme tous les malaises et supprime toutes les
douleurs sans qu'il soit utile d'employer la moindre drogue
calmante. Arrivé à un demi ou un quart de centigr. je fais une
piqûre d'eau salée, sans dire qu'il n'y a pas de toxique dans ma
seringue, et je redouble l'action morale. Puis le lendemain, plus
rien, l'action psycho-magnétique seule!

Des douleurs apparaîtraient vers la trente-sixième heure;
je les calme avec un dernier quart de centigramme qui enlève
tout malaise.

Le malade est vide de poisons; il sent revenir ses sens qui
dormaient, sa pensée qui avait fui; il est revenu à la vie et il
n'a pas souffert. Il a fallu six semaines pour atteindre le but.
Quinze jours seront encore nécessaires pour s'assurer que la
guérison est parfaite, pour mettre l'esprit au point, pour faire
prendre l'horreur de la piqûre et pour achever le drainage
d'un organisme, qui, pendant des mois, des années, a eu ses organes d'élimination et de défense totalement paralysés.

Parmi les autres nerveux toxicomanes conscients, j'ai cité
les alcooliques. Ceux-là sont en général aisément hypnotisables.

S'ils veulent bien guérir, il n'est pas nécessaire de les endormir, la suggestion à l'état de veille donne les meilleurs résultats. S'ils sont récalcitrants et tiennent vraiment à leur bouteille, le sommeil par suggestion s'impose et donne généralement de beaux succès, à la condition de renouveler les séances.

Mais laissons les nerveux toxicomanes. Je voudrais dire un mot aussi d'une autre catégorie de névrosés bien à plaindre, celle-là; celle des envoûtés, hallucinés, persécutés. Pauvres gens qu'affolent les visons maléfiques, les spectres noirs, les ennemis grimaçants, qui entendent leurs propres pensées se répéter dans l'air, et des voix ennemies leur dire des injures, pauvres gens que torturent des sensations étranges, contacts malsains, désagréables ou douloureux, décharges électriques ou magnétiques, odeurs nauséeuses, saveurs empoisonnées ou brûlantes! Avec quel doigté il faut les examiner, les raisonner, les manier, pour les empêcher de porter des plaintes devant le commissaire de police ou devant le procureur, contre ceux qu'ils rendent responsables de leurs malaises! Quel ménagement il faut prendre pour gagner leur confiance, pour obtenir d'eux l'exposé de toutes leurs misères. Quels ennemis les maltraitent, leur prennent leur pensée, les réveillent la nuit, les violent? Puis, quand vous savez tout cela, il s'agit de canaliser, de dériver tout le flot de ces pensées morbides dans un sens où elles ne seront nuisibles pour personne, ni pour l'entourage ni pour les voisins, ni pour le patient, ni pour le médecin lui-même. Ce n'est pas toujours une tâche facile, tant s'en faut! En tout cas, le but est de supprimer les interprétations ou de les rendre anodines; avec de l'expérience et du doigté, on y parvient, sauf dans les cas particulièrement graves. On arrive à faire vivre en paix la majorité des pauvres êtres que la psychose persécute; une méthodique rééducation suggestive détend leurs crispations mentales, leur rend le calme, le sommeil. On a même souvent prise sur l'élément hallucinatoire lui-même. Les hallucinations d'ordre toxique disparaissent même complètement et guérissent. Les autres sont fort souvent modifiables; d'horribles, intolérables qu'elles étaient, on les rend anodines et supportables. J'ai ainsi des envoûtés que tout le monde croyait condamnés à l'asile qui vivent en paix chez eux, sociables et doux, depuis de longues années.

Faut-il isoler les nerveux, c'est-à-dire les arracher à leur entourage, à leurs amis, à leur milieu; les enfermer dans une chambre au besoin obscure? — Non.

Les nerveux, emprisonnés seuls avec leurs idées pendant des heures interminables, privés de toute distraction, songent à leurs troubles sans répit; ils les grandissent au lieu de les oublier.

J'ai vu, à la Salpêtrière, bien des nerveux qu'on avait isolés; j'en ai vu bien peu que l'isolement avait guéris.

Ajouterai-je que j'en ai vu qui ne se sont dits améliorés que pour sortir de la galère où on les maintenait!

La méthode qui guérit les nerveux n'est pas celle qui les abandonne à leur malheureux sort; j'estime que pour bien penser, il faut *agir*.

Au lieu d'enfermer le nerveux avec ses idées, je *le laisse libre* et *je les distrais*. On guérit ses peines, disait Fénelon, en ne les regardant pas.

LE TRAITEMENT DE L'ÉMOTIVITÉ,
DE LA TIMIDITÉ, DU TRAC

L'art de guérir l'émotivité est en partie contenu dans l'art de détendre ses muscles. — Apprendre à se détendre musculairement pour surmonter ses crispations mentales.

Comment pratiquer la détente musculaire. — La méthode de l'auteur. Comment guérir l'insomnie.

**

L'art de guérir l'émotivité, et de développer la volonté est en partie contenu dans l'art de détendre les muscles; l'individu instable de l'esprit est un instable du muscle; il agite à tort et à travers son système musculaire, comme il agite à tort et à travers sa pensée.

Le nerveux gesticule musculairement et psychiquement; c'est, au physique comme au moral, un éternel crispé.

Apprendre à être maître de ses muscles, à ne faire qu'exactement les mouvements qu'on veut, à se détendre immédiatement dès qu'on sent une crispation mentale, c'est apprendre à surmonter son émotivité: en faisant cesser les affolements musculaires, on fait automatiquement disparaître les affolements psychiques.

Les occultistes, et avec eux Hector Durville, ont appelé « isolement » une série de pratiques ayant pour but de créer dans les muscles la bienfaisante passivité qui entraînera une égale détente dans l'esprit.

Voici comment je fais pratiquer « l'isolement » à mes crispés de l'esprit, et aux étudiants en maîtrise de la volonté.

J'installe confortablement le patient en un bon fauteuil, la tête et les membres posant d'une façon parfaite. Je fais clore naturellement les yeux, sans efforts; puis je dis: « détendez-vous bien, décrispez bien tous vos muscles. Ne pensez qu'à être bien souple, tout à fait souple ». J'aide par de douces frictions traînantes exécutées sur les bras la production de la détente musculaire. Il arrive que celle-ci se fasse attendre, chez les grands crispés. — « Voyons, dis-je, vous pensez à trop de choses, chassez toute préoccupation de votre esprit; ne songez

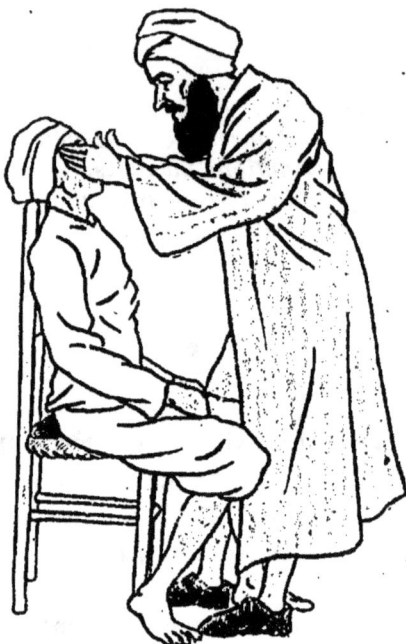

Fig. 120. — Apprendre à se détendre musculairement pour surmonter les affolements de l'esprit.
Un exercice hindou de détente musculaire.

qu'à assouplir vos muscles. » J'effleure alors doucement, avec les pouces, le front, de façon à aider au relâchement des deux muscles frontal et sourcillier, qui président, le premier à l'attention, l'autre à l'effort volontaire. — Le patient sent fort bien qu'à mesure que son front se déplisse, son torrent de pensées s'apaise...

Je lève un bras du patient et le lâche. Si la détente musculaire est complète, le bras doit de suite retomber comme un corps inerte; s'il reste suspendu en l'air, même un très court instant, je réitère mes phrases calmantes et mes frictions lentes.

Quand j'ai obtenu la détente musculaire, j'augmente davantage le calme psychique en m'efforçant de ne laisser dans la conscience de mon sujet que le plus petit nombre d'idées possible. Je cherche à créer le « monoïdéisme ». Pour cela je concentre mon nerveux sur *l'idée de noir*. Je dis, par exemple : « Ne pensez qu'à du noir,... du noir... voyez devant vous du noir. Si quelque pensée étrangère arrive à votre esprit, si vous

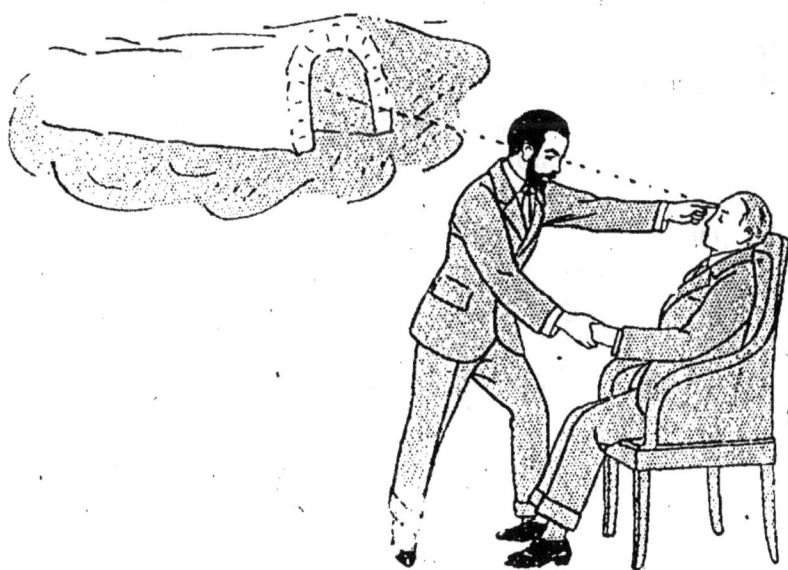

Fig. 121. — Pour les nerveux qui ne peuvent obtenir, par la seule détente des muscles, le calme de l'âme :
L'exercice du tunnel avec aide morale exercée par le médecin.
(Méthode Durville).

vous prenez à penser à quoi que ce soit, chassez cette idée, revenez à votre noir... ne pensez qu'au noir. »

Souvent, pour donner un corps à l'idée de noir, je prie mon patient de s'imaginer qu'il a devant lui un rideau noir, ou un tunnel s'en allant droit devant lui, et de porter toute son attention sur ce rideau ou ce tunnel. Si une idée parasite s'introduit dans l'esprit, on la repousse.

Si l'idée de noir ne s'impose pas à l'esprit éparpillé de mon malade, j'ajoute la suggestion d'une image auditive : je place sur mon bureau un métronome, et je recommande à mon isolé d'écouter, sans se laisser distraire, le tic-tac de l'instrument. Le calme ne tarde pas à se parfaire.

Contre l'insomnie nocturne, les exercices d'isolement font merveille.

Avec la répétition des expériences, le nerveux parvient à prendre le commandement de ses muscles, c'est-à-dire le commandement de sa pensée. Dès qu'il se trouve alors devant le monsieur qu'il redoute, ou dans la circonstance qui jadis lui donnait un accès de trac, qui faisait fuir sa pensée, lui coupait les jambes, la mémoire, la parole, alors il applique ce qu'il a appris de « l'isolement »; il détend les muscles, supprime tous les mouvements inutiles, désordonnés, parasites qui vont de pair avec l'affolement mental, et qui l'entretiennent ou le créent; et immédiatement le calme tombe à l'âme, bienfaisant, et le nerveux triomphe. Il a vaincu la peur, réussi dans sa tentative; il commence à être l'homme de ses rêves, qui ne tremble pas, qui agit, qui réussit.

Aux exercices de détente musculaire, j'ajoute des exercices de maîtrise du geste: maîtrise de la tenue, de la démarche, de la poignée de mains, maîtrise du regard, maîtrise de la respiration (voir respiration profonde).

LE DÉVELOPPEMENT DE L'ATTENTION
& DE LA MÉMOIRE

Combien de gens se sont peu instruits et sont passés à côté du bonheur, du succès, de la fortune, pour n'avoir pas su ou pu être attentifs. — Les inconvénients de l'éparpillement mental.

Exercices pour développer l'attention et la concentration psychique: exercice de la ficelle, des cailloux, de la rotation des pouces, du tic-tac pendulaire; analyse attentive d'objet banal, de paysage, d'édifice; analyse d'un voisin de route.

Pour apprendre à ne penser qu'à ce qu'on veut, quand on veut, pour n'être pas envahi d'idées parasites, pour apprendre à être méthodique et précis dans les travaux: l'exercice des « tiroirs cérébraux »

Comment développer la mémoire: l'exercice de la devanture. Mnémotechnie pour développer la mémoire des noms, des chiffres.

⁂

Combien de gens passent dans la vie sans presque y rien voir ou en n'enregistrant que des connaissances inexactes, imparfaites ou incomplètes! A l'école, ils ont moins appris que les autres, parce que leur attention fugitive voltigeait d'ici, delà, au lieu de se concentrer sur la leçon du maître; le flot mouvant des associations d'idées dérivait leur trop mobile pensée du but présent, et leur faisait perdre un temps précieux. Quoiqu'ils fussent doués des éléments essentiels de l'intelligence, ils n'enregistraient pourtant que mal les enseignements, car s'ils entendaient, ce n'était que d'une oreille, s'ils regardaient, c'était d'un œil distrait; leur pensée, instable papillon, voletait à mille sujets futiles et vains. Et cet « éparpillement mental » que les nerveux ont montré à l'école, ils le montrent ensuite dans la vie. C'est lui qui leur fait manquer toutes les occasions, parce qu'il les empêche de les voir: ils passent, sans les voir, à côté de la fortune, du succès, du bonheur. C'est l'éparpillement mental qui les fait n'observer qu'à demi, n'enregistrer, ne se souvenir qu'imparfaitement; c'est lui qui les fait échouer là où ils auraient dû réussir, s'ils avaient su ou pu voir, écouter, retenir. C'est lui qui finit par faire d'eux des timides; c'est lui qui les fait déconsidérer aux yeux d'autrui. Comment apprécierait-on des gens qui, n'enregistrant qu'une partie des événements, ne peuvent nécessairement avoir des avis sains, des conversations équilibrées et intéressantes, des vues justes? A la longue, et surtout à mesure qu'ils s'affolent davantage de leur état, ils tendent à devenir, non seulement des insuffisants mentaux et des moins utiles dans la vie, mais aussi des dégoûtés, des neurasthéniques, des malheureux.

Y a-t-il remède à la maladie de l'attention? Oui — Dans le domaine de l'esprit, à moins d'avoir une formidable tare, quiconque sait s'astreindre aux exercices, et quiconque est bien aidé dans son effort, peut s'améliorer, doit s'améliorer, s'améliore.....

Exercices à faire chez soi.

I. Prenez une ficelle, faites-y, l'un sur l'autre, ou l'un près de l'autre, des nœuds nombreux (15, 20 ou plus), puis, en vous astreignant *à ne penser à rien d'autre*, défaites ces nœuds, tranquillement, sans vous énerver. Si l'on vient vous déranger, vous poser des questions, vous distraire, sachez garder votre concentration d'esprit sur votre ficelle: dites-vous que vous devez arriver à faire cet exercice sans laisser dériver votre pensée. Ajoutez, de temps en temps, un «je veux», un «j'arriverai à avoir une attention parfaite».

II. Prenez une poignée de cailloux, ou de grains, ou de perles, une bonne poignée. Astreignez-vous à les compter lentement; si votre attention fuit pendant ce travail, comptez à haute voix; en parlant haut, vous aidez à la concentration psychique. — Quand vous saurez le nombre, recommencez l'opération en comptant à rebours, c'est-à-dire en commençant par le dernier chiffre. — Vous pouvez ensuite compter par 3, par 4, dans le sens normal ou à rebours. Et, toujours, pensez bien à ce que vous faites; ne laissez pas votre esprit flotter, ou penser à une préoccupation quelconque, même urgente. Chaque chose doit avoir son temps!

III. Voici un excellent exercice, recommandé par Hector Durville dans son *Magnétisme personnel*.

Joignez vos mains, et approchez vos pouces l'un de l'autre. Faites mouvoir lentement ceux-ci l'un autour de l'autre dans le geste bien connu de « se tourner les pouces ». Regardez bien vos mains pendant l'opération, comptez les rotations, chassez absolument et rigoureusement toute pensée qui voudrait s'interposer. Cet acte est d'autant plus difficile à faire qu'il est plus insignifiant : il est bien plus aisé de se concentrer sur un sujet captivant que sur un nul. C'est pour cela que l'exercice des pouces oblige admirablement l'attention.

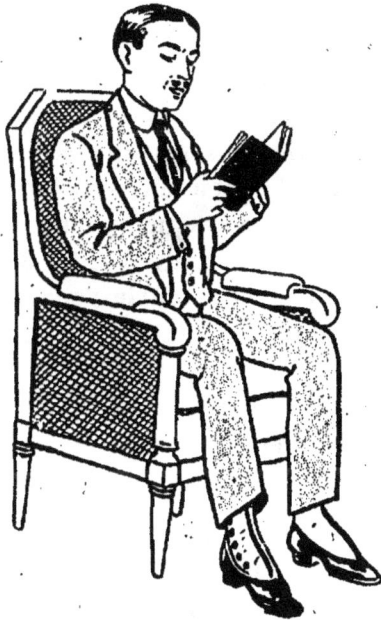

Fig. 122. — Un exercice pour développer l'attention : La lecture extrêmement lente, au besoin à haute voix.

IV. Je fais faire, chez moi, aux nerveux que je rééduque, des exercices parmi lesquels, celui-ci :

Etant tranquillement et confortablement assis dans un bon fauteuil, tout le corps bien détendu, dans une demi-lumière, près de votre pendule, astreignez-vous à écouter le tic-tac pendant cinq minutes pleines, sans laisser votre pensée aller ailleurs. Si vous vous surprenez à suivre une pensée parasite, chassez immédiatement l'envahisseuse ; revenez à votre pendule, et comptez avec elle, au besoin tout haut : tic-tac... tic-tac...

1, 2, 3... tic-tac...» Si malgré cela quelque idée s'infiltre en votre conscience, dites à haute voix, automatiquement, régulièrement: « Ma pendule... ma pendule... Rien que ma pendule... tic-tac... tic-tac...» Il faut que votre pensée vous obéisse. Elle vous obéira.

V. *Encore un exercice que je fais faire, chez moi, à mes nerveux.*

Prenez n'importe quel objet simple et d'usage courant: couteau, cuiller, fourchette, assiette, etc... placez-le devant vous, sur la table, bien isolé d'autres objets et de telle façon que vous n'ayez aucun effort à faire pour l'examiner sous toutes faces. Puis, fixez votre attention sur lui. Analysez cet objet en détail, et sans dévier. Dites, par exemple, mentalement, ou à haute voix: « Ce couteau a x centimètres de long, il vient de telle fabrique; son manche a telle forme, telle couleur, telle longueur, il est en telle substance; il peut peser... La lame a telle forme, telle longueur, telle épaisseur; elle est de tel acier; la virole est d'argent, avec tel dessin, etc., etc. — Le plus simple objet doit vous offrir l'occasion d'une concentration d'esprit énergique de 5 minutes, sans la moindre distraction.

Variez et multipliez vos expériences; un simple papier quelconque, un encrier, un porte-plume, un coupe-papier, un outil sont d'excellents instruments pour les exercices de concentration.

VI. Réalisez une variante de l'expérience précédente en vous promenant: observation attentive d'un paysage, d'un site, d'une plante, d'une bête, d'un édifice.

Apprenez vous à ne penser qu'à ce paysage, à ce site, à cette plante, etc., pendant 5 minutes pleines. Analysez en détail, scrupuleusement. Accoutumez-vous à voir exactement les rapports des choses entre elles, à développer votre sens de la *proportion*. Il est très difficile pour qui n'est pas maître de sa concentration mentale, de se rendre compte et de se souvenir des proportions, des gammes de couleurs. Apprenez vous à évaluer chaque chose sous sa vraie grandeur, sous sa vraie forme, sous sa vraie couleur. Pour vous rendre compte si vous avez *bien vu*, cessez de regarder ce que vous analysiez et essayez d'en faire le schéma: schéma de l'encrier, du porte-plume, de l'édifice, etc. Si vous avez bien vu, réellement *vu*, vous ferez un schéma logique et vrai, même si vous ne savez pas dessiner. L'enfant et le nègre, qui ne savent pas observer et voir sont incapables de faire un schéma vrai: ils n'ont pas le sens de la proportion entre les choses. Vous devez acquérir ce sens; il est une des preuves de la faculté d'observation et d'attention.

Quand vous vous serez appris à faire le schéma des objets simples, vous vous risquerez à faire celui d'un paysage: place des arbres, des routes, des maisons, avec leurs grandeurs relatives, puis vous pourrez chercher à traduire vos souvenirs des couleurs. Pour cela vous tenterez de faire à l'aquarelle, et par pur souvenir, les teintes essentielles et schématiques du site.

Cet exercice est remarquablement captivant.

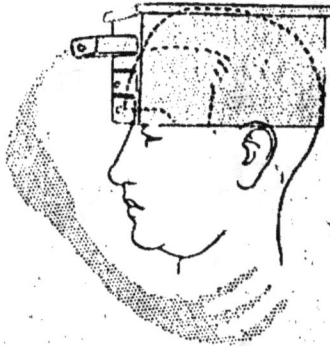

Fig. 123. — *Pour apprendre à ne penser qu'à ce qu'on veut, quand on veut, pour n'être plus envahi d'idées parasites, pour apprendre à être précis, pour s'assurer le succès dans la vie, mettre en pratique l'image des tiroirs cérébraux: chaque idée doit venir à son heure, quand vous voulez.*

(Méthode Durville).

VII. Réalisez la même expérience sur un individu. Dans le tramway, en chemin de fer, en promenade, fixez votre attention sur un voisin de route, et, pendant 5 minutes, étudiez-le, scrutez-le. Sa taille, sa grosseur, son vêtement, son visage, sa couleur de peau, ses particularités individuelles ne doivent pas avoir de secret pour vous. Habituez-vous aussi à fouiller le moral de votre sujet: étant donné son extérieur, que fait-il dans la vie? quels sont son caractère, son tempérament? etc...

Attention! que cette recherche ne dégénère pas: que votre concentration sur l'individu ne devienne pas une *divagation*. Pas d'hypothèses gratuites: une discussion serrée avec vous-même.

VIII. Quand vous vous serez ainsi appris à vous concentrer,

à être attentif, à voir, vous mettrez en pratique ma théorie des *tiroirs cérébraux*.

Par exercice des *tiroirs cérébraux*, j'entends ceci: Pendant 5 minutes, montre en main, pensez à un sujet donné, par exemple à votre promenade dernière: pendant ces 5 minutes et sans tolérer une pensée étrangère, revoyez mentalement ce que vous avez vu, observé, fait..., ne laissez pas chevaucher les souvenirs de façon désordonnée: de l'ordre, de la méthode dans votre exposé mental: chaque fait à sa place, et avec sa valeur

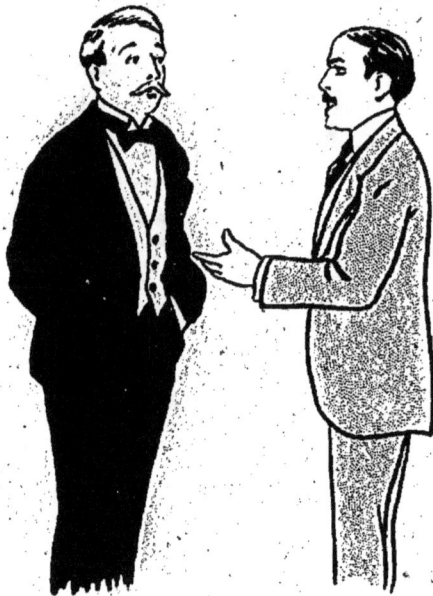

Fig. 124. — Quand on a, seul chez soi, exécuté les exercices psychiques qui développent l'attention et l'assurance, on cherche à imposer ses idées, ses convictions à un individu réfractaire.

vraie. — Au bout des 5 minutes, fermez brusquement le « tiroir promenade », c'est-à-dire chassez net toute pensée relative à la promenade, et « tirez un autre tiroir », pensez par exemple à votre dernier travail intellectuel ou manuel: pendant 5 minutes exactement, montre en main, redites-vous ce que vous avez acquis en ce dernier travail, en quoi il a consisté, comment vous l'avez réalisé, etc... Puis, brusquement, fermez le « tiroir travail », et tirez un 3e tiroir: celui, par exemple, de l'amélioration de votre esprit. Pendant 5 minutes, ne pensez qu'aux

progrès acquis, aux progrès à faire, aux résolutions prises, à
prendre, etc.

Puis cessez l'expérience. — Quinze minutes en tout suffisent chaque jour.

Quand vous serez accoutumé à jongler avec les « tiroirs
cérébraux », vous saurez immédiatement penser à ce qui vous

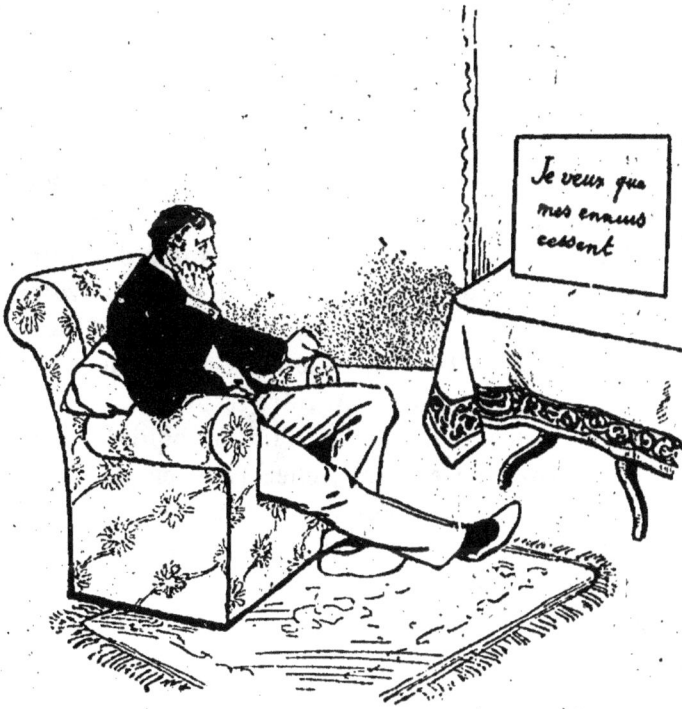

Fig. 125. — Un exercice d'autosuggestion pour obliger l'esprit à réaliser le
succès et le bonheur.

plaît, à ce qui vous est utile, à ce qui vous est agréable. C'est
vous qui commanderez votre pensée, au lieu qu'elle soit com-
mandée par les événements: vous saurez n'être plus envahi
d'idées parasites, obsédantes ou au moins inutiles.

Vous saurez libérer votre pensée des entraves qui troublent
la vie de tant de gens: vous aurez acquis l'art de savoir travailler quand vous voulez travailler, l'art de vous reposer
quand vous voudrez arrêter votre machine cérébrale, l'art de
dormir le soir, malgré vos préoccupations, l'art de régler quand

il faut les questions difficiles, l'art de savoir en imposer aux autres par votre méthode, votre logique, votre raisonnement serré et solide. Vous serez vraiment devenu un être supérieur, maître de lui, donc maître des autres.

*
*

On développe la mémoire aussi facilement, plus facilement même, que l'attention. Voici quelques exercices à réaliser.

I. *L'exercice de la devanture pour développer la mémoire.*

En vous promenant dans la rue, en allant à votre travail, arrêtez-vous devant une devanture de magasin. — Choisissez d'abord une devanture peu encombrée, simplement arrangée, et constituée d'objets nettement différents les uns des autres. Je dis peu encombrée et simplement arrangée pour que votre premier essai ne soit pas trop compliqué; je dis constituée d'objets nettement différents, pour que ceux-ci, par leur dissemblance, s'imposent davantage à votre esprit. Je citerai par exemple la devanture d'un épicier, d'un maroquinier, d'un papetier. Vous voyez, par exemple, chez l'épicier, deux ou trois rangées de paniers, la première contient pommes, puis poires, puis poireaux, puis salades... Chez le maroquinier vous voyez: un sac cuir, un sac dame, un porte-monnaie, une valise... Commencez par jeter un méticuleux coup d'œil sur l'ensemble; prenez conscience des proportions entre les choses, de l'ordre, de la disposition générale, de l'idée directrice qui a présidé à l'arrangement. Ceci fait, passez au détail: il y a tant d'objets en tout, tant d'objets dans chaque rangée. Puis regardez avec un soin parfait chacun des composants de l'étalage, et en suivant un ordre logique: gauche à droite, ou droite à gauche, etc. Que chaque objet soit pour vous un véritable sujet de concentration voyez sa forme, sa nature, sa couleur etc. Dites-vous-le mentalement; dites-le même à haute voix pour qu'il s'impose mieux à votre mémoire: le son des syllabes qui le désignent aidera votre souvenir. Pour être sûr qu'il est gravé en votre esprit, fermez les yeux et représentez-vous le mentalement. Contrôlez en ouvrant les yeux. Fixez ainsi le souvenir de 2, 3, 4, 5... des objets, dans leur ordre, avec leur nom, leurs proportions respectives. Fermez les yeux, revoyez mentalement les 2, 3, 4, 5 objets... Contrôlez en ouvrant les yeux. Si vous avez fait une erreur de mémoire, recommencez l'examen. Si vous avez retenu juste, continuez l'expérience: voyez les 10, 12, 15 objets qui constituent tout l'étalage. — Alors, retournez-vous et refaites mentalement l'image de l'ensemble. Pour bien graver l'image mentale, parlez à haute voix. Quand vous avez réussi, allez-vous en, et ne pensez plus à la vitrine. Le souvenir en est classé, gravé; il n'y a plus aucun effort à faire. Ce soir, demain, dans 2 ou 3 jours, en repassant au même lieu, vous vous mettrez à nouveau le dos à la devanture et vous serez surpris de réciter votre leçon sans faute, ou presque.

**

II. *L'examen d'une devanture compliquée.*

Au lieu de choisir comme champ d'expérience une devanture simple et dont les objets sont nettement différents, hasardez-vous maintenant devant une devanture où les objets sont de même nature et se ressemblent: par exemple celle d'un chapelier, celle d'un marchand de chaussures. L'exercice se complique. Renouvelez l'examen d'ensemble, puis attaquez-vous au détail. D'abord un chapeau melon, puis un autre chapeau melon ayant telle ou telle différence avec le premier, puis un chapeau melon ayant un ruban large, puis un autre chapeau melon ayant un bord plus grand, puis une casquette, et une autre casquette plus grande, ou plus petite... Il faut que l'esprit se soit bien exercé au précédent exercice, pour que celui-ci soit réalisable. On réussit en persévérant, et c'est si amusant de sentir qu'on progresse!

Vous arriverez à classer dans votre esprit le détail de tous les chapeaux comme vous êtes arrivé à y classer les différents paniers des différents légumes.

Vous analyserez alors la devanture d'un orfèvre ou d'un bijoutier. Là, c'est difficile, vraiment difficile; ce n'est utile qu'à ceux qui veulent devenir des maîtres dans l'art de se souvenir: retenir l'ordre, la forme, la grosseur, la couleur des pierres précieuses, des bagues, des montres qui s'alignent en rangs serrés et se ressemblent, c'est vraiment une gymnastique de luxe pour l'esprit.

**

III. *Mnémotechnie pour développer la mémoire des noms, des chiffres.*

Avez-vous de la difficulté à retenir les mots, les noms propres, les chiffres, les dates, les adresses? Faites ceci:

Accouplez le mot, le nom propre, la date, l'adresse en une association d'idées nette, claire, au besoin baroque, bizarre. Il faut que l'association d'idées frappe l'esprit. Voulez-vous vous souvenir, par exemple, de: M. Dupont, 4, rue de la Lune? Fabriquez avec Dupont et la lune une image vive; représentez-vous, si vous voulez, 4 ponts allant de la terre à la lune, et n'y pensez plus. Chaque fois qu'on vous parlera de Dupont, automatiquement vous reverrez mentalement les 4 ponts allant à la lune, et immédiatement vous aurez l'adresse présente à l'esprit. — Changez le nom, changez le numéro, changez la rue, vous trouverez toujours un moyen de faire une association d'idées; vous trouverez des consonnances typiques, des images drôles... Essayez l'expérience vous la réussirez.

Voulez-vous un exemple personnel?

Madame Durville me prie un jour de lui donner un moyen qui lui permette de ne plus oublier l'adresse de son fourreur.

— Comment s'appelle ce fourreur, lui dis-je, et où habite-t-il?

— Pommé, 18, rue de la Pépi..., répond-elle.

— Bien, dis-je; pour toi, ton fourreur égalera désormais: « une pomme et dix huitres. » La pomme évoquera le nom Pommé; les dix huitres fixeront le numéro de la rue; quant au nom lui-même de la rue il viendra automatiquement à l'esprit à la suite de la bizarre association comestible.

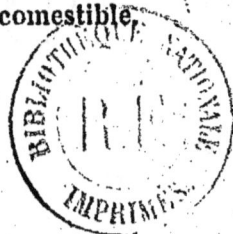

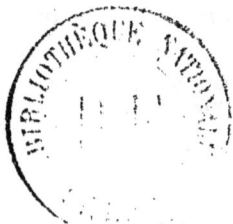

BIBLIOGRAPHIE

Pour compléter la documentation relative au Naturisme et à l'éducation de la Volonté, l'éditeur conseille la lecture des livres suivants:

ALBERT (d'Angers). — *Pour guérir, Magnétisme et Guérisons.* A l'usage des malades et des jeunes magnétiseurs, par poste: 2 fr. 00.

Considérations diverses sur le Magnétisme curatif. Effets produits par l'action magnétique: maladies aiguës, affections chroniques, etc. Exemples de guérisons obtenues par le Magnétisme.

ALLEN (Lily). — *La Puissance de la pensée.* Les enfants de la pensée. L'éducation de soi-même, par poste: 3 fr.

La Pensée est une Force. Convenablement exprimée elle assure la Puissance à celui qui sait la diriger selon des lois précises que ne connaissent pas ceux qui se croient des victimes du sort. Apprendre ces lois, c'est apprendre à se diriger soi-même et à diriger les autres.

ATKINSON. — *La Force-pensée* dans la vie et dans les affaires, par poste: 13 fr.

Une série de leçons sur le Magnétisme personnel, l'Influence psychique, la Puissance de la pensée, la Concentration mentale, l'Energie morale. Connaissances pratiques sur les Forces de l'âme. *La Force-Pensée* est un ouvrage qui doit figurer dans la bibliothèque de tout adepte des sciences psychiques. En le lisant vous apprendrez comment on devient une personnalité puissante. Vous connaîtrez la voie du Bonheur.

ATKINSON. — *Le Secret de la mémoire*, par poste: 8 fr. 25.

L'érudit auteur nous expose les méthodes les plus pratiques pour obtenir une mémoire prodigieuse. Aux méthodes mnémotechniques, aux classiques « trucs d'écolier », Atkinson substitue les méthodes psychiques, qui leur sont bien supérieures.

BOISSON DE LA RIVIERE. — *L'Evangile du Bonheur*, par poste: 11 fr. 25.

L'auteur nous montre que nous sommes maîtres de notre destinée. C'est par l'exercice de notre Pensée, par la direction que nous donnons à tous nos actes que nous déterminons les événements heureux. Nul ne peut lire l'*Évangile du Bonheur* sans profit. Les jeunes y trouveront les éléments qui conduisent au succès. Les aînés y découvriront le pourquoi des erreurs qu'ils ont commises.

BOISSON DE LA RIVIERE. — *La Confiance en soi*, par poste: 8 fr. 25.

Tous y trouveront l'appui, le réconfort, le stimulant qui les entraînera vers les sommets du psychisme où ils rencontreront les plus sublimes satisfactions morales. A tous ceux qui désirent améliorer leur sort, quel qu'il soit, ce volume est spécialement recommandé.

BOISSON DE LA RIVIERE. — *Connais-toi toi-même*, par poste: 7 fr. 15.

Connais-toi toi-même! Sous ce titre, nous avons le plaisir de présenter à nos lecteurs un volume dans lequel ils trouveront les éléments de perfectionnement physique, intellectuel, moral et spirituel à . le tesquels ils parviendront à l'acquisition des plus hautes facultés.

BONNAYME (Docteur). — *La Force psychique*, l'agent magnétique et les instruments servant à les mesurer, par poste: 7 fr. 25.

Excellente étude de tous les appareils qui permettent de constater l'existence de la force magnétique.

BOSC. — *Alimentation végétarienne*, par poste: 3 fr. 90.

Manuel pratique du végétarisme. Excellent plaidoyer en faveur d'une alimentation saine et rationnelle.

CAILLET (A.). — *La Science de la Vie*, par poste: 6 fr. 25.

Force-pensée, foi, volonté, santé et sérénité, pratique du traitement mental, etc.

CHADOUR. — *Traité complet d'Héliothérapie*, par poste: 6 fr. 25.

La cure des maladies par le soleil.

DELATTRE (R.). — *Respirez bien, vous vous porterez bien*, avec fig. par poste: 4 fr. 90.

Exercices des poumons pour ceux qui jouissent d'une bonne santé et pour tous ceux qui la désirent obtenir et conserver.

DELATTRE. — *Comment obtenir Beauté, Force, Santé*, avec fig. — par poste: 4 fr. 90.

La Beauté se cultive, la Force se développe, la Santé se mérite. Posséder ces trois qualités n'est-ce pas posséder le Bonheur? Les moyens d'acquisition en sont très nettement et très clairement définis dans ce livre orné de nombreuses gravures.

DUCHATEL et WARCOLLIER. — *Les Miracles de la Volonté,* par poste: 9 fr. 50.

Œuvre très importante d'observation et de jugement, cet ouvrage est une vaste encyclopédie où sont enseignés quelques-uns des plus admirables mystères de la Nature. A lui seul il forme tout un recueil de faits, spontanés ou expérimentaux dans lesquels la Volonté, et plus spécialement la volonté humaine, exercée, consciente, joue un rôle formidable dans la perpétuation des espèces et des formes.

DURVILLE (Docteur Gaston). — *L'Art de vivre longtemps,* la vieillesse est une maladie guérissable (nouvelle édition augmentée en préparation).

Comment et pourquoi nous vieillissons. — Ce qu'il faut faire pour rester jeune malgré l'âge.

DURVILLE (Docteur Gaston). — *L'Art de devenir énergique,* par poste: 13 fr. 90.

Cet ouvrage, qui a paru dans le *Journal du Magnétisme*, s'adresse à tous, sans distinction. En effet, nous avons tous besoin d'être énergiques et nombreux sont les services que cet ouvrage a déjà rendus dans le public. C'est l'étude de la synthèse humaine et des moyens d'en rétablir et d'en garantir l'équilibre parfait.

DURVILLE (Docteur Gaston). — *La Volonté,* par poste: 0 fr. 80.

La Volonté dit l'auteur, est la reine des Forces vivantes. Sa culture et sa maîtrise. Son rôle en médecine.

DURVILLE (Docteur Gaston). — *La Santé par le Naturisme,* par poste: 0 fr. 80.

Ce qu'est le Naturisme. Les causes de la Maladie. Ce qu'il faut faire pour se bien porter.

DURVILLE (Docteur Gaston). — *Vos prédispositions maladives,* par poste: 0 fr. 80.

Etude des Tempéraments. Les moyens de combler leurs lacunes.

DURVILLE (Docteur Gaston). — *Les Maladies de Poitrine et des Voies respiratoires,* par poste: 0 fr. 80.

Très important: donne les précautions à prendre pour éviter les graves lésions de la poitrine ou y remédier.

DURVILLE (Docteur Gaston). — *Les Maladies de la Circulation,* par poste: 0 fr. 80.

Maladies du cœur avec lésion. Maladies du cœur sans lésion. Maladies des vaisseaux. Leur traitement.

DURVILLE (Docteur Gaston). — *L'Arthritisme*, par poste: 0 fr. 80.

Pourquoi y a-t-il tant d'arthritiques! Ce qu'il suffirait de faire pour ne pas le devenir.

DURVILLE (Docteur Gaston). — *Les Maladies du tube digestif*, par poste: 0 fr. 80.

Tous les détraqués du ventre, malades, constipés, etc., trouveront là un moyen de régénérescence qui ne coûte que la peine d'essayer.

DURVILLE (Docteur Gaston). — *Les Succès de la Médecine psychique*, par poste: 0 fr. ?.

Pourquoi se droguer? Tout est dans la Nature. Tous les maux peuvent être guéris sans médicaments.

DURVILLE (Docteur Gaston). — *L'Alimentation rationnelle*, par poste: 0 fr. 80.

Le plus grand nombre des maladies a pour origine: le ventre. Comment se nourrir pour se bien porter.

DURVILLE (Docteur Gaston). — *Vers la Santé*, par poste: 0 fr. 80.

Quel que soit votre état vous pouvez augmenter votre capital d'Energies en suivant les préceptes indiqués dans cet ouvrage.

DURVILLE (Docteur Gaston). — *Les Nerveux*, par poste: 0 fr. 80.

La médecine ordinaire se moque des nerveux, parce qu'elle ne les comprend pas. Ils sont pourtant intéressants. Comment les comprendre et comment les soigner.

DURVILLE (Docteur Gaston). — *Les Maladies sexuelles*, par poste: 0 fr. 80.

On a tort de cacher aux jeunes ce qu'il faudrait savoir pour éviter ces terribles misères. Sachons au moins leur enseigner à se guérir!

DURVILLE (Hector). — *Le Magnétisme personnel* ou psychique, nouvelle édition augmentée, par poste: 13 fr. 75.

DURVILLE (Hector). — *Histoire raisonnée du Magnétisme et du Psychisme pratique*, avec fig., par poste: 9 fr. 90.

Ouvrage très important, indispensable à ceux qui veulent faire du Magnétisme curatif. Il démontre que le Magnétisme a été pratiqué sans interruption depuis la plus haute antiquité jusqu'à nos jours. Tous les magnétiseurs et leurs divers procédés sont examinés de telle sorte qu'il est facile à celui qui veut pratiquer de choisir entre ces divers procédés ceux qui conviennent le mieux aux divers genres de malades.

DURVILLE (Hector). — *Physique magnétique*, 2 vol. ill., par poste: 13 fr. 50.

Indispensable à tous ceux qui veulent étudier le magnétisme aux points de vue expérimental et curatif.

DURVILLE (Hector). — *Thérapeutique magnétique:* Collection complète des « *Pour combattre* », brochée: 50 fr., reliée en 3 volumes: 65 fr. (port en sus: France: 4 fr., colonies et étranger: 5 fr.)

Cette collection sera utile à tous ceux qui veulent appliquer le magnétisme au traitement des maladies.

DURVILLE (Hector). — *Pour devenir magnétiseur*, par poste: 2 fr.

Description — avec nombreuses figures — de tous les procédés employés en magnétisme.

DURVILLE (Hector). — *Pour considérer le Magnétisme comme agent lumineux*, par poste: 2 fr.

Expériences démonstratives pour prouver à tous la réalité du Magnétisme. Tout le monde doit faire ces expériences.

DURVILLE (Hector). — *Pour faire le diagnostic des maladies par l'examen des Centres nerveux*, par poste: 2 fr.

Procédé excellent et facile pour établir sûrement et rapidement le diagnostic des maladies, sans rien demander aux malades.

DURVILLE (Hector). — *Pour combattre les maladies par le Magnétisme*, par poste: 2 fr.

Excellent guide du magnétiseur. Notions générales pour ceux qui ont des malades à guérir.

DURVILLE (Hector). — *Le Magnétisme*, par poste: 0 fr. 80.

L'art de magnétiser, Magnétisme curatif et magnétisme expérimental. Excellent exposé.

DURVILLE (Hector). — *Pour combattre les maladies par Suggestion et Auto-Suggestion.* Pour se débarrasser de ses mauvaises habitudes, prendre de l'Energie et de la Confiance en soi, dominer les autres et éviter leurs Suggestions, par poste: 2 fr.

On ignore trop généralement, la puissance qu'exerce sur les malades l'homme qui a confiance en lui. Si on savait, on n'aurait plus que rarement besoin du médecin. C'est pourtant bien simple! Ce livre en témoigne.

DURVILLE (Hector). — *La Maîtrise de soi*, par poste: 3 fr. 15.

La maîtrise de soi est d'une importance capitale pour celui qui veut réussir dans la vie. Il faut se contrôler, se connaître et enfin se dominer. Il faut avoir de la décision et de la persévérance. Ceux-là seuls réussissent qui sont maîtres d'eux-mêmes. Développez cette précieuse faculté. Hector Durville vous en offre le moyen.

DURVILLE (Hector). — *Pour vaincre le Destin. L'Art de réussir. L'Art d'être heureux*, par poste: 2 fr.

Les conditions de la réussite. Ceux qui ont réussi. Le bonheur et le malheur n'existent pas par eux-mêmes. Nous avons en nous le pouvoir de faire ce que nous voulons. Comment il faut s'y prendre.

DURVILLE (Hector). — *La Thérapeutique psychique*, par poste: 2 fr. 65.

Etes-vous malade? Ou voulez-vous ne pas l'être? Avez-vous dans votre famille, dans votre entourage, quelqu'un qui souffre? Quel que soit son mal, lisez cette brochure. Il y a *sûrement* quelque chose à faire. Essayez, vous réussirez!

DURVILLE (Hector). — *Pour combattre la peur*, par poste: 2 fr.

La timidité est vaincue grâce aux excellents conseils de l'auteur. A notre époque, il faut être hardi, courageux, entreprenant, audacieux même. C'est ce qu'enseigne Hector Durville dans cette excellente brochure.

DURVILLE (Hector). — *Influence personnelle*, par poste: 0 fr. 80.

Moyens pour attirer à soi la confiance, la sympathie, l'amour. Pour être fort, bien portant et parvenir à la fortune et au bonheur.

DURVILLE (Henri). — *Cours de Magnétisme personnel. Magnétisme expérimental et curatif, Hypnotisme, Suggestion verbale et mentale, Thérapeutique psychique*, 5e édition.

Un superbe volume de 810 pages, grand format, illustré de 148 gravures. Le programme détaillé de ce *Cours de Magnétisme personnel*, qui est le travail le plus considérable qui ait paru sur la question, est envoyé gratuitement sur demande adressée directement à M. Henri Durville, imprimeur-éditeur, 23, rue Saint Merri, Paris, 4e. Joindre 50 cent. pour la réponse, en timbres-poste français ou en coupons internationaux.

DURVILLE (Henri). — *1er Congrès international de Psychologie expérimentale*, par poste: 17 fr. 50.

Contient une suite de mémoires fort importants dûs à la collaboration de l'élite des psychistes.

DURVILLE (Henri). — *2ᵉ Congrès international de Psychologie expérimentale*, par poste: 17 fr. 50.

Ce compte-rendu fixe avec précision l'état actuel de nos connaissances dans toutes les branches du psychisme.

DURVILLE (Henri). — *Expériences de Magnétisme à l'état de veille*, par poste: 0 fr. 80.

Le Secret de l'expérimentation magnétique. Comment on trouve les sujets très influençables. Expériences faciles à réaliser. La Suggestion post-magnétique.

DURVILLE (Henri). — *Le Secret du Bonheur*, par poste: 0.80.

Ami lecteur, veux-tu connaître la douceur de vivre, la joie du cœur. Veux-tu réaliser tes rêves? Lis ce livre.

DURVILLE (Henri). — *La Joie de Vivre*, par poste: 0 fr. 80.

Voici la voie qui mène au bonheur. Notre idéal. Acquisition des pouvoirs psychiques. Les forces secrètes qui sont en nous.

DURVILLE (Henri). — *Le Cœur et la Volonté*, par poste: 0.80.

Ce que nous devons développer en nous: les forces de l'esprit, les qualités du cœur. L'influence autour de nous, le pouvoir de la pensée.

DURVILLE (Henri). — *Comment se dominer*, par poste: 0.80.

Troubles de l'émotivité: colère, peur, crainte, anxiété, timidité, trac. Impulsions et intoxications: tabac, café, alcool, morphine..... Leur guérison rapide.

DURVILLE (Henri). — *Le Succès*, par poste: 0 fr. 80.

Lisez ce travail et vous serez sur le chemin du succès et du Bonheur.

DURVILLE (Henri. — *La Suggestion*, par poste: 0 fr. 80.

Suggestion imposée, suggestion raisonnée, suggestion indirecte. Suggestion hypnotique et auto-suggestion. Comment on se soustrait à toute suggestion.

DURVILLE (Henri). — *Expériences de Suggestion*, par poste: 0 fr. 80.

La Suggestion à l'état de veille: troubles moteurs, contracture générale, paralysie, etc... La Suggestion en sommeil. Sommeil naturel transformé en sommeil suggestif.

DURVILLE (Henri). — *Les Suggestions irrésistibles*, par poste: 0 fr. 80.

La Suggestion des foules, les mouvements d'idées, l'emprise de l'orateur. — La Suggestion individuelle: nous sommes tous influençables. Procédés à employer.

DURVILLE (Henri). — *La Suggestion thérapeutique*, par poste: 0 fr. 80.

Les différentes formes de suggestion, leur emploi dans la cure des maladies organiques, nerveuses et morales. Comment se pratique la suggestion curative. Rééducation psychique et suggestion expérimentale.

EBBARD (R.). — *L'Energie vitale*, par poste: 8 fr. 50.

Ce livre s'adresse plus spécialement à ceux qui sont atteints de troubles ou désordres nerveux, impulsions, désirs irrésistibles, manies funestes, craintes irraisonnées etc., mais aussi à tous ceux qui ont l'occasion de voir, de parler avec des malades du système nerveux. A tous ceux-là, ce livre sera d'un précieux secours. Aux premiers il montrera le moyen de regagner par eux-mêmes leur Energie. Aux autres, il apprendra à soigner, à rééduquer, à guérir tous les épuisés du système nerveux.

FRANC. — *L'Alimentation*, par poste: 2 fr. 25.

A tous les amateurs de vie saine, à tous ceux qui, par une hygiène naturelle, logique et bien comprise veulent rétablir ou conserver leur santé, ce traité d'alimentation est offert avec l'assurance, pour celui qui voudra suivre les conseils formulés par l'auteur, d'une réussite complète et rapide.

HAIG, CANTANI (Dr) et VOGT. — *Comment obtenir un Cerveau lucide et de la Clarté d'esprit*, par poste: 8 fr. 50.

Manuel complet ayant pour but de vaincre la paresse de l'intelligence, le manque d'énergie, le trouble, la distraction, les défauts de mémoire, l'accablement, le découragement, la peur, l'irritation, la lassitude et en général tous les affaiblissements de l'esprit et de l'âme. A tous il donnera l'énergie, la volonté, la joie de vivre.

LELAND. — *Comment cultiver la Volonté*, par poste: 8 fr. 50.

Ce livre contient de véritables révélations pour qui voudra se donner la peine de lui accorder l'intérêt qu'il mérite. Il rendra de grands services à tous ceux qui sont faibles, timides ou qui se croient victimes de la destinée.

LIEBEAULT (Docteur). — *Pour constater la réalité du magnétisme*, par poste: 2 fr.

Ceux qui doutent encore de la réalité de la force magnétique liront avec le plus grand intérêt cette brochure d'un ancien détracteur du magnétisme qui fut convaincu par ses propres expériences. Ils y verront combien il est facile à tout chercheur libre de se convaincre de 'a réalité de cet agent naturel à l'aide duquel l'auteur a guéri des cas réputés incurables.

MICHAUD (Docteur). — *Pour vivre vieux*, par poste: 7 fr. 60.

La vieillesse n'est pas l'effet du hasard. Elle est le résultat d'une vie malsaine et mal appropriée à nos facultés organiques. Des observateurs comme le docteur Michaud ont pu constater qu'il est pratiquement possible d'augmenter la durée de l'existence. Il suffit pour cela, comme on peut s'en convaincre en lisant cet excellent livre, d'observer certaines règles qui ne sont ni ennuyeuses ni coûteuses.

SCHEFFLER. — *Comment on défend sa Jeunesse*, par poste: 2 fr.

Moyens si... es, pratiques pour conserver longtemps sa jeunesse, de Corps et d'Esprit.

***La Science occulte de la Respiration*, par poste: 7 fr. 25.**

Manuel complet de la philosophie orientale, du développement physique, mental, psychique et spirituel au moyen du contrôle intelligent de la respiration et de l'utilisation de ses forces cachées.

TURNBULL. — *Cours de Magnétisme personnel*. De l'empire sur soi-même et du développement de l'influence personnelle, par poste: 6 fr.

Turnbull est un des maîtres intellectuels de l'Amérique. Son *Cours de Magnétisme personnel* constitue une excellente étude pleine d'enseignements précieux sur la formation des pensées, leur transmission à distance, l'influence personnelle, etc. C'est un ouvrage indispensable à tous ceux qui veulent réussir dans la vie.

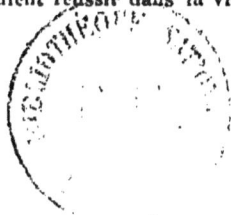

TABLE DES MATIÈRES

LA CURE ALIMENTAIRE

LA CURE D'AIR

LA CURE DE SOLEIL

LA CURE D'EAU

LA CURE DE MOUVEMENT

LA CURE MORALE

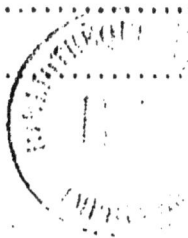

Henri Durville, Imprimeur-éditeur, 23, rue Saint Merri, Paris, 4e.

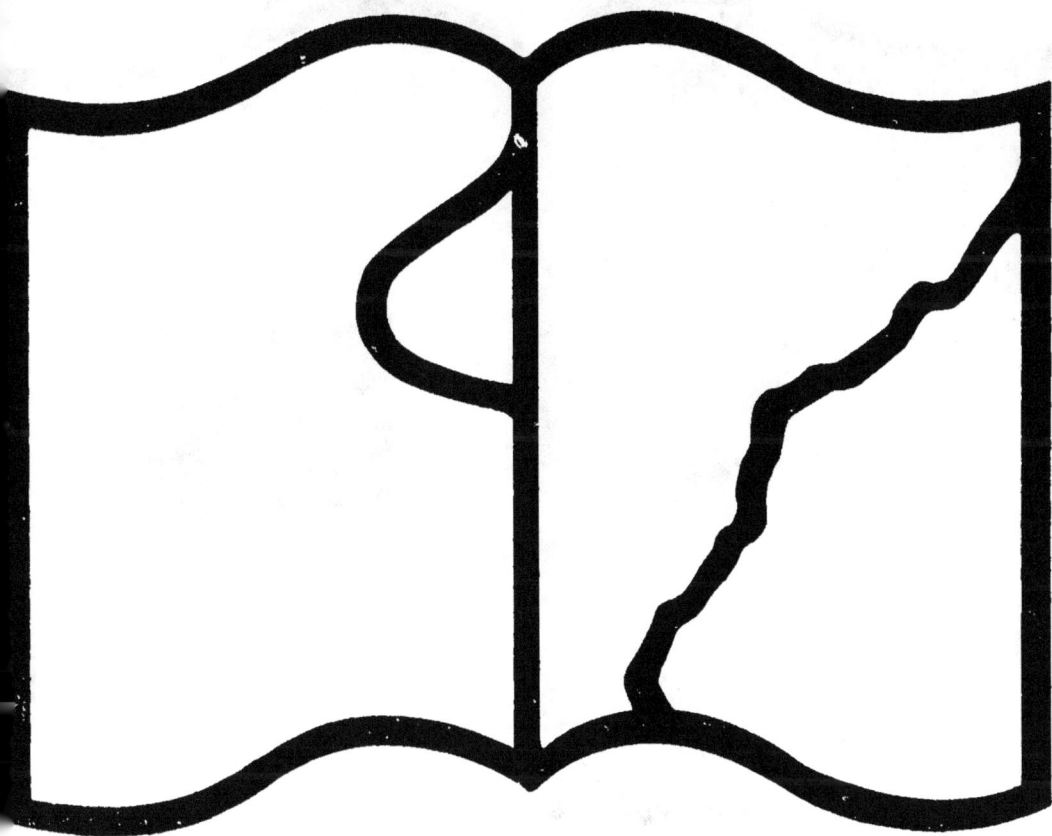

Texte détérioré — reliure défectueuse

NF Z 43-120-11

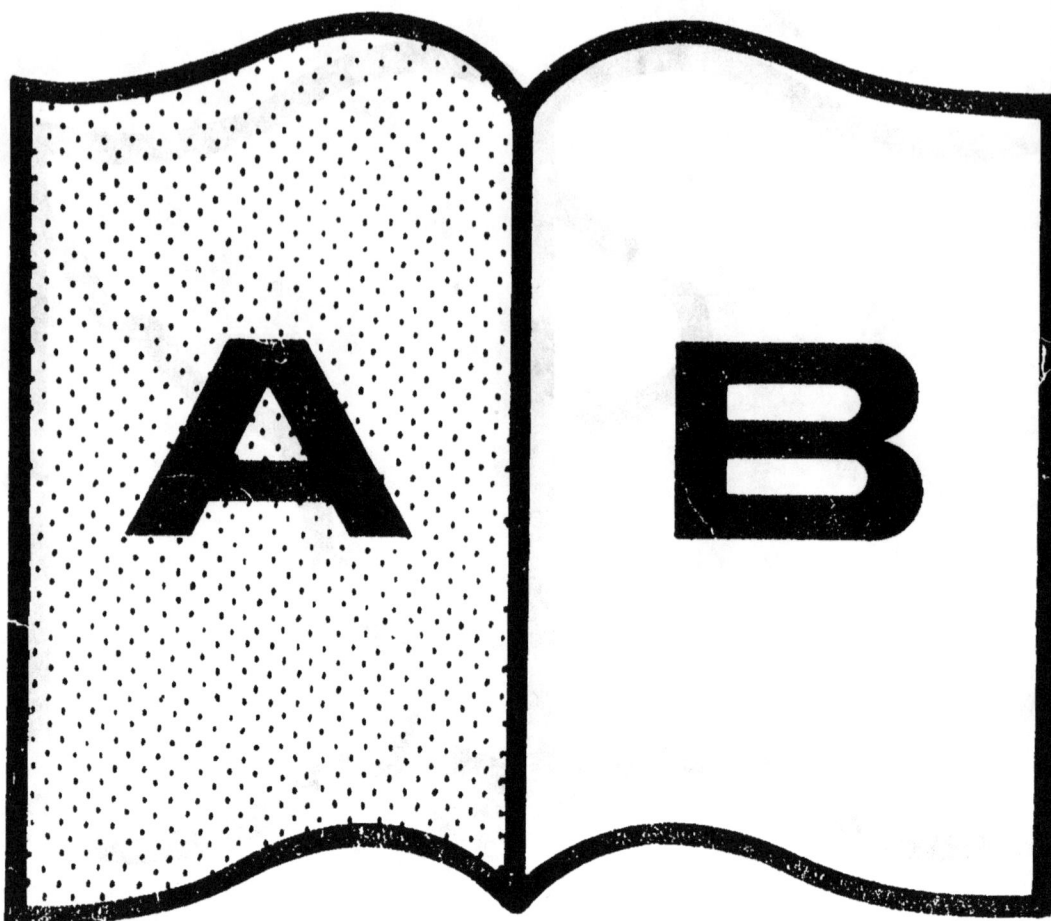

Contraste insuffisant

NF Z 43-120-14

www.ingramcontent.com/pod-product-compliance
Lightning Source LLC
Chambersburg PA
CBHW052056230326
41599CB00054B/2872